肿瘤个体化与靶向免疫治疗学

第2版

主　编　刘宝瑞

科　学　出　版　社

北　京

内 容 简 介

本书包括肿瘤免疫基础知识与技术和肿瘤个体化与靶向治疗新策略两篇。第一篇囊括了肿瘤抗原、肿瘤免疫微环境、抗肿瘤免疫反应评价指标、各种免疫靶向技术及实验模型等。第2版在第1版的基础上增加了合成生物学的内容。第二篇重点阐述了近年来已经进入临床试验或刚刚获批临床应用的肿瘤免疫治疗新技术，以及临床应用领域的新发现。此外，第2版增加了原位疫苗、新抗原肽疫苗、新抗原mRNA疫苗、光动力免疫治疗、肿瘤靶向核素诊疗技术、抗体偶联药物等新技术及恶性胸腔积液的新疗法。本书基于肿瘤免疫基础知识和新认识，对个体化和靶向技术为特色的免疫治疗新技术进行了较全面细致的阐述，并紧跟抗肿瘤转化医学及Ⅰ期临床肿瘤医学领域新方向介绍了免疫治疗新技术与其他抗肿瘤治疗的联合应用。

本书适用于从事肿瘤学实验研究与临床实践的学者和医务工作者，以及对肿瘤免疫治疗感兴趣的基础医学和临床医学研究生。

图书在版编目（CIP）数据

肿瘤个体化与靶向免疫治疗学 / 刘宝瑞主编. —2 版. —北京：科学出版社，2024.3

ISBN 978-7-03-077305-0

Ⅰ. ①肿…　Ⅱ. ①刘…　Ⅲ. ①肿瘤免疫疗法　Ⅳ. ①R730.51

中国国家版本馆 CIP 数据核字（2023）第 251926 号

责任编辑：丁慧颖　戚东桂 / 责任校对：张小霞

责任印制：肖　兴 / 封面设计：陈　敬

科学出版社 出版

北京东黄城根北街 16 号

邮政编码：100717

http：//www.sciencep.com

北京中科印刷有限公司印刷

科学出版社发行　各地新华书店经销

*

2017 年 6 月第　一　版　开本：787 × 1092　1/16

2024 年 3 月第　二　版　印张：21 3/4

2024 年 3 月第四次印刷　字数：510 000

定价：138.00 元

（如有印装质量问题，我社负责调换）

《肿瘤个体化与靶向免疫治疗学》（第2版）

编　委　会

主　编　刘宝瑞

副主编　钱晓萍　邹征云　王立峰　闫　婧　魏　嘉
李茹恬　王婷婷

编　者　（按姓氏笔画排序）

丁乃清　于韶荣　王　琴　王孔成　孔炜伟
朱军梦　朱丽晶　朱雅慧　仲丽晴　任　伟
刘　芹　刘宝瑞　许　博　孙智沉　杜　娟
杜诗尧　杨　阳　杨　觅　杨　菊　苏　舒
李　丽　李茹恬　吴浦嫄　吴楠蝶　余潇潇
邹　玺　辛　恺　沙慧子　沈　洁　张恋茹
陈仿军　陈晓彤　邵　洁　周淑娟　孟凡岩
胡　静　徐秋萍　殷海涛　鹿楠楠　葛少华
谢　丽　褚雁鸿　颜家耀　魏　嘉

审　校　沙慧子　高畅言

前　言

肿瘤免疫治疗经历了漫长的过程，大浪淘沙之后，终于迎来了柳暗花明。如今以个体化和靶向技术为特色的免疫治疗新技术，已经成为国内外学术界最活跃的抗肿瘤转化医学及临床肿瘤医学领域的新方向。

在实验室研究方面，肿瘤免疫学知识的积累与更新，使得人们可以对肿瘤免疫治疗的几乎所有关键环节进行深入研究和精心设计；生物医学新技术平台不断建立并获得应用，使得肿瘤免疫治疗的研究可以从源头开始，并有创新性突破。

在转化医学研究方面，肿瘤免疫治疗的研究无疑是肿瘤精准医学领域最令人瞩目的新方向。免疫治疗的一个新趋势是从患者的基因测序开始，通过抗原的个体化筛查和一系列实验室流程，以特异性工程化免疫细胞的成功制备和输注为方式，使免疫治疗的效果得以大幅度提高。新的免疫治疗模式模糊了实验室和临床的界限，朝着以精准治疗为目标的整合肿瘤医学转化。

在临床实践方面，免疫治疗已经开始成为手术、放疗和化疗之后可以指导常规医疗实践的又一肿瘤主要治疗手段，这一趋势随着时间的推移会愈发清晰。然而肿瘤具有异质性和调变性，一种治疗技术仅仅对部分肿瘤患者在一段时间内发挥作用。为发挥最佳抗肿瘤效应，临床尚需不断探索。

从事肿瘤学实验研究与临床实践的学者和医务工作者，宜主动把握肿瘤免疫学发展的新动向，努力开展原创性科学研究，在临床转化医学研究和临床实践中充分发挥主动性，在肿瘤个体化与靶向治疗的道路上不断前行，使肿瘤治疗水平不断提高。

本书第 1 版出版 6 年多来，受到了广大读者的喜爱和肯定，对我们团队也是莫大的鼓励和鞭策。肿瘤免疫治疗发展迅速，所以我们在第 1 版的基础上进行更新形成了第 2 版。在第 2 版编写过程中，我们既注意内容的完善，又考虑到更新的动向，力图编写一本体系完整、内容新颖、适用面广的专著。书中不足之处在所难免，敬请读者批评指正。

刘宝瑞

2024 年 3 月

目　录

第一篇　肿瘤免疫基础知识与技术

第一章　抗肿瘤免疫应答……3

1　抗肿瘤细胞免疫应答……3

2　抗肿瘤体液免疫应答……20

3　总结与展望……23

第二章　树突状细胞……26

1　DC 的分类及生物学特性……26

2　DC 的抗肿瘤免疫机制……27

3　DC 与肿瘤免疫逃逸……28

4　DC 的临床应用……28

5　总结与展望……31

第三章　肿瘤抗原……34

1　新抗原……34

2　病毒相关抗原……37

3　癌-睾丸抗原……39

4　肿瘤相关抗原……41

5　总结与展望……41

第四章　肿瘤免疫微环境……44

1　肿瘤免疫微环境组成及特点……44

2　肿瘤免疫微环境分型……50

3　肿瘤免疫微环境重塑……51

4　总结与展望……53

第五章　肿瘤靶向肽……56

1　肿瘤靶向肽分类……56

2　肿瘤靶向肽筛选……62

3 肿瘤靶向肽的应用 ······ 65
4 总结与展望 ······ 67
第六章 抗肿瘤单克隆抗体制备策略 ······ 70
1 基于动物免疫的抗体制备策略 ······ 70
2 基于体外筛选的抗体制备策略 ······ 73
3 人源抗体库筛选 ······ 76
4 转基因小鼠技术 ······ 77
5 新型抗体 ······ 77
6 总结与展望 ······ 78
第七章 靶向锚定蛋白筛选与鉴定技术 ······ 81
1 DARPin 的结构与特点 ······ 81
2 DARPin 的制备技术 ······ 84
3 DARPin 的应用 ······ 87
4 总结与展望 ······ 92
第八章 合成生物学与抗肿瘤治疗 ······ 94
1 合成生物学简介 ······ 94
2 合成生物学在医药领域的应用 ······ 96
3 合成生物学推动肿瘤治疗的发展 ······ 100
4 总结与展望 ······ 106
第九章 抗肿瘤免疫反应评价指标 ······ 109
1 抗肿瘤免疫反应临床疗效评价 ······ 109
2 抗肿瘤免疫反应检测指标 ······ 114
3 肿瘤免疫治疗预测性生物标志物 ······ 118
4 总结与展望 ······ 122
第十章 实验小鼠模型及其在肿瘤免疫治疗研究中的应用 ······ 126
1 普通型小鼠 ······ 126
2 免疫缺陷型小鼠 ······ 128
3 免疫系统人源化小鼠 ······ 132
4 热肿瘤与冷肿瘤 ······ 135
5 肿瘤转移小鼠模型 ······ 136
6 常见的突变基因及其细胞系 ······ 137
7 实验动物的微生物控制及饲养环境 ······ 139
8 总结与展望 ······ 141

第二篇 肿瘤个体化与靶向治疗新策略

第十一章 新抗原筛查、制备与应用 ······ 147
1 新抗原与精准免疫治疗 ······ 147
2 个体化新抗原免疫原性表位筛选和鉴定 ······ 149
3 MHC Ⅱ 分子限制性新抗原及新抗原反应性 $CD4^+T$ 细胞 ······ 152
4 新抗原为基础的免疫治疗模式及前景 ······ 153
5 总结与展望 ······ 154
第十二章 TCR-T 细胞治疗技术 ······ 157
1 TCR-T 细胞治疗的原理 ······ 157
2 TCR-T 细胞免疫治疗的技术流程 ······ 157
3 TCR-T 细胞治疗技术与策略 ······ 161
4 总结与展望 ······ 167
第十三章 CAR-T 细胞治疗技术 ······ 171
1 CAR-T 细胞的结构与原理 ······ 171
2 五代 CAR-T 细胞治疗技术的比较 ······ 172
3 CAR-T 细胞治疗技术的临床流程 ······ 173
4 CAR-T 细胞治疗技术在血液系统肿瘤中的应用 ······ 174
5 CAR-T 细胞治疗技术在实体肿瘤中的研究现状 ······ 175
6 CAR 的安全性 ······ 182
7 总结与展望 ······ 182
第十四章 BiTE®免疫治疗技术 ······ 186
1 BiTE®的技术原理 ······ 186
2 BiTE®技术制备流程 ······ 187
3 CD19/CD3 双特异性抗体 ······ 187
4 BiTE®在实体瘤中的治疗进展 ······ 188
5 总结与展望 ······ 189
第十五章 基因定点编辑技术 ······ 193
1 基因定点编辑技术概述 ······ 193
2 CRISPR/Cas9 技术在肿瘤细胞免疫治疗中对免疫检查点的干预 ······ 195
3 CRISPR/Cas9 技术在异基因细胞治疗中的应用概述 ······ 199
4 CRISPR/Cas9 技术用于各类抗肿瘤细胞免疫治疗的研究进展 ······ 201
5 CRISPR/Cas9 临床应用的局限性和挑战 ······ 205

6 总结与展望 …… 206
第十六章 原位疫苗概述 …… 211
1 原位免疫注射技术 …… 212
2 原位疫苗技术的进展 …… 221
3 总结与展望 …… 226
第十七章 新抗原肽疫苗 …… 231
1 新抗原肽疫苗的免疫原理及优势 …… 231
2 新抗原肽疫苗的临床研究进展 …… 233
3 新抗原肽疫苗的临床转化挑战 …… 235
4 总结与展望 …… 236
第十八章 新抗原 mRNA 疫苗 …… 239
1 新抗原 mRNA 疫苗的结构与作用原理 …… 239
2 新抗原 mRNA 疫苗的常用递送策略 …… 241
3 新抗原 mRNA 疫苗的临床试验 …… 244
4 新抗原 mRNA 疫苗的优化策略 …… 247
5 总结与展望 …… 250
第十九章 放疗联合免疫治疗 …… 253
1 放疗联合免疫治疗的理论基础 …… 253
2 放疗联合免疫治疗的研究 …… 256
3 放疗联合免疫治疗的关键问题探讨 …… 260
4 总结与展望 …… 263
第二十章 免疫检查点抑制剂 …… 266
1 CTLA-4 抗体 …… 267
2 PD-1 抗体 …… 269
3 PD-L1 抗体 …… 274
4 CTLA-4/PD-1 抗体 …… 276
5 免疫检查点抑制剂的联合应用 …… 277
6 总结与展望 …… 279
第二十一章 纳米技术与免疫治疗 …… 282
1 靶向肿瘤部位的纳米载药系统 …… 282
2 靶向免疫细胞的纳米载药系统 …… 286
3 局部治疗的纳米技术 …… 290
4 总结与展望 …… 291

第二十二章　恶性胸腔积液的新疗法：抗血管生成治疗和免疫治疗 …… 294
1　恶性胸腔积液的抗血管生成治疗 …… 294
2　恶性胸腔积液的免疫治疗 …… 296
3　总结与展望 …… 300
第二十三章　光动力免疫治疗 …… 304
1　肿瘤光动力治疗研究现状 …… 304
2　光动力治疗引发抗肿瘤免疫的机制 …… 306
3　提高光动力免疫治疗的策略 …… 306
4　总结与展望 …… 310
第二十四章　肿瘤靶向核素诊疗技术 …… 313
1　肿瘤靶向核素的结构与作用机制 …… 313
2　肿瘤靶向核素的特点 …… 317
3　肿瘤靶向核素的应用 …… 318
4　肿瘤靶向核素的临床进展 …… 319
5　总结与展望 …… 321
第二十五章　抗体偶联药物 …… 324
1　抗体偶联药物的结构与作用原理 …… 324
2　抗体偶联药物的研究进展 …… 330
3　抗体偶联药物的若干挑战 …… 330
4　下一代抗体偶联药物 …… 331
5　总结与展望 …… 333

第一篇

肿瘤免疫基础知识与技术

最近5～10年，人们对肿瘤免疫反应的认识有了突破性进展，对传统的免疫反应核心环节中几乎各个方面均有了全新的认识。本篇将在以下方面对相关内容予以重点阐述。

第一，对肿瘤抗原有了全新的认识。新抗原是抗肿瘤免疫治疗的主要靶点。经历了长时期的探索和不懈的努力，人们终于从肿瘤相关抗原和肿瘤特异性抗原的纠结中走了出来，发现能够发挥临床意义上抗实体肿瘤免疫效应的淋巴细胞，无论是肿瘤浸润淋巴细胞（tumor infiltrating lymphocyte，TIL）、嵌合抗原受体T细胞（chimeric antigen receptor T cell，CAR-T细胞），还是T细胞受体工程化T细胞（T cell receptor T cell，TCR-T细胞），其作用多以突变基因产生的表位抗原肽为靶点而发挥作用。

第二，对免疫应答过程的认识更加清晰。从粗线条的免疫应答认识过程发展到了双受体双信号模式，以及免疫细胞亚型的活化与应答过程，而且对免疫检查点的认识也更加清晰。

第三，对肿瘤微环境的认识更加条理化。从免疫学的角度诠释微环境、其影响抗肿瘤效果与哪些因素相关，以及如何突破。

第四，对免疫疗效指标的认识更加科学。传统上，临床疗效评价多源于细胞毒性药物临床试验中设计的指标。免疫学相关治疗引起的肿瘤变化有其自身规律，其疗效评价指标体系也应该符合这一规律。

第五，对免疫靶向制备技术予以清晰的表述。免疫学文献浩如烟海，而原创性科学研究是最令人瞩目的学术领域。本篇对肿瘤特异性抗原肽、抗体和特异性结合蛋白等三项制备技术进行简要介绍，旨在从源头上促进免疫抗肿瘤研究。

综上所述，免疫学基础知识和源头实验技术的不断进步，不仅丰富了现代肿瘤免疫学理论，也为人们提供了一个登高望远的平台，有利于促进肿瘤个体化与靶向治疗技术的进步。

第一章　抗肿瘤免疫应答

1　抗肿瘤细胞免疫应答

1.1　T 淋巴细胞免疫应答

T 淋巴细胞（T lymphocyte），简称 T 细胞，即胸腺依赖性淋巴细胞（thymus dependent lymphocyte），是机体适应性免疫的重要组成部分。T 细胞具有显著的异质性，可分为表型及功能各异的多个亚群。不同亚群既具有各自的功能特点，又能够相互协作，在肿瘤免疫应答中发挥至关重要的作用。最重要的两种 T 细胞亚群：对其他免疫细胞具有辅助作用的 $CD4^+$辅助性 T 细胞（helper T Cell，Th 细胞），以及对肿瘤细胞发挥直接杀伤作用的 $CD8^+$细胞毒性 T 细胞（cytotoxic T lymphocyte，CTL），两者在机体的抗肿瘤免疫应答过程中协同发挥作用。

1.1.1　T 细胞的分类、亚群

T 细胞是一个高度异质性的群体，依据分化程度、分子标志物、功能特征等不同，可分为不同的亚群。

1.1.1.1　根据所处的分化阶段分类

T 细胞与血液中其他细胞一样，起源于造血干细胞。造血干细胞向“髓样干细胞”和“淋巴样干细胞”两个方向分化，两系干细胞进一步增殖、分化为前体细胞，其中淋巴样前体细胞（lymphoid precursor）是 T 细胞、B 细胞和自然杀伤细胞（NK 细胞）共同的前体细胞。淋巴样前体细胞进入胸腺，经过一系列有序的分化过程，才能发育为成熟的 T 细胞。在分化的不同阶段，根据不同的表面分子和功能特征，成熟的 T 细胞可被分为初始 T 细胞（naïve T cell，Tn 细胞）、效应 T 细胞（effector T cell，Te 细胞）和记忆 T 细胞（memory T cell，Tm 细胞）。

初始 T 细胞是指已迁出胸腺但从未接受过抗原刺激的成熟 T 细胞。初始 T 细胞处于细胞周期的 G_0期，存活期短，$CD45RA^+$、CD45RO 是初始 T 细胞的重要表型。近来研究发现，淋巴结归巢受体 CD62L，趋化因子受体 CCR7、CD27 和 CD28 等细胞表面分子及细胞活化标志物 CD44 和 HLA-DR 也可用于初始 T 细胞的鉴定[1]。初始 T 细胞尚不具有免疫效应，其主要功能是参与淋巴细胞再循环并识别抗原。在周围淋巴器官内，初始 T 细胞接

受树突状细胞（dendritic cell，DC）提呈的抗原肽-主要组织相容性复合体（peptide-major histocompatibility complex，pMHC）复合物而活化，并进一步分化为效应 T 细胞和记忆 T 细胞。

效应 T 细胞是行使免疫效应的主要细胞。其不再参与淋巴细胞再循环，而是在趋化因子等细胞因子的作用下，迁移至炎症、肿瘤等靶组织发挥免疫效应。效应 T 细胞寿命短，绝大部分在免疫应答后期发生凋亡，仅有少量细胞存活下来并分化成记忆 T 细胞。

记忆 T 细胞寿命长，即使没有抗原和主要组织相容性复合体（MHC）分子的刺激，仍可存活数年甚至数十年。接受相同抗原刺激后，记忆 T 细胞可迅速活化，介导增强的再次免疫应答。$CD45RA^-$、$CD45RO^+$是记忆 T 细胞的重要表型，记忆 T 细胞还高表达黏附分子，如 CD44，并参与淋巴细胞再循环。

1.1.1.2 根据 T 细胞抗原受体双链构成分类

T 细胞受体（T cell receptor，TCR）分子是由两条肽链组成的异源二聚体结构，根据肽链构成不同，可将 T 细胞分为 αβT 细胞和 γδT 细胞（表 1-1）。

表 1-1 αβT 细胞与 γδT 细胞的比较

项目	αβT 细胞	γδT 细胞
TCR 多样性	极高	低
分布		
占外周血 T 细胞比例	90%～95%	5%～10%
组织	外周淋巴组织	黏膜上皮
表型		
$CD3^+$ $CD2^+$	100%	100%
$CD4^+$ $CD8^-$	60%～65%	＜1%
$CD4^-$ $CD8^+$	30%～35%	20%～50%
$CD8^+$ $CD4^+$	＜5%	＞50%
识别抗原	8～17 个氨基酸组成的肽	简单多肽、热休克蛋白（heat shock protein，HSP）、脂类、多糖
提呈抗原	经典 MHC 分子	MHC Ⅰ类分子
MHC 限制性	有	无
辅助细胞	Th 细胞	无
杀伤细胞	CTL	γδT 杀伤活性

1.1.1.3 根据表面分化抗原（CD）分类

早期胸腺细胞可同时表达 CD4 和 CD8 分子，而成熟的 T 细胞互斥性表达 CD4 或 CD8 分子，可据此将 T 细胞分为 $CD4^+$T 细胞和 $CD8^+$T 细胞。在外周淋巴组织中，$CD4^+$T 细胞占多数，为 60%～65%，$CD8^+$T 细胞占 30%～35%[2]。

$CD4^+$T 细胞识别由 13～17 个氨基酸组成的抗原肽，受自身 MHCⅡ类分子限制，活化后分化为 Th 细胞，也有少数 $CD4^+$效应 T 细胞具有免疫抑制作用。

$CD8^+$T 细胞识别由 8～10 个氨基酸组成的抗原肽，受自身 MHC Ⅰ类分子限制，活化后分化为 CTL，具有细胞毒作用，能够特异性地杀伤靶细胞。

1.1.1.4　根据功能特征分类

初始 T 细胞活化后，可进一步分化为效应 T 细胞。根据在免疫应答中效应的不同，T 细胞可分为 Th 细胞、CTL 和调节性 T 细胞（regulatory T cell，Treg 细胞）。

（1）Th 细胞：均表达 CD4 分子，但并非 $CD4^{+}T$ 细胞均为 Th 细胞。未受抗原刺激的成熟 $CD4^{+}T$ 细胞为 Th0 细胞，Th0 细胞向不同亚群的分化受抗原性质、细胞因子和共刺激分子等不同因素的调控，其中最重要的影响因素是细胞因子的种类及多种细胞因子间的平衡。例如，胞内病原体、肿瘤抗原及抗原提呈细胞（antigen presenting cell，APC）产生的白细胞介素（IL）-12 和干扰素（IFN）-γ 诱导 Th0 细胞向 Th1 细胞方向分化；普通细菌、可溶性抗原及 IL-4 诱导 Th0 细胞向 Th2 细胞方向分化。另外，转化生长因子（TGF）-β、IL-4 和 IL-10 诱导 Th0 细胞向 Th3 细胞方向分化，TGF-β 和 IL-6 诱导 Th0 细胞向 Th17 细胞方向分化，TGF-β 和 IL-2 诱导 Th0 细胞分化为 Treg 细胞（图 1-1）。

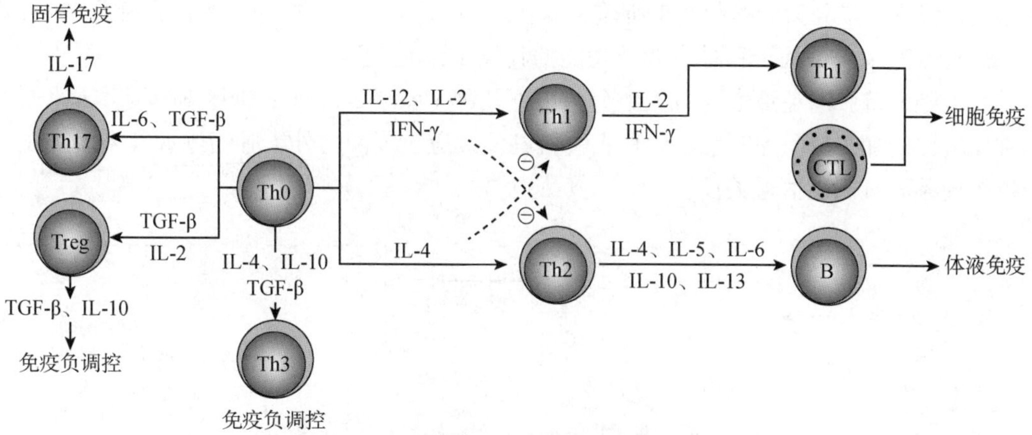

图 1-1　细胞因子对 Th 细胞亚群分化的影响[3]

1）Th1 细胞：主要分泌 Th1 型细胞因子，包括 IFN-γ、肿瘤坏死因子（TNF）、IL-2 等，它们能促进 Th1 细胞增殖，同时抑制 Th2 细胞增殖，从而在细胞免疫中发挥作用。Th1 细胞主要介导局部炎症相关的免疫反应，是迟发型超敏反应中的效应细胞。Th1 细胞参与 IFN-γ 和 IL-2 的分泌，从而增强巨噬细胞、NK 细胞的吞噬、杀伤能力，并刺激 CTL 的增殖和分化。Th1 细胞分泌的 IFN-γ、TNF-α 相互协同可直接诱导靶细胞凋亡，也能促进炎性反应。

2）Th2 细胞：主要分泌 Th2 型细胞因子，包括 IL-4、IL-5、IL-10 和 IL-13 等，它们促进 Th2 细胞增殖，同时抑制 Th1 细胞增殖，并辅助 B 细胞活化，在体液免疫中发挥重要作用。Th2 细胞的主要效应是辅助 B 细胞活化、增殖、分化成熟及诱导相应特异性抗体产生。Th2 细胞分泌的 IL-4 和 IL-5 可诱导 IgE 生成和嗜酸粒细胞活化，故 Th2 细胞在超敏反应及抗寄生虫感染中也发挥重要作用。

3）Th3 细胞：主要分泌大量 TGF-β，起免疫抑制的作用，也有学者将其归入 Treg 细胞亚群。

4）Th17 细胞：以分泌 IL-17 而得名，分泌的细胞因子谱包括 IL-17、IL-21、IL-22、IL-26 和 TNF-α 等多种细胞因子。Th17 细胞是最早参与抗感染免疫应答的效应 T 细胞，对早期感染部位由固有免疫系统产生的急性炎症具有放大作用。

此外，还有 Th9、Th22、Tfh 等不同 T 细胞亚群，各亚群细胞相互制约、相互调节[4]。分泌不同细胞因子的 Th 细胞亚群只是反映了这些细胞处于不同的分化和功能状态，这种状态并非一成不变，而是在一定条件下可以互相转变。

（2）CTL：多种 T 细胞亚群具有细胞毒作用，其中 $CD8^+$CTL 是机体发挥特异性细胞毒作用的主要效应细胞，其特征表型为 $TCR\alpha\beta^+CD2^+CD3^+CD4^-CD8^+CD28^+$。CTL 主要以 MHC Ⅰ类分子限制性的方式识别靶细胞表面的 pMHC，发挥特异性杀伤靶细胞的作用，主要参与抗胞内病原体感染、抗肿瘤免疫及移植排斥反应。

（3）Treg 细胞：为 $CD4^+$T 细胞中具有显著的免疫抑制作用的某些亚群。Treg 细胞特征表型为 $CD4^+CD25^+FoxP3^+$。Treg 细胞主要通过两种机制负向调控免疫应答：①直接接触抑制靶细胞活化；②分泌 TGF-β 和 IL-10 等细胞因子抑制免疫应答。根据来源的不同，Treg 细胞还可以进一步分为天然调节 T 细胞（natural Treg，nTreg）、诱导性调节 T 细胞（induced or inducible Treg，iTreg）和具有调节功能的其他 T 细胞亚群[5]。

T 细胞的抗肿瘤免疫效应可大致分为以下几种（图 1-2）：①T 细胞应答基本过程，包括肿瘤抗原的加工提呈、T 细胞活化；②抗肿瘤效应阶段。另外，肿瘤逃逸 T 细胞抗肿瘤免疫的现象和机制也值得关注。

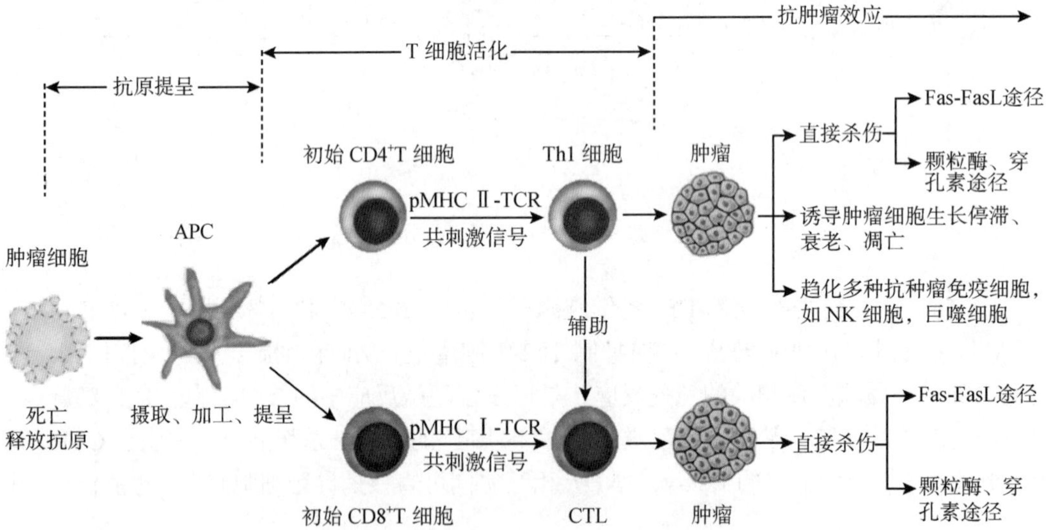

图 1-2　T 细胞抗肿瘤免疫应答模式图

1.1.2　T 细胞应答的基本过程

理论上，肿瘤抗原的加工和提呈可分为“内源性”和“外源性”两种途径。内源性抗原提呈途径即肿瘤细胞自身作为 APC，胞内的内源性肿瘤抗原在蛋白酶体的作用下降解为能够被识别的肽段，在内质网与已合成的 MHC Ⅰ类分子结合形成抗原肽-MHC Ⅰ类分子复合物，随后转移至细胞表面供 $CD8^+$T 细胞的 TCR 识别。外源性抗原提呈途径即由 APC 摄取外源性肿瘤抗原，经溶酶体降解为可被识别的肽段，在内质网与已合成的MHCⅡ类分子结合形成抗原肽-MHCⅡ类分子复合物，随后转移至细胞表面供$CD4^+T$细胞的TCR识别。由于肿瘤细胞往往具有抗原提呈机制的缺陷，如MHCⅠ类分子下调和缺失、抗原加工相关转运体（transporter associated with antigen processing，TAP）相关基因突变，而且在疾病早期阶段，肿瘤细胞自身的迁移（即转移）有限，所以在肿瘤免疫激活的早期阶段，初始$CD4^+T$和$CD8^+T$细胞的活化主要依靠APC在引流淋巴结部位的外源性肿瘤抗原提呈。DC在上述过程中发挥至关重要的作用，一方面DC是已知功能最强的APC，也是唯一能够激活初始T细胞的APC；另一方面，疾病早期阶段肿瘤细胞自身的迁移有限，而在局部引流淋巴结转移尚为阴性时，肿瘤原发灶往往已经有明显的DC浸润。DC同时表达MHCⅠ和MHCⅡ类分子，使其既能通过内源性途径向$CD8^+T$细胞提呈抗原，也能通过外源性途径向$CD4^+T$细胞提呈抗原。另外，DC摄取的外源性抗原，也可由蛋白酶体降解，经TAP进入内质网与MHCⅠ类分子结合，从而被$CD8^+T$细胞识别。这种外源性抗原循MHCⅠ类分子途径提呈给$CD8^+T$细胞的非经典途径称为“抗原交叉提呈途径”。

综上所述，机体抗肿瘤免疫的激活阶段可被概括为肿瘤抗原随肿瘤细胞的凋亡、坏死释放，被病灶处浸润的DC捕获并加工，负载肿瘤抗原的DC进入引流淋巴结，将捕获的肿瘤抗原通过MHCⅠ和MHCⅡ类分子分别提呈给$CD8^+T$细胞和$CD4^+T$细胞，从而激活肿瘤特异性细胞免疫应答。

1.1.2.1　T细胞活化需要“双受体”和“双信号”

DC将肿瘤抗原以pMHC的形式提呈给T细胞，位于T细胞表面的TCR特异性识别结合在MHC分子槽中的抗原肽。二者结合后，CD8和CD4分别识别DC表面的MHCⅠ和MHCⅡ类分子，并结合于MHC分子的非多态区域，增强TCR与pMHC的结合及TCR的信号转导。T细胞表面的TCR是特异性识别抗原肽的主要受体，而CD4、CD8对TCR的抗原识别和T细胞活化信号的转导起辅助作用，故也被称为TCR的共受体（co-receptor），T细胞的活化依赖TCR-pMHC和CD4-MHCⅡ/CD8-MHCⅠ两组受体-配体的共同作用，即“双受体”。

TCR与抗原肽的特异性识别和结合，导致CD3胞内段免疫受体酪氨酸激活模体（immunoreceptor tyrosine-based activation motif，ITAM）序列的磷酸化，并启动细胞活化的分子级联反应，提供了T细胞活化的第一信号（抗原刺激信号）。然而，T细胞的活化需要T细胞与APC之间持续而密切的相互作用，TCR与pMHC间的相互作用相对较弱，不足以维持二者的紧密联系，所以细胞间黏附分子的作用至关重要。整合素家族的CD2/CD58和淋巴细胞功能相关抗原1（leukocyte function antigen-1，LFA-1）/细胞间黏附分子1（intercellular adhesion molecule1，ICAM-1）是两组重要的黏附分子：CD2表达于几乎所有T细胞表面，CD58表达于大多数有核细胞及红细胞表面，而LFA-1和ICAM-1在T细胞和APC表面均有表达。黏附分子的作用使得T细胞与APC两者的细胞膜进一步靠近，形成免疫突触（immune synapse），这种结构的形成有助于T细胞活化第二信号（共刺激信号）的传递。共刺激信号（costimulatory signal）由T细胞和APC表面的多对共刺激分子之间的相互作用介导，CD28/CD80/CD86是最早被证实也是最重要的一组共刺激分子。CD28

是表达于T细胞表面的一种糖蛋白受体，其相应受体为APC表面的B7-1（CD80）和B7-2（CD86）。CD28表达于所有T细胞表面，而CD80/CD86仅表达于DC及其他活化的APC，如巨噬细胞、B细胞表面（图1-3）。

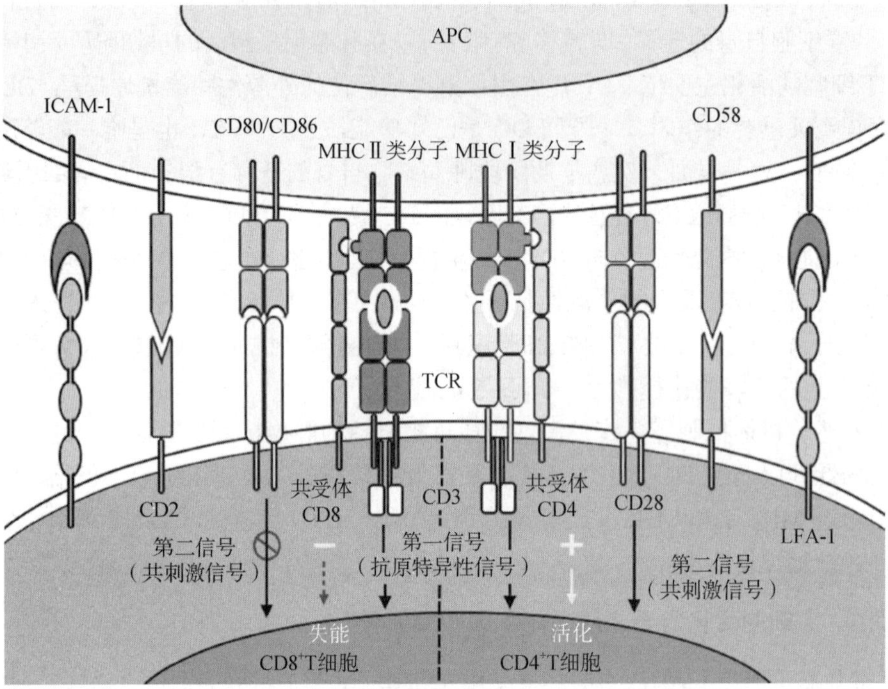

图1-3 T细胞活化的“双受体”和“双信号”

1.1.2.2 CD4⁺T细胞的活化

CD4⁺T细胞表面的TCR与pMHC识别并结合，CD4分子也随之“夹到”MHCⅡ类分子的非多态区域，黏附分子之间的识别和结合加强了T细胞与APC之间的接触和相互作用，并形成“免疫突触”。同时，T细胞表面CD40L表达上调，识别并结合DC表面的CD40，使得DC表面的MHC分子和共刺激分子表达上调，有利于DC更有效地提呈抗原和激活T细胞，并延长DC的寿命。活化的Th细胞分泌大量IL-2并表达IL-2受体（IL-2R），通过IL-2自分泌和旁分泌的方式大量增殖。CD4⁺T细胞与DC间的相互作用并非一个单向的过程，而是两者的“互相激活”：一方面使CD4⁺T细胞活化、增殖，分化成具有相应抗原特异性的效应T细胞；另一方面，CD4⁺T细胞与DC间的相互作用也使DC成熟为具有更强抗原提呈能力、作用更持久的APC。

1.1.2.3 CD8⁺T细胞的活化

一般认为，初始CD8⁺T细胞的激活涉及三种细胞：初始CD8⁺T细胞、提呈相应pMHC的活化DC、活化的CD4⁺Th细胞。初始CD8⁺T细胞通过与CD4⁺T细胞类似的“双受体、双信号”方式活化，即TCR在共受体CD8的辅助下识别并结合DC提呈的pMHCⅠ，提供抗原特异性信号，并接受来自同一DC的共刺激信号。但通过这种缺乏Th细胞“辅助”

的方式活化的 CTL，其肿瘤杀伤作用不强，且持续时间较短。为了有效地活化 $CD8^+T$ 细胞，产生杀伤效率高、持续存在的 CTL 并建立免疫记忆，Th 细胞的辅助作用必不可少。然而目前上述三种细胞（初始 $CD8^+T$ 细胞、活化的 DC、活化的 $CD4^+Th$ 细胞）相互作用的机制尚不明确。有研究显示，活化的 DC 和 $CD4^+Th$ 细胞之间的相互作用，可诱导某些细胞因子的表达并吸引 $CD8^+T$ 细胞，从而形成"三细胞"相互作用模式；也有学者提出假设：一旦 $CD4^+Th$ 细胞被活化，与其相互作用的 DC 就获得了某种"批准"，使其能够进一步活化 $CD8^+T$ 细胞，从而避免了三种细胞同时相互作用的情况。

1.1.3　T 细胞的抗肿瘤效应

活化的效应 T 细胞迁移至肿瘤病灶处并浸润肿瘤组织。效应 T 细胞通过与初始 T 细胞相似的"双受体、双信号"模式识别并结合表达相应抗原的肿瘤细胞，从而发挥抗肿瘤作用，但 T 细胞效应阶段相比于活化阶段对共刺激信号的依赖性显著降低。

1.1.3.1　$CD8^+T$ 细胞的抗肿瘤效应

CTL 通过 TCR 识别并结合以 pMHC 形式表达肿瘤抗原的靶细胞，TCR 特异性识别结合在 MHC Ⅰ类分子槽中抗原肽的同时，CD8 也结合至 MHC Ⅰ类分子的非多态区域，黏附分子 CD2/CD58 和 LFA-1/ICAM-1 表达上调，使 CTL 与靶细胞之间形成紧密而稳定的相互作用，有利于细胞毒作用的发挥。CTL 主要通过两条途径杀伤靶细胞。①穿孔素-颗粒酶途径：CTL 分泌穿孔素（perforin）和颗粒酶（granzyme），穿孔素迅速聚合形成多聚穿孔素（perforin polymer），多聚穿孔素插入靶细胞表面形成跨膜通道，使得细胞外液内流导致靶细胞崩解。另外，穿孔素形成的跨膜通道促进颗粒酶 A、B 进入靶细胞，颗粒酶能激活蛋白酶并触发靶细胞凋亡的级联通路。②Fas-FasL 途径：CTL 通过表面的 Fas 配体（Fas ligand，FasL）与靶细胞表面的 Fas（CD95）结合，该通路可激活 caspase-8，从而触发 caspase 的级联通路；Fas-FasL 相互作用还可以增加线粒体内膜的通透性，使其释放细胞色素 C（cytochrome C），激活 caspase-9，这两条通路最终均会导致靶细胞的凋亡（图 1-4）。

1.1.3.2　$CD4^+T$ 细胞的抗肿瘤效应

活化的 $CD4^+T$ 细胞可分泌多种细胞因子，根据分泌细胞因子的不同，$CD4^+T$ 细胞可以被分为 Th1、Th2、Th17 和 Treg 细胞等亚群，其中 Th1 细胞被证实具有肯定的抗肿瘤作用。Th1 细胞可分泌 IFN-γ、TNF-α、IL-2 和 IL-12 等细胞因子，并对多种免疫细胞（包括固有免疫细胞和适应性免疫细胞）提供辅助作用。Th1 细胞分泌的多种细胞因子的共同作用使得肿瘤局部形成了一种炎性微环境，其中 IFN-γ 可诱导 CXCL10 和 CXCL9 等趋化因子的分泌，这些趋化因子和肿瘤局部的炎性环境能促进外周血特异性 CTL 的趋化和浸润，明显提高肿瘤局部的肿瘤特异性 CTL 的聚集；另外，Th1 细胞通过分泌 IL-2 可协助维持 CTL 的增殖并辅助其杀伤效应的发挥。除 CTL 外，Th1 细胞还能促进巨噬细胞（macrophage）、中性粒细胞（neutrophil）、嗜酸粒细胞（eosinophil）、NK 细胞等向肿瘤部位趋化和浸润，并通过 IFN-γ 介导的活性氧物质（ROS）和 NO 的产生、肿瘤血管生成抑制等机制，增强这些免疫效应细胞的抗肿瘤作用[6]。

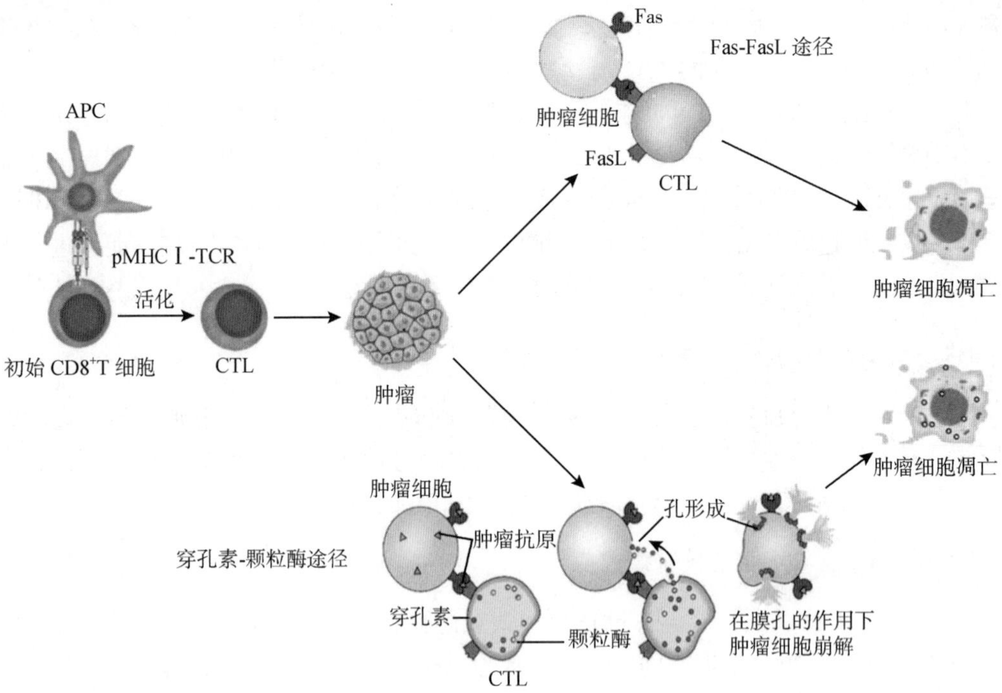

图 1-4 CD8$^+$T 细胞的抗肿瘤效应

除了为其他免疫细胞提供辅助，CD4$^+$Th 细胞还能够不依赖于机体的 CTL、B 细胞和 NK 细胞等独立发挥抗肿瘤作用。Th1 细胞可通过分泌 IFN-γ 上调 MHC Ⅱ类分子在肿瘤细胞表面的表达，从而使自身获得细胞毒作用。同 CTL 的效应方式类似，CD4$^+$Th1 细胞识别并结合通过 MHC Ⅱ类分子提呈肿瘤抗原的靶细胞，并通过穿孔素-颗粒酶、Fas-FasL 等途径发挥细胞毒作用，直接杀伤肿瘤细胞[7]。在 IFN-γ 和 TNF-α 的协同作用下，Th1 细胞可直接诱导肿瘤细胞的生长停滞、衰老和凋亡，从而抑制肿瘤的生长[8]，如图 1-5 所示。

T 细胞抗肿瘤免疫应答过程可被归纳如下：①肿瘤抗原随着肿瘤细胞的凋亡、坏死、释放，被肿瘤局部的 DC 摄取并加工；②DC 通过 MHC Ⅰ或 MHC Ⅱ类分子提呈捕获的肿瘤抗原；③在引流淋巴结内，具有相应抗原特异性的 T 细胞被激活；④活化的 T 细胞迁移至肿瘤局部；⑤肿瘤的 T 细胞浸润；⑥T 细胞通过 TCR 与 pMHC 之间的相互作用特异性识别并结合肿瘤细胞；⑦杀伤靶细胞。随着肿瘤细胞的凋亡和坏死，更多的肿瘤抗原被释放，再次被肿瘤病灶处浸润的 DC 捕获、加工并提呈，激活数目更多、特异性更丰富的 T 细胞，如此循环往复，使得抗肿瘤免疫应答的强度和广度得以提高[9]。

1.1.4 T 细胞与肿瘤免疫逃逸

机体免疫系统与肿瘤发生发展之间的关系是复杂的、动态的，免疫系统一方面具有抵抗肿瘤的保护性功能，另一方面又对肿瘤施加免疫选择压力，使肿瘤细胞免疫重塑，弱免疫原性的细胞进一步生长，导致肿瘤的发生发展。2002 年学者提出了“肿瘤免疫编辑学说”，该学说反映了免疫系统与肿瘤之间的博弈是一个动态的过程，分为清除期、平衡期和逃逸期。一旦进入逃逸期，说明肿瘤的免疫逃逸与机体的抗肿瘤免疫相比占据了优势，肿瘤克服免疫系统的抑制，肿瘤细胞得以生长、发展，进入临床期。

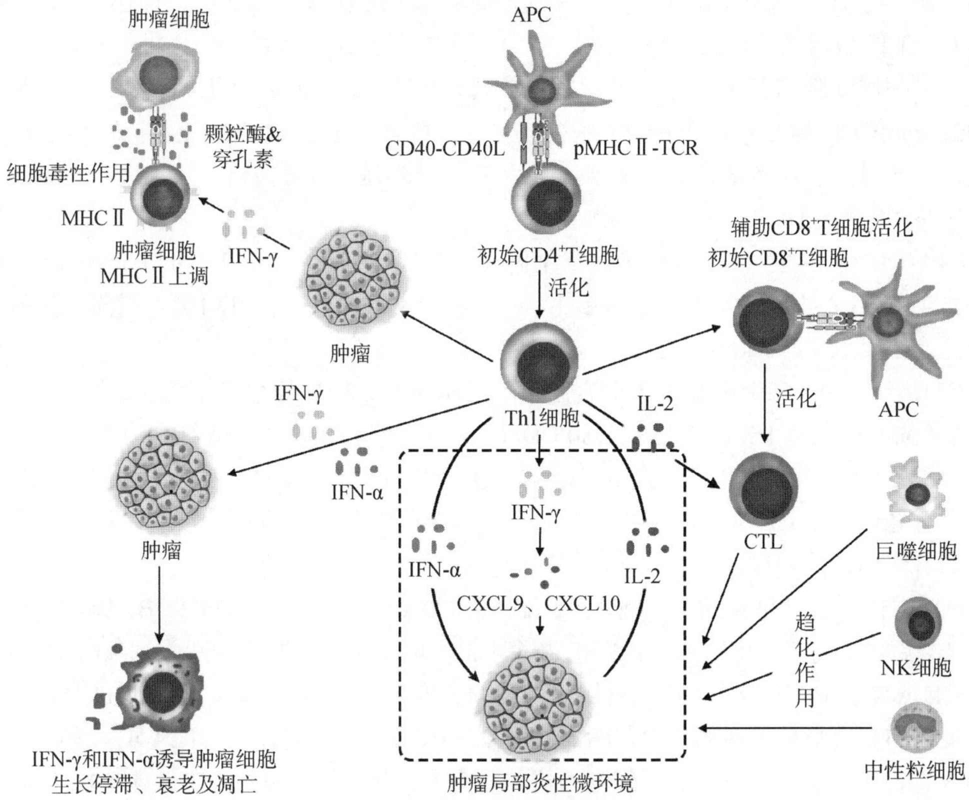

图 1-5　CD4⁺T 细胞的抗肿瘤效应

深刻理解肿瘤与免疫系统之间的关系，不仅要了解抗肿瘤免疫应答过程，也要认识并理解肿瘤逃逸免疫系统监视的现象和机制。肿瘤细胞针对抗肿瘤 T 细胞免疫应答的逃逸机制大致归纳为以下几方面。

（1）免疫原性下降或缺失：CTL 识别的肿瘤抗原是经过 APC 加工、提呈的，MHCⅠ类分子也是 CTL 识别肿瘤抗原和发挥杀伤作用所必不可少的。多数肿瘤中都存在 MHCⅠ类分子表达的明显减少或丢失，导致 CTL 不能有效识别肿瘤抗原；巨大多功能蛋白酶（large multifunctional proteinase，LMP）和 TAP 等肿瘤抗原加工、提呈过程中的重要功能分子，在肿瘤细胞中往往存在基因突变、丢失或不同程度的表达水平下降，使得肿瘤抗原不能被有效提呈于肿瘤细胞表面，影响 T 细胞对肿瘤细胞的识别和杀伤。

肿瘤细胞还可以通过高表达包括唾液酸在内的黏多糖或其他凝集系统覆盖肿瘤抗原，从而干扰 T 细胞的识别和攻击。除此之外，宿主针对肿瘤抗原的免疫应答不可避免地导致肿瘤细胞表面的抗原减少、减弱或消失，从而使免疫系统无法识别，使得肿瘤得以逃逸包括 T 细胞在内的免疫攻击，这种现象称为抗原调变（antigenic modulation）。

（2）免疫耐受：“双信号假说”提示，在共刺激信号缺失的条件下，TCR 与 pMHC 的结合将诱导相应特异性 T 细胞的“失能”，从而导致 T 细胞对该抗原的耐受。肿瘤特异性 T 细胞耐受主要是由共刺激分子表达缺失的未成熟状态的 DC 所诱导。另外，肿瘤细胞可通过内源性抗原提呈途径将自身肿瘤抗原以“pMHC Ⅰ”的形式提呈给 T 细胞，由于多数肿瘤细胞缺乏 B7（CD80/CD86）分子及其他共刺激分子的表达，无法为 T 细胞的活化提供第二信号，T 细胞耐受从而被诱导产生。

（3）肿瘤细胞诱导 T 细胞凋亡：多种肿瘤细胞的 Fas 表达水平下调，从而抑制免疫细胞通过 Fas-FasL 途径介导的肿瘤细胞凋亡。某些肿瘤细胞表面 Fas 表达下调的同时 FasL 高表达，通过与 T 细胞表面的 Fas 结合激活 T 细胞的凋亡信号通路，导致进入肿瘤部位的 T 细胞等免疫细胞凋亡。

（4）T 细胞功能抑制：细胞毒性 T 细胞相关抗原 4（cytotoxic T lymphocyte associated antigen 4，CTLA-4）和程序性死亡蛋白 1（programmed death 1，PD-1）是目前备受关注的两个免疫检查点（checkpoint）。

CTLA-4（CD152）主要表达于活化的 T 细胞表面，而在静止 T 细胞表面基本不表达。CTLA-4 的配体也是 B7-1/B7-2（CD80/CD86），CD28 与 CD80/CD86 结合为 T 细胞的活化提供“第二信号”。活化的 T 细胞 CTLA-4 表达逐渐上调，CTLA-4 与 CD80/CD86 结合一方面竞争性地抑制 CD28 与 CD80/CD86 之间的相互作用，另一方面直接对 T 细胞功能发挥负向调节作用，故 CTLA-4 也被称为“共抑制分子”。

PD-1 同样表达于活化的 T 细胞表面，配体为 PD-L1（B7-H1）、PD-L2（B7-DC）。PD-1 与配体结合后可抑制 T 细胞增殖并分泌 IL-10 等细胞因子，在 T 细胞免疫中发挥负向调节作用。

CTLA-4 和 PD-1 均参与维持机体内环境的免疫自稳机制，以防止 T 细胞过度扩增造成的免疫损伤和自身免疫病的发生。然而肿瘤浸润的 T 细胞普遍存在 CTLA-4、PD-1 等分子的异常高表达，极大地削弱了 T 细胞的抗肿瘤免疫效果。目前以抗 CTLA-4 单抗、抗 PD-1 单抗为代表的免疫检查点抑制剂已被批准应用于临床并获得了可观的疗效[10]。

（5）肿瘤细胞分泌免疫抑制性分子：肿瘤细胞可分泌多种免疫抑制性因子，这些抑制性分子积累聚集于肿瘤局部，形成免疫抑制的微环境，影响进入其中的免疫细胞的抗肿瘤作用。例如，多种肿瘤中过量表达的 IL-10 能抑制 T 细胞增殖，抑制 T 细胞分泌 IFN-γ，并拮抗 IL-2、IFN-γ 等 Th1 型细胞因子的作用。同样，TGF-β 抑制 T 细胞分泌 IL-2，从而抑制 T 细胞的增殖，此外，IL-4、IL-6、前列腺素 E_2（PGE_2）、NO 及肿瘤的某些代谢产物均参与形成肿瘤局部微环境，抑制 T 细胞抗肿瘤免疫[11]。

（6）肿瘤细胞诱导抑制性免疫细胞：肿瘤局部微环境的多种细胞因子能够促进 Treg 细胞趋化至肿瘤局部，影响 DC 分化；促进 $CD4^+CD25^+$T 细胞转化为 $CD4^+CD25^+FoxP3^+$Treg 细胞，诱导 Treg 细胞产生；招募大量髓系抑制性细胞（myeloid-derived suppressor cell，MDSC）从骨髓进入外周。MDSC 是一群来源于髓系的异质性细胞，可分化为 DC、巨噬细胞和粒细胞。MDSC 在外周活化后可表达多种促血管生成因子，促进肿瘤血管的形成；通过表达高水平 IL-10、诱导型一氧化氮合酶（iNOS）等机制抑制包括 T 细胞在内的免疫细胞的抗肿瘤活性[12]。

1.2 NK 细胞介导的免疫应答

NK 细胞是一类具有抗肿瘤能力的固有免疫细胞，最早由 Kiessling 和 Herberma 在

1975 年从小鼠体内分离并报道[13]。NK 细胞不需要预先刺激就能够裂解肿瘤细胞，能通过早期分泌多种细胞因子和趋化因子来调节适应性免疫应答。

1.2.1 NK 细胞的生物学特性

NK 细胞起源于 $CD34^+$骨髓多能造血干细胞，由 NK 前体细胞（NK cell precursor，NKP）发育分化而来。NK 细胞在外周血总淋巴细胞中的比例为 5%～15%，且在骨髓、脾脏、肝脏、肺脏等组织器官中均有分布，但在淋巴结中分布较少[14]。外周血中的 NK 细胞主要通过表面分子标志物 $CD3^-CD56^+$来识别，根据 CD56 的表达水平又可以进一步分类：①$CD56^{bright}$细胞，相对未成熟，占循环 NK 细胞的 5%～10%；②$CD56^{dim}$细胞，相对成熟，能有效介导一系列针对机体异常细胞的杀伤作用[15]。

NK 细胞表面表达多种受体，根据功能可分为活化性受体和抑制性受体两大类，活化性受体包括 CD226（DNAM1）、天然细胞毒性受体（NKp46、NKp30 及 NKp44 等）、部分免疫球蛋白样受体（胞质内含 ITAM）、凝集素样受体（CD94/NKG2C 和 NKG2D）等；NK 细胞抑制性受体包括多种识别 MHC Ⅰ类分子的特异性受体（部分免疫球蛋白样受体和凝集素样受体如 CD94/NKG2A）。常见的人 NK 细胞活化性和抑制性受体及其配体总结如下（表 1-2）。

表 1-2 人 NK 细胞表面受体及相应配体[16]

受体	功能	配体
NKG2D	活化	MICA、MICB、ULBP1～ULBP6
DNAM1	活化	nectin2（即 CD112）、PVR（即 CD155）
FcγRⅢA（即 CD16）	活化	Fc 的 IgG1 和 IgG3 结构域
NKp80	活化	AICL
NKG2C/CD94	活化	HLA-E
SLAMF7	活化	SLAMF7C
KIR2DS1	活化	2 群 HLA-C
KIR2DS4	活化	部分 HLA-C、HLA-A*11、HLA-F
KIR3DS1	活化	HLA-Bw4、HLA-F
TMIGD2（即 CD28H）	活化	HHLA2
NKp30（即 NCR3）	活化	B7-H6、BAT3（即 BAG6）（可溶性/外泌体）、galectin3、硫酸乙酰肝素蛋白聚糖
NKp46（即 NCR1）	活化	血凝素、硫酸乙酰肝素蛋白聚糖、vimentin、CFP（即备解素，可溶性）
NKp44（即 NCR2）	活化	21spe-MLL5（MLL5 的剪接变异体）、硫酸乙酰肝素蛋白聚糖、PDGF-DD（可溶性）、部分 HLA-DP、血凝素、nidogen1、登革病毒 E 蛋白
	抑制	PCNA、nidogen1（可溶性）
2B4	活化/抑制	CD48
KIR2DL1	抑制	2 群 HLA-C
KIR2DL2、KIR2DL3	抑制	1 群 HLA-C、部分 2 群 HLA-C、部分 HLA-B
KIR2DL5	抑制	PVR
KIR3DL1	抑制	HLA-Bw4 包含等位基因 HLA-B 和 HLA-A

续表

受体	功能	配体
KIR3DL2	抑制	部分 HLA-A（即 A*03 和 A*11）、HLA-F
KIR3DL3	抑制	HHLA2
NKG2A/CD94	抑制	HLA-E
NKR-P1A	抑制	CLEC2D（即 LLT1）
LILRB1（即 ILT2 或 LIR1）	抑制	HLA-A、HLA-B、HLA-C、HLA-G、HLA-F、S100A9
KLRG1	抑制	E-cadherin、N-cadherin、R-cadherin
CD96（即 TACTILE）	抑制	nectin1（即 CD111）、PVR
TIGIT	抑制	nectin2、PVR
PVRIG	抑制	nectin2
TIM-3	抑制	galectin9、CEACAM1、磷脂酰丝氨酸、HMGB1
LAG-3	抑制	MHC Ⅱ、galectin3、LSECtin、FGL1
PD-1	抑制	PD-L1、PD-L2

注：AICL（activation-induced C-type lectin），活化诱导 C 型凝集素；BAG6（BCL-2-associated athanogene 6），BCL-2 相关永生基因 6；BAT3（HLA-B associated transcript 3），HLA-B 相关转录因子 3；CFP（complement factor P），补体因子 P；KIR（killer cell immunoglobulin-like receptor），杀伤细胞免疫球蛋白样受体；LAG-3（lymphocyte activation gene 3），淋巴细胞活化基因 3；LILRB1（leukocyte immunoglobulin-like receptor subfamily B member 1），白细胞免疫球蛋白样受体超家族 B 成员 1；LSECtin（liver sinusoidal endothelial cell lectin），肝窦内皮细胞凝集素；MHC（major histocompatibility complex），主要组织相容性复合体；PVR（poliovirus receptor），脊髓灰质炎病毒受体；SLAMF7（signalling lymphocytic activation molecule family member 7），信号淋巴细胞激活分子家族成员 7；TIM-3（T cell immunoglobulin mucin receptor 3），T 细胞免疫球蛋白黏蛋白受体 3；nectin，连接蛋白；MIC（MHC class Ⅰ chain-related protein），MHC Ⅰ类链相关蛋白；ULBP（UL16 binding protein），UL16 结合蛋白；HLA（human leukocyte antigen），人类白细胞抗原；CLEC2D（C-type lectin domain family 2 member D），C 型凝集素结构域家族 2 成员 D；LLT1（lectin like transcript 1），类凝集素转录体 1；nidogen，巢蛋白；vimentin，波形蛋白；galectin 3，半乳凝素 3；HHLA2（human endogenous retrovirus H long terminal repeat associating protein 2），人内源性逆转录病毒 H 长末端重复关联蛋白 2；TMIGD2（transmembrane and immunoglobulin domain containing 2），跨膜和免疫球蛋白结构域 2；ILT2（immunoglobulin-like transcript 2），免疫球蛋白样转录体 2；LIR1（leukocyte immunoglobulin-like receptor 1），白细胞免疫球蛋白样受体 1；KLRG1（killer cell lectin-like receptor G1），杀伤细胞凝集素样受体 G1；cadherin，钙黏着蛋白；TACTILE（T cell-activated increased late expression），后期表达增强 T 细胞活化抗原；TIGIT（T cell immunoreceptor with Ig and ITIM domains protein），Ig 和免疫受体酪氨酸抑制模体（ITIM）域蛋白 T 细胞免疫受体重组蛋白；CEACAM1（carcinoembryonic antigen-related cell adhesion molecule 1），癌胚抗原相关细胞黏附分子 1；HMGB1（high mobility group protein B1），高速泳动族蛋白 B1；FGL1（fibrinogen like protein 1），纤维蛋白原样蛋白 1；DNAM1（DNAX accessory molecule 1），DNAX 辅助分子 1。

1.2.1.1 杀伤细胞免疫球蛋白样受体

杀伤细胞免疫球蛋白样受体（killer immunoglobulin-like receptor，KIR）是表达于 NK 细胞表面一类结构相关的免疫球蛋白超家族，可通过与靶细胞表面 MHC Ⅰ类分子的结合，转导抑制性或活化性信号来调节 NK 细胞的活性。KIR 超家族包含功能不同的蛋白受体，部分 KIR 受体具有较长的胞内结构域，内含免疫受体酪氨酸抑制模体（immunoreceptor tyrosine-based inhibitory motif，ITIM），能够介导 NK 细胞活性抑制，如 KIR2DL1、KIR2DL2、KIR2DL3、KIR2DL5、KIR3DL1、KIR3DL2 和 KIR3DL3；而另一部分 KIR 受体胞内结构域较短，缺乏 ITIM，可与 DNA 激活蛋白（DAP）12 共同转导 NK 细胞活化信号，如 KIR2DS1、

KIR2DS2、KIR2DS3、KIR2DS4、KIR2DS5 和 KIR3DS1[17]。

1.2.1.2　杀伤细胞凝集素样受体

杀伤细胞凝集素样受体（killer cell lectin-like receptor，KLR）是 C 型凝集素超家族成员，主要为 CD94/NKG2 家族，包括 CD94/NKG2A、CD94/NKG2B、CD94/NKG2C、CD94/NKG2E、CD94/NKG2F 和 NKG2D。大多数成员与细胞外 CD94 相连，而 NKG2D 以同源二聚体的形式存在。其中，CD94/NKG2A、CD94/NKG2B 为抑制性受体，内含 ITIM，传递抑制信号；CD94/NKG2C、CD94/NKG2E、CD94/NKG2F 为活化性受体，内含 ITAM，传递激活信号；NKG2D 也是活化性受体，但不含 ITAM，可直接传递活化信号，激活 NK 细胞启动杀伤作用[18]。

1.2.1.3　天然细胞毒性受体

天然细胞毒性受体（natural cytotoxicity receptor，NCR）包括 NKp46、NKp44、NKp30 和 NKp80，是 NK 细胞重要的活化受体。NKp44 仅表达于活化的 NK 细胞，NKp46 和 NKp30、NKp80 表达于所有 NK 细胞，上述受体分别通过不同途径激活 NK 细胞功能。研究表明，将 NCR 信号阻断可减弱 NK 肿瘤杀伤能力[19]。

1.2.1.4　CD226

CD226（DNAM 1）可与其配体分子 CD155 和 CD112 结合介导 NK 细胞的黏附作用，影响 NK 细胞的迁移功能。同时，CD226 也可以参与 NK 细胞活化和对靶细胞的识别与杀伤。此外，NK 细胞表面还表达趋化因子及黏附因子受体（CCR2、CCR4、CCR5、CCR8 等）和细胞因子受体（IL-2R、IL-15R、IL-18R），它们在调控 NK 细胞功能方面均发挥着重要作用。

1.2.2　NK 细胞的免疫应答过程

在人类免疫系统中，T 细胞和 B 细胞可通过对表面受体的重排来识别来源不同的配体，而 NK 细胞不具有这种特性，但 NK 细胞可通过活化性受体和抑制性受体直接识别靶细胞。

NK 细胞能有效杀伤被感染的细胞和肿瘤细胞而使正常组织细胞免于伤害，这种耐受主要是由广泛分布于机体健康组织细胞表面的 MHC Ⅰ类分子所介导的。NK 细胞与正常组织细胞相互作用时，正常细胞表面 MHC Ⅰ类分子的表达远远超过活化配体的表达，与抑制性受体相结合，从而使抑制信号占优势，NK 细胞不被激活（图 1-6A）。

CTL 对肿瘤细胞的杀伤是 MHC Ⅰ类分子限制性的。肿瘤细胞普遍存在 MHC Ⅰ类分子表达的下调。当 MHC Ⅰ类分子低表达的肿瘤细胞与 NK 细胞相互作用时，MHC Ⅰ类分子介导的抑制信号显著削弱，使活化信号占据主导，NK 细胞激活并杀伤肿瘤细胞，在一定程度上与 CTL 的杀伤作用形成互补（图 1-6B）。

机体细胞在经受病原体感染、恶性转化、理化损伤等“压力”时，会上调某些分子的表达，如 MICA、MICB 和 ULBP 家族的分子，这些分子中有许多是杀伤细胞活化受体的配体，通过这些分子的上调，NK 细胞能识别“压力”作用下内部发生损伤的自体细胞，这种方式被称为“压力诱导下的自身识别”。上述分子介导的活化信号由于其表达的上调而占据优势，足以克服由 MHC Ⅰ类分子介导的抑制信号，从而使 NK 细胞活化并发挥作用[20]（图 1-6C）。

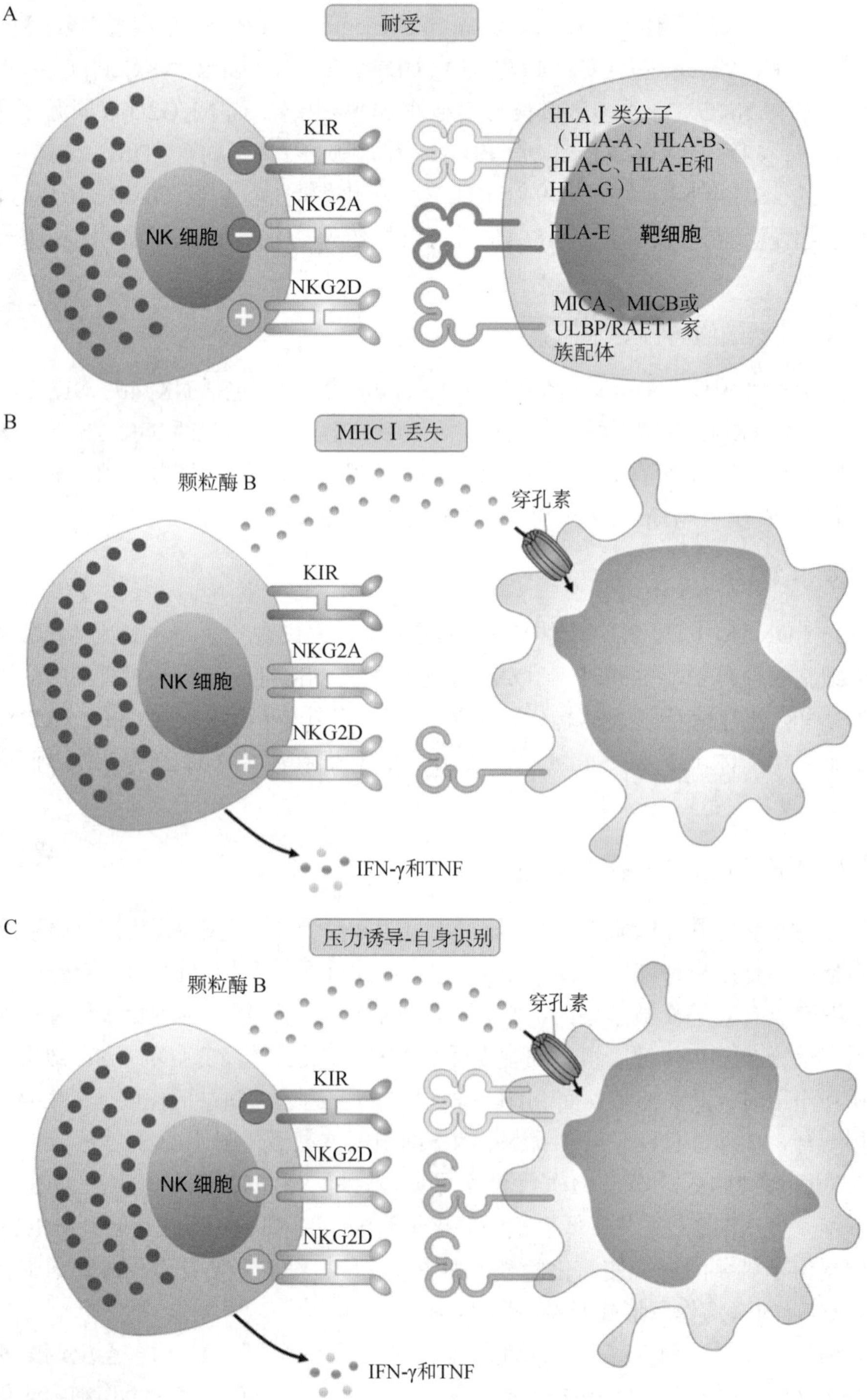

图 1-6　NK 细胞的免疫应答过程

RAET1（retinoic acid early transcript 1）：视黄酸早期转录因子 1

1.2.3 NK 细胞的肿瘤杀伤机制

当细胞发生恶性转化或病毒感染时，其细胞表面的 MHC Ⅰ类分子发生缺失或突变，NK 细胞与靶细胞接触后活化性受体功能得到激活，活化性受体可识别 MHC Ⅰ类分子异常表达的肿瘤细胞，通过脱颗粒作用释放出穿孔素和颗粒酶或其他机制达到杀伤细胞的作用。

目前研究发现，NK 细胞主要通过四种方式启动对靶细胞的杀伤功能。

（1）穿孔素和颗粒酶介导的靶细胞凋亡：穿孔素和颗粒酶是 NK 细胞发挥细胞杀伤作用最直接、最有效的方式。有关穿孔素和颗粒酶介导细胞凋亡的机制还未完全阐明。两者均存在于 NK 细胞胞质，当 NK 细胞识别肿瘤细胞后，可在肿瘤细胞表面形成由多聚穿孔素组成的“孔道”，这些孔道可自由通过水、电解质，使肿瘤细胞内渗透压发生改变，促使其裂解。颗粒酶主要由颗粒酶 A 和颗粒酶 B 组成，可通过穿孔素组成的通道进入靶细胞内，或者先与细胞表面蛋白聚糖结合，并与穿孔素组合成大分子物质由胞吞作用进入细胞。在细胞内的颗粒酶可通过激活 DNA 酶及激活线粒体依赖的凋亡途径介导细胞凋亡[21]。

（2）死亡受体介导的靶细胞凋亡：肿瘤细胞表面表达了一些介导程序性死亡的受体，当它们与特异性的配体结合后，可以通过一系列的信号转导过程，促使肿瘤细胞发生凋亡，这些受体均属于 TNFR 基因超家族。在 NK 细胞表面主要表达了三种死亡受体的配体，包括 TNF、FasL 及 TNF 相关凋亡诱导配体（TNF related apoptosis inducing ligand，TRAIL）。Fas 是一种在细胞中普遍表达的跨膜蛋白，胞内段带有特殊的死亡结构域（death domain，DD），当 Fas 与 FasL 结合后，胞内的死亡结构域发生三聚化并招募 Fas 相关死亡结构域蛋白（Fas-associated death domain，FADD），活化的 FADD 可激活 caspase-8 及其下游的凋亡途径，介导凋亡。TNF 是 NK 细胞恒定表达的分子，当其与 TNFR1 结合后，可同样招募 FADD，介导与 Fas 相同的凋亡途径。近几年发现的 TRAIL 是 TNF 家族的新成员，可由 IL-2 和 IL-15 促进表达，介导选择性细胞毒作用，仅识别并诱导肿瘤细胞或被病毒感染的细胞凋亡，因此具有较大的研究价值。

（3）细胞因子介导的杀伤作用：NK 细胞可通过分泌 TNF-α 直接引起细胞的杀伤，其机制主要是使肿瘤细胞溶酶体稳定性降低，引起靶细胞溶解；促进细胞内活性氧物质产生，引起 DNA 断裂；改变靶细胞糖代谢，降低胞内及环境 pH，导致靶细胞死亡等[22]。

（4）抗体依赖性细胞介导的细胞毒作用（antibody dependent cell mediated cytotoxicity，ADCC）：是抗体抗肿瘤作用的主要机制，主要由细胞表面的低亲和力 CD16（FcγRⅢ）介导，通过识别与肿瘤细胞特异性结合的 IgG 导致自身的活化，从而引起靶细胞的破坏。

除了通过以上机制直接杀伤细胞外，NK 细胞也可通过免疫调节作用调节其他细胞的功能和应答，发挥免疫调节性细胞的作用。IFN-γ、TNF-α、IL-3、IL-2、IL-12、IL-18 和 IL-21 等 NK 细胞分泌的细胞因子可增强 B 细胞的免疫应答水平、调节 DC 的抗原提呈功能[23]、诱导继发的肿瘤特异性 T 细胞应答[24]。NK 细胞的这一特性联系了固有免疫应答和适应性免疫应答，组成复杂的免疫调控网络，为机体构建了强有力的抗肿瘤防线。

1.2.4 NK 细胞与肿瘤免疫逃逸

尽管 NK 细胞具有强大的抗肿瘤能力，但肿瘤细胞及其微环境也演化出了一系列相关机制，降低 NK 细胞的活性及功能以逃避 NK 细胞的毒性作用。既往多项研究表明，肿瘤细胞及其微环境通过改变 NK 细胞的相关识别受体及配体来降低其抗肿瘤的活性。

肿瘤细胞作为自体来源的异常细胞普遍表达 MHC Ⅰ类分子，其与 NK 细胞表面抑制性受体结合可抑制 NK 细胞对肿瘤细胞的杀伤。同时，肿瘤微环境中也检测到了多种抑制性受体在 NK 细胞中的表达升高，进一步导致了 NK 细胞的功能丧失[25]。此外，活化性受体表达的降低也是 NK 细胞功能减弱的重要原因。如前所述，NKG2D 是 NK 细胞重要的活化性受体，其传递的活化信号可激活 NK 细胞并激发其抗肿瘤活性。然而在乳腺癌、胰腺癌、宫颈癌等许多恶性肿瘤中，均发现了 NKG2D 受体在 NK 细胞中表达量的下降，而低水平的 NKG2D 配体不足以刺激免疫系统对肿瘤细胞的有效攻击。在多种肿瘤中均发现了 NKp30、NKp46、NKG2C、CD226、CD244 及 NKp44 等的下调[25]。另外，肿瘤微环境中存在多种酶的上调，通过切割并释放活化性受体的可溶性配体形式，如 NKG2D 的可溶性配体 sMICA、NKp30 的可溶性配体 BAG6，抑制 NK 细胞活化性受体的表达和激活[26]，从而降低 NK 细胞的免疫监视能力。

另外，肿瘤免疫抑制性微环境中的 TGF-β、缺氧等因素会促进 NK 细胞向肿瘤杀伤能力较弱的上皮内 1 型固有淋巴细胞（innate lymphoid cell 1，ILC1）方向分化，并通过上调整合素 α1（即 CD49a）和 CD103 分子促进其组织驻留及最终耗竭[27]。

1.2.5 NK 细胞抗肿瘤临床应用

已有研究显示，改善实体肿瘤的 NK 细胞浸润及活化与良好的预后相关，因此深入研究 NK 细胞的分子特征和功能调控，开发以 NK 细胞为基础的免疫治疗方法可能会成为肿瘤免疫治疗的新突破[13]。目前基于 NK 细胞的免疫治疗思路可大致归纳如下。

（1）改善 NK 细胞活化：通过刺激性细胞因子或抑制性细胞因子的拮抗剂促进 NK 细胞的活化和增殖，从而达到提高抗肿瘤免疫的目的。在 NK 细胞体外培养过程中，IL-2、IL-12、IL-15、IL-18、IL-21 等细胞因子被用于促进 T 细胞和 NK 细胞的活化和增殖，其中最常用的细胞因子是 IL-2。然而 IL-2 的体内给药除了可能引起的系统性毒性外，同样能够促进具有免疫抑制作用的 Treg 细胞的活化和增殖。因此，目前许多团队正在研发具有更好的安全性、能够选择性活化与扩增 T 细胞和 NK 细胞的 IL-2 类似物，如 ALKS4230、F42K 修饰的 IL-2 等[28]。另外，IL-15 能够有效刺激 NK 细胞和 $CD8^+T$ 细胞，而不激活 Treg 细胞，有望替代 IL-2 用于 NK 细胞治疗。目前，多项 IL-15 重组蛋白已进入临床试验，其中 IL-15 超级激动剂 Anktiva（N-803）已在膀胱癌、惰性非霍奇金淋巴瘤等疾病的临床试验中获得积极结果。

（2）双特异性/三特异性抗体：通过基因工程技术，设计和构建可同时与 NK 细胞活化性受体和肿瘤抗原相结合的融合蛋白，从而介导更有效、更持久的 NK 细胞毒性。类似的融合蛋白设计已经在双特异性 T 细胞衔接器（bispecific T cell engager，BiTE）中得到应用。目前，靶向 CD30 和 CD16 的 AFM13 是临床进展最快的双特异性抗体之一，在治疗霍奇金淋巴瘤和非霍奇金淋巴瘤的Ⅰ期临床试验中，它与脐带血来源的 NK 细胞联用，在 12 名受试患者中取得了 100%的客观缓解率[29]。双特异性 NK 细胞衔接器现阶段的研发及临床试验进展汇总于表 1-3。三特异性 NK 细胞衔接器（TriNKET）除肿瘤抗原和 CD16 受体的结合域以外，还包含 IL-15，能够与 NK 细胞表面 IL-15 受体相结合，从而增强 NK 细胞的活性。目前，靶向 CD33 的三特异性 NK 细胞衔接器单药治疗骨髓增生异常综合征、难治性及复发性急性髓系白血病及晚期系统性肥大细胞增多症已进入Ⅰ/Ⅱ期临床试验（NCT03214666）。三特异性抗体因具有同时与不同 NK 细胞受体结合的潜力，正逐渐成为 NK 细胞免疫疗法的一个令人兴奋的前沿领域。然而，何种活化性受体组合能够最大限度激发 NK 细胞的抗肿瘤活性仍需进一步研究[30]。

表 1-3 NK 细胞表面受体及相应配体[31]

公司	分子名	功能基团/肿瘤抗原	阶段	适应证	临床试验号	技术平台
Affimed	AFM13	2xCD16a/2xCD30	Ⅱ期	PTCL、tMF	NCT04101331	ROCK（重定向优化细胞杀伤）抗体平台
			Ⅱ期	CD30⁺TCL	NCT03192202	
			Ⅱ期	HL（BV、PD-1 治疗后）	NCT02321592	
			Ⅰ期	CD30⁺淋巴瘤 NK 细胞回输	NCT04074746	
			Ⅰ期	HL combo PD-1（BV 治疗后）	NCT02665650	
	AFM24	2xCD16a/2xEGFR	Ⅰ期	实体瘤	NCT04259450	
	R07297089	2xCD16a/2xBCMA	Ⅰ期	多发性骨髓瘤		
	AFM28、AFM32	2xCD16a/未公布	临床前			
Compass	CTX-8573	NKp30/BCMA	临床前	自身免疫病		STITCHMABS
Cytovia	CYT-303	NKp46/GPC3	临床前	实体瘤		
	CYT-338	NKp46/CD38	临床前	多发性骨髓瘤		
Dragonfly Therapeutics	DF1001	未公布/HER2	Ⅰ期	实体瘤	NCT04143711	TriNKET（三特异性 NK 细胞衔接器）
	DF2-3-4-5001	未公布/未公布	临床前	血液恶性肿瘤		
GT Biopharma	GTB-3550	CD16a-IL-15/CD33	Ⅰ/Ⅱ期	AML 和 CD33⁺恶性肿瘤	NCT03214666	BiKE 和 TriKE（双/三特异性杀伤性 NK 细胞衔接器）
	GTB-4550	CD16a-IL-15/PD-L1	临床前	实体瘤		
	GTB-5550	CD16a-IL-15/B7H3	临床前	实体瘤		
Innate Pharma	IPH6101/SAR443579	NKp46/未公布	临床前			ANKET（基于抗体的 NK 细胞衔接器技术）
	IPH62	NKp46/未公布	临床前			

注：PTCL（peripheral T cell lymphomas），外周 T 细胞淋巴瘤；tMF（transformed mycosis fungoides），转化性蕈样肉芽肿病；TCL（T cell lymphomas），T 细胞淋巴瘤；HL（Hodgkin lymphoma），霍奇金淋巴瘤；BV（vebutuximab），维布妥昔单抗；PD-1（programmed death 1），程序性死亡蛋白 1；AML（acute myeloid leukaemia），急性髓系白血病。

（3）NK 细胞过继回输治疗：利用体外扩增、基因工程等相关技术获得高数量、高纯度、高抗肿瘤活性的 NK 细胞，并将其回输至患者体内，称为 NK 细胞过继回输治疗。基于 T 细胞过继回输在多种实体肿瘤中取得的可观疗效，NK 细胞过继回输治疗始终是肿瘤免疫治疗备受关注的研究领域之一，并在血液肿瘤如急性粒细胞白血病的治疗中初显成效[32]。然而，NK 细胞过继回输治疗若想获得更好的疗效，仍需要解决 NK 细胞来源、提高 NK 细胞的肿瘤靶向性及抗肿瘤活性等一系列问题。目前，NK 细胞过继回输治疗的研究主要有两大方向：①自体或异体 NK 细胞治疗产品；②以 CAR-NK 细胞为代表的基因工程 NK 细胞。NK 细胞来源包括外周血、脐带血、多能干细胞[胚胎干细胞（ESC）和诱导多能干细胞（iPSC）]和 NK 细胞系（如 NK92 细胞系等）。NK 细胞系可无限增殖，对冻融敏感性较低，可实现现货（“off-shelf”）供应[33]；而以 iPSC 为来源的 NK 细胞制备具有免疫原性弱、种子细胞少，可大量扩增、成本低廉等优势，有望实现 NK 细胞的自体供给[34]。

CAR-NK 细胞通过基因工程技术赋予了 NK 细胞靶向特定肿瘤的能力。与 CAR-T 细胞相比，CAR-NK 细胞具有细胞因子释放综合征（CRS）风险更低、神经毒性更小等优势，而且即使 CAR-NK 细胞失去了 CAR，仍然可通过内在表达的激活性受体识别和杀伤肿瘤细胞[35]。目前，靶向人表皮生长因子受体（HER）2、CD19、B 细胞成熟抗原（BCMA）的多项 CAR-NK 细胞技术已进入临床试验，并初显疗效[36]。除了 CAR-NK 细胞，其他通过基因工程技术增强 NK 细胞抗肿瘤活性的研究也在进行，如通过表达趋化因子受体，促进 NK 细胞对肿瘤浸润[37]；通过使 NK 细胞表面表达高亲和力 CD16 受体，增强基于 ADCC 效应的 NK 细胞杀伤作用[38]；运用成簇的规律间隔短回文重复序列（CRISPR/Cas9）基因编辑系统敲除 NK 细胞的抑制性调控因子[39]。这些手段为构建更好的 NK 细胞疗法提供了多种可能性。

2 抗肿瘤体液免疫应答

与细胞免疫相比，体液免疫并非机体抗肿瘤的主要效应机制。同细胞免疫类似，体液免疫也可分为“固有”组分和“适应性”组分：固有体液免疫包括补体系统（complement system）、体液中的抗菌肽和溶菌酶等免疫效应分子；而适应性体液免疫主要指 B 细胞及其分泌的肿瘤特异性抗体。严格意义上，补体系统介于固有免疫和适应性免疫之间，因为虽然补体系统的作用不具有抗原特异性，但其抗肿瘤作用的发挥往往需要依赖肿瘤特异性抗体的介导。B 细胞及其分泌的肿瘤特异性抗体是机体抗肿瘤体液免疫的核心组分，也是本节叙述的重点。

2.1 B 细胞的生物学特性

B 细胞在 1962 年被正式命名。由于其发现于禽类的法氏囊（bursa of Fabricius）而被命名为 B 细胞。哺乳动物没有法氏囊，其 B 细胞在骨髓中发育成熟。B 细胞的主要功能是产生抗体，介导体液免疫应答，同时还具备抗原提呈、分泌细胞因子等功能[40]。

B 细胞在人体中主要存在于血液、淋巴结、脾脏、扁桃体和其他黏膜组织。B 细胞占人体血液中淋巴细胞的 5%～25%，占淋巴结中淋巴细胞的 25%，占脾脏中淋巴细胞的 50% 及骨髓中淋巴细胞的绝大部分[41]。B 细胞有免疫效应性亚群，同时也有免疫调节性亚群。

依照 CD5 表达与否，效应性 B 细胞分 B-1 型和 B-2 型两种亚型。B-1 细胞因产生于个体发育的初期而得名，表达 CD5、mIgM，几乎不表达 mIgD。B-2 细胞是体内主要产生抗体的细胞，其表面同时表达 mIgM 及 mIgD。与 Treg 细胞相似，B 细胞中调节免疫应答的细胞亚群被称为调节性 B 细胞（regulatory B cell，Breg 细胞）。Breg 细胞主要通过产生抑制性细胞因子或分泌抑制性抗体，发挥免疫调节功能。研究表明，Breg 细胞参与自身免疫性疾病的发生发展和移植免疫，此外，Breg 细胞与肿瘤的发生发展及转移密切相关[42]。

2.2　B 细胞介导的抗肿瘤体液免疫应答

B 细胞的激活需要多信号共同作用，既包括膜表面 B 细胞受体（B cell receptor，BCR）识别相应表位（epitope）的抗原特异性信号，也包括由 APC 和 Th2 细胞提供的共刺激信号。如前所述，$CD4^+$Th 细胞根据其所分泌细胞因子的不同被分为不同的亚群。不同于主要在细胞免疫中发挥辅助作用的 Th1 细胞，Th2 细胞在体液免疫中发挥作用：辅助 B 细胞的活化、成熟及特异性抗体的产生，并分泌 IL-4 和 IL-10 等细胞因子。初始 $CD4^+$T 细胞（Th0 细胞）活化后，通过 IL-2 的自分泌和旁分泌介导 Th 细胞的大量增殖，同时，不同的细胞因子环境诱导 Th 细胞向不同方向的分化：IL-12 促进细胞向 Th1 分化，而 IL-4 促进细胞向 Th2 分化。

与 TCR 特异性识别 pMHC 不同的是，B 细胞表面的 BCR 直接识别未加工的抗原或抗原片段，这种片段不仅包含抗原特异性氨基酸序列，还保留了抗原原有的空间构象。未加工的抗原与特异性受体 BCR 的相互作用保证了 B 细胞活化的特异性，而为了诱导强效而持久的特异性体液免疫反应，Th2 细胞的辅助是必不可少的。Th2 细胞提供的共刺激信号部分是由膜分子间的相互作用介导的，如 Th2 细胞 CD40L 表达上调，并与 B 细胞表面的 CD40 相互作用；也有部分是通过分泌 IL-4、IL-5、IL-6、IL-10 等细胞因子介导的[43]（图 1-7）。活化的 B 细胞进一步成熟为能分泌特异性抗体的浆细胞，并通过肿瘤抗原特异性抗体发挥作用，其抗肿瘤机制归纳为下述几方面。

（1）抗体依赖性细胞介导的细胞毒作用：肿瘤特异性抗体 IgG 可直接与暴露于肿瘤细胞表面的肿瘤抗原结合，NK 细胞、巨噬细胞和中性粒细胞通过其表面的 FcγR 与抗肿瘤抗体 IgG 结合，借助抗体依赖性细胞介导的细胞毒作用杀伤肿瘤细胞（图 1-7）。

（2）抗体的免疫调理作用（opsonization）：肿瘤特异性抗体通过 Fab 段与肿瘤细胞表面的肿瘤抗原结合，通过 Fc 段与吞噬细胞表面 FcγR 结合，使肿瘤细胞与吞噬细胞充分接近，从而增强吞噬细胞的吞噬功能。另外，抗原抗体复合物亦可激活补体系统，补体系统活化所产生的 C3b 与吞噬细胞表面 CR1 结合，亦可促进其吞噬作用（图 1-7）。

（3）抗体激活补体依赖的细胞毒性（complement dependent cytotoxicity，CDC）：IgM 或 IgG 类抗体与肿瘤表面抗原结合后，激活补体经典途径，最终形成攻膜复合物（membrane attack complex，MAC），溶解肿瘤细胞（图 1-7）。

（4）抗体封闭肿瘤细胞表面某些受体：抗体可通过封闭肿瘤细胞表面某些受体影响肿瘤细胞的生物学行为。例如，抗转铁蛋白抗体可阻断转铁蛋白（transferrin）与肿瘤细胞表面转铁蛋白受体结合，抑制肿瘤细胞生长。目前应用于临床的西妥昔单抗[抗表皮生长因子受体（EGFR）抗体]和曲妥珠单抗（抗 HER2 抗体）同样是通过封闭肿瘤增殖的重要信号通路发挥抗肿瘤作用的（图 1-7）。

（5）抗体干扰肿瘤细胞黏附作用：某些抗体可阻断肿瘤细胞表面黏附分子与血管内皮细胞或其他细胞表面黏附分子配体结合，从而阻止肿瘤细胞的生长、黏附和转移（图 1-7）。

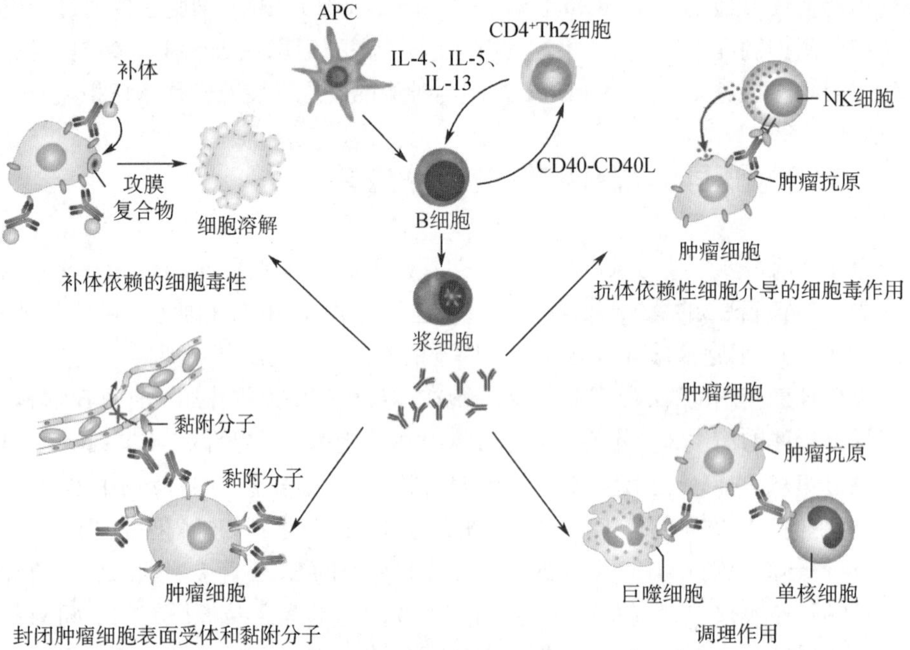

图 1-7　肿瘤抗原特异性抗体介导的抗肿瘤机制

除上述抗体介导的抗肿瘤机制外，B 细胞还可以通过分泌细胞因子调节其他免疫细胞的作用，也可以作为 APC 辅助 $CD8^+$、$CD4^+$T 细胞发挥抗肿瘤作用。卵巢癌相关研究显示，肿瘤部位兼有 $CD20^+$B 细胞和 $CD8^+$T 细胞浸润的患者，相比于单纯 $CD8^+$T 细胞浸润的患者具有更长的生存期；另外，动物实验显示，$CD4^+$T 细胞的活化和克隆增殖可被抗 CD20 单抗介导的 B 细胞耗竭所削弱，提示 B 细胞在 $CD4^+$T 细胞免疫应答中发挥重要作用[44]。

2.3　体液免疫应答与肿瘤免疫逃逸

2.3.1　B 细胞分泌免疫抑制性分子

肿瘤微环境（tumor microenvironment）中的 B 细胞是一个高度异质性的细胞群体，包含多种功能各异的亚群，它们不仅仅作为免疫系统的一部分发挥抗肿瘤作用，同时也表现出一定程度的促肿瘤生长作用。B 细胞分泌的多种细胞因子中，不乏具有促肿瘤生长作用的因子，如 IL-10，这些细胞因子可介导 MDSC 的募集、肿瘤基质的降解，促进肿瘤新生血管的生成[45]。

2.3.2　Breg 细胞

一种新近被证实的 B 细胞亚群，即 Breg 细胞，可以通过分泌免疫抑制性细胞因子 TGF-β

和 IL-10 发挥负向免疫调节作用，并促进 $CD4^+T$ 细胞向 Treg 细胞分化及肿瘤的转移[46]。

2.3.3　抗体相关的肿瘤免疫逃逸

抗体在介导抗肿瘤免疫的同时，也对其他免疫细胞的抗肿瘤作用产生干扰。抗体与肿瘤抗原结合形成复合物，从而封闭了肿瘤细胞表面的抗原，阻碍了 CTL、NK 细胞对肿瘤抗原或相应配体的识别及杀伤作用的发挥。另外，抗肿瘤抗体与肿瘤抗原结合，可诱导肿瘤细胞表面抗原的“内化”作用或抗原抗体复合物的脱落、降解，导致抗原分布改变直至该抗原消失，这种现象属于上文提到的“抗原调变”机制中的一种。

3　总结与展望

总而言之，免疫系统是机体抵御外界侵扰，监视和稳定内环境的重要防线，与肿瘤的发生发展具有十分密切的关系：一方面，免疫系统通过多种免疫效应机制杀伤和清除肿瘤细胞；另一方面，肿瘤细胞也通过多种免疫逃逸机制逃避免疫系统的杀伤和清除。肿瘤细胞通过表达肿瘤抗原诱导免疫系统产生肿瘤特异性免疫反应，这一肿瘤免疫应答过程是肿瘤免疫研究的基础和关键。肿瘤发生后，机体随之产生针对肿瘤的固有免疫应答和适应性免疫应答，包括细胞免疫和体液免疫。目前认为，细胞免疫在抗肿瘤免疫中发挥主导作用，也是目前肿瘤免疫领域的研究热点，尤其是 T 细胞和以 NK 细胞为代表的固有免疫细胞，而体液免疫一般被认为仅在部分条件下发挥协同作用。尽管如此，宿主对肿瘤细胞的免疫应答效应，仍是固有免疫和适应性免疫、细胞免疫和体液免疫综合作用的结果。

参 考 文 献

[1] De Rosa SC，Herzenberg LA，Herzenberg LA，et al. 11-color，13-parameter flow cytometry：identification of human naive T cells by phenotype，function，and T-cell receptor diversity. Nat Med，2001，7（2）：245-248.

[2] Kohama Y. Discovery of immature thymocyte proliferation factor. Yakugaku Zasshi，2006，126（3）：145-160.

[3] 曹雪涛. 医学免疫学. 6 版. 北京：人民卫生出版社，2013.

[4] Shin HS，See HJ，Jung SY，et al. Turmeric（Curcuma longa）attenuates food allergy symptoms by regulating type 1/type 2 helper T cells（Th1/Th2）balance in a mouse model of food allergy. J Ethnopharmacol，2015，175：21-29.

[5] Morikawa H，Sakaguchi S. Genetic and epigenetic basis of Treg cell development and function：from a FoxP3-centered view to an epigenome-defined view of natural Treg cells. Immunol Rev，2014，259（1）：192-205.

[6] Bos R，Sherman LA. $CD4^+$ T-cell help in the tumor milieu is required for recruitment and cytolytic function of $CD8^+$ T lymphocytes. Cancer Res，2010，70（21）：8368-8377.

[7] Quezada SA，Simpson TR，Peggs KS，et al. Tumor-reactive CD4（+）T cells develop cytotoxic activity and eradicate large established melanoma after transfer into lymphopenic hosts. J Exp Med，2010，207（3）：637-650.

[8] Braumuller H，Wieder T，Brenner E，et al. T-helper-1-cell cytokines drive cancer into senescence. Nature，

2013，494（7437）：361-365.

[9] Chen DS，Mellman I. Oncology meets immunology：the cancer-immunity cycle. Immunity，2013，39（1）：1-10.

[10] Brahmer JR，Tykodi SS，Chow LQ，et al. Safety and activity of anti-PD-L1 antibody in patients with advanced cancer. N Engl J Med，2012，366（26）：2455-2465.

[11] Greenhough A，Smartt HJ，Moore AE，et al. The COX-2/PGE2 pathway：key roles in the hallmarks of cancer and adaptation to the tumour microenvironment. Carcinogenesis，2009，30（3）：377-386.

[12] Schreiber RD，Old LJ，Smyth MJ. Cancer immunoediting：integrating immunity's roles in cancer suppression and promotion. Science，2011，331（6024）：1565-1570.

[13] Bald T，Krummel MF，Smyth MJ，et al. The NK cell-cancer cycle：advances and new challenges in NK cell-based immunotherapies. Nat Immunol，2020，21（8）：835-847.

[14] Campbell KS，Hasegawa J. Natural killer cell biology：an update and future directions. J Allergy Clin Immunol，2013，132（3）：536-544.

[15] Freud AG，Mundy-Bosse BL，Yu J，et al. The broad spectrum of human natural killer cell diversity. Immunity，2017，47（5）：820-833.

[16] Campbell KS，Purdy AK. Structure/function of human killer cell immunoglobulin-like receptors：lessons from polymorphisms，evolution，crystal structures and mutations. Immunology，2011，132（3）：315-325.

[17] Maskalenko NA，Zhigarev D，Campbell KS. Harnessing natural killer cells for cancer immunotherapy：dispatching the first responders. Nat Rev Drug Discov，2022，21（8）：559-577.

[18] Burgess SJ，Maasho K，Masilamani M，et al. The NKG2D receptor：immunobiology and clinical implications. Immunol Res，2008，40（1）：18-34.

[19] Glasner A，Ghadially H，Gur C，et al. Recognition and prevention of tumor metastasis by the NK receptor NKp46/NCR1. J Immunol，2012，188（6）：2509-2515.

[20] Vivier E，Ugolini S，Blaise D，et al. Targeting natural killer cells and natural killer T cells in cancer. Immunol Res，2012，12（4）：239-252.

[21] Metkar SS，Wang B，Aguilar-Santelises M，et al. Cytotoxic cell granule-mediated apoptosis：perforin delivers granzyme B-serglycin complexes into target cells without plasma membrane pore formation. Immunity，2002，16（3）：417-428.

[22] Wu SY，Fu T，Jiang YZ，et al. Natural killer cells in cancer biology and therapy. Mol Cancer，2020，19（1）：120.

[23] Zitvogel L. Dendritic and natural killer cells cooperate in the control/switch of innate immunity. J Exp Med，2002，195（3）：F9-F14.

[24] Koh CY，Blazar BR，George T，et al. Augmentation of antitumor effects by NK cell inhibitory receptor blockade *in vitro* and *in vivo*. Blood，2001，97（10）：3132-3137.

[25] Sun C，Sun H，Zhang C，et al. NK cell receptor imbalance and NK cell dysfunction in HBV infection and hepatocellular carcinoma. Cell Mol Immunol，2015，12（3）：292-302.

[26] Schlecker E，Fiegler N，Arnold A，et al. Metalloprotease-mediated tumor cell shedding of B7-H6，the ligand of the natural killer cell-activating receptor NKp30. Cancer Res，2014，74（13）：3429-3440.

[27] Gao Y，Souza-Fonseca-Guimaraes F，Bald T，et al. Tumor immunoevasion by the conversion of effector NK cells into type 1 innate lymphoid cells. Nat Immunol，2017，18（9）：1004-1015.

[28] Lopes JE，Fisher JL，Flick HL，et al. a novel engineered IL-2 fusion protein with an improved cellular

selectivity profile for cancer immunotherapy. J Immunother Cancer，2020，8（1）：e000673.

[29] Ellwanger K，Reusch U，Fucek I，et al. Redirected optimized cell killing（ROCK®）：a highly versatile multispecific fit-for-purpose antibody platform for engaging innate immunity. mAbs，2019，11（5）：899-918.

[30] Arvindam US，van Hauten PMM，Schirm D，et al. A trispecific killer engager molecule against CLEC12A effectively induces NK-cell mediated killing of AML cells. Leukemia，2021，35（6）：1586-1596.

[31] Demaria O，Gauthier L，Debroas G，et al. Natural killer cell engagers in cancer immunotherapy：next generation of immuno-oncology treatments. Eur J Immunol，2021，51（8）：1934-1942.

[32] Miller JS，Soignier Y，Panoskaltsis-Mortari A，et al. Successful adoptive transfer and *in vivo* expansion of human haploidentical NK cells in patients with cancer. Blood，2005，105（8）：3051-3057.

[33] Mitwasi N，Feldmann A，Arndt C，et al. "UniCAR" -modified off-the-shelf NK-92 cells for targeting of GD2-expressing tumour cells. Sci Rep，2020，10（1）：2141.

[34] Hermanson DL，Bendzick L，Pribyl L，et al. Induced pluripotent stem cell-derived natural killer cells for treatment of ovarian cancer. Stem cells，2016，34（1）：93-101.

[35] Liu E，Marin D，Banerjee P，et al. Use of CAR-transduced natural killer cells in CD19-positive lymphoid tumors. N Engl J Med，2020，382（6）：545-553.

[36] Glienke W，Esser R，Priesner C，et al. Advantages and applications of CAR-expressing natural killer cells. Front Pharmacol，2015，6：21.

[37] Bonanni V，Antonangeli F，Santoni A，et al. Targeting of CXCR3 improves anti-myeloma efficacy of adoptively transferred activated natural killer cells. J Immunother Cancer，2019，7（1）：290.

[38] Zhu H，Blum RH，Bjordahl R，et al. Pluripotent stem cell-derived NK cells with high-affinity noncleavable CD16a mediate improved antitumor activity. Blood，2020，135（6）：399-410.

[39] Zhu H，Blum RH，Bernareggi D，et al. Metabolic reprograming via deletion of CISH in human iPSC-Derived NK cells promotes *in vivo* persistence and enhances anti-tumor activity. Cell Stem Cell，2020，27（2）：224-237.

[40] Xu Y，Xu L，Zhao M，et al. No receptor stands alone：IgG B-cell receptor intrinsic and extrinsic mechanisms contribute to antibody memory. Cell Res，2014，24（6）：651-664.

[41] Naradikian MS，Hao Y，Cancro MP. Age-associated B cells：key mediators of both protective and autoreactive humoral responses. Immunol Rev，2016，269（1）：118-129.

[42] DiLillo DJ，Matsushita T，Tedder TF. B10 cells and regulatory B cells balance immune responses during inflammation，autoimmunity，and cancer. Ann N Y Acad Sci，2010，1183：38-57.

[43] Cohen MC，Cohen MC. Medical Immunology. 6th ed. 2007. New York：Informa Healthcare USA. Inc.

[44] Nielsen JS，Sahota RA，Milne K，et al. $CD20^+$ tumor-infiltrating lymphocytes have an atypical $CD27^-$ memory phenotype and together with $CD8^+$ T cells promote favorable prognosis in ovarian cancer. Clin Cancer Res，2012，18（12）：3281-3292.

[45] Tsou P，Katayama H，Ostrin EJ，et al. The emerging role of B cells in tumor immunity. Cancer Res，2016，76（19）：5597-5601.

[46] Mizoguchi A，Mizoguchi E，Takedatsu H，et al. Chronic intestinal inflammatory condition generates IL-10-producing regulatory B cell subset characterized by CD1d upregulation. Immunity，2002，16（2）：219-230.

第二章　树突状细胞

1868 年，科学家 Langerhans 将一种形状特别、呈树突状结构的细胞命名为朗汉斯细胞，这是关于树突状细胞的最早描述。1973 年，科学家 Steinman 将从小鼠脾脏中分离出的一种呈树枝样突起的星状细胞命名为树突状细胞（dendritic cell，DC），从此 DC 作为一类族群被我们了解及认识。DC 是体内抗原提呈能力最强的专职抗原提呈细胞（antigen presenting cell，APC），最大的特点是能够刺激初始 T 细胞，因此是机体免疫应答的主要启动者，在肿瘤免疫中发挥了关键的作用。

1　DC 的分类及生物学特性

1.1　DC 的分类

DC 尚无特异性的细胞表面分子标志物，主要通过形态学、组合性细胞表面标志物及能刺激初始 T 细胞增殖等特点进行鉴定。所有的 DC 都起源于骨髓中的多能造血干细胞。DC 在体内主要有 2 种分化途径，髓系分化途径及淋巴系分化途径。髓系 DC 起源于外周血单个核细胞的前体细胞，淋巴系 DC 起源于血液或扁桃体浆细胞的前体细胞。DC 以髓系来源为主，广泛分布于全身除大脑以外的各个脏器，但其数量极少，仅占外周血单核细胞的 0.5%～1.0%。髓系和淋巴系两种起源的 DC 在功能上有很大的差异。髓系起源的 DC 摄取抗原物质后迁徙至淋巴器官 T 细胞区域，从而启动免疫反应；而淋巴系起源的 DC 局限于胸腺髓质及淋巴结 T 细胞区，仅具有免疫耐受及免疫调节作用。此外，激活髓系及淋巴系起源的 DC 的细胞因子也不同，分别为粒细胞-巨噬细胞集落刺激因子（granulocyte macrophage colony-stimulating factor，GM-CSF）及 IL-3[1]。

根据刺激 T 细胞增殖能力的不同，按成熟情况，DC 可分为未成熟 DC（immature dendritic cell，imDC）及成熟 DC（mature dendritic cell，mDC）。生理状态下，体内的多数 DC 为未成熟 DC。未成熟 DC 和成熟 DC 在形态学、表型、功能等方面都有很大的差异。形态学方面：未成熟 DC 半贴壁，呈葡萄串样生长；成熟 DC 集落分散，悬浮生长。表型方面：成熟 DC 细胞膜表面表达高水平的 MHC 分子（MHCⅠ和 MHCⅡ）、共刺激分子（CD80、CD86）、黏附分子（CD54、CD50）及淋巴细胞功能相关抗原（CD58），这些 MHC 分子和共刺激分子在肿瘤免疫过程中发挥重要作用[2]；而未成熟 DC 仅表达低水平的 MHC 分子、协同刺激分子和黏附分子等。功能学方面：未成熟 DC 具有很强的吞噬摄取、处理加工抗原的能力，通过吞噬外来抗原转变为成熟 DC，并向前哨淋巴结等淋巴器官迁移；成熟 DC 摄取和加工抗原的能力减弱，而抗原提呈能力逐渐增强，成熟的 DC 可点状放大激活静息的 T 细胞，其激活 T 细胞的能力是巨噬细胞和 B 细胞的 100～1000 倍。

1.2　DC 的生物学特性

抗原提呈与免疫激活是 DC 最重要的功能。DC 边迁移边成熟从而发挥该项功能。DC 摄取抗原可分为三条途径：第一条途径是吞饮作用，第二条途径是受体介导的内吞作用，第三条途径是吞噬作用。当 DC 受到刺激被激活或成熟时，DC 向周围淋巴组织的 T 细胞依赖区迁移，DC 膜表面提呈大量抗原肽-MHC Ⅰ类分子复合物、抗原肽-MHC Ⅱ类分子复合物结合 TCR，成为 T 细胞激活的第一信号，同时上调使 T 细胞活化所必需的共刺激分子如 CD80、CD86、CD40，为 T 细胞充分活化提供第二信号。此外，DC 还通过自身分泌或诱导其他细胞大量合成和分泌细胞因子（如 IL-12、TNF-α、IFN-γ）提供第三信号，从而激活 T 细胞，产生抗原特异性细胞毒性 T 细胞（CTL）效应[3]。

诱导免疫耐受是 DC 的另一重要功能。表达 MHC Ⅰ类和 MHC Ⅱ类分子的胸腺 DC 通过阴性选择去除自身反应性 T 细胞，保留抗原反应性 T 细胞，建立中枢免疫耐受。未成熟 DC 因其不表达共刺激分子，无法激活 T 细胞，也可诱导外周免疫耐受。DC 介导的外周免疫耐受具有可逆性。DC 还能参与 Treg 细胞的产生和诱导，进而参与免疫耐受的形成和维持。

2　DC 的抗肿瘤免疫机制

大量的研究证实，机体的免疫系统可在肿瘤细胞发生发展时通过多种途径参与抗肿瘤的免疫效应。机体抗肿瘤免疫的机制包括细胞免疫应答和体液免疫应答，两者共同参与了抗肿瘤的免疫效应。细胞免疫为机体抗肿瘤的主要免疫应答，抗体参与的体液免疫仅在一些情况下起协同作用。

2.1　DC 增强细胞毒性淋巴细胞的抗肿瘤作用

目前认为，DC 主要通过与淋巴细胞（$CD4^+$CTL、$CD8^+$CTL）相互作用发挥抗肿瘤效应。成熟 DC 高表达的 MHC 分子与抗原结合后，可以直接将抗原提呈给 $CD8^+$的细胞，诱导细胞杀伤反应。另外，DC 可以促进 $CD4^+$的细胞分化为 Th 细胞。Th 细胞可产生细胞因子如 IL-2，以促进 $CD8^+$细胞的增殖和分化，也可分化为 Th1 或 Th2 细胞，从而引发相应的免疫应答。研究表明，DC 还可以使肿瘤患者体内发生 Th1/Th2 的漂移，使机体免疫由 Th2 介导的体液免疫逆转为 Th1 介导的细胞免疫。此外，肿瘤抗原致敏的 DC 可释放一种囊泡小体，该小体具有抗原提呈能力，且含有大量 MHC Ⅰ、MHC Ⅱ类分子和共刺激分子，能显著刺激抗原特异性 $CD8^+$CTL 增殖，并诱导抗原特异性 CTL 反应[4]。

2.2 DC 通过细胞因子及趋化因子发挥抗肿瘤作用

当受到肿瘤抗原刺激后，DC 会分泌 IL-12，与 Th 细胞表面的 IL-12 受体结合，促进 Th0 细胞向 Th1 细胞方向分化，并分泌 IFN-γ。IFN-γ 又可反向作用于 DC，促进 IL-2 的分泌。这种正反馈机制可使机体在短时间内产生强大的抗肿瘤免疫应答。DC 还可产生多种细胞因子如 IL-1、IL-6、IL-18、IFN-α、TNF-α 及 IFN-γ 等调节免疫应答。由 DC 分泌的趋化因子 DC-CK1 可专一趋化初始 T 细胞，使 T 细胞特异性聚集于肿瘤部位，从而刺激 T 细胞的激活。

2.3 DC 通过其他途径发挥抗肿瘤作用

DC 能激活穿孔素 P-颗粒酶 B 和 Fas-FasL 介导的途径，增强 NK 的细胞毒作用。DC 可以使 NK 细胞处于安静状态，若 NK 细胞被激活则能诱导 DC 成熟。DC 通过分泌如 IL-12、IFN-γ 等血管抑制因子影响肿瘤血管形成，从而抑制肿瘤细胞的生长。

3 DC 与肿瘤免疫逃逸

肿瘤细胞的免疫逃逸机制较为复杂，如肿瘤宿主的 DC 功能缺陷；肿瘤细胞低表达或不表达 MHC 分子及其共刺激分子；肿瘤抗原的免疫原性减低；由于抗原提呈相关基因（*TAP*、*LMP* 等）表达的下调，体内的 APC 不能有效提呈肿瘤抗原活化初始 T 细胞；机体对肿瘤抗原免疫耐受或者应答减低从而逃避免疫监视[5, 6]。

肿瘤细胞也可通过多种途径减弱或抑制 DC 的免疫效应，如通过直接改变肿瘤微环境影响 DC 的功能，或通过肿瘤微环境中存在的大量细胞因子如 IL-10、VEGF 及 TGF-β 阻碍 DC 的分化[7]。此外，研究表明，肿瘤还可以直接诱导 DC 凋亡。DC 凋亡使能够提呈肿瘤抗原的 DC 数目减少，促进了肿瘤的免疫逃逸。肿瘤中趋化因子如 TNF-α、IL-1 的缺乏也会导致 DC 向肿瘤病灶和局部淋巴结的迁移减少，最终导致免疫应答的缺陷。

4 DC 的临床应用

T 细胞，尤其是 $CD8^+$T 细胞免疫应答在机体抗肿瘤免疫中发挥至关重要的作用，然而，APC 有效的肿瘤抗原提呈是诱导 T 细胞抗肿瘤免疫应答的必要条件之一。DC 作为功能最强的 APC 受到广泛关注。DC 的肿瘤疫苗相关研究发展迅速、逐步深入，并在临床应用中初步显示出其良好的安全性及客观疗效。

近年来，DC 肿瘤疫苗在肿瘤的预防和治疗方面显示了较好的应用前景。DC 肿瘤疫苗最早在B细胞淋巴瘤中应用，此后，超过200个DC肿瘤疫苗相关的临床研究应用于多种肿瘤[8]。DC肿瘤疫苗安全性良好，已经进行到Ⅲ期临床试验的DC肿瘤疫苗有恶性黑色素瘤、前列腺癌、恶性神经胶质瘤、肠癌、肺癌、卵巢癌和肾癌疫苗[9-11]。

DC肿瘤疫苗根据其制备方式及效应机制的不同，可大致分为三类：①非靶向性DC疫苗；②体内靶向DC的疫苗；③体外负载肿瘤抗原的DC疫苗[8]（图2-1）。

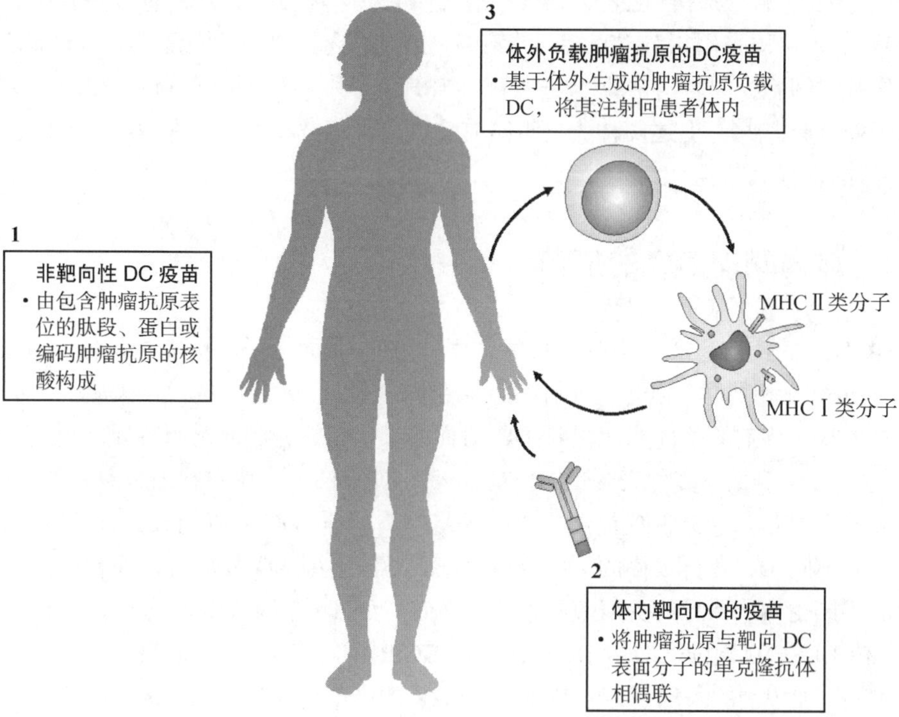

图2-1 DC肿瘤疫苗

4.1 非靶向性DC疫苗

非靶向性DC疫苗主要由包含肿瘤抗原表位的肽段、蛋白或编码肿瘤抗原的核酸构成。这些不同形式的肿瘤抗原会在体内被DC摄取，经加工提呈给T细胞，从而诱发针对相应肿瘤抗原的T细胞免疫应答。包含9～10个氨基酸短肽的DC疫苗能诱导针对肿瘤抗原的MHC Ⅰ类分子限制性$CD8^+$T细胞应答，但其临床疗效有限，推测与缺乏$CD4^+$T细胞的辅助有关[12]。相对而言，包含25～50个氨基酸的长肽或蛋白可能具有潜在的优势，因其能诱导针对多个抗原表位的免疫反应，同时激活$CD4^+$T细胞和$CD8^+$T细胞，拓宽免疫应答的范围[13]。

由于多肽/蛋白疫苗本身免疫原性较弱，故免疫方案中往往需添加“佐剂”以诱导强有力的抗肿瘤免疫应答。常用的佐剂包括有效趋化和激活DC的GM-CSF、多种Toll样受体（Toll-like receptor，TLR）的激动剂及其联合应用，如polyI：C、CpG等[14]。此外，来自美国密歇根大学的研究人员，使用一种全新的纳米圆盘体材料作为佐剂，因该种圆盘体材料带有肿瘤新抗原，可使免疫细胞对肿瘤细胞进行针对性的攻击，该研究已在动物实验中获得成功[15]。

非靶向性 DC 疫苗也可以是基于整个肿瘤细胞的，这种免疫策略不仅能够同时靶向多个肿瘤抗原，还省去了筛选肿瘤抗原的步骤。这种免疫策略，如 GM-CSF 基因修饰的肿瘤疫苗（GVAX），所使用的肿瘤细胞是经过基因修饰的，使其表达能趋化和激活 DC 的 GM-CSF，从而增强其免疫原性[16]。除此之外，还有基于重组细菌或病毒的疫苗平台。被修饰的病毒载体可以选择性地表达某种肿瘤抗原和共刺激分子，从而直接将肿瘤抗原“投递”给 DC；也可以采用相对“间接”的策略，通过瘤内投递溶瘤病毒（oncolytic virus）感染并杀伤肿瘤细胞，同时病毒载体表达 GM-CSF，吸引 DC 至溶瘤部位，摄取肿瘤溶解并释放的多种抗原[17, 18]。上述两种免疫策略有效模拟了感染和免疫应答激发的自然过程，有助于诱导强有力的抗肿瘤免疫。

4.2 体内靶向 DC 的疫苗

靶向 DC 的疫苗是通过将肿瘤抗原与靶向 DC 表面分子的单克隆抗体（monoclonal antibody，mAb）相偶联，以达到使肿瘤抗原在体内靶向 DC 目的的免疫策略[19]。值得注意的是，在不联合佐剂的条件下，靶向 DC 表面的某些受体将诱导抗原特异性免疫耐受而非抗肿瘤免疫。DC 表面有多种表面受体，如 DEC205（CD205）、树突状细胞免疫受体（DCIR）和 C 型凝集素结构域家族 9 成员 A（CLEC9A）等，不同 DC 亚群的表面分子也不尽相同。因此，靶向不同 DC 亚群表面的不同受体会导致不同类型的免疫应答，而靶向同一 DC 亚群表面的不同受体所诱导的免疫应答也不尽一致。例如，在添加适当佐剂的条件下，通过 DEC205 或 CLEC9A 靶向 $CD8\alpha^+$DC，比通过 DCIR 靶向 $CD8\alpha^-$DC 的疫苗诱导的免疫应答更强；在不添加佐剂的条件下，靶向 DC-ASGPR 的疫苗诱导分泌 IL-10 的 $CD4^+$T 细胞，而靶向同一 DC 亚群表面树突状细胞凝集素样氧化型低密度脂蛋白受体 1（LOX-1）的疫苗则诱导分泌 IFN-γ 的 $CD4^+$T 细胞[20, 21]。由此可见，当选择了适当的佐剂，并靶向适当的 DC 亚群表面的适当受体时，DC 疫苗有望选择性地诱导强有效的抗肿瘤免疫反应，规避免疫抑制因素，而这一目标的实现有赖于对 DC 生物学行为更深入和精准的认识作为指导。

4.3 体外负载肿瘤抗原的 DC 疫苗

体外负载肿瘤抗原的 DC 疫苗是指将分选得到的自体 DC 在体外负载不同形式的肿瘤抗原，刺激其成熟，再回输至患者体内[22]。在这种免疫策略中，不同的 DC 亚群、不同的 DC 激活剂、DC 所负载的不同形式的抗原、处理后 DC 的给药方式，都不同程度地影响 DC 疫苗的效果。同非靶向性 DC 疫苗一样，DC 体外负载的肿瘤抗原主要有抗原致敏和基因修饰两种。抗原致敏主要是将肿瘤细胞的全部抗原信息或特异性抗原肽通过接触融合共培养方式负载，如 DC 与包含肿瘤抗原的肽段共孵育、DC 与肿瘤细胞或肿瘤细胞裂解物共孵育等。通过超声或反复冻融裂解肿瘤细胞，将获得的细胞裂解液与 DC 孵育，制备 DC 疫苗。全细胞抗原负载这种免疫策略不仅能够同时提呈多个肿瘤抗原，还省去了筛选个体化肿瘤抗原的烦琐步骤，但由于含有种类繁多的非肿瘤抗原，因此存在激发自身免疫反应及自身免疫疾病的潜在风险[23]。基因修饰是通过特异性基因转染方式改变DC的遗传表达，如DC电转染编码肿瘤抗原的RNA或DNA，精准个体化地提呈肿瘤抗原，避免了上述缺点[24]。

5　总结与展望

尽管基于DC的肿瘤疫苗已经在部分肿瘤中成功诱导了抗肿瘤免疫应答并显示出客观的临床疗效，但DC疫苗作为单一疗法的抗肿瘤效果仍不甚理想。除了不断完善DC疫苗自身的免疫策略，研究者意识到DC疫苗的疗效与肿瘤自身及其微环境密切相关。抗原调变、MHCⅠ类分子表达下调等免疫逃逸机制，肿瘤患者T细胞CTLA-4和PD-1的异常高表达，以及Treg细胞、MDSC、IL-10和TGF-β等造成的免疫抑制微环境都会不可避免地削弱DC疫苗的效果[25, 26]。

为了改善DC疫苗的疗效，可通过紫外光照射、射线照射、氧化处理及热激处理等方式诱导肿瘤细胞凋亡，以死细胞作为抗原，增强抗原的加工和提呈[27, 28]，也可开发和应用先进的个体化肿瘤新抗原的测序和筛选流程，用负载个体化新抗原的DC疫苗来确保DC最大限度地发挥其抗原加工和提呈的作用[29]。除此之外，研究者通过改善DC疫苗的剂型，如制备纳米制剂、脂质体制剂，增强抗原肽呈递效率，最终影响抗肿瘤活性[30, 31]。这些新剂型的DC疫苗与TLR激动剂、热休克蛋白联用的策略在动物实验和临床应用中也取得了一定的客观疗效[32, 33]。

未来基于DC疫苗的免疫策略应“自我完善”和“联合应用”并重，涉及针对肿瘤新抗原的个体化DC疫苗方案，探索有效的佐剂及其他增强疫苗免疫原性的方式，并与免疫检查点抑制剂，如抗PD-1单抗、抗PD-L1单抗、抗CTLA-4单抗[9, 34]，以及诱导肿瘤细胞免疫原性死亡的疗法，如化疗、放疗、溶瘤病毒等联合应用，以提高DC疫苗的抗肿瘤效应。

参考文献

[1] Tian F，Wang L，Qin W，et al. Vaccination with transforming growth factor-beta insensitive dendritic cells suppresses pulmonary metastases of renal carcinoma in mice. Cancer Lett，2008，271（2）：333-341.

[2] Salskov-Iversen M，Berger CL，Edelson RL. Rapid construction of a dendritic cell vaccine through physical perturbation and apoptotic malignant T cell loading. J Immune Based Ther Vaccines，2005，3：4.

[3] Ranieri E，Gigante M，Storkus WJ，et al. Translational mini-review series on vaccines：dendritic cell-based vaccines in renal cancer. Clin Exp Immunol，2007，147（3）：395-400.

[4] Hao S，Bai O，Yuan J，et al. Dendritic cell-derived exosomes stimulate stronger $CD8^+$ CTL responses and antitumor immunity than tumor cell-derived exosomes. Cell Mol Immunol，2006，3（3）：205-211.

[5] Zheng Q，Long J，Jia B，et al. Transforming growth factor-beta1 deteriorates microrheological characteristics and motility of mature dendritic cells in concentration-dependent fashion. Clin Hemorheol Microcirc，2014，56（1）：25-40.

[6] Schreiber RD，Old LJ，Smyth MJ. Cancer immunoediting：integrating immunity’ s roles in cancer suppression and promotion. Science，2011，331（6024）：1565-1570.

[7] Pinzon-Charry A，Ho CS，Maxwell T，et al. Numerical and functional defects of blood dendritic cells in early- and late-stage breast cancer. Br J Cancer，2007，97（9）：1251-1259.
[8] Santos PM，Butterfield LH. Dendritic cell-based cancer vaccines. J Immunol，2018，200（2）：443-449.
[9] Anguille S，Smits EL，Lion E，et al. Clinical use of dendritic cells for cancer therapy. Lancet Oncol，2014，15（7）：e257-e267.
[10] Markov O，Oshchepkova A，Mironova N. Immunotherapy based on dendritic cell-targeted/-derived extracellular vesicles—a novel strategy for enhancement of the anti-tumor immune response. Front Pharmacol，2019，10：1152.
[11] Kumar C，Kohli S，Chiliveru S，et al. A retrospective analysis comparing APCEDEN® dendritic cell immunotherapy with best supportive care in refractory cancer. Immunotherapy，2017，9（11）：889-897.
[12] Rosenberg SA，Sherry RM，Morton KE，et al. Tumor progression can occur despite the induction of very high levels of self/tumor antigen-specific $CD8^+$ T cells in patients with melanoma. J Immunol，2005，175（9）：6169-6176.
[13] Quakkelaar ED，Melief CJ. Experience with synthetic vaccines for cancer and persistent virus infections in nonhuman primates and patients. Adv Immunol，2012，114：77-106.
[14] Dubensky TW Jr，Reed SG. Adjuvants for cancer vaccines. Semin Immunol，2010，22（3）：155-161.
[15] Kuai R，Ochyl LJ，Bahjat KS，et al. Designer vaccine nanodiscs for personalized cancer immunotherapy. Nat Mater，2017，16（4）：489-496.
[16] Le DT，Pardoll DM，Jaffee EM. Cellular vaccine approaches. Cancer J，2010，16（4）：304-310.
[17] Russell SJ，Peng KW，Bell JC. Oncolytic virotherapy. Nat Biotechnol，2012，30（7）：658-670.
[18] Larocca C，Schlom J. Viral vector-based therapeutic cancer vaccines. Cancer J，2011，17（5）：359-371.
[19] Bonifaz L，Bonnyay D，Mahnke K，et al. Efficient targeting of protein antigen to the dendritic cell receptor DEC-205 in the steady state leads to antigen presentation on major histocompatibility complex class Ⅰ products and peripheral $CD8^+$ T cell tolerance. J Exp Med，2002，196（12）：1627-1638.
[20] Idoyaga J，Lubkin A，Fiorese C，et al. Comparable T helper 1（Th1）and CD8 T-cell immunity by targeting HIV gag p24 to CD8 dendritic cells within antibodies to Langerin，DEC205，and Clec9A. Proc Natl Acad Sci U S A，2011，108（6）：2384-2389.
[21] Li D，Romain G，Flamar AL，et al. Targeting self- and foreign antigens to dendritic cells via DC-ASGPR generates IL-10-producing suppressive $CD4^+$ T cells. J Exp Med，2012，209（1）：109-121.
[22] Palucka K，Banchereau J. Cancer immunotherapy via dendritic cells. Nat Rev Cancer，2012，12（4）：265-277.
[23] Sun TY，Yan W，Yang CM，et al. Clinical research on dendritic cell vaccines to prevent postoperative recurrence and metastasis of liver cancer. Genet Mol Res，2015，14（4）：16222-16232.
[24] Perez CR，De Palma M. Engineering dendritic cell vaccines to improve cancer immunotherapy. Nat Commun，2019，10（1）：5408.
[25] Pardoll DM. The blockade of immune checkpoints in cancer immunotherapy. Nat Rev Cancer，2012，12（4）：252-264.
[26] Coussens LM，Zitvogel L，Palucka AK. Neutralizing tumor-promoting chronic inflammation：a magic bullet? Science，2013，339（6117）：286-291.
[27] Vandenberk L，Belmans J，Van Woensel M，et al. Exploiting the immunogenic potential of cancer cells for improved dendritic cell vaccines. Front Immunol，2015，6：663.

[28] Lapenta C，Donati S，Spadaro F，et al. Lenalidomide improves the therapeutic effect of an interferon-alpha-dendritic cell-based lymphoma vaccine. Cancer Immunol Immunother，2019，68（11）：1791-1804.

[29] Tang L，Zhang R，Zhang X，et al. Personalized neoantigen-pulsed DC vaccines：advances in clinical applications. Front Oncol，2021，11：701777.

[30] Jin JO，Park H，Zhang W，et al. Modular delivery of CpG-incorporated lipid-DNA nanoparticles for spleen DC activation. Biomaterials，2017，115：81-89.

[31] Yuba E，Yamaguchi A，Yoshizaki Y，et al. Bioactive polysaccharide-based pH-sensitive polymers for cytoplasmic delivery of antigen and activation of antigen-specific immunity. Biomaterials，2017，120：32-45.

[32] Kajihara M，Takakura K，Ohkusa T，et al. The impact of dendritic cell-tumor fusion cells on cancer vaccines—past progress and future strategies. Immunotherapy，2015，7（10）：1111-1122.

[33] Boks MA，Bruijns SCM，Ambrosini M，et al. *In situ* delivery of tumor antigen- and adjuvant-loaded liposomes boosts antigen-specific T-cell responses by human dermal dendritic cells. J Invest Dermatol，2015，135（11）：2697-2704.

[34] Shi S，Rao Q，Zhang C，et al. Dendritic cells pulsed with exosomes in combination with PD-1 antibody increase the efficacy of sorafenib in hepatocellular carcinoma model. Transl Oncol，2018，11（2）：250-258.

第三章 肿瘤抗原

肿瘤抗原是指细胞在癌变过程中出现的，能够诱导宿主产生细胞免疫和体液免疫的新抗原及过表达的抗原物质的总称。肿瘤抗原具有以下特点：免疫原性，即引起免疫应答的性能；免疫特异性，即引起机体产生针对该抗原的特异性抗体和致敏淋巴细胞；免疫反应性，指能与免疫应答产物相互作用的性能。目前认为肿瘤抗原产生的主要分子机制：①在细胞转化和癌变过程中产生新的蛋白质分子；②糖基化等原因所导致的异常细胞蛋白质独特降解产物；③正常分子结构改变；④隐蔽的自身抗原分子的暴露；⑤膜蛋白分子的异常聚集；⑥胚胎抗原或分化抗原的畸变表达；⑦某些蛋白的翻译后修饰障碍。临床观察发现少部分肿瘤患者可有自发的肿瘤消退，人们相信在少数患者体内存在抗肿瘤反应，但是肿瘤抗原引起的免疫反应通常较弱，甚至引起免疫耐受。目前肿瘤发生免疫逃逸的主要机制如下。①与肿瘤的免疫原性有关：肿瘤相关的蛋白来源于胚胎或正常细胞的组分，属于弱抗原，且特异性的抗原表位可能被多糖封闭，使得免疫系统无法识别；②由于晚期转移性肿瘤或免疫系统本身的衰竭，免疫系统的作用被削弱；③肿瘤抗原的提呈能力差[1]。基于肿瘤抗原以上的特点，如何提高肿瘤抗原的免疫原性成为肿瘤免疫学发展的关键。

肿瘤抗原有三种主要来源：肿瘤特异性抗原（tumor specific antigen，TSA）、肿瘤相关抗原（tumor associated antigen，TAA）和致癌病毒相关抗原（图 3-1）。肿瘤特异性抗原只存在于癌变细胞表面，在正常组织中不表达。肿瘤相关抗原，包括 p53、p15、HER2/neu、前列腺特异性抗原（PSA）、前列腺特异性膜抗原（PSMA）、癌胚抗原（CEA）、剪接体相关因子 1（SART-1）等，这类抗原在正常组织中低表达，在肿瘤细胞中有很高的表达。致癌病毒相关抗原则在病毒感染相关的肿瘤中发挥较大的作用。

1 新 抗 原

新抗原（neoantigen），是一种来源于非同义突变的肿瘤特异性抗原。非同义单核苷酸变异（single nucleotide variant，SNV）和 DNA 插入或缺失是新抗原预测的主要来源。仅仅关注这两种类型的突变往往会低估肿瘤潜在的新抗原。新抗原也可以来源于其他许多类型：①基因融合事件；②剪接位点产生突变；③mRNA 内含子保留；④内源性逆转录转座。值得注意的是，来自其他类型突变的新抗原往往比 SNV 衍生的新抗原更具有免疫原性。

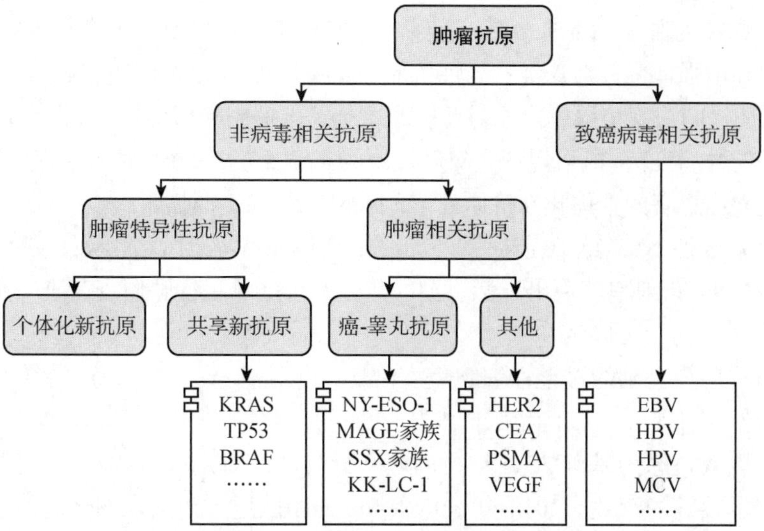

图 3-1 肿瘤抗原的基本分类

KRAS（Kirsten rat sarcoma viral oncogene homolog），Kirsten 鼠肉瘤病毒癌基因同源物；TP53（tumor protein p53），肿瘤蛋白 p53；BRAF（V-raf murine sarcoma viral oncogene homolog B），V-raf 鼠肉瘤病毒癌基因同源体 B；PSMA（prostate-specific membrane antigen），前列腺特异性膜抗原；VEGF（vascular endothelial growth factor），血管内皮生长因子；NY-ESO-1（New York-esophageal squamous cell carcinoma-1），纽约食管鳞状细胞癌 1；EBV（Epstein-Barr virus），EB 病毒；HBV（hepatitis B virus），乙肝病毒；MAGE（melanoma antigen gene），黑色素瘤抗原基因；MCV（Merkel cell polyomavirus），梅克尔细胞多瘤病毒；HPV（human papilloma virus），人乳头瘤病毒；SSX（synovial sarcoma X breakpoint），滑膜肉瘤 X 断裂点基因；KK-LC-1（Kita-Kyushu lung cancer antigen-1），Kita-Kyushu 肺癌抗原 1；HER2（human epidermal growth factor receptor 2），人表皮生长因子受体 2；CEA（carcinoembryonic antigen），癌胚抗原

随着基因组学、蛋白组学的发展，人们可利用生物信息学的方法对突变的基因进行分析，预测出可能和主要组织相容性复合体（MHC）结合的对应肽段，即对应的抗原表位，其被 T 细胞识别后，发挥特异性杀伤作用。有研究表明，在小鼠和人体内 $CD4^+$T 和 $CD8^+$T 细胞都能特异性识别新抗原表位。新抗原为肿瘤特异性抗原，正常组织不表达，并且无中枢性 T 细胞耐受性，是近年来肿瘤抗原领域最受瞩目的抗原类别[2]。

肿瘤细胞的突变在各系统肿瘤中的频率高低有别，在黑色素瘤、肺癌、食管癌、胃癌、肠癌等肿瘤组织中有较高水平的突变[2]。以新抗原为基础的个体化免疫治疗有以下几种模式（图 3-2）。

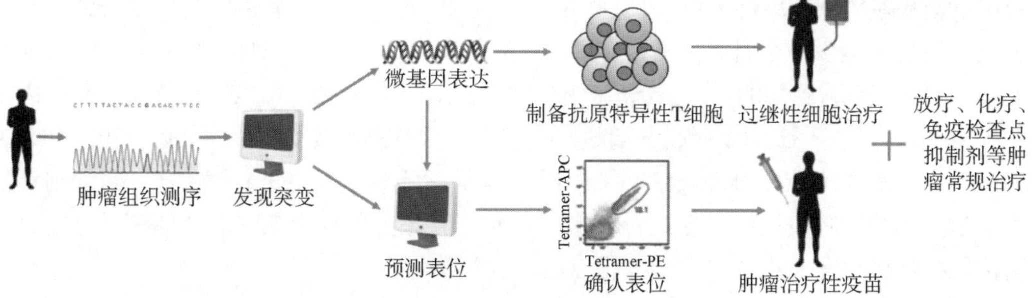

图 3-2 以新抗原为基础的个体化免疫治疗模式

（1）新抗原作为肿瘤治疗性疫苗，包括肽疫苗、RNA 疫苗、树突状细胞（DC）疫苗等形式，诱发和增强体内针对这类特异性抗原的免疫反应，从而去杀伤表达这类抗原的靶细胞。有研究表明，向荷瘤小鼠体内注射新抗原疫苗，可抑制肿瘤增长。Carreno 等[3]发现，利用新抗原制备的肿瘤疫苗，既可以产生对新抗原的主动免疫，又能增强 T 细胞的抗肿瘤效应。一种针对黑色素瘤患者的个体化新抗原疫苗（NeoVax）的Ⅰ期临床试验（NCT01970358）的结果显示，患者接种 NeoVax 疫苗后，外周血中新抗原特异性 T 细胞反应持续数年，并且对新抗原特异性的 T 细胞表现出记忆表型[4]。这为新抗原制备肿瘤疫苗进一步走向临床提供了依据。

（2）以新抗原为基础的过继性细胞免疫治疗，包括分选扩增新抗原特异性 T 细胞、获取新抗原特异性 T 细胞的 TCR 转染 T 细胞、制备针对肿瘤表面提呈的新抗原的 CAR-T 细胞等。目前，以新抗原为基础的过继性细胞免疫治疗在恶性黑色素瘤、淋巴瘤、卵巢癌及胆管癌中取得了较好的疗效。2014 年，Rosenberg 团队通过对病灶的全基因组测序筛选出可能的新抗原，制备特异性 T 细胞治疗一名转移性胆管癌患者，该患者在治疗 1 个周期后就达到了部分缓解[5]。2022 年《新英格兰医学杂志》报道了一项晚期胰腺癌研究，受试者接受了两种针对 *KRAS* G12D 的 TCR 转导的自体 T 细胞输注，临床评估可见体内肿瘤明显缩小[6]。

（3）新抗原与其他常规肿瘤治疗模式的联合，如肿瘤放疗、化疗、免疫检查点抑制剂等，增加新抗原在免疫系统的暴露，调节肿瘤免疫微环境，发挥协同作用。无论使用何种策略、何种模式来增强肿瘤特异性 T 细胞反应性，靶向多个新抗原都显得至关重要，可防止肿瘤细胞通过编辑涉及的突变表位，发生肿瘤逃逸。此外，还需避免靶向自身免疫病相关的突变基因，以免诱导或加重癌症相关的自身免疫病。

与纯粹个性化的新抗原相比，共享新抗原来源于癌基因的驱动突变或基因组中的其他热点突变。它们的特征是具有特定癌症亚型的患者子集中呈现的免疫原性表位。因此，共享新抗原的发现依赖于从相当大的患者库中分析个体化新抗原。共享新抗原的一个主要优点是，它们可以快速应用于癌症患者，特别是晚期癌症患者和治疗窗口较窄的患者。此外，靶向共享新抗原的免疫治疗将降低治疗成本。目前已发现多种共享新抗原[7]（表 3-1），多数针对共享新抗原的临床试验已在进行中，而一些早期试验报告了良好的结果。在一项开放标签、单臂Ⅰ期临床试验（NCT01250470）中，测试了存活蛋白（survivin）（BIRC5）在 9 名复发恶性胶质瘤患者中的安全性和有效性。survivin 由 15 个氨基酸构成，包含不同的 8～10 个氨基酸的免疫原性表位，具有相同的 C57M 突变。结果显示一些患者得到了部分缓解或病情稳定至少 6 个月[8]。在另一项具有类似设计的试验（NCT02261714）中，*KRAS* 突变肽 TG01（包含已知的 7 个致癌突变）被用作疫苗，与粒细胞-巨噬细胞集落刺激因子（GM-CSF）联合用于 32 例Ⅰ期或Ⅱ期胰腺癌患者，这些患者接受了手术切除（R0 或 R1），其中 93.75%携带可检测到的 *KRAS* 突变。结果显示，低剂量组的安全性较好。两种剂量都产生了强烈的细胞免疫反应，受试者 2 年和 3 年生存率分别约为 72%和 37%[9]。总之，共享新抗原疫苗已显示其作为癌症治疗靶点的巨大价值。

表 3-1 常见共享新抗原汇总

基因	突变蛋白	HLA 位点	常见肿瘤类型
BRAF	p.Val600Glu	A*02	恶性黑色素瘤
KRAS	p.Gly12Asp	A*03	胰腺癌
KRAS	p.Gly12Val	A*03：01	肺癌
TP53	p.Arg175His	A*02：01	结直肠癌
KRAS	p.Gly12Asp	A*11：01	胰腺癌
KRAS	p.Gly12Val	B*35	肺癌
HRAS/KRAS/NRAS	p.Gln61Arg	A*01：01	恶性黑色素瘤
KRAS	p.Gly12Val	A*11：01	肺癌
BRAF	p.Val600Glu	B*27：05	恶性黑色素瘤
KRAS	p.Gly12Asp	C*08：02	胰腺癌

除了与个体化新抗原类似的依赖抗原反应性 TCR 的作用模式，共享新抗原还可以通过使用抗体部分（如通过全长抗体、抗体-药物结合物、双特异性抗体等）来驱动特异性活性。具有代表性的研究是利用噬菌体展示技术筛选了针对 KRAS、EGFR 和 CTNNB1 等共享新抗原的抗体片段，但这些新抗原的内源性加工和提呈仍有待验证。在最近的研究中，针对 *TP53* p.Arg175His、*KRAS* p.Gly12Val 或 *Ras* p.Gln61His/Leu/Arg 共享新抗原的双特异性抗体在体外和体内模型中都显示出一定的有效性[7]。

2 病毒相关抗原

病毒基因的导入可诱发细胞发生转化，表达出可被免疫系统识别的新的病毒相关抗原，是肿瘤抗原的另一重要组成部分。1947 年，有学者在劳斯（Rous）肉瘤细胞中观察到病毒颗粒，称为 Rous 肉瘤病毒，这是经过证实的第一种动物肿瘤病毒[10]。目前研究发现，至少有 7 种人类病毒与肿瘤的发生密切相关（表 3-2），分别是 EB 病毒（Epstein-Barr virus，EBV）、乙肝病毒（hepatitis B virus，HBV）、丙肝病毒（hepatitis C virus，HCV）、人乳头瘤病毒（human papilloma virus，HPV）、人类嗜 T 细胞病毒（human T-cell lymphotropic virus，HTLV-1）、卡波西肉瘤相关病毒（Kaposi sarcoma associated herpesvirus，KSHV）和梅克尔细胞多瘤病毒（Merkel cell polyomavirus，MCV）[11]。本部分以 EBV 和 HPV 为例做详细介绍。

表 3-2 病毒相关肿瘤汇总

致瘤病毒	相关肿瘤
EBV	鼻咽癌、胃癌、霍奇金淋巴瘤、传染性单核细胞增多症及免疫缺陷相关性淋巴增生性疾病[包括移植后淋巴细胞增生性疾病（PTLD）和 HIV 感染合并非霍奇金淋巴瘤]
HBV、HCV	肝癌
HPV	宫颈上皮内瘤变（CIN）、宫颈癌、肛门癌、阴茎癌、外阴和阴道肿瘤、头颈部肿瘤、口咽部肿瘤、皮肤癌

续表

致瘤病毒	相关肿瘤
HTLV-1	淋巴细胞白血病
KSHV	卡波西肉瘤、原发性渗出性淋巴瘤及多中心型卡斯尔曼病
MCV	梅克尔细胞癌

注：HIV，人类免疫缺陷病毒。

EBV 于 1964 年最早在伯基特淋巴瘤中被发现，是首个被证实的 DNA 致瘤病毒。在多种疾病和肿瘤中均能检测到 EBV，如鼻咽癌、胃癌、霍奇金淋巴瘤、传染性单核细胞增多症及免疫缺陷相关性淋巴增生性疾病（包括 PTLD 和 HIV 感染下的非霍奇金淋巴瘤）等。EBV 在肿瘤细胞中以潜伏状态存在，主要通过其表达的潜伏蛋白参与肿瘤的形成。根据潜伏蛋白不同分为三种潜伏类型：伯基特淋巴瘤、约 50%以上的鼻咽癌和 EBV 相关胃癌均属于Ⅰ型潜伏感染，主要表达核抗原 EBNA1；Ⅱ型潜伏感染包含剩余的鼻咽癌、霍奇金淋巴瘤和某些 T 细胞淋巴瘤，除了 EBNA1 外，还表达潜伏膜蛋白 1（LMP1）及潜伏膜蛋白 2A（LMP2A）；Ⅲ型潜伏感染肿瘤则以免疫抑制相关的淋巴瘤为代表，表达 LMP1、LMP2A 及所有的 EBNA。EB 病毒潜伏感染阶段存在的抗原，如病毒核抗原 EBNA2/3/6 和潜伏膜蛋白 LMP1/2A，有显著的 CTL 反应活性，在肿瘤免疫中发挥较大的作用[12]。以 LMP1 为例，有研究成功构建了以 HLEA（human anti-LMP1 extramembrane domains antibody）为嵌合抗体的 CAR-T 细胞（HLEA/CAR），并证明瘤内注射 HLEA/CAR-T 细胞可以提高 IFN-γ 和 IL-2 的分泌水平，可以成功抑制异种移植肿瘤的体内生长。该团队还发现在 HLEA/CAR-T 细胞的基础上嵌合 CD137 抗体，可进一步提高抗肿瘤活性，延长患者生存时间[13]。2021 年 2 月哈佛大学 Dana-Farber 癌症研究院在《自然》期刊上报道了 EBV 信号蛋白 LMP1 诱导抗肿瘤免疫反应的机制和其潜在的治疗作用[14]。该研究发现，LMP1 在 B 细胞中的表达激发了 T 细胞对多种肿瘤相关抗原（TAA）的反应。LMP1 导致许多细胞抗原的过表达，这些抗原在 MHCⅠ和 MHCⅡ上的表达（主要通过内源性途径）及共刺激配体 CD70 和 OX40L 的上调，可诱导强大的细胞毒性 $CD4^{+}T$ 和 $CD8^{+}T$ 细胞反应。这些发现揭示了感染诱导的抗肿瘤免疫机制。此外，通过在癌症患者的肿瘤 B 细胞中异位表达 LMP1，使它们能够启动 T 细胞，并由此开发了一种快速生产自身细胞毒性 $CD4^{+}T$ 细胞的通用方法，可对抗广泛的内源性肿瘤抗原，如 TAA 和新抗原，用于治疗 B 细胞恶性肿瘤。

HPV 是一类无包膜的双链环状小分子 DNA 病毒，主要感染皮肤和黏膜上皮。HPV 在女性人群中感染率极高，有 100 多种亚型，一般可分为低危型和高危型，其中高危型如 HPV16、HPV18，其持续性感染与 CIN、宫颈癌的发生密切相关。HPV16 还多见于肛门癌、阴茎癌、外阴和阴道肿瘤、头颈部肿瘤、口咽部肿瘤、皮肤癌等。

有研究表明，低危型与高危型 HPV 的 E6、E7 蛋白分子结构特点不同，从而导致了病毒活动的差异。在上皮细胞恶性转化过程中，E6 和 E7 蛋白持续稳定表达，而正常组织中并不存在。因此，目前大多数治疗性疫苗都是针对 E6 和 E7 蛋白设计的，如病毒/细菌载体疫苗、肽/蛋白疫苗、DNA 疫苗、DC 疫苗等。Ferrara 等[15]用荷载 HPV16/18 E7 蛋白的自体 DC 疫苗治疗 15 名宫颈癌患者，获得了很好的临床疗效。过继性细胞疗法为 HPV 相关恶性肿瘤提供了另一种有潜力的治疗策略。Santin 等[16]开展了首个过继性免疫细胞疗法治疗宫颈癌的临床试验，针对一名 HPV18 感染的宫颈腺癌复发合并肺部转移的患者，皮下注射了 5 次荷载 HPV18 E7 的自体 DC 细胞，回输了 3 次上述 DC 激活的自体 T 细胞，联合低剂量的 IL-2。经过 13 个月的治疗，CT 引导下细针穿刺活检，显示肺部的肿瘤灶内已检测不到癌细胞；总生存期达 23 个月且疗程中未出现严重的不良反应。C-145-04 是一项正在进行的Ⅱ期临床研究，对局部晚期、复发性或转移性宫颈癌患者给予 TIL 疗法，2019 年美国临床肿瘤学会（ASCO）中期分析报告显示 27 名患者接受治疗后无严重不良反应，客观缓解率（ORR）为 44%，完全缓解率（CR）为 11%，疾病控制率（DCR）高达 85%[17]。多项关于 HPV 特异性的 CAR-T 细胞（NCT02379520、NCT03578406）或 TCR-T 细胞（NCT03356795）的临床试验已在进行中。

3 癌-睾丸抗原

癌-睾丸抗原（cancer testis antigen，CTA）是一类能在多种肿瘤组织中表达，而睾丸、胎盘和胎儿卵巢以外的正常组织几乎不表达的抗原。因其表达的独特性，CTA 被认为是一类能用于肿瘤免疫治疗的理想靶抗原，已鉴定出 250 多个 CTA 成员（数据来源于 http：//www.cta.lncc.br）。不同的 CTA 在致瘤过程发挥着不同的作用（图 3-3）。目前临床研究较多的是黑色素瘤抗原基因（melanoma antigen gene，MAGE）-1 和纽约食管鳞状细胞癌 1（NY-ESO-1）。

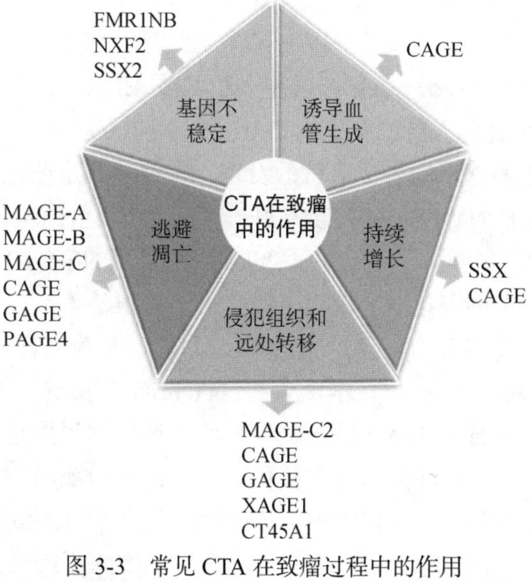

图 3-3 常见 CTA 在致瘤过程中的作用

MAGE（melanoma antigen gene），黑色素瘤抗原基因；CAGE（cancer-associated gene），癌相关基因；GAGE（G antigen family），G 抗原家族；XAGE1（X antigen family member 1），X 抗原家族成员 1；PAGE4（P antigen family member 4），P 抗原家族成员 4；CT45A1（cancer/testis antigen family 45 member A1），癌/睾丸抗原家族 45 成员 A1；FMR1NB（fragile X mental retardation 1 neighbor），脆性 X 智力迟钝蛋白 1 邻居蛋白；NXF2（nuclear RNA export factor 2），核 RNA 输出因子 2

在 20 世纪 90 年代初，van der Bruggen 等[18]成功克隆了第一个人类肿瘤抗原，并且命名为 MAGE-1，成为肿瘤免疫学发展史上的里程碑。所有的 MAGE 基因产物在中心部位均含有 MAGE 同源结构域（MAGE homology domain，MHD），其为由 165～171 个氨基酸构成的高度保守序列。基于这些基因的组织特异性表达，MAGE 家族被分为两大类：MAGE-Ⅰ类抗原和 MAGE-Ⅱ类抗原。MAGE-Ⅰ家族成员，包括 MAGE-A、MAGE-B 和 MAGE-C 3 个亚系，除在睾丸和胎盘组织中表达外，在其他正常组织中均不表达，而在不同类型的肿瘤组织呈高表达状态。MAGE-Ⅱ在正常成熟组织有表达，其中最有代表性的为 MAGE-D 和 MAGE-G[19]。因此，MAGE-Ⅰ被认为是一种肿瘤特异性较高的抗原，在肿瘤免疫研究领域受到了极大的重视。

MAGE-Ⅰ不仅表达于黑色素瘤，还表达于肺癌、乳腺癌、食管癌、口腔鳞状细胞癌、尿道上皮癌等[20]。实验证明，一些表观遗传学机制如 DNA 甲基化和组蛋白乙酰化，在调节 MAGE-Ⅰ基因表达上起到了重要作用。在 HCT116 人类结肠癌细胞中，敲除 DNA 甲基转移酶 DNMT1 和 DNMT3b 后，明显减少了 *MAGE-A1* 启动子的甲基化。另外，小鼠体内研究表明基因组低甲基化能促进肿瘤形成，同时也证明了 MAGE-Ⅰ的表达与肿瘤的发生发展相关的观点[21]。目前已经成功制备 MAGE-A1/HLA-A1 的人源 T 细胞受体 Fab 段，逆转录这种 Fab 段进入 T 细胞，可使 T 细胞特异性识别肿瘤细胞，提高抗肿瘤作用[22]。

NY-ESO-1 是由 Chen 等使用重组互补 DNA（cDNA）文库血清学分析技术从食管癌 cDNA 表达文库中筛选出的一种肿瘤共享抗原[23]。该抗原涉及各个系统的肿瘤，表达频率不一，其中蛋白表达频率最高的是神经母细胞瘤（82%）、滑膜肉瘤（80%）、恶性黑色素瘤（46%），而 mRNA 在前列腺癌、膀胱癌、乳腺癌、多发性骨髓瘤和肝细胞癌中有较高表达，在口腔鳞癌、食管癌的表达也能达到 20%～40%[20]。

Jager 等[24]最早鉴别出一组位于 NY-ESO-1 氨基酸序列第 157～170 位的表位多肽（p157—167，p157—165，p155—163），这些多肽可被 HLA-A2 分子提呈，从而诱导出特异性的 CTL 应答。目前研究人员已鉴定出 20 余种 NY-ESO-1 抗原表位，可被不同类型的 HLA 分子提呈。随着越来越多的表位多肽的发现，各种多肽疫苗也逐渐问世。自抗原肽疫苗应用以来，国内外关于 NY-ESO-1 疫苗在肿瘤免疫治疗中的临床试验报道不断，从多肽疫苗到全长蛋白疫苗，均取得了一定结果。Shiku 团队采用 NY-ESO-1 重组蛋白制备的疫苗（CHP-NY-ESO-1），对 54 例表达 NY-ESO-1 的食管鳞癌根治术后患者随机接种疫苗或安慰剂[25]。27 名接种疫苗的患者没有发生严重的不良反应，25 例患者中 24 例在接种疫苗后出现 NY-ESO-1 特异性 IgG 应答。日本学者将 NY-ESO-1 p157—170 与弗氏不完全佐剂（Freund's incomplete adjuvant，IFA）联合使用作为疫苗，结果发现该疫苗可诱导多数患者产生体液免疫和 T 细胞反应，部分患者在接种后 1 年仍可检测出反应性 T 细胞[26]。可见，通过佐剂与抗原肽的联合应用，能有效增强抗原肽的免疫原性。Schuberth 等[27]研究发现，在骨髓瘤小鼠模型中，回输靶向 NY-ESO-1 的嵌合抗原受体改造的 T 细胞，可特异性杀伤内源性表达 NY-ESO-1 的肿瘤细胞。Robbins 等[28]研发的靶向 NY-ESO-1 的 TCR-T 细胞疗法先后用于转移性黑色素瘤和滑液细胞瘤患者，治疗响应率分别为 55%（11/20）和 61%（11/18）。这些结果均证实靶向 NY-ESO-1 基因改造的 T 细胞具有一定的治疗效果。

4 肿瘤相关抗原

肿瘤相关抗原（TAA）是指既存在于肿瘤组织或细胞，也存在于正常组织或细胞的抗原物质，只是其在肿瘤细胞的表达量远超过正常细胞，但仅表现为量的变化而无严格的肿瘤特异性，也称为共同肿瘤抗原[1]。肿瘤相关抗原在肿瘤的临床实践中有很多重要的作用，不但可以用于肿瘤早期诊断的辅助指标及导向治疗的靶点，而且对疗效的评估、复发转移及预后判断都有一定的指导意义。

p53、HER2/neu、RAS 等基因蛋白抗原及胚胎性抗原、分化抗原等均属此类抗原。HER2/neu 是 HER 家族的第二位成员，也称为 neu 或 cerbB-2 家族，表达的产物为单链跨膜糖蛋白。研究已证明乳腺癌、卵巢癌等多种人类癌症中存在 HER2/neu 过表达，在胃肠道肿瘤组织中的表达率为 30%～45%[29]。*Ras* 基因编码 p21 蛋白，近来发现 p21 活性激酶-1 的表达与结肠癌的演变密切相关，并促进肿瘤细胞的活性和入侵能力[30]。

胚胎抗原是一类在正常情况下表达在胚胎组织而不表达在成熟组织上的蛋白分子。它们之所以在成人肿瘤细胞表面获得，被认为是相应编码基因脱抑制的结果。由于胚胎抗原在其发育阶段以自身蛋白形式出现，宿主对其已有免疫耐受性，故在宿主体内难以激发抗肿瘤的免疫应答。尽管如此，肿瘤胚胎抗原的研究还是为肿瘤免疫诊断提供了有效手段。甲胎蛋白（AFP）、癌胚抗原、胚胎性硫糖蛋白抗原等均属于胚胎抗原。其中两种被研究得最充分的肿瘤胚胎抗原是甲胎蛋白和癌胚抗原。甲胎蛋白是由胚胎期肝及卵黄囊产生的，正常成人血清含量为 4～10μg/L，原发性肝癌等恶性肿瘤患者血清含量明显增加[1]。癌胚抗原主要表达于 2～7 月龄胎儿的肠、肝、胰腺组织，正常成人血清含量小于 2.5μg/L，其在肺癌和乳腺癌等组织中表达增加，在消化道恶性肿瘤组织中的表达率高达 90%。近年来的研究表明癌胚抗原也可成为肿瘤免疫治疗的靶点。

分化抗原存在于正常细胞表面，它们为特定组织类型及该组织正常分化的特定阶段所特有。由于某种组织产生的肿瘤通常异常表达该组织的分化抗原，如红细胞血型抗原常出现在人胃癌细胞[1]，这种不恰当表达的抗原对确定转化细胞有一定的价值。

5 总结与展望

肿瘤抗原在肿瘤的发生发展和诱导机体抗肿瘤免疫效应中起重要作用，因此，寻找、鉴定及分析肿瘤抗原是肿瘤免疫学研究的核心。免疫系统识别并消除癌细胞的过程是复杂的，并受许多因素的调控，这些因素包括癌细胞中突变发生的质量和数量。其中，最重要的过程之一是肿瘤新抗原的产生。从免疫学的角度来看，肿瘤新抗原是真正的外源蛋白，在正常人体器官/组织中是完全不存在的，因此可以引发真正的肿瘤特异性 T 细胞免疫反应，避免对非肿瘤组织造成脱靶损伤。这些特点使得新抗原成为肿瘤疫苗及基于 T 细胞的肿瘤免疫治疗的理想靶标。目前靶向个体化新抗原的免疫治疗往往步骤繁多、耗时长且成本高，靶向衍生自肿瘤驱动基因的共享新抗原如 KRAS、TP53、BRAF 等可以规避靶向个体化新抗原的限制，实现在患者中的广泛应用，目前已有多项临床试验正在进行中。除了新抗原，病毒相关抗原、肿瘤相关抗原也在肿瘤精准免疫治疗领域取得了一系列进展，以肿瘤抗原为基础的免疫治疗将为更多的患者带来福音。

参 考 文 献

[1] 何维. 医学免疫学. 2 版. 北京：人民卫生出版社，2012.

[2] Schumacher TN，Schreiber RD. Neoantigens in cancer immunotherapy. Science，2015，348（6230）：69-74.

[3] Carreno BM，Magrini V，Becker-Hapak M，et al. Cancer immunotherapy. A dendritic cell vaccine increases the breadth and diversity of melanoma neoantigen-specific T cells. Science，2015，348（6236）：803-808.

[4] Ott PA，Hu Z，Keskin DB，et al. An immunogenic personal neoantigen vaccine for patients with melanoma. Nature，2017，547（7662）：217-221.

[5] Tran E，Turcotte S，Gros A，et al. Cancer immunotherapy based on mutation-specific $CD4^+$ T cells in a patient with epithelial cancer. Science，2014，344（6184）：641-645.

[6] Leidner R，Sanjuan Silva N，Huang H，et al. Neoantigen T-cell receptor gene therapy in pancreatic cancer. N Engl J Med，2022，386（22）：2112-2119.

[7] Pearlman AH，Hwang MS，Konig MF，et al. Targeting public neoantigens for cancer immunotherapy. Nat Cancer，2021，2（5）：487-497.

[8] Fenstermaker RA，Ciesielski MJ，Qiu J，et al. Clinical study of a survivin long peptide vaccine（SurVaxM）in patients with recurrent malignant glioma. Cancer Immunology Immunotherapy，2016，65（11）：1339-1352.

[9] Palmer DH，Valle JW，Ma YT，et al. TG01/GM-CSF and adjuvant gemcitabine in patients with resected RAS-mutant adenocarcinoma of the pancreas（CT TG01-01）：a single-arm，phase 1/2 trial. Br J Cancer，2020，122（7）：971-977.

[10] Baltimore D. RNA-dependent DNA polymerase in virions of RNA tumour viruses. Nature，1970，226（5252）：1209-1211.

[11] Martin D，Gutkind JS. Human tumor-associated viruses and new insights into the molecular mechanisms of cancer. Oncogene，2008，27（Suppl 2）：S31-S42.

[12] Farrell PJ. Epstein-Barr virus and cancer. Annu Rev Pathol，2019，14：29-53.

[13] Tang X，Tang Q，Mao Y，et al. CD137 co-stimulation improves the antitumor effect of LMP1-specific chimeric antigen receptor T cells *in vitro* and *in vivo*. Onco Targets Ther，2019，12：9341-9350.

[14] Choi IK，Wang Z，Ke Q，et al. Mechanism of EBV inducing anti-tumour immunity and its therapeutic use. Nature，2021，590（7844）：157-162.

[15] Ferrara A，Nonn M，Sehr P，et al. Dendritic cell-based tumor vaccine for cervical cancer Ⅱ：results of a clinical pilot study in 15 individual patients. J Cancer Res Clin Oncol，2003，129（9）：521-530.

[16] Santin AD，Bellone S，Gokden M，et al. Vaccination with HPV-18 E7-pulsed dendritic cells in a patient with metastatic cervical cancer. N Engl J Med，2002，346（22）：1752-1753.

[17] Jazaeri AA，Zsiros E，Amaria RN，et al. Safety and efficacy of adoptive cell transfer using autologous tumor infiltrating lymphocytes（LN-145）for treatment of recurrent，metastatic，or persistent cervical carcinoma. J Clin Oncol，2019，37（15_suppl）：2538.

[18] van der Bruggen P，Traversari C，Chomez P，et al. A gene encoding an antigen recognized by cytolytic T

lymphocytes on a human melanoma. Science，1991，254（5038）：1643-1647.

[19] Chomez P，De Backer O，Bertrand M，et al. An overview of the MAGE gene family with the identification of all human members of the family. Cancer Res，2001，61（14）：5544-5551.

[20] Krishnadas DK，Bai F，Lucas KG. Cancer testis antigen and immunotherapy. Immunotargets Ther，2013，2：11-19.

[21] Gaudet F，Hodgson JG，Eden A，et al. Induction of tumors in mice by genomic hypomethylation. Science，2003，300（5618）：489-492.

[22] Chames P，Willemsen RA，Rojas G，et al. TCR-like human antibodies expressed on human CTLs mediate antibody affinity-dependent cytolytic activity. J Immunol，2002，169（2）：1110-1118.

[23] Chen YT，Boyer AD，Viars CS，et al.Genomic cloning and localization of CTAG，a gene encoding an autoimmunogenic cancer-testis antigen NY-ESO-1，to human chromosome Xq28. Cytogenet Cell Genet，1997，79（3-4）：237-240.

[24] Jager E，Chen YT，Drijfhout JW，et al. Simultaneous humoral and cellular immune response against cancer-testis antigen NY-ESO-1：definition of human histocompatibility leukocyte antigen（HLA）-A2-binding peptide epitopes . J Exp Med，1998，187（2）：265-270.

[25] Nagata Y，Kageyama S，Ishikawa T，et al. Prognostic significance of NY-ESO-1 antigen and PIGR expression in esophageal tumors of CHP-NY-ESO-1-vaccinated patients as adjuvant therapy. Cancer Immunol Immunother，2022，71（11）：2743-2755.

[26] Odunsi K，Qian F，Matsuzaki J，et al. Vaccination with an NY-ESO-1 peptide of HLA class Ⅰ/Ⅱ specificities induces integrated humoral and T cell responses in ovarian cancer. Proc Natl Acad Sci U S A，2007，104（31）：12837-12842.

[27] Schuberth PC，Jakka G，Jensen SM，et al. Effector memory and central memory NY-ESO-1-specific re-directed T cells for treatment of multiple myeloma. Gene Ther，2013，20（4）：386-395.

[28] Robbins PF，Kassim SH，Tran TL，et al. A pilot trial using lymphocytes genetically engineered with an NY-ESO-1-reactive T-cell receptor：long-term follow-up and correlates with response. Clin Cancer Res，2015，21（5）：1019-1027.

[29] Oh DY，Bang YJ. HER2-targeted therapies—a role beyond breast cancer. Nat Rev Clin Oncol，2020，17（1）：33-48.

[30] Carter JH，Douglass LE，Deddens JA，et al. Pak-1 expression increases with progression of colorectal carcinomas to metastasis. Clin Cancer Res，2004，10（10）：3448-3456.

第四章　肿瘤免疫微环境

肿瘤免疫微环境被称为肿瘤的“第七大标志性特征”，由固有免疫细胞、适应性免疫细胞、细胞因子、细胞表面分子等组成。这些免疫组分构成了复杂的调控网络，在肿瘤发生发展中起着举足轻重的作用[1, 2]。近年来，免疫疗法取得了空前的进展，部分晚期肿瘤患者经过免疫治疗获得了持久应答。研究的深入和技术的发展提高了我们对肿瘤免疫微环境的复杂性和异质性的认识，并加深了我们对其影响肿瘤免疫治疗应答的理解。免疫治疗的成功离不开肿瘤免疫微环境的调节作用。本章将对肿瘤免疫微环境组成及特点、分型及肿瘤免疫微环境的重塑进行介绍。

1　肿瘤免疫微环境组成及特点

1.1　免疫细胞

肿瘤免疫微环境中包含参与机体免疫反应的所有免疫细胞，其中，既有发挥免疫杀伤作用的细胞毒性 T 细胞（CTL）、NK 细胞等，又有发挥免疫抑制作用的髓系抑制性细胞（MDSC）、调节性 T 细胞（Treg 细胞）、肿瘤相关巨噬细胞（TAM）等（图 4-1）。

1.1.1　细胞毒性 T 细胞

细胞毒性 T 细胞（cytotoxic T lymphocyte，CTL）是肿瘤组织中具有抗肿瘤细胞免疫功能的主要成员，既可以分泌 IFN-γ 抑制肿瘤生长，又可以在识别肿瘤抗原后，通过分泌穿孔素、颗粒酶发挥直接杀伤肿瘤细胞的作用。研究表明，在众多肿瘤浸润 T 细胞亚群中，新抗原反应性 T 细胞是产生持久抗肿瘤免疫应答的基础，是免疫检查点抑制剂、肿瘤疫苗等肿瘤免疫疗法中介导肿瘤消退的关键因素。然而，如何从高度异质性的肿瘤浸润淋巴细胞中快速准确地识别鉴定新抗原反应性 T 细胞，并将其应用于肿瘤患者，仍是一个挑战。目前基于基因测序、表位预测的新抗原鉴定模式准确率低，大部分预测的抗原肽不能有效激发 T 细胞免疫反应，且耗时耗力，难以用于晚期癌症患者。T 细胞活化往往伴随抑制性分子如 PD-1、CTLA-4、LAG-3，以及活化分子如 4-1BB 表达上调，有研究通过肿瘤组织中 T 细胞表面 PD-1 或 4-1BB 表达鉴定出新抗原反应性 T 细胞，该方法的优势是无须明确抗原肽的表位就可以分离出抗肿瘤效应 T 细胞，但该方法也有局限性，因为 PD-1^{high} 或

4-1BB$^+$群体中新抗原反应性 T 细胞的频率高度可变[3]。中山大学周鹏辉教授团队通过单细胞 mRNA 测序（scRNA-seq）、TCR 测序（TCR-seq）和体外新抗原刺激，从鉴定和表征肿瘤中新抗原反应性 T 细胞出发，发现新抗原反应性 T 细胞共表达人 CXC 趋化因子配体 13（CXCL13）、颗粒酶 A（GZMA），体外克隆这部分细胞并应用于同一患者来源的肿瘤移植（patient-derived tumor xenograft，PDX）小鼠模型，能使肿瘤退缩[4]。基于该技术的免疫疗法已经开展Ⅱ期临床试验（NCT03891706）。

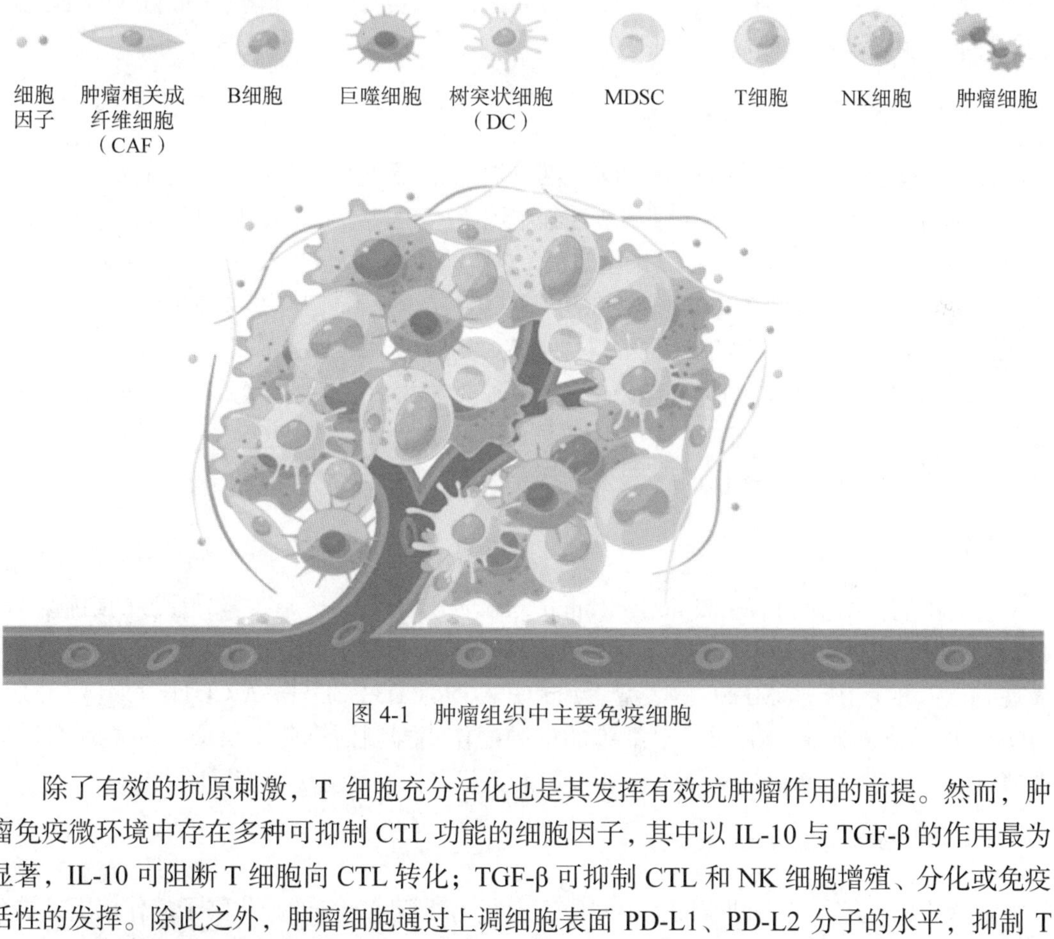

图 4-1 肿瘤组织中主要免疫细胞

除了有效的抗原刺激，T 细胞充分活化也是其发挥有效抗肿瘤作用的前提。然而，肿瘤免疫微环境中存在多种可抑制 CTL 功能的细胞因子，其中以 IL-10 与 TGF-β 的作用最为显著，IL-10 可阻断 T 细胞向 CTL 转化；TGF-β 可抑制 CTL 和 NK 细胞增殖、分化或免疫活性的发挥。除此之外，肿瘤细胞通过上调细胞表面 PD-L1、PD-L2 分子的水平，抑制 T 细胞活化信号。因此，在肿瘤微环境中众多免疫因素的共同调控下，其活性往往受到抑制，不能有效发挥抗肿瘤作用。

1.1.2 辅助性 T 细胞

辅助性 T 细胞（helper T cell，Th 细胞）是一群异质性免疫细胞群，根据其分泌细胞因子的类型及功能不同，可具体分为 Th1、Th2、Treg 及 Th17 细胞四群。其中，Th1 细胞可分泌 IL-2 和 IFN-γ，发挥促进细胞免疫应答的功能；而 Th2 细胞则通过分泌 IL-4、IL-5、IL-10、IL-13 等细胞因子抑制抗肿瘤细胞免疫应答。Treg 细胞是目前肿瘤免疫学研究的热点之一，TGF-β、IL-6 可促进 T 细胞向 Treg 细胞分化。Treg 细胞有多种亚型，包括 CD4$^+$Treg、CD8$^+$Treg、NKT Treg、CD4$^-$CD8$^-$Treg 细胞等，目前研究最多的是 CD4$^+$Treg 细胞。转录因子 FoxP3 在 Treg 细胞的发育和功能维持中发挥重要的作用，是目前为止 Treg 细胞最具特征性的标志物[5, 6]。肿瘤组织中的 Treg 细胞参与构成肿瘤免疫抑制性微环境，对肿瘤免疫应答进行负性调节。Treg 细胞表面高表达免疫抑制性分子 CTLA-4、LAG-3、TRAIL，通过细胞间相互作用诱导 T 细胞凋亡，通过分泌免疫抑制因子如 IL-10、TGF-β 抑制抗肿瘤细胞免疫反应；通过释放穿孔素、颗粒酶直接杀伤 T 细胞、单核细胞及树突状细胞（DC）[7]。在卵巢癌、胰腺癌、肺癌和恶性黑色素瘤等多种恶性肿瘤中均发现肿瘤组织中 $FoxP3^+$Treg 细胞聚集，并且高 Treg/Te 值与患者不良预后相关。Th17 细胞在分化及功能上与 Treg 细胞相互抑制，共同维持机体局部微环境平衡。

1.1.3 肿瘤浸润性 NK 细胞

NK 细胞是来源于骨髓的 $CD3^-CD56^+$淋巴细胞群，是抗肿瘤固有免疫的主要细胞类型，具有识别溶解肿瘤细胞、产生免疫调节性细胞因子（IFN-γ、TNF-α 等）的功能，并且其细胞毒性不受 MHC 分子限制。根据细胞表面 CD16 表达与否及 CD56 分子表达密度的差异，将 NK 细胞分为 $CD56^{dim}$ $CD16^+$和 $CD56^{bright}$ $CD16^-$两个亚群。其中，$CD56^{bright}$ $CD16^-$高表达 IL-2 受体，可产生大量细胞因子，主要起免疫调节作用；$CD56^{dim}$ $CD16^+$表达中度亲和力的 IL-2 受体，主要发挥细胞毒作用，具有更强的杀伤活性。肿瘤组织中的 NK 细胞大多数为 $CD56^{bright}CD16^-$ NK 细胞亚群，该亚群通过分泌 IL-10、GM-CSF、CC 趋化因子配体（CCL）3 和 CCL5 等多种细胞因子及趋化因子参与抗肿瘤免疫调控[8]。

1.1.4 髓系抑制性细胞

髓系抑制性细胞（myeloid-derived suppressor cell，MDSC）是一群异质性的细胞群体，包括髓系细胞前体、未成熟粒细胞、单核细胞和 DC。在荷瘤小鼠模型及患者的肿瘤组织内均发现 MDSC 的存在。人 MDSC 的表型为 $Lin^-HLA\text{-}DR^-CD33^+CD11b^+$或 $CD11b^+CD14^-CD33^+$。MDSC 既能通过抑制 NK、巨噬细胞的抗肿瘤作用抑制固有免疫反应，又能通过阻断 $CD4^+/CD8^+$T 细胞的活化、诱导产生 Treg 细胞等机制抑制适应性免疫反应[9]。

1.1.5 肿瘤相关巨噬细胞

血液中的单核细胞在肿瘤细胞、间质细胞及免疫细胞分泌的趋化因子的作用下，被募集到肿瘤细胞周围，分化为肿瘤相关巨噬细胞（tumor-associated macrophage，TAM）。TAM 是肿瘤免疫微环境中数量最多的一类免疫细胞，存在于肿瘤发展的各个阶段。1992 年，Mantovani 等提出了著名的“巨噬细胞平衡假说”，认为 TAM 具有杀伤肿瘤和促瘤生长的双重作用，根据其不同的功能将肿瘤相关巨噬细胞分为 M1 和 M2 型。M1 型 TAM 发挥抗肿瘤作用，M2 型促进肿瘤细胞的侵袭转移。TAM 的极化与肿瘤微环境密切相关，在肿瘤微环境的长期作用下，TAM 主要表现为 M2 型，M2 型 TAM 增多是造成患者预后不良的重要因素。M2 型 TAM 参与了肿瘤的发生、生长、侵袭和转移的全部过程，并且与肿瘤新生血管生成和淋巴管生成密切相关。在肿瘤形成的初期，M2 型 TAM 可以促进肿瘤新生血管形成，增强肿瘤细胞的侵袭、运动能力；在肿瘤转移过程中，M2 型 TAM 促进肿瘤“转移前微环境”的形成，在转移部位促进肿瘤细胞外渗、生存和持续增长。除此之外，TAM 还可以通过释放 IL-10、TGF-β 等细胞因子发挥免疫抑制功能，“保护”肿瘤细胞避免受到 NK 细胞和 T 细胞的识别杀伤[10]。

1.2　细胞因子

细胞因子是主要由免疫细胞分泌的能在细胞间传递信息的小分子蛋白，包括六类：白细胞介素、生长因子、集落刺激因子、干扰素、肿瘤坏死因子及趋化因子（表 4-1）。肿瘤微环境中存在大量细胞因子，不仅引起血管扩张，募集免疫细胞到肿瘤部位，还可促进肿瘤细胞生长转移，刺激血管淋巴管再生。

表 4-1　主要细胞因子分类举例

分类	举例
白细胞介素	IL-2、IL-4、IL-5、IL-6、IL-10、IL-12
生长因子	TGF-β、EGF、VEGF、FGF、PDGF
集落刺激因子	G-CSF、M-CSF、GM-CSF
干扰素	IFN-α、IFN-β、IFN-γ
肿瘤坏死因子	TNF-α、TNF-β
趋化因子	CCL3、CCL4、CCL5、CXCL9、CXCL10、CXCL11、CXCL16、CX3CL1

注：EGF，表皮生长因子；VEGF，血管内皮生长因子；FGF，成纤维细胞生长因子；PDGF，血小板源性生长因子；M-CSF，巨噬细胞集落刺激因子；G-CSF，粒细胞集落刺激因子；CX3CL1，CX3C 趋化因子配体 1。

1.2.1　IL-6

IL-6 是目前发现的功能最为广泛的细胞因子之一，它主要参与机体的抑制性免疫应答，并在多种细胞的增殖和分化过程中发挥重要的作用。IL-6 与受体结合后，通过 Ras/胞外信号调节激酶（ERK）途径、JAK/STAT3 途径和磷脂酰肌醇 3-激酶（PI3K）三种信号通路发挥作用，其中 JAK/STAT3 途径可通过促进 $CD4^+$T 细胞向 Th17 表型分化，促进促瘤细胞因子 IL-17、IL-22 的产生和巨噬细胞向免疫抑制表型转化等多种途径发挥免疫调节作用，在肿瘤的发生发展中扮演重要角色。淋巴细胞、单核巨噬细胞、肿瘤细胞等多种类型细胞均可分泌 IL-6。癌症患者血清中 IL-6 水平明显高于健康对照组或良性疾病患者，IL-6 已被尝试作为一种检测炎症和恶性肿瘤的诊断标志物，敏感度和特异度分别达到 60%～70%和 58%～90%[11]。

1.2.2　IL-12

IL-12 主要由活化的抗原提呈细胞产生，能够活化 CTL，刺激 T 细胞、NK 细胞分泌 IFN-γ、IL-2、TNF-α 等多种细胞因子，上调 MHC Ⅰ/Ⅱ类分子，促进 DC 和巨噬细胞的成熟和活化，并可反馈性上调 IL-12 的产生[12]。IL-12 可以通过抑制 TGF-β、VEGF、基质金属蛋白酶（MMP）9 间接抑制肿瘤血管的形成。动物实验表明，IL-12 对多种肿瘤（结肠癌、恶性黑色素瘤、肾细胞癌、肝癌、卵巢癌等）的生长和转移具有强有力的抑制作用，而且具有毒性低、活性强和半衰期长的优点[13]。

1.2.3 TGF-β

TGF-β 是一个具有免疫抑制功能的多功能细胞因子，在肿瘤微环境中，TGF-β 主要由肿瘤细胞和间质细胞（包括免疫细胞和成纤维细胞）分泌，其与受体 TGFβRⅡ结合后启动经典 Smad 和非 Smad 信号通路，参与肿瘤的生长、血管生成、转移和侵袭等多个进程[14]。TGF-β 还参与形成促进肿瘤生长的免疫抑制性微环境，在肿瘤免疫调控中发挥重要作用。TGF-β 能够通过抑制 Th1 类细胞反应抑制 CTL、NK 细胞、DC、B 细胞的功能，促进 Treg 细胞产生，并能通过促进 TAM 向 M2 型转化及招募 MDSC 等多种途径抑制肿瘤免疫反应[15]。

1.2.4 趋化因子

趋化因子，顾名思义是具有细胞趋化性的一类细胞因子，是细胞因子中相对特殊的一类，通过与同源性 G 蛋白偶联受体（GPCR）结合，活化 G 蛋白亚单位 PLCB、PI3K 及 src 家族激酶，启动信号转导途径。目前发现的趋化因子近 50 个，根据 N 端半胱氨酸的位置，分为 CXC、CC、CX3C 和 C 型。趋化因子参与了肿瘤发生发展，既作用于肿瘤细胞，促进肿瘤生长转移，参与肿瘤新生血管的生成，同时，又在肿瘤免疫微环境的调控中发挥双向调节的作用[16]。一方面，肿瘤及肿瘤组织中的基质细胞通过释放 CXCL9、CXCL10、CXCL11、CXCL16、CX3CL1 及 CCL3、CCL4、CCL5 等趋化因子，募集固有免疫细胞 NK 细胞及特异性免疫细胞 CTL，引起抗肿瘤免疫反应。另一方面，肿瘤组织中高水平的 CCL2、CCL28、CCL22、CCL1、CCL17、CCL22 等趋化因子通过募集免疫抑制性细胞 Treg 细胞、MDSC 及 M2 型 TAM 抑制肿瘤组织中的免疫反应。因此，肿瘤组织中各趋化因子的水平决定着肿瘤的免疫状态[17]。

1.3 细胞表面分子

1.3.1 Toll 样受体

Toll 样受体（Toll-like receptor，TLR）是 IL-1R 超家族的成员，是一类通过识别微生物保守结构，在机体抵御外来微生物入侵中发挥重要作用的模式识别受体。目前发现的 TLR 家族成员有 11 个（TLR1～TLR11），在 T 细胞、B 细胞、DC、NK 细胞等多种细胞表面均有表达。TLR 不仅可以识别各种不同的病原体相关分子模式（pathogen-associated molecular pattern，PAMP），介导固有免疫，DC 表面的 TLR 还可以与相应配体结合，提供适应性免疫的共刺激信号。越来越多的证据表明，肿瘤的发生发展与微生物感染、损伤、炎症及组织修复密切相关，不同 TLR 信号在肿瘤免疫中产生截然不同的结果——激活免疫系统的抑瘤作用或促进肿瘤的免疫逃逸[18]。目前已经在乳腺癌、前列腺癌、结肠癌等多种肿瘤细胞表面发现 TLR 的表达，激活肿瘤细胞表面的 TLR4 可以诱导肿瘤细胞释放免疫抑制性细胞因子如 NO、IL-6、IL-10，帮助肿瘤细胞逃避 NK 细胞、CTL 等免疫细胞的攻击，发生免疫逃逸。除此之外，肿瘤细胞表面的 TLR4 还可通过抑制肿瘤细胞凋亡、增强肿瘤侵袭性等途径促进肿瘤生长。肿瘤的发生发展常伴有基因突变的产生，这些突变细胞作为危险信号被 TLR 特异性识别，激活抗原提呈细胞，促进肿瘤相关的抗原特异性 T 细胞的分化和成熟，激活免疫系统的抗肿瘤免疫应答[19]。除此之外，肿瘤的发生还伴有内源性配体的释放，这些内源性配体通过与 TLR 结合，招募 NK 细胞、DC、中性粒细胞及 TAM，诱发机体对肿瘤的免疫应答[20]。

1.3.2 共刺激分子

T 细胞活化不仅需要抗原肽-MHC 分子复合物（pMHC）提呈的抗原特异性信号，还受细胞表面共刺激分子的调控（图 4-2）。根据共刺激分子对 T 细胞活化信号的调节功能分为具有增强 TCR 信号介导的免疫应答的正性共刺激分子（CD28/CD80/86、4-1BB/4-1BBL、OX40/OX40L），以及具有抑制 TCR 信号介导的免疫应答的负性共刺激分子（PD-1/PD-L1、CTLA-4/CD80/86、TIM-3/galectin9），也称免疫检查点。这些共刺激分子在免疫应答的不同阶段发挥对免疫应答的启动、激发、扩大和增强的作用，并通过免疫检查点精确调节免疫应答的程度和持续时间。在肿瘤组织中，负性调节的检查点占据优势地位，抑制 T 细胞的活化过程。肿瘤细胞借助免疫检查点逃避免疫细胞攻击，成为肿瘤免疫耐受的主要原因之一。

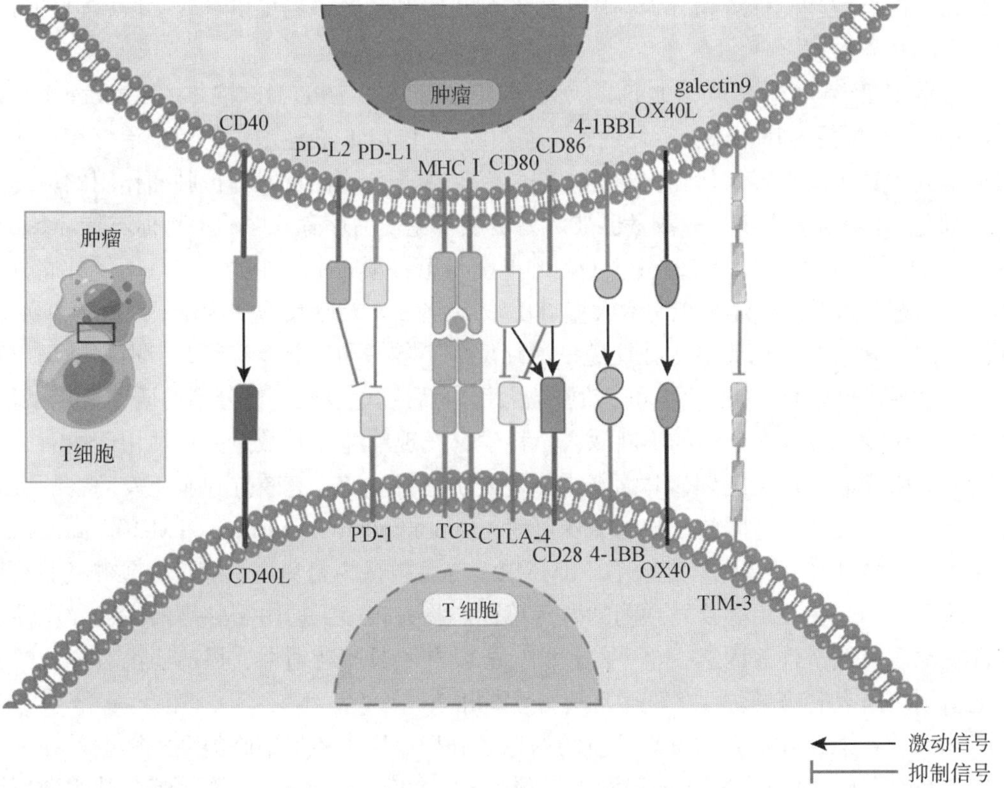

图 4-2 T 细胞表面共刺激分子及其配体

TIM-3，T 细胞免疫球蛋白黏蛋白 3；OX40，又称 CD134；OX40L，OX40 配体；4-1BB，又称 CD137；TCR，T 细胞受体；CTLA-4，细胞毒性 T 细胞相关抗原 4；PD-1，程序性死亡蛋白 1；PD-L1，程序性死亡蛋白配体 1；galectin9，半乳凝素 9

CTLA-4：是 T 细胞活化早期表达在细胞表面的一种受体，与 T 细胞表面的 CD28 在基因结构和表达上相似，可竞争性抑制 CD28 与 CD80/CD86 结合产生的共刺激信号。其胞内段包含一个免疫受体酪氨酸抑制模体（ITIM），当与配体结合后，ITIM 募集蛋白酪氨酸磷酸酶，逆转第一信号刺激导致的分子磷酸化，从而抑制 T 细胞活化，主要在免疫系统活化早期发挥作用[21]。

PD1/PD-L1：PD-1 是活化 T 细胞、B 细胞及巨噬细胞表面的重要抑制性分子，其胞内段含有一个 ITIM 和一个免疫受体酪氨酸转换模体（immunoreceptor tyrosine-based switch motif，ITSM），当与配体结合后，ITSM 介导 T 细胞内蛋白酪氨酸磷酸酶的募集及对 T 细胞活化信号的抑制。肿瘤细胞也可通过高表达 PD-1 的配体 PD-L1、PD-L2，诱导免疫耐受及 T 细胞凋亡。

2 肿瘤免疫微环境分型

尽管以免疫检查点抑制剂为代表的免疫疗法改变了癌症治疗，但仍然只有一部分患者获得了良好的反应，通过对肿瘤免疫微环境与免疫治疗疗效的关联性分析，积极寻找免疫治疗相关的有效预测标志物，为临床免疫治疗决策和疗效预测提供有效手段，也是目前癌症研究的热点领域之一。

目前基于免疫检查点抑制剂的疗法多集中于 PD-1/PD-L1 抗体，Khunger 等分析 PD-1/PD-L1 相关的临床试验后发现，肿瘤组织中 PD-L1 表达水平与免疫治疗疗效相关，PD-L1 高表达患者更容易从免疫治疗中获益[22]。由于免疫治疗发挥抗肿瘤作用的最终一环在 T 细胞,肿瘤组织中 TIL 的数量也被认为是预测免疫治疗有效性的生物标志物。Mahmoud 等[23]发现，乳腺癌患者肿瘤组织中 TIL 的丰度与患者预后密切相关，并且不受肿瘤分期、HER2 状态等影响。肿瘤组织中有大量 TIL 的患者，对治疗反应更为敏感，生存期更长，而肿瘤组织中 TIL 少的患者，往往免疫治疗反应不佳，预后差。有研究者根据肿瘤组织中 TIL 丰度将肿瘤分为“冷肿瘤”和“热肿瘤”，这为后续免疫微环境分型的研究奠定了基础。随着对抗肿瘤免疫反应认识的不断深入，科学家发现单纯 TIL 数量并不适用于所有肿瘤免疫治疗疗效预测。前文提到，肿瘤新抗原才是诱导机体产生有效抗肿瘤免疫应答的抗原，而新抗原由突变产生，因此，肿瘤突变负荷（tumor mutation burden，TMB）、高度微卫星不稳定性（MSI-H）、错配修复缺陷（dMMR）等也被认为是免疫治疗疗效预测的指标[24]。尽管研究中用于免疫治疗疗效预测的微环境标志物有很多，但由于肿瘤的高度异质性、复杂性及动态可调节性等因素，单一的预测标志物并不具有普适性，目前还没有公认的在临床上适用于所有肿瘤的肿瘤免疫微环境分型标准。

2006 年，Galon 等首次发现结直肠癌患者肿瘤组织中免疫细胞类型、密度及在肿瘤组织中分布情况较 TNM 分期更能预测患者预后[25]。2009 年，Camus 等[26]综合肿瘤微环境中各种免疫成分，提出了三种肿瘤免疫微环境分型：热肿瘤（hot tumor）、变异型肿瘤（altered tumor）及冷肿瘤（cold tumor）。根据该分型，结直肠癌患者的两年复发率分别为 10%、50% 和 80%。因肿瘤组织中 T 细胞空间分布不同将变异型肿瘤又分为了免疫排斥型（excluded）肿瘤和免疫抑制型（immunosuppressed）肿瘤[27]。下面介绍这四种免疫微环境分型的特点。①热肿瘤：肿瘤组织中有丰富的 CLT，并且高表达抑制 T 细胞功能的分子如免疫检查点

（PD-1、TIM-3、CTLA-4、LAG-3 等），这类肿瘤对免疫检查点抑制剂治疗有较好的响应。②免疫排斥型肿瘤：肿瘤边缘有 T 细胞浸润但瘤床内缺乏 T 细胞，这类肿瘤多同时存在致癌途径激活、肿瘤血管系统和（或）基质异常及肿瘤乏氧等，说明机体有调动免疫反应的能力，但肿瘤组织中存在某种生物物理方式阻止 T 细胞有效浸润。③免疫抑制型肿瘤：肿瘤组织中有少量 T 细胞浸润；免疫抑制性分子如 TGF-β、IL-10、VEGF 等高表达；免疫抑制性细胞如 MDSC、Treg 细胞聚集；免疫检查点高表达，说明这类肿瘤中没有 T 细胞浸润的物理屏障，但肿瘤微环境中较高的免疫抑制性信号抑制了肿瘤组织中 T 细胞的活化扩增。④冷肿瘤：肿瘤组织中及肿瘤边缘均缺乏 T 细胞浸润；该类肿瘤往往突变负荷低、抗原性低，对 T 细胞杀伤不敏感，该类肿瘤是免疫治疗难度最大的一类，且预后不佳[27]。

对免疫微环境进行分型，除了指导患者预后，更重要的是可以根据不同微环境特点，制订更加个体化的免疫联合治疗方案，使肿瘤由“冷”变“热”，使患者能从免疫治疗中最大获益。

3 肿瘤免疫微环境重塑

3.1 靶向免疫抑制性细胞

肿瘤组织中有多种具有免疫抑制功能的细胞存在，包括 M2 型巨噬细胞、MDSC 和 Treg 细胞，这些细胞通过分泌抑制性细胞因子（IL-10、TGF-β），表达抑制性表面受体（CTLA-4、PD-L1）来抑制免疫反应，促进肿瘤的发生发展。减少免疫抑制性细胞的数量、抑制其免疫活性可以重塑健康的肿瘤免疫微环境，产生抗肿瘤作用，主要包括以下几种途径：①减少肿瘤对免疫抑制性细胞的募集；②清除肿瘤局部免疫抑制性细胞；③诱导重分化；④靶向其发挥免疫抑制功能的通路[28]。

3.2 调控趋化因子水平

肿瘤组织中各类型免疫细胞的组成比例主要受趋化因子的影响，增加抗肿瘤免疫细胞的数量，抑制免疫抑制性细胞的聚集是调控趋化因子的基本思路。其主要方式：瘤内注射、借助病毒载体增加肿瘤组织中 CXCL10[29]、CXCL16[30]、CCL5[31]等趋化因子水平；对回输的免疫细胞进行基因改造，使其表达趋化因子受体如 CXCR2、CCR4[32]，从而顺趋化因子浓度梯度向肿瘤组织迁移；或利用抗体阻断 CCL2，使得 Treg 细胞和 MDSC 不能有效迁移至肿瘤组织。

3.3 调控肿瘤微环境中细胞因子水平

调节肿瘤组织中免疫抑制性及刺激性细胞因子的含量也可以重塑肿瘤免疫微环境。大剂量回输 IL-2、IFN-α 能有效激发肿瘤非特异性免疫应答，该法已获批用于临床。回输经基因改造后可分泌 IL-12 的 T 细胞能增加肿瘤微环境中 IL-12 的含量，逆转免疫耐受，使 T

细胞发挥更有效的抗肿瘤功能[33]。应用抑制性细胞因子（IL-10、TGF-β）的抑制剂也可以改变肿瘤微环境中的免疫抑制状态。

3.4 免疫调节抗体

免疫调节抗体是指通过作用于共抑制或共刺激分子调节 T 细胞活性来提高抗肿瘤免疫反应的治疗方法，包括免疫检查点抑制剂及免疫激活单克隆抗体。其中，免疫检查点抑制剂在肿瘤的免疫治疗中取得了令人瞩目的治疗效果。免疫检查点抑制剂在肿瘤治疗中的目标是通过阻断免疫检查点分子及其配体，重塑机体的抗肿瘤免疫反应。目前研究最多的是 CTLA-4、PD-1 及 PD-L1 分子，其中，CTLA-4 单抗（伊匹木单抗）和 PD-1 单抗（纳武单抗/帕博利珠单抗）已经被美国食品药品监督管理局（FDA）批准用于恶性黑色素瘤、非小细胞肺癌、进展期肾细胞癌等多种实体瘤的治疗。

3.5 原位疫苗

不同于前述以单一分子为靶点的肿瘤免疫微环境重塑策略，肿瘤原位疫苗从肿瘤抗原释放、抗原提呈、免疫激活及逆转免疫耐受等抗肿瘤免疫反应的多环节入手，使肿瘤由“冷”变“热”，启动机体抗肿瘤主动免疫应答过程[34]。原位疫苗的设计思路主要包括两部分：肿瘤免疫原性死亡及佐剂。免疫原性细胞死亡（immunogenic cell death，ICD）是一种应激诱导的、受调控的细胞死亡类型，可释放肿瘤抗原，触发适应性免疫反应。大量临床前及临床研究证实，适当剂量的化疗、放疗、光热疗法及射频消融等均可诱导免疫原性细胞死亡。除了抗原释放，有效的原位疫苗还依赖于可以促进 DC 抗原提呈作用的佐剂。目前研究中应用较多的佐剂有 FMS 样酪氨酸激酶 3 配体（Flt3L）及模式识别受体 TLR 激动剂如 TLR3、TLR7/8、TLR9 等。Hammerich 等[35]通过对惰性非霍奇金淋巴瘤患者肿瘤局部注射 Flt3L 及 TLR3 激动剂，联合局部放疗，使 11 名患者中 8 名获得完全或部分缓解（NCT01976585）。此外，细菌制剂由于其天然的佐剂功能也重新进入研究者的视野。国家纳米科学中心的赵潇研究团队开发了一种基于细菌外膜囊泡的原位多功能疫苗，与光热疗法联合，不仅提高了抗原识别和处理效率，还实现了免疫抑制微环境的重新激活[36]。

3.6 免疫性放疗

肿瘤放疗已有百余年的历史，其通过射线作用于细胞 DNA 及产生自由基等方式发挥杀伤肿瘤细胞的作用，与手术、化疗并称为抗肿瘤治疗的“三驾马车”。尽可能地提高肿瘤部位放疗剂量，降低周围正常组织受量一直以来是放疗医生追求的目标。然而，随着对抗肿瘤免疫反应机制研究的不断深入，放疗的免疫调节作用逐渐被我们熟知，不同剂量、分割方式的放疗对抗肿瘤免疫反应的作用及放疗联合免疫治疗也成为近五年研究的热点[37]。目前已经证实，高剂量放疗可以通过以下途径促进抗肿瘤免疫反应：①作用于肿瘤细胞，促进新抗原释放及 MHC 分子表达上调，产生原位疫苗的作用；②上调免疫刺激因子如

GM-CSF、HMGB1、ATP、热休克蛋白等的表达水平，这些因子通过促进 DC 及其他抗原提呈细胞的成熟活化作用促进肿瘤抗原提呈；③放射损伤的细胞 DNA 通过激活 cGAS-STING 信号通路诱导Ⅰ型干扰素产生，进一步激活抗肿瘤 $CD8^{+}T$ 细胞；④促进肿瘤血管正常化；⑤通过促进 CXCL16 的释放促进 T 细胞向肿瘤组织迁移。然而，放疗是把双刃剑，在促进抗肿瘤免疫反应的同时，还通过促进 Treg 细胞、MDSC 等免疫抑制性细胞浸润及上调 TGF-β、缺氧诱导因子（HIF）-1α 等免疫抑制性因子的表达抑制抗肿瘤免疫反应[38]。可见，高剂量放疗更多作用于抗肿瘤免疫反应的抗原释放、提呈阶段。与高剂量放疗不同，低剂量放疗更多起到的是对肿瘤抑制性微环境的免疫调控作用，促进免疫细胞杀伤肿瘤这一过程。2022 年《癌症发现》上的研究证实 1Gy 低剂量放疗可以通过促进 IFN-α、IFN-γ 等表达，上调趋化因子表达水平，促进 T 细胞、NK 细胞向肿瘤组织迁移，下调抑制性因子 TGF-β 的表达水平等途径促进抗肿瘤免疫反应，在实验动物及临床患者身上均证实该放疗方案可以有效与免疫治疗联合，发挥抗肿瘤作用[39]。更详细的放疗与免疫治疗的内容见第十九章。

针对肿瘤免疫微环境的治疗方法如图 4-3 所示。

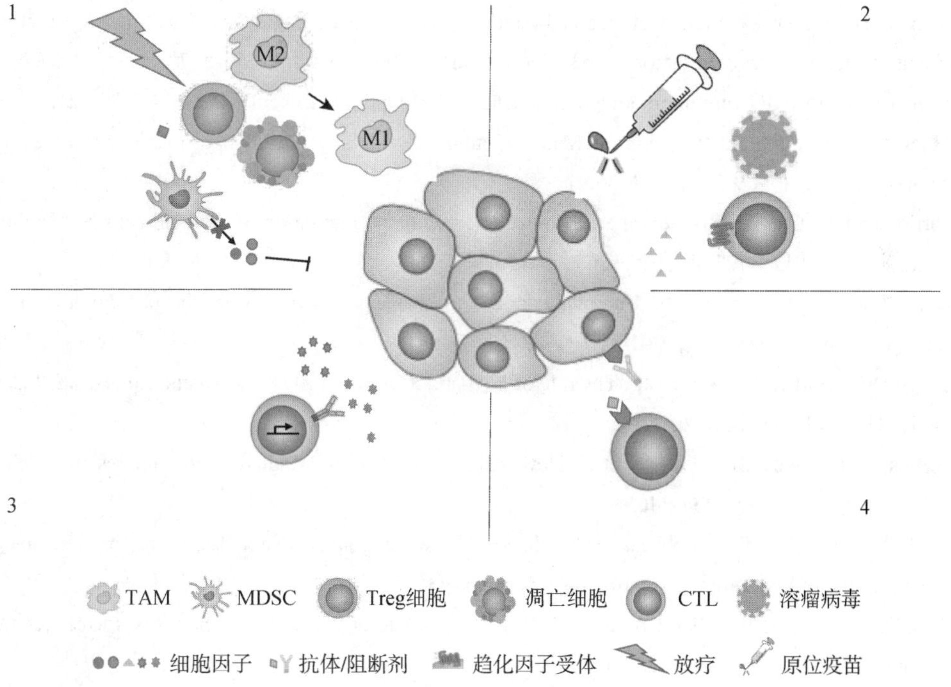

图 4-3 针对肿瘤免疫微环境的治疗方法

4 总结与展望

肿瘤免疫微环境有复杂的、高度异质性且动态变化的结构，其中各类细胞、因子在时间与空间上不断变化，与疾病进展和抗肿瘤免疫反应密切相关。充分认识肿瘤免疫微环境中各组分的作用机制，动态监测免疫微环境的实时变化，对提高免疫治疗疗效至关重要。高通量测序技术和多重成像平台的发展使我们得以对肿瘤免疫微环境进行深入研究，也使我们认识到，肿瘤免疫微环境中各组分彼此制约，单一靶向某一分子、细胞并不足以激发持久的抗肿瘤免疫反应，将不同免疫治疗方式进行有效结合才是肿瘤免疫治疗的新方向。

参考文献

[1] Junttila MR，de Sauvage FJ. Influence of tumour micro-environment heterogeneity on therapeutic response. Nature，2013，501（7467）：346-354.

[2] Smyth MJ，Ngiow SF，Ribas A，et al. Combination cancer immunotherapies tailored to the tumour microenvironment. Nat Rev Clin Oncol，2016，13（3）：143-158.

[3] Zheng C，Fass JN，Shih YP，et al. Transcriptomic profiles of neoantigen-reactive T cells in human gastrointestinal cancers. Cancer Cell，2022，40（4）：410-423，e417.

[4] He J，Xiong X，Yang H，et al. Defined tumor antigen-specific T cells potentiate personalized TCR-T cell therapy and prediction of immunotherapy response. Cell Res，2022，32（6）：530-542.

[5] Hori S，Nomura T，Sakaguchi S. Control of regulatory T cell development by the transcription factor Foxp3. Science，2003，299（5609）：1057-1061.

[6] Fontenot JD，Rudensky AY. A well adapted regulatory contrivance：regulatory T cell development and the forkhead family transcription factor Foxp3. Nat Immunol，2005，6（4）：331-337.

[7] Hegmans JP，Aerts JG. Immunomodulation in cancer. Curr Opin Pharmacol，2014，17：17-21.

[8] Guillerey C，Huntington ND，Smyth MJ. Targeting natural killer cells in cancer immunotherapy. Nat Immunol，2016，17（9）：1025-1036.

[9] Gabrilovich DI，Ostrand-Rosenberg S，Bronte V. Coordinated regulation of myeloid cells by tumours. Nat Rev Immunol，2012，12（4）：253-268.

[10] Ramanathan S，Jagannathan N. Tumor associated macrophage：a review on the phenotypes，traits and functions. Iran J Cancer Prev，2014，7（1）：1-8.

[11] Hodge DR，Hurt EM，Farrar WL. The role of IL-6 and STAT3 in inflammation and cancer. Eur J Cancer，2005，41（16）：2502-2512.

[12] Tugues S，Burkhard SH，Ohs I，et al. New insights into IL-12-mediated tumor suppression. Cell Death Differ，2015，22（2）：237-246.

[13] Lasek W，Zagozdzon R，Jakobisiak M. Interleukin 12：still a promising candidate for tumor immunotherapy? Cancer Immunol Immunother，2014，63（5）：419-435.

[14] Neuzillet C，Tijeras-Raballand A，Cohen R，et al. Targeting the TGFbeta pathway for cancer therapy. Pharmacol Ther，2015，147：22-31.

[15] Yang L，Pang Y，Moses HL. TGF-beta and immune cells：an important regulatory axis in the tumor microenvironment and progression. Trends Immunol，2010，31（6）：220-227.

[16] Dell'Agnola C，Biragyn A. Clinical utilization of chemokines to combat cancer：the double-edged sword. Expert Rev Vaccines，2007，6（2）：267-283.

[17] Viola A，Sarukhan A，Bronte V，et al. The pros and cons of chemokines in tumor immunology. Trends Immunol，2012，33（10）：496-504.

[18] Rakoff-Nahoum S，Medzhitov R. Toll-like receptors and cancer. Nat Rev Cancer，2009，9（1）：57-63.

[19] Matzinger P. The danger model：a renewed sense of self. Science，2002，296（5566）：301-305.

[20] Tsan MF. Toll-like receptors，inflammation and cancer. Semin Cancer Biol，2006，16（1）：32-37.

[21] Brahmer JR. Harnessing the immune system for the treatment of non-small-cell lung cancer. J Clin Oncol，2013，31（8）：1021-1028.

[22] Khunger M，Hernandez AV，Pasupuleti V，et al. Programmed cell death 1（PD-1）ligand（PD-L1）expression in solid tumors as a predictive biomarker of benefit from PD-1/PD-L1 axis inhibitors：a systematic review and meta-analysis. JCO Precis Oncol，2017，1：1-15.

[23] Mahmoud SM，Paish EC，Powe DG，et al. Tumor-infiltrating $CD8^+$ lymphocytes predict clinical outcome in breast cancer. J Clin Oncol，2011，29（15）：1949-1955.

[24] Gubin MM，Artyomov MN，Mardis ER，et al. Tumor neoantigens：building a framework for personalized cancer immunotherapy. J Clin Invest，2015，125（9）：3413-3421.

[25] Galon J，Costes A，Sanchez-Cabo F，et al. Type，density，and location of immune cells within human colorectal tumors predict clinical outcome. Science，2006，313（5795）：1960-1964.

[26] Camus M，Tosolini M，Mlecnik B，et al. Coordination of intratumoral immune reaction and human colorectal cancer recurrence. Cancer Res，2009，69（6）：2685-2693.

[27] Galon J，Bruni D. Approaches to treat immune hot，altered and cold tumours with combination immunotherapies. Nat Rev Drug Discov，2019，18（3）：197-218.

[28] Devaud C，John LB，Westwood JA，et al. Immune modulation of the tumor microenvironment for enhancing cancer immunotherapy. Oncoimmunology，2013，2（8）：e25961.

[29] Huang H，Xiang J. Synergistic effect of lymphotactin and interferon gamma-inducible protein-10 transgene expression in T-cell localization and adoptive T-cell therapy of tumors. Int J Cancer，2004，109（6）：817-825.

[30] Guiducci C，Vicari AP，Sangaletti S，et al. Redirecting *in vivo* elicited tumor infiltrating macrophages and dendritic cells towards tumor rejection. Cancer Res，2005，65（8）：3437-3446.

[31] Li J，O'Malley M，Urban J，et al. Chemokine expression from oncolytic vaccinia virus enhances vaccine therapies of cancer. Mol Ther，2011，19（4）：650-657.

[32] Di Stasi A，De Angelis B，Rooney CM，et al. T lymphocytes coexpressing CCR4 and a chimeric antigen receptor targeting CD30 have improved homing and antitumor activity in a Hodgkin tumor model. Blood，2009，113（25）：6392-6402.

[33] Kerkar SP，Goldszmid RS，Muranski P，et al. IL-12 triggers a programmatic change in dysfunctional myeloid-derived cells within mouse tumors. J Clin Invest，2011，121（12）：4746-4757.

[34] Lin MJ，Svensson-Arvelund J，Lubitz GS，et al. Cancer vaccines：the next immunotherapy frontier. Nat Cancer，2022，3（8）：911-926.

[35] Hammerich L，Marron TU，Upadhyay R，et al. Systemic clinical tumor regressions and potentiation of PD1 blockade with *in situ* vaccination. Nat Med，2019，25（5）：814-824.

[36] Li Y，Zhang K，Wu Y，et al. Antigen capture and immune modulation by bacterial outer membrane vesicles as *in situ* vaccine for cancer immunotherapy post-photothermal therapy. Small，2022，18（14）：e2107461.

[37] Demaria S，Guha C，Schoenfeld J，et al. Radiation dose and fraction in immunotherapy：one-size regimen does not fit all settings，so how does one choose? J Immunother Cancer，2021，9（4）：e00208.

[38] Charpentier M，Spada S，Van Nest SJ，et al. Radiation therapy-induced remodeling of the tumor immune microenvironment. Semin Cancer Biol，2022，86（Pt 2）：737-747.

[39] Herrera FG，Ronet C，Ochoa de Olza M，et al. Low-dose radiotherapy reverses tumor immune desertification and resistance to immunotherapy. Cancer Discov，2022，12（1）：108-133.

第五章　肿瘤靶向肽

目前用于治疗肿瘤的生物制剂主要包括单克隆抗体、蛋白质类和肽类。肽类因其合成工艺成熟稳定、具有良好的肿瘤穿透能力及生物兼容性，在肿瘤治疗中显示了良好的研究价值和应用前景。截至 2012 年，有超过 60 种多肽类药物在市场每天产生超过 130 亿美元的销售额[1]。其中销售额超过 10 亿美元的 4 个肽类药物中有 3 个（亮丙瑞林、戈舍瑞林和奥曲肽）用于肿瘤的治疗或肿瘤并发症的辅助治疗。近年来进入临床试验的多肽药物的数量正在不断增加：20 世纪 70 年代每年增加 1.2%，80 年代每年增加 4.6%，90 年代每年增加 9.7%，21 世纪以来每年增加 16.8%，且进入临床试验的以多种形式用于肿瘤诊断和治疗的肽类药物占整个肽类药物的 18%，其在肿瘤药物治疗中发挥着越来越重要的作用[2]。

肿瘤靶向肽（tumor targeting peptide）指一类能够靶向肿瘤或肿瘤微环境的肽类。由于噬菌体展示技术的进步，已经有大量的肿瘤肽被筛选出来，这类肿瘤靶向肽对存在于肿瘤和肿瘤血管上特定的受体/标志物有很强的亲和力。因为肽类通过血液循环到达肿瘤部位/脉管，它们通常也被称为肿瘤归巢肽（tumor homing peptide）。

1　肿瘤靶向肽分类

1.1　肿瘤血管靶向肽

肿瘤细胞在遗传上存在不稳定性，常常产生对多种化疗药物的耐药性，是癌症治疗失败的主要原因之一。在针对肿瘤的靶向肽筛选策略方面，虽然可以肿瘤细胞为靶标，但是体外培养的肿瘤细胞常会丢失肿瘤组织的特异性分子或异常表达一些在相应肿瘤组织中并不存在的分子，增加了筛选的难度。与肿瘤细胞相反，肿瘤血管内皮细胞具有良好的遗传稳定性，很少产生耐药性，使肿瘤血管成为靶向肽筛选的理想目标。此外，对于静脉途径输注的药物来说，到达肿瘤血管也相对容易。基于基因组学和蛋白质组学的数据显示，肿瘤组织或其他器官的内皮细胞表达的分子由其原有的器官组织及其微环境决定，这是噬菌体展示技术筛选靶向肽最重要的选择性特点和先决条件。不同组织中血管独特的分子标志物在生理功能或疾病/肿瘤的发展中起到至关重要的作用。表 5-1 列举出了近年来筛选发现的肿瘤血管靶向肽。

表 5-1　肿瘤血管靶向肽举例

序列（氨基酸个数）	名称	受体	肿瘤类型	应用
CDCRGDCFC（9）	RGD	αvβ3/αvβ5 整合素	多种肿瘤	靶向诊断和治疗
CNGRCVSGCAGRC（13）	NGR	CD13	多种肿瘤	靶向诊断和治疗
CNGRC（5）	NGR-2C			
CTPSPFSHC（9）	TCP-1	不详	原位结直肠癌、胃癌	靶向诊断和治疗
IFLLWQR（7）	IF7	Anaxa1	恶性黑色素瘤、结直肠癌	靶向治疗
CTTHWGFTLC（10）	无	MMP2、MMP9	MDA-MB-435 来源的乳腺肿瘤	靶向治疗
			KS1767 来源的卡波西肉瘤	
KDEPQRRSARLSAKPAPPKPEPKPKKAPAK（31）	F3	核仁素	HL-60 人白血病肿瘤	不详
			MDA-MB-435 肿瘤	
CSRPRRSEC（9）			HPV16 诱导的发育异常皮肤	
CGKRK（5）和 CDTRL（5）			HPV16 诱导的发育异常皮肤	不详
			乳腺肿瘤	
CKAAKNK（7）	KAA	不详	胰腺肿瘤	不详
CKGAKAR（7）	KAR			
CRGRRST（7）	RGR	PDGF-β	胰腺肿瘤	
			血管岛	
CRGDK/RGPD/EC（9）	iRGD	αv 整合素和 NRP-1	多种肿瘤	靶向诊断和治疗
CPRECESIC（9）		氨肽酶 A	EF43-FGF4 来源的乳腺肿瘤	靶向治疗
			MDA-MB-435 来源的乳腺肿瘤	
CGNSNPKSC（9）	GX1	不详	胃癌	靶向诊断和治疗
SVSVGMKPSPRP（12）	SP5-52	不详	多种肿瘤	靶向治疗

注：NRP-1（neuropilin-1），神经纤毛蛋白 1。

在上述众多的肿瘤血管靶向肽中，研究最多的是 RGD 肽和 NGR 肽。RGD 肽识别肿瘤血管内皮细胞高表达的 v3 和 v5 整合素后，与整合素交联，实现对肿瘤血管的靶向。整合素分子在正常细胞上仅有微量的表达，而在肿瘤细胞和肿瘤血管内皮细胞上呈现过表达的趋势。NGR 肽识别并结合到多种肿瘤血管内皮细胞中过度表达的氨肽酶 N（APN，也称为 CD13）上，也具有较好的肿瘤选择性。

在抗肿瘤研究中，血管靶向肽可以和药物偶联，实现药物的主动靶向性。将 RGD 肽（GSSSGRGDSPA）耦合至聚乙二醇（PEG）修饰的硬脂酸胶束后，过表达整合素的肿瘤对其摄取增加，从而使得胶束携带的药物（多柔比星）更多地进入肿瘤细胞[3]。另有研究通过用环状 RGD 肽 c（RGDyK），靶向递送含有疏水性化疗药的胶束到达过度表达整合素的癌细胞[4]。也有将 NGR 肽偶联到铂类抗癌药物，以提高肿瘤内的定位和结合的报道[5]。NGR 和（或）STR-R4 肽，附着于脂质体上 PEG 的末端，提高了 CD13 阳性细胞对脂质体的摄取[6]。基于以上研究结果，RGD-环化五肽盐西仑吉肽（EMD 121974）被用于非小细胞肺癌、神经胶质瘤、头颈部癌和前列腺癌的治疗中。表 5-2 列举了几项 RGD 肽和 NGR 肽的临床试验。另有临床研究通过 RGD 或 NGR 肽连接 TNF，得到 NGR-hTNF，目前正在进行Ⅱ～Ⅲ期临床试验，包含的癌肿有卵巢癌、肺癌、结肠癌和其他癌症（表 5-2）。使用 NGR-hTNF 的肝癌患者可以获得 8.9 个月的中位生存期（平均为 6 个月）[7]。

表 5-2 RGD 和 NGR 肽在肿瘤中开展的临床试验（选取部分有代表性的）

肿瘤血管靶向肽	肿瘤类型	临床试验	研究中心	开始时间（年）
RGD 肽（西仑吉肽、δ24-RGD、δ24-RGD 4C、RGD-K5）	恶性黑色素瘤	Ⅱ期	M.D. 安德森癌症中心	2004
	前列腺癌	Ⅱ期	密歇根大学医学中心	2005
	头颈部恶性肿瘤	Ⅰ期和Ⅱ期	梅克，长庚医学院附设医院	2008
	肺部肿瘤	Ⅰ期和Ⅱ期	梅克，曼海姆大学医院	2010
	脑恶性肿瘤	Ⅰ期	M.D. 安德森癌症中心	2010
		Ⅱ期	伊拉斯谟大学医学中心	2013
	头颈部鳞癌	Ⅱ期	伊拉斯谟大学医学中心	2019
	实体瘤	NA	厦门大学附属第一医院	2022
	乳腺癌、前列腺癌、脑肿瘤	Ⅰ期	北京协和医院	2022
	肺癌	NA	福建医科大学附属第一医院	2022
NGR 肽（NGR-hTNF）	肺癌	Ⅱ期	莫尔梅德有限公司	2006
	结肠癌	Ⅱ期	莫尔梅德有限公司	2006
	肝癌	Ⅱ期	莫尔梅德有限公司	2006
	小细胞肺癌	Ⅱ期	人类医疗研究所	2007
	结直肠癌	Ⅱ期	人类医疗研究所	2007
	软组织肉瘤	Ⅱ期	列昂・贝拉尔中心	2007
	转移性实体瘤	Ⅰ期	Humanitas 临床研究院	2009
	肉瘤	Ⅱ期	莫尔梅德有限公司	2010
	卵巢癌	Ⅱ期	莫尔梅德有限公司	2011
	间皮瘤	Ⅱ期和Ⅲ期	莫尔梅德有限公司	2011
	实体瘤	Ⅰ期	明斯特大学医院	2016
	卵巢癌	Ⅱ期	圣拉斐尔医院	2019

注：NA（not applicable），不适用。

1.2 肿瘤细胞穿膜肽

肿瘤细胞穿膜肽（cell-penetrating peptide，CPP）是指一类能够穿透肿瘤细胞的肽段，一般少于 30 个氨基酸，其中碱性氨基酸占多数。CPP 数据库（http：//crdd.osdd.net/raghava/cppsite/）建立于 2012 年，其中包含约 1855 种 CPP 序列，并将不断扩展。目前已提出了很多 CPP 的跨膜机制，主要包括三类：第一类是通过静电作用直接渗透进入细胞膜。具体过程为未折叠的 CPP 首先与细胞膜表面通过静电方式结合，直接跨过细胞膜，接着在分子伴侣的帮助下发生重折叠[8]。这是根据早期研究结果，认为 CPP 是非温度依赖、非能量依赖、非受体依赖的非经典内吞方式的跨膜机制。第二种跨膜机制是通过形成某种跨膜结构发生转导进入细胞。这类机制包括三种可能的模式[9]：反转微团模式、地毯模式和打孔模式。第三种跨膜机制是内吞作用介导入膜，这类机制是在发现 CPP 跨膜过程中涉及内吞作用后提出的[10]。

由于 CPP 能够在不损伤细胞的情况下运输各种“货物”，因此它们被用于促进药物分子、核苷酸、蛋白质和肽的细胞内传递。根据 CPP 有无靶向性，将其分成以 TAT 为代表的非靶向穿膜肽和以 iRGD 为代表的靶向穿膜肽（cell penetrating homing peptide，CPHP）。

（1）非靶向穿膜肽：TAT 蛋白转导肽是人类免疫缺陷病毒 1 型（human immunodeficiency virus type 1，HIV-1）编码的一段富含碱性氨基酸、带正电荷的多肽，属于蛋白转导域家族的一员[11]。研究发现其全长序列及 11 个碱性氨基酸富集区的核心肽段（YGRKKRRQRRR）不仅在包括蛋白质、多肽及核酸等多种外源生物大分子的跨膜转导过程中具有重要作用，而且能够携带这些外源生物大分子穿透活体细胞的各种生物膜性结构（如细胞膜和血脑屏障等）进入胞内并发挥生理功能，但其跨膜转导机制仍不十分明确。它具有穿透细胞的功能，但缺少肿瘤靶向性，有学者证明它和其他药物（如肽段、化疗药物）形成复合物后有协同效果。

（2）靶向肽与 CPP 偶联：如果有些药物与靶向肽偶联以后并没有达到预想的抗肿瘤效果，可能原因是其内化效率较低。为了克服上述偶联物的不足，有研究者将肿瘤穿膜肽（TTP）和 CPP 通过柔性氨基酸相连，形成靶向-穿透双功能肽，如 GRD-Tat、PEGA-pVEC、gHo-pVEC 等。将 TTP 和 CPP 偶联，可以具有靶向性和穿透性的双重功能；以这些肽作为载体形成的偶联物还可以特异性地将基因、化疗药物带入肿瘤细胞内，从而达到杀灭肿瘤细胞的目的[12]。表 5-3 中列举了多种 TTP 和 CPP 的偶联模式。

表 5-3　肿瘤靶向肽与细胞穿膜肽联合应用

序列（氨基酸个数）	名称	类型	靶点	筛选方法
GRKKRRQRRRPPQ（13）	TAT	CPP	所有细胞	直接靶向
LLIILRRRIRKQAHAHSK（18）	pVEC	CPP	所有细胞	直接靶向
FCDGFYACYKDV（12）	ANHP	TTP	乳腺癌细胞、卵巢癌细胞、结肠癌细胞	噬菌体展示
LGASWHRPDKCCLGYQKRPLP（21）	DIV1	TTP	淋巴瘤细胞	噬菌体展示
LGASWHRPDK（10）	DV3	TTP	淋巴瘤细胞	噬菌体展示
CPGPEGAGC（9）	PEGA	TTP	乳腺血管和肿瘤、癌前乳腺组织	噬菌体展示
CREKA（5）		TTP	乳腺癌细胞（MCF7）	噬菌体展示

（3）CPHP：2009 年伯纳姆医学研究所癌症研究中心的研究者将焦点放在了一种同时具有靶向和穿膜功能的 CPHP 上[13]。表 5-4 列出了几种 CPHP。

表 5-4　靶向穿膜肽

序列（氨基酸个数）	名称	靶点	筛选方法
CTPSPFSHC（9）	TCP-1	结直肠癌	噬菌体展示
SFHQFARATLAS（12）	HAP-1	滑膜细胞	噬菌体展示

续表

序列（氨基酸个数）	名称	靶点	筛选方法
HIQLSPFQSWR（11）	HAP-2	滑膜细胞	噬菌体展示
LKKP（4）		粒细胞白血病细胞（K562）	合成肽库
EPKK*（4）		胚胎干细胞	合成肽库
ELK*K*（4）		原始单核细胞	合成肽库
PYEE（4）		无黑色素的恶性黑色素瘤细胞（ARN8）	合成肽库
HMGN2-N F3（31）	F3	淋巴内皮细胞（HL-60 和 MDA-MB-435）	噬菌体展示
PFSSTKT（7）	BMHP1	神经干细胞	噬菌体展示
CTVALPGGYVRVC（13）	Pep42	恶性黑色素瘤	噬菌体展示
DWRVIIPPRPSA（12）	CAP	软骨细胞	噬菌体展示
CDCRGDCFC（9）	RGD-4C	血管源性	噬菌体展示
CRGDK/RGPD/EC（11）	iRGD	不同肿瘤	直接靶向
cRGDf（NMeV）（5）	cRGD	血管源性	直接靶向
NGR（3）	NGR	血管源性	噬菌体展示

注：K*指 *N*-烷基-甘氨酸-赖氨酸样的类肽。

肿瘤血管生成过程中血管内皮细胞选择性地大量表达整合素受体，早在 1984 年已经确认含 RGD（精氨酸-甘氨酸-天冬氨酸）的序列肽段可以与肿瘤血管内皮细胞上的 αvβ3 受体结合。目前已经有很多研究表明，经 RGD 靶向肽修饰的纳米载体可以将药物、干扰小 RNA（siRNA）、造影剂等投递到肿瘤血管处。然而，肿瘤血管靶向只是将药物载体聚集于肿瘤血管内及其附近的组织，药物载体如何跨越血管壁，并有效地穿透到肿瘤实质仍然是目前肿瘤靶向治疗的主要障碍。

2009 年美国加州大学的学者通过一系列研究确认氨基酸 C 端序列为 R/KXXR/K 的短肽是肿瘤组织内广泛高表达的神经纤毛蛋白 1（neuropilin-1，NRP-1）受体的特异性配体[14]。他们称"氨基酸 C 端序列为 R/KXXR/K"的位点效应为 C 端法则（CendR）。CenR 序列和 NRP-1 的相互作用是药物克服生理屏障，促使其在组织内穿透的最关键因素。例如，VEGF-165 的 C 端序列为 R/K/XXR/K，因而其符合 CendR 法则，VEGF-165 与 NRP-1 受体结合，促进了其血管穿透性。研究者经过深入研究发现在既含肿瘤靶向血管肽 RGD 又符合 CendR 渗透法则的序列中，CRGDK/RGPDC 环肽与肿瘤细胞的亲和性最高，并能有效扩散入肿瘤组织和肿瘤细胞内，这种双重功能的短肽被称为 iRGD（internalizing RGD），或肿瘤穿膜肽（tumor penetrating peptide，TTP）。

肿瘤穿膜肽 iRGD 是一个由 9 个氨基酸残基组成的肿瘤特异性肽段，首先它具有血管相关肽 RGD 的功能，可与多种肿瘤细胞及肿瘤血管内皮细胞表面高表达的整合素受体特异性结合。与整合素受体结合以后，iRGD 会被肿瘤组织中的蛋白酶降解为 5 个氨基酸残基（C-R-G-D-K/R），即 C 段为精氨酸（少数情况下为酪氨酸）符合 CendR 法则，其是肿瘤细胞特异性高表达的 NRP-1 受体的配体。由于 NRP-1 是调控药物穿透进入肿瘤组织和细胞的重要通路，所以经 iRGD 修饰的药物静脉给药后，能首先通过 iRGD 靶向血管的功能使其在肿瘤部位积聚，接着 iRGD 被酶解后出现的残余肽端 CRGDK/R 与 NRP-1 受体结合，会显著提高药物在肿瘤实质内的穿透能力，促进药物分布到血管外的肿瘤细胞[15]。

该团队还构建了胃癌和卵巢癌腹膜播散模型，证明了 iRGD 腹腔给药能够靶向并穿透进入腹膜播散的肿瘤，并且比同样剂量的药物静脉注射具有明显的优势：腹腔途径给药时，药物不仅可以进入含有大血管的肿瘤组织，还可以进入含有小血管的淋巴结。另外，将 iRGD 与小分子药物共同腹腔给药时，可以增加进入肿瘤内小分子药物的浓度（右旋糖酐 300%，多柔比星 250%）；将 iRGD 与纳米粒子共同腹腔给药，也可以促进纳米粒子进入肿瘤。在腹膜播散模型中，iRGD 联合多柔比星多次给药后，该组肿瘤的重量和淋巴结数目是最少的[16]。

2019 年起南京大学医学院附属鼓楼医院肿瘤中心将 iRGD 肽或含有 iRGD 的融合蛋白通过脂质扦插的方法修饰 T 细胞后，显著增加了肿瘤组织中浸润 T 细胞的分布速度和数量[17, 18]。

2012 年针对有肝转移或者肺转移的进展期乳腺癌和前列腺癌患者，希望之城医疗中心（City of Hope Medical Center）和美国国家癌症研究所（National Cancer Institute，NCI）组织了一项关于 iRGD 联合磁共振造影剂的 Ⅰ 期临床试验。但是该研究在入组前已被撤销（原因未予公示）。

2018 年 Clinical Trials 网站上注册了一项 Ⅰb 期开放标签、多中心的临床试验，旨在评估 CEND-1（iRGD）联合吉西他滨和白蛋白结合型紫杉醇三药联合治疗转移性胰腺导管腺癌（mPDAC）的安全性、耐受性、药代动力学特性和初步疗效，对照组为 mPDAC 的一线标准疗法吉西他滨+白蛋白结合型紫杉醇。在初始阶段，iRGD 分为 4 个给药剂量，目的为筛选出最佳给药剂量。这项研究的初步结果最早在 2020 年欧洲肿瘤内科学会（ESMO）上公开，共 29 名受试者（疗效人群）入组，受试者的总体反应率为 59%（17 名），分别有 1 名和 16 名受试者表现出完整响应和部分响应。2022 年 7 月补充的试验结果在《柳叶刀·胃肠病学和肝脏病学》上发表。令人振奋的是，在 91%的受试者中，可观察到 CA19-9（目前临床公认的胰腺癌循环生物标志物）减少≥50%，并且 CEND-1 具有良好的耐受性和安全性。目前 Ⅱ 期研究正在开展，iRGD 的用量是 3.2mg/kg 体重，分别在每个给药周期的第 1 天、第 8 天、第 15 天静脉使用。

由于上述较好的结果，Cend Therapeutics 公司（https：//www.lisata.com/）开发的 CEND-1 于 2019 年及 2020 年分别获得由 FDA 授予的孤儿药和快速通道指定称号。2021 年 2 月，Cend 与齐鲁制药签订合作和许可协议，Cend 获得 1000 万美元的首付款、高达 2.2 亿美元的里程碑付款，以及相应的特许权使用费。2021 年 10 月，齐鲁制药在中国启动 CEND-1（QLC12102）治疗晚期转移性胰腺癌的 Ⅰb/Ⅱ 期临床。

该研究中心自 2013 年起又根据 iRGD 序列设计了 iNGR（CRNGRGPDC），其靶向肿瘤血管和渗透肿瘤组织的能力比 NGR 肽更强，另外它还可将偶联的纳米粒子带入肿瘤内部，从而更好地发挥纳米药物的疗效[19]。

2 肿瘤靶向肽筛选

2.1 肿瘤靶向肽数据库

肿瘤靶向肽既有来源于抗体互补决定区（CDR）的类型、模拟抗体和受体相互作用的类型，也有基于配体（如 EGFR、激素受体、整合素受体等）的肿瘤靶向肽。

Kapoor 等构建了一个基于肿瘤靶向肽的数据库 TumorHoPe（http：//crdd.osdd.net/raghava/tumorhope/）。该数据库中的多肽可以特异性识别肿瘤细胞和肿瘤相关的微环境（如新生血管）。数据库中的信息来源于已发表的论文、专利和其他数据库。TumorHoPe 的当前版本包含 744 条肽。每个条目提供了肽的综合信息，如序列、靶向的肿瘤、靶向的细胞、鉴定技术、肽受体等。此外，该数据库还收录了由肽的序列衍生出的其他各种信息，如肽的二级和三级结构、氨基酸成分及肽的物理化学性质。该数据库包含针对多种肿瘤的靶向肽，包括乳腺癌、肺癌、前列腺癌、黑色素瘤、结肠癌等；部分肽类具有一些共同的基序如特异性识别肿瘤血管的 RGD 和 NGR 基序。TumorHoPe 已经集成了诸如搜索功能、数据库浏览和肽绘图等许多基于 Web 的工具。这些工具允许用户基于氨基酸序列、电荷性、极性、疏水性来搜索肿瘤靶向肽[20]。

2.2 噬菌体展示技术

噬菌体展示技术是一项特殊的基因重组表达技术，亦是一种强大的筛选技术：将外源蛋白分子或多肽的基因克隆到丝状噬菌体基因组中，与噬菌体外膜蛋白融合表达，然后展示在噬菌体颗粒的表面。由于外源蛋白或多肽的基因型和表型统一在同一噬菌体颗粒内，因此，通过表型筛选就可以获得它的编码基因。

1990 年，Scott 等在噬菌体展示技术的基础上发展并构建了噬菌体展示随机肽库。噬菌体肽库技术是一种新兴的药物发现工具，通过噬菌体随机肽库筛选获得的肽可以作为分子载体运载药物，起到生物导弹的功能。筛选的肽也可以直接与药物靶点分子特异性结合，起到生物治疗的作用。近年来，噬菌体肽库技术已广泛应用于筛选肿瘤靶向短肽的研究中。

常用于噬菌体展示技术的噬菌体有 2 种类型：M1 线性噬菌体和 T7 噬菌体。噬菌体展示肽库是把随机短肽片段与噬菌体 P3 或 P8 基因的 N 端进行融合，通过展示技术让随机短肽得以独立表达并具有生物学功能。噬菌体肽库构建的关键环节是得到足够多的能独立表达多肽的单克隆噬菌体，以便于靶标的结合与识别。筛选的结果受多因素的影响，而合理地应用筛选方法是能得到高特异性、高亲和力多肽最重要的环节。

噬菌体展示文库由数十亿条肽组成，它可以在体内鉴定组织的特异性，从而研究疾病的特异性差异[21]。将文库注射到小鼠体内，使其进入血液循环，表达组织靶向肽的噬菌体会结合在靶组织上，然后从靶组织中提取噬菌体并通过感染合适的细菌宿主来进行扩增；将整个过程重复几次以富集对靶组织具有高亲和力的表达肿瘤靶向肽的特异性噬菌体（图 5-1）。此方法可以用于鉴定各种组织类型表达的分子标签[22]。目前采用该技术已经筛选到多种靶向特定组织（包括正常和癌性组织）的多肽。因为需要在多轮重复筛选中富集到有活性的噬菌体，该噬菌体展示图谱的筛选可能相当费时。

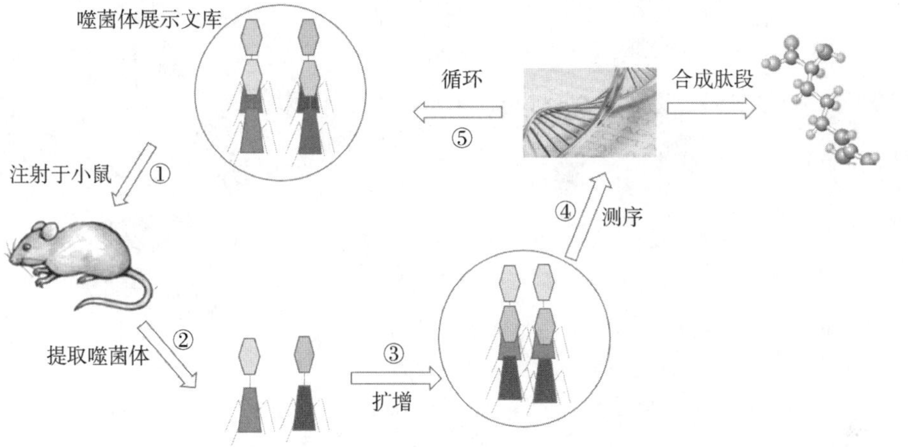

图 5-1　体内噬菌体展示技术流程

2.3　合成肽库

合成肽库（synthetic peptide library，SPL）的方法也可以用于筛选及鉴定靶向肽。SPL 方法允许筛选含有天然和非天然氨基酸的多种肽。它通常由含有 4～10 个氨基酸的短肽组成，这对于有效地选择性递送药物最为适宜。通过分裂和混合方法能够合成出数十万到数百万的肽。

SPL 是直接以氨基酸为原料，将其偶联于某些载体上或游离于溶液中小肽的集合。根据最终的存在状态将其分为固相合成肽库和液相肽库，固相 SPL 的载体可以选择聚苯乙烯微珠、棉花、滤纸和聚乙二醇等。

2.4　mRNA 展示技术

2012 年《自然通讯》（*Nature Communication*）杂志上报道了采用 mRNA 展示技术[23]筛选肿瘤穿膜肽的方法。现以此文献为例做简单介绍（图 5-2）。在体外将 DNA 文库转录成 RNA 文库，把 RNA 的 3′端和带有嘌呤霉素的连接子结合使之与 RNA 文库在无细胞翻译体系中共翻译，随后可以得到一个含有嘌呤霉素锚定的随机化肽-mRNA-cDNA 嵌合分子文库。将 Jurkat、CHO 或 HeLa 等肿瘤细胞与该展示文库溶液的培养基共孵育 1 小时。采用酶联免疫吸附分析（ELISA）、磁珠法等，分离含有目标肽的肽-mRNA-cDNA 嵌合分子，洗脱后加酶分解得到 cDNA，将其进行聚合酶链反应（PCR），所得产物进入下一轮循环，经过多次循环，目标肽及其编码的基因序列最终得到富集和分离，部分氨基酸序列被鉴定为 CPP 的主要候选物。将得到的具有 15 个氨基酸长度的 CPP 与异硫氰酸荧光素（FITC）结合，采用 Jurkat、CHO 和 HeLa 细胞验证肽的功能。基于该项研究，研究者通过尝试不同细胞起源的恶性肿瘤系，筛选和鉴定了 47 条对人肿瘤细胞具有独特穿透性的 CPP。

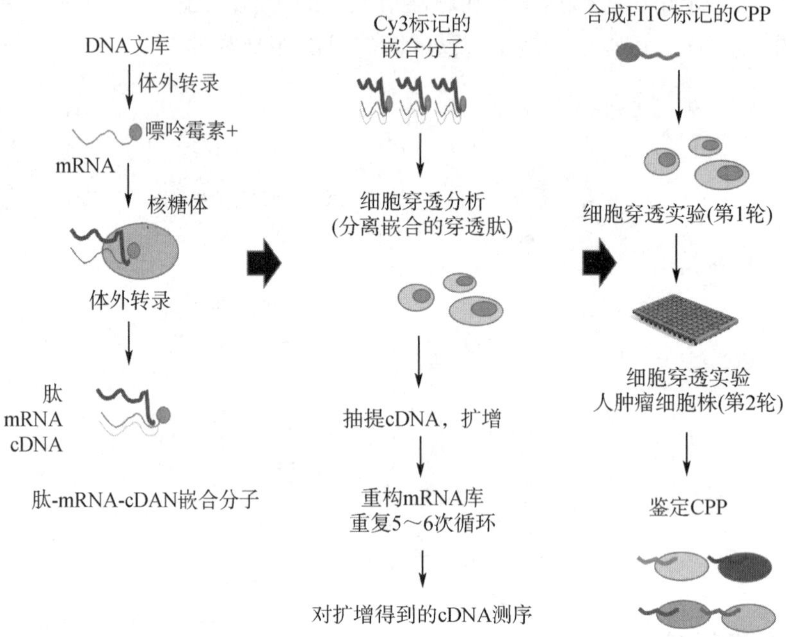

图 5-2　mRNA 展示技术筛选肿瘤细胞穿透归巢肽

2.5　软件模拟

Sharma 等[24]利用 TumorHPD 网络服务器分析了大量 TTP 和非 TTP 的数据。在初步分析这些数据时，研究者观察到某些残基存在于肿瘤靶向肽中的比例高于其他残基，并且在特定位置存在“优选氨基酸”，如 C、R、G、W、P、L 和 S 在 TTP 中更丰富。为了理解 N 端和 C 端残基的偏好，研究者计算并比较了 TTP 和非 TTP 的 N 端和 C 端残基的氨基酸组成（AAC）百分比。然而，在末端残基中没有发现 AAC 的任何显著性差异。另外在特定位置，存在某些优选残基，比如在 N 端第一位置的 C、A、S、G；在 N 端第二位置的 G、R、P、E 等。类似地，在 C 端 P、R、C、N 和 S 等是优选残基。

基于这些观察，研究者开发了软件来区分 TTP 和非 TTP 的模型，并已经开发使用了 AAC、二肽组成（DPC）和二元图谱（BPP）等支持向量机（SVM）模型。由于二元谱有包括关于频率及氨基酸顺序的信息，基于 BPP 的方法较其他方法执行得更好。基于上述方法，研究者已经开发了 TumorHPD 在线服务（http://crdd.osdd.net/raghava/tumorhpd/），TumorHPD 是用于预测 TTP 的第一种计算机模拟方法。

另外有一套依据著名的热点理论[25]实现的靶向肽设计方法，其仅需要支架片段文库和一些关键的锚定残基就可以设计靶向多种蛋白的肽配体。

以 hPD-1 为例介绍该靶向肽的设计方法。关键锚点 hPD-L1[蛋白质数据库（PDB）代码：4ZQK]的残基为 Y56、R113、A121、D122 和 Y123，这 5 个残基对 hPD-L1 与 hPD-1 的结合具有很大的影响。支架片段文库由 109 805 个螺旋和 123 230 个链片段组成。受到 5 个锚的位置和支架片段结构特征的限制，研究者从支架文库中选择 31 个链和 56 个螺旋以承载锚 A121、D122、Y123、Y56 和 R113 的组合，形成 513 个支架对。513 个支架对随后被重塑和精制为连续肽，选择其中 4 个肽并化学合成用于后续的生化验证[26]。用基于表面等离子体共振（surface plasmon resonance，SPR）的方法检测肽和 hPD-1 的结合亲和力。四种肽的 K_D 值均不大于 5μmol/L，最有效的肽 Ar5Y_4 具有（1.38±0.39）μmol/L 的 K_D 值，表明这种方法能够设计出具有理想亲和力的肽配体。在四种肽中，肽 Ar5Y_4 具有最高结合亲和力，代表它是最有效的 hPD-1 结合肽。后续研究验证了肽 Ar5Y_4 是有希望的 hPD-1 抑制剂，且有待进一步优化。

3 肿瘤靶向肽的应用

21 世纪以来，进入临床试验的、用于肿瘤诊疗的肽类药物占全部肽类药物的 18%，而靶向肽是其中研究较多的一类。靶向肽不仅可以作为激动剂或拮抗剂用于肿瘤的治疗，还能够协助放射性核素、细胞毒性药物、显像剂、造影剂及纳米载体（如纳米粒子、脂质体、胶束）完成靶向传输，为肿瘤的诊疗开辟新的途径（图 5-3）。下面简要介绍肿瘤靶向肽在抗肿瘤治疗中的几种常见应用。

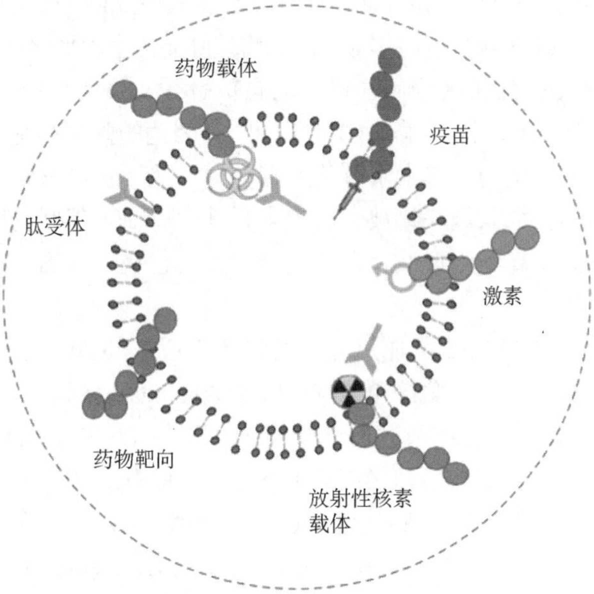

图 5-3 肽类药物在肿瘤中的应用

3.1 连接核素

放射性核素肽受体介导治疗（PRRT）是将生长抑素类似物与放射性核素（放射性物质）组合以形成放射性标记的生长抑素类似物或放射性肽的分子[27]。生长抑素类似物是市场上唯一批准的用于癌症治疗的多肽[28]，包括奥曲肽在内的生长抑素强效类似物。大多数神经内分泌肿瘤都过表达生长抑素受体，并且肿瘤组织的生长抑素受体密度远高于非肿瘤组织。因此，生长抑素受体是放射性标记的生长抑素类似物递送放射性核素的较好靶标。

有报道指出，生长抑素受体亚型 2（SST_2）与受体激动剂特异性结合后，能以快速、有效、可逆的方式内化到细胞中。这种分子过程可能是造成放射性标记生长抑素类似物结合靶细胞后，实现放射性核素高浓度和长时间摄取的原因。在 20 世纪 80 年代末，^{111}In-DTPA-奥曲肽（Octreoscan）是第一种可用的放射性标记的生长抑素类似物，它迅速成为诊断生长抑素受体阳性神经内分泌肿瘤的金标准[29]。过去十年中已开发了许多基于肽的示踪剂来靶向生长抑素受体。Octreoscan 和 NeoTect（^{99m}Tc 雷普肽）是市场上唯一由美国 FDA 批准的放射性示踪剂[30]。除此以外，不同的生长抑素类似物不仅可用于治疗目的，当标记上 ^{68}Ga 和 ^{64}Cu 时，还可用于肿瘤正电子发射计算机体层显像（PET/CT）[31]。

3.2 连接药物

利用靶向肽对肿瘤的主动靶向性，将肽与药物偶联形成肽-药物偶联物，可以实现药物的靶向投递，近几年这种偶联策略也不断涌现。

RGD 和 NGR 肽由于作用靶点明确、特异性高，常被用作靶向载体。有将 NGR 和多柔比星偶联，形成 NGR-多柔比星复合物的报道，并在动物实验中取得了较为满意的结果[32]。NGR-LDP-PYM 是利用 NGR-LDP 融合蛋白作为支架，将抗肿瘤抗生素平阳霉素（pingyangmycin，PYM）偶联于其上形成的蛋白-药物偶联物。该偶联物不仅保留了 PYM 的部分细胞毒活性和 DNA 切割活性，而且可以特异地与 CD13/APN 高表达的肿瘤细胞结合，此外，偶联作用还可显著增强 PYM 抵抗博来霉素水解酶的能力[33]。为了提高喜树碱类化疗药物的治疗效果，一系列 RGD 肽-喜树碱偶联物被合成出来，其中有 2 个偶联物因为具有高受体亲和力、高肿瘤细胞黏附力、高细胞毒性及良好的稳定性，正在进行临床前的体内疗效和急性毒性评价[34]。

如本章前文所述，2009 年美国加州大学的学者报道了 iRGD，该序列既包含 RGD 基序，又包含在血管生成、心血管发育和感应血管渗透性方面发挥着重要作用的靶向 NRP-1 的 R（K）XXR（K）基序。iRGD 通过三步进入肿瘤细胞，首先 iRGD 的 RGD 基序和肿瘤血管整合素 αvβ3、αvβ5 结合；然后在蛋白酶的作用下，暴露出 RGDK 基序；最后和 NRP-1 结合，穿透细胞膜进入细胞。iRGD 和其他药物联合使用，可以提高多种药物如小分子化合物（多柔比星）、纳米药物和单克隆抗体的疗效指数，用 IRDye 800CW、DOTA 标记的 iRGD 可以靶向肿瘤显像。

3.3 连接纳米粒子

纳米药物载体因具有高通透性和滞留效应（enhanced permeability and retention effect，EPR effect）、胞吞效应及药物的缓释效应[35]等优点，目前已有多项获得 FDA 批准应用，如多柔比星脂质体（CAELYX）、紫杉醇脂质体（TAXOSOMES）、白蛋白结合紫杉醇纳米粒混悬液（ABRAXANE）等。将肿瘤靶向肽构建在纳米粒子上，可以在 EPR 效应被动靶向的基础上增加主动靶向性，提高纳米粒子的抗肿瘤效果。

以肿瘤穿膜肽 iRGD 举例：南京大学医学院附属鼓楼医院肿瘤中心通过化学反应合成了具有不同聚乙烯基吡咯烷酮（PVP）嵌段长度的聚（ε-己内酯）-b-聚（*N*-乙烯基吡咯烷酮）（PCL-b-PVP）纳米载体，其末端易于翻译成羟基或醛，可以用于缀合各种功能部分，如荧光染料、生物素肼和肿瘤穿膜肽 iRGD。因此，通过这些官能化的 PCL-b-PVP 共聚物来制备修饰肿瘤穿膜肽 iRGD 的 PCL-PVP 纳米颗粒。研究发现，PCL-PVP 纳米颗粒表面上的 iRGD 可促进纳米颗粒在肿瘤部位的积累并增强其在肿瘤组织中的渗透，这两者均改善了负载紫杉醇的纳米颗粒在阻碍肿瘤生长和延长 H22 荷瘤小鼠生存期方面的功效[36]。

4　总结与展望

肽是蛋白质-蛋白质相互作用的基础，虽然肽类药物存在着诸如半衰期相对较短、靶向性不如抗体及配体等局限性，然而其优势也是非常明显的，表现为对特定分子靶点有高度特异性、易于高通量筛选、易于合成和操作性强、低免疫原性、组成肽链的氨基酸可随意组合及易于设计针对不同靶点的靶向肽。

与肿瘤细胞不同，肿瘤血管内皮细胞具有良好的遗传稳定性，很少产生耐药性，使肿瘤血管成为靶向肽筛选的理想目标，目前已有多个肿瘤血管靶向肽进入临床试验。兼具肿瘤靶向及穿透功能的靶向穿膜肽 CEND-1 由于在胰腺癌中较好的临床试验结果，于 2019 年及 2020 年分别获得由 FDA 授予的孤儿药和快速通道称号。

靶向肽还可以和其他药物、核素或载药体系组装，实现药物的靶向运输。这些优点使得肽在肿瘤诊断和靶向治疗方面有着独特优势。我们相信未来的肿瘤靶向肽将作为高效的生物药物输送载体，在肿瘤的预防、检测及治疗中发挥重要作用。

参考文献

[1] Thayer AM. Improving Peptides. Chem Eng News，2011，89：13-20.

[2] Pechon P，Tartar A，Dunn MK，2010. Development trends for peptide therapeutics. San Diego：Peptide Therapeutics Foundation.

[3] Cai LL，Liu P，Li X，et al. RGD peptide-mediated chitosan-based polymeric micelles targeting delivery for integrin-overexpressing tumor cells. Int J Nanomedicine，2011，6：3499-3508.

[4] Jiang X，Sha X，Xin H，et al. Self-aggregated pegylated poly（trimethylene carbonate）nanoparticles decorated with c（RGDyK）peptide for targeted paclitaxel delivery to integrin-rich tumors. Biomaterials，2011，32（35）：9457-9469.

[5] Ndinguri MW，Solipuram R，Gambrell RP，et al. Peptide targeting of platinum anti-cancer drugs. Bioconjug Chem，2009，20（10）：1869-1878.

[6] Takara K，Hatakeyama H，Ohga N，et al. Design of a dual-ligand system using a specific ligand and cell

penetrating peptide，resulting in a synergistic effect on selectivity and cellular uptake. Int J Pharm，2010，396（1-2）：143-148.

[7] Santoro A，Pressiani T，Citterio G，et al. Activity and safety of NGR-hTNF，a selective vascular-targeting agent，in previously treated patients with advanced hepatocellular carcinoma. Br J Cancer，2010，103（6）：837-844.

[8] Veach RA，Liu D，Yao S，et al. Receptor/transporter-independent targeting of functional peptides across the plasma membrane. J Biol Chem，2004，279（12）：11425-11431.

[9] Lundberg P，Langel U. A brief introduction to cell-penetrating peptides. J Mol Recognit，2003，16（5）：227-233.

[10] Richard JP，Melikov K，Vives E，et al. Cell-penetrating peptides. A reevaluation of the mechanism of cellular uptake. J Biol Chem，2003，278（1）：585-590.

[11] Becker-Hapak M，McAllister SS，Dowdy SF. TAT-mediated protein transduction into mammalian cells. Methods，2001，24（3）：247-256.

[12] Liu K，Wang X，Fan W，et al. Degradable polyethylenimine derivate coupled to a bifunctional peptide R13 as a new gene-delivery vector. Int J Nanomedicine，2012，7：1149-1162.

[13] Svensen N，Walton JG，Bradley M. Peptides for cell-selective drug delivery. Trends Pharmacol Sci，2012，33（4）：186-192.

[14] Kluza E，van der Schaft DW，Hautvast PA，et al. Synergistic targeting of alphavbeta3 integrin and galectin-1 with heteromultivalent paramagnetic liposomes for combined MR imaging and treatment of angiogenesis. Nano Lett，2010，10（1）：52-58.

[15] Sugahara KN，Teesalu T，Karmali PP，et al. Tissue-penetrating delivery of compounds and nanoparticles into tumors. Cancer Cell，2009，16（6）：510-520.

[16] Sugahara KN，Scodeller P，Braun GB，et al. A tumor-penetrating peptide enhances circulation-independent targeting of peritoneal carcinomatosis. J Control Release，2015，212：59-69.

[17] Ding N，Zou Z，Sha H，et al. iRGD synergizes with PD-1 knockout immunotherapy by enhancing lymphocyte infiltration in gastric cancer. Nat Commun，2019，10（1）：1336.

[18] Du S，Sha H，Ding N，et al. Lipophilic recombinant-protein insertion endows lymphocytes with enhanced targeting-infiltration ability in EGFR positive cancer. Cell Immunol，2021，365：104376.

[19] Alberici L，Roth L，Sugahara KN，et al. *De novo* design of a tumor-penetrating peptide. Cancer Res，2013，73（2）：804-812.

[20] Kapoor P，Singh H，Gautam A，et al. TumorHoPe：a database of tumor homing peptides. PLoS One，2012，7（4）：e35187.

[21] Rajotte D，Arap W，Hagedorn M，et al. Molecular heterogeneity of the vascular endothelium revealed by *in vivo* phage display. J Clin Invest，1998，102（2）：430-437.

[22] Zhang L，Giraudo E，Hoffman JA，et al. Lymphatic zip codes in premalignant lesions and tumors. Cancer Res，2006，66（11）：5696-5706.

[23] Kondo E，Saito K，Tashiro Y，et al. Tumour lineage-homing cell-penetrating peptides as anticancer molecular delivery systems. Nat Commun，2012，3：951.

[24] Sharma A，Kapoor P，Gautam A，et al. Computational approach for designing tumor homing peptides. Sci Rep，2013，3：1607.

[25] Thorn KS，Bogan AA. ASEdb：a database of alanine mutations and their effects on the free energy of

binding in protein interactions. Bioinformatics，2001，17（3）：284-285.

[26] Li Q，Quan L，Lyu J，et al. Discovery of peptide inhibitors targeting human programmed death 1（PD-1）receptor. Oncotarget，2016，7（40）：64967-64976.

[27] Nicolas G，Giovacchini G，Muller-Brand J，et al. Targeted radiotherapy with radiolabeled somatostatin analogs. Endocrinol Metab Clin North Am，2011，40（1）：187-204，ix-x.

[28] Strowski MZ，Blake AD. Function and expression of somatostatin receptors of the endocrine pancreas. Mol Cell Endocrinol，2008，286（1-2）：169-179.

[29] Rufini V，Calcagni ML，Baum RP. Imaging of neuroendocrine tumors. Semin Nucl Med，2006，36（3）：228-247.

[30] Bushnell DL，Menda Y，Madsen MT，et al. ^{99m}Tc-depreotide tumour uptake in patients with non-Hodgkin's lymphoma. Nucl Med Commun，2004，25（8）：839-843.

[31] Baum RP，Prasad V，Hommann M，et al. Receptor PET/CT imaging of neuroendocrine tumors. Recent Results Cancer Res，2008，170：225-242.

[32] Arap W，Pasqualini R，Ruoslahti E. Cancer treatment by targeted drug delivery to tumor vasculature in a mouse model. Science，1998，279（5349）：377-380.

[33] Li B，Zheng YB，Li DD，et al. Preparation and evaluation of a CD13/APN-targeting and hydrolase-resistant conjugate that comprises pingyangmycin and NGR motif-integrated apoprotein. J Pharm Sci，2014，103（4）：1204-1213.

[34] Dal Pozzo A，Esposito E，Ni M，et al. Conjugates of a novel 7-substituted camptothecin with RGD-peptides as alpha（v）beta（3）integrin ligands：an approach to tumor-targeted therapy. Bioconjug Chem，2010，21（11）：1956-1967.

[35] Petros RA，DeSimone JM. Strategies in the design of nanoparticles for therapeutic applications. Nat Rev Drug Discov，2010，9（8）：615-627.

[36] Zhu Z，Xie C，Liu Q，et al. The effect of hydrophilic chain length and iRGD on drug delivery from poly（epsilon-caprolactone）-poly（N-vinylpyrrolidone）nanoparticles. Biomaterials，2011，32（35）：9525-9535.

第六章　抗肿瘤单克隆抗体制备策略

19 世纪末，人们发现使用相应抗原免疫动物后，获得含有多克隆抗体的动物抗血清可以用于治疗早期的肺炎、白喉、麻疹等传染病，从而开启了抗体治疗时代。1975 年杂交瘤技术的问世，使抗体技术发展进入单克隆抗体的新时代，但鼠源单克隆抗体会产生人抗鼠抗体（human anti-mouse antibody，HAMA）反应，限制了其在临床上的应用。20 世纪 70 年代，日本医学家利根川进在基因水平探讨了抗体的多样性形成机制，证实了免疫球蛋白（Ig）基因结构，并获得了 1987 年诺贝尔生理学或医学奖。之后，随着分子生物学技术的发展，人们开始对抗体进行改造，先后出现了嵌合抗体和人源化抗体，很大程度上解决了鼠抗 HAMA 反应的问题。20 世纪 90 年代以后，随着 PCR 技术、抗体库技术和转基因技术的发展，治疗性单抗得以实现全人源化改造，目前在临床上，尤其是在肿瘤、自身免疫性疾病和感染类疾病的治疗方面得以广泛应用。本章将主要探讨抗肿瘤单克隆抗体的开发和制备策略。

1　基于动物免疫的抗体制备策略

1.1　杂交瘤抗体技术

1975 年德国医学家 Kohler 和英国医学家 Milstein 开展了一项具有划时代意义的新技术，他们首次在体外通过将绵羊红细胞免疫的小鼠脾细胞和小鼠骨髓瘤细胞融合，成功获得了杂交瘤细胞[1]，经过筛选扩大培养后这种杂交瘤细胞可以产生只针对某一特定抗原决定簇的抗体，称为单克隆抗体。这种将能无限大量繁殖的肿瘤细胞与能产生抗体的 B 细胞融合，形成既能无限增殖又能产生特异性抗体的技术称为杂交瘤技术。

杂交瘤技术的主要流程可以概括如下：①将免疫动物的脾细胞和无限增殖的瘤细胞融合得到杂交瘤细胞；②以分泌目标抗体为限制条件，筛选得到的杂交瘤细胞；③扩大培养分泌目标抗体的杂交瘤细胞，使之单克隆化；④运用体外培养或体内诱导法，分离提纯以获得大量的目标单克隆抗体（图 6-1）。

传统的杂交瘤技术具有生产成本较低、可持续性生产、操作性较好等优点，目前仍然是制备单克隆抗体的主要方法之一。通过杂交瘤技术产生的单克隆抗体具有纯度高、效价高、特异性好的特点，广泛应用于生物医药、临床诊断和治疗中。但杂交瘤技术也存在一些问题：①是否有合适的骨髓瘤细胞系决定了能否有目标单克隆抗体产生；②融合形成的杂交瘤细胞也可能低产，导致难以筛选分离培养；③因基因不稳定性导致一些难以预料的问题；④因鼠源性抗体的免疫原性，产生 HAMA 反应，导致机体免疫损伤[2]；⑤不能有效激活补体系统且在体内的半衰期较短而起不到良好的免疫效应作用[3]。

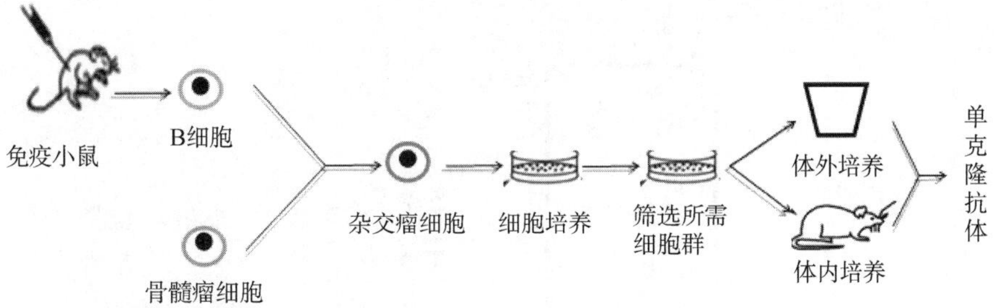

图 6-1　杂交瘤技术操作流程

1.2　人源化抗体

由于单克隆抗体大多数是鼠源性的，在人体内可诱导产生 HAMA 反应，限制了单克隆抗体在临床中的应用。随着基因工程技术的发展及对各类抗体结构、功能和编码基因认识的深入，可通过将异源抗体中与抗原结合的相关氨基酸结构和人抗体相互组合拼接构成经人源化改造的抗体，以减轻异源性抗体的免疫副作用。

目前对 Ig 分子结构已经有较清楚的认识，Ig 分子的基本结构是一“Y”形的四肽链结构，由两条相同的重链（heavy chain，H）和两条相同的轻链（light chain，L）借助二硫键连接起来。其中在多肽链的 N 端，占轻链的 1/2、重链的 1/4 氨基酸序列随抗体的不同而有所变化，称为可变区（variable region，VR；V 区），重链和轻链的可变区分别称为 V_H 和 V_L，各有 3 个氨基酸排列顺序高度可变的区域，称为高变区（hypervariable region，HVR），高变区是抗原与抗体特异性结合的位点，其与抗原表位在空间结构上互补，又称为互补决定区（complementarity determining region，CDR）。可变区中的 4 个非高变区部位氨基酸排列较为固定，形成骨架结构夹持着 CDR，故称为骨架区（frame work region，FR）。恒定区（constant region，CR；C 区）在多肽链的 C 端，占轻链的 1/2、重链的 3/4，其氨基酸数量、种类、排列顺序均较稳定，不同 Ig 分子的 C_H（重链的 C 区）长度不一，可以为 CH1-3 或 CH1-4。

抗体的结构决定其作用机制，其 Fab 段可以识别各种靶点，从而决定抗体对抗原的特异性识别，而 Fc 段决定抗体发挥效应的途径，主要包括抗体依赖性细胞介导的细胞毒作用（ADCC）、抗体依赖性细胞介导的吞噬作用（ADCP），以及补体依赖的细胞毒性（CDC）。ADCC 指抗体识别靶细胞表面抗原后其 Fc 段与杀伤细胞（NK 细胞、巨噬细胞、中性粒细胞等）表面的 Fc 受体结合，介导杀伤细胞直接杀伤靶细胞的一种重要机制。ADCP 是指效应细胞（单核细胞、巨噬细胞、中性粒细胞和树突状细胞等）在抗原抗体识别并活化后介导的对靶细胞的直接吞噬作用。CDC 指抗体与补体结合后形成攻膜复合物，对靶细胞发挥裂解效应。

对于鼠源性单克隆抗体的人源化改造研究过程可以分为 2 个主要的发展阶段[4]：①将鼠源性单克隆抗体的可变区和人源性抗体的恒定区相互组合，形成嵌合抗体；②仅仅保留鼠源性单克隆抗体可变区中与抗原结合的 CDR，而将 FR、恒定区均改为人源抗体的组成结构，制备形成的抗体称为 CDR 移植抗体或称改型抗体（图 6-2）。

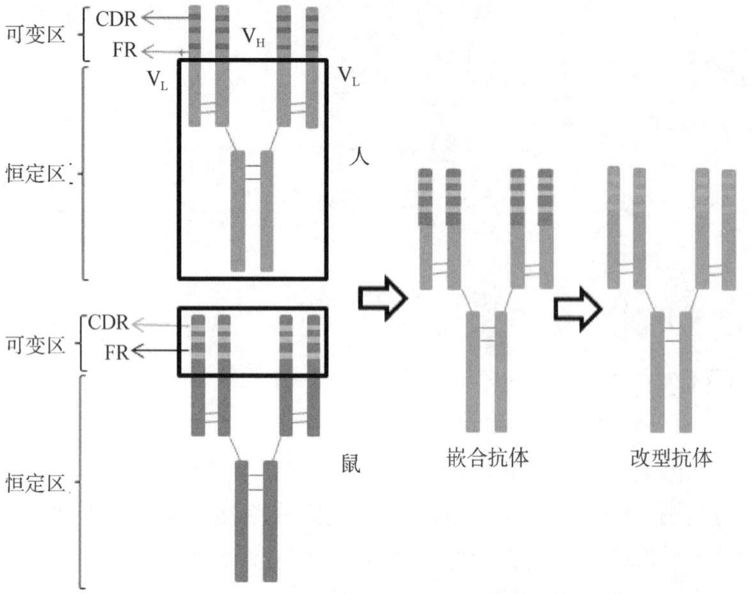

图 6-2　嵌合抗体、改型抗体的模式图

1.2.1　嵌合抗体

嵌合抗体合成的基本原理：通过利用 DNA 重组技术，将异源单抗的轻、重链可变区基因插入含有人抗体恒定区的表达载体中，转化哺乳动物细胞表达出嵌合抗体，这样表达的抗体分子中轻、重链的可变区是异源的，而恒定区是人源的，整个抗体分子的近 2/3 都是人源的。通过这样的技术合成的抗体，减少了异源性抗体的免疫原性，同时保留了亲本抗体特异性结合抗原的能力。目前嵌合抗体主要有三种应用形式：嵌合 IgG 抗体、嵌合 Fab 抗体、嵌合 F（ab′）2 抗体。嵌合 IgG 抗体含有人抗体的 Fc 段能有效介导细胞免疫及激活补体系统，但鼠源性成分较多，免疫原性大且不易穿透组织[5]，后两种抗体分子量小、穿透力强，但因不具有人抗体的 Fc 段而不能直接通过细胞毒作用发挥生物活性，可作为小分子药物载体或用于诊断试验。

1.2.2　改型抗体

改型抗体又称 CDR 移植抗体，是指抗体的恒定区部分（即 C_H 和 C_L）或抗体的全部构成均由人类抗体基因所编码而产生的抗体，可以明显减少异源抗体因其免疫原性对人类机体造成的免疫副作用。抗体可变区的 CDR 直接决定抗体的特异性，是抗体识别和结合抗原的区域。用鼠源性单抗的 CDR 移植到人源性抗体的可变区替换人源性抗体 CDR，使人源性抗体获得鼠源性单抗的抗原结合特异性，合成的重组抗体称为改型抗体，可分为完全

CDR 移植抗体、部分 CDR 移植抗体、特异决定区移植抗体三种类型。完全 CDR 移植抗体是指将鼠源性单抗的 CDR 完全移植到人源性抗体中形成的移植抗体；部分 CDR 移植抗体是指由于并不是所有 CDR 均为抗原抗体特异性结合所必需的，将抗原抗体结合所必需的 CDR 移植到人源性抗体上以实现减小免疫原性的抗体；特异决定区移植抗体是指将一个 CDR 中参与抗原识别的特异蛋白分子构成的特异决定区移植替换人源性抗体中相应区域后形成的抗体，其免疫原性有很大程度降低。然而，虽然抗原与抗体的特异性结合主要与 CDR 相关，但夹持着 CDR 的支架结构骨架区也可以通过影响 CDR 的空间构型来发挥一定的作用，因此重组抗体中鼠源 CDR 和人源骨架区相嵌的结构可能会导致抗原原有 CDR 构型的改变，从而导致结合抗原的能力下降。

1.3 全人抗体

全人抗体是目前治疗性抗体的主要开发趋势，目前生产全人抗体的技术已达到比较成熟的阶段，主要包括抗体库技术和基因工程小鼠技术。具体而言，全人抗体是指通过噬菌体展示库技术、核糖体展示库技术等抗体库技术，或者通过将编码人类抗体的全部基因通过转基因或转染色体技术转移至经过基因工程改造的抗体基因缺失的动物中而表达出人类抗体，来达到抗体全人源化的目的。全人抗体可大幅度地消除异源抗体或部分人源化抗体的免疫原性，避免过激的免疫副作用，增加抗体应用的安全性，目前已应用于诊断、检测和临床治疗中，但也面临着一些问题，如制备工艺要求较高、不同单抗经过人源化以后会出现不同程度的与抗原结合能力的下降，一般而言人源化抗体的结合力为原本的 33%～50%，在长期、大量、重复应用人源化单抗时，仍然可能会出现 HAMA 反应。

2 基于体外筛选的抗体制备策略

分子展示技术又称为克隆展示技术，可以将基因型和表现型相互结合，通过将 cDNA、寡聚核苷酸或基因组中的基因克隆在特定的表达载体中，使外源肽或蛋白质的结构域以融合表达的形式展示在表达载体的表面，被展示的多肽或蛋白质可以保持相对独立的空间结构和生物活性。依赖于细胞的展示技术有噬菌体展示技术、细胞表面展示技术、质粒展示技术，其由于经历细胞转染过程，受到细菌转化效率、包装、跨膜分泌、降解等因素的影响，筛选效率会降低。非细胞依赖的分子展示技术有核糖体展示技术、mRNA 和 DNA 展示技术等，其不受细胞转染限制，能显著增加库容量及分子多样性，具有很好的应用前景。

2.1 噬菌体展示抗体库技术

1985 年，Smith[6]通过基因工程技术首次将外源性的 DNA 片段与丝状噬菌体 PⅢ基因融合，通过转录、翻译使得外源性基因编码的多肽与噬菌体衣壳蛋白形成融合蛋白后表达在子代噬菌体表面，从而初步建立噬菌体展示技术，该技术兼顾基因型与表现型，将重组蛋白质筛选与基因筛选合二为一。1989 年英国医学家 Winter 与 Lerne 首次采用 PCR 方法克隆出人体的全部抗体基因，并重组于原核细胞表达的载体中[7]；1990 年 McCafferty 等[8]通过运用该技术结合噬菌体展示技术，成功将抗体的可变区基因在噬菌体表面表达出来，进而构建了噬菌体抗体库。噬菌体抗体库可以高通量筛选各种抗原，可以快速获得易于改造的各种抗体片段。与杂交瘤技术相似，噬菌体抗体展示库技术也是一种可以用来高效生产单克隆抗体的技术，且兼顾了抗体的人源化，在医学研究与临床诊断和治疗中得到了广泛应用。

噬菌体是一种基因数目少、结构相对简单、易于操作的以细菌为宿主的病毒，其自身具有免疫原性，可作为佐剂样颗粒增强机体的免疫应答，同时具有对外界理化因素较强的适应力和抵抗力，具有较强的稳定性，适用于大规模生产单克隆抗体[9]。目前用于构建抗体库的噬菌体主要有丝状噬菌体、λ 噬菌体、T4 噬菌体和 T7 噬菌体，其中含有完整噬菌体基因组的丝状噬菌体最常用来构建肽库，丝状噬菌体展示技术主要与两种外壳蛋白有关，一种是主要外壳蛋白 P8 蛋白，另一种是次要外壳蛋白 P3 蛋白，这两种蛋白均可作为载体来展示外源多肽或蛋白[10]，展示在噬菌体表面的外源性多肽或蛋白可保持相对独立的空间结构和生物学活性[11]。

噬菌体抗体展示库技术的操作流程可概括如下：将目标多肽或蛋白的编码基因或目的基因的片段插入到噬菌体衣壳蛋白结构基因的适当位置，表达形成外源多肽或蛋白与衣壳蛋白的融合蛋白，展示于子代噬菌体的表面。因为其具有相对独立的空间结构和生物活性，可以被靶分子识别和结合，孵育一段时间后洗去未与靶分子结合或弱结合的噬菌体，然后再用竞争性受体或酸性洗脱剂洗脱强结合力的噬菌体，将其转染宿主细胞后繁殖扩增，经过 3～5 轮的吸附—洗脱—扩增循环后使得能与靶分子特异性结合的表达特异多肽或蛋白的噬菌体得到高度的富集[12]，然后对其进行 DNA 序列分析测定，从而得到表达目标抗体的单克隆噬菌体，同时可以筛选出目标特异性抗体的可变区基因（图 6-3）。

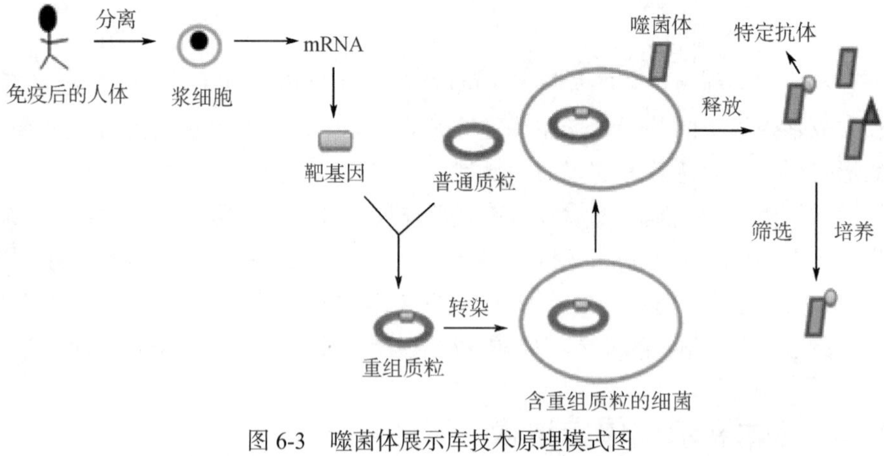

图 6-3　噬菌体展示库技术原理模式图

目前，噬菌体展示库技术广泛应用于研究蛋白质之间的相互作用关系[13]、酶的特异性及抑制剂[14]、抗体工程和抗原筛选[15]、受体结构和功能[16]等领域的研究中。该技术具有相对低廉的生产成本、良好的免疫原性、较长时间内保持稳定存在、较好的特异性和敏感性等优点，另外也存在外源性多肽重叠、肽库容量限制性、密码子限制性等问题。噬菌体抗体库在临床研究和治疗中有重要的价值，通过噬菌体抗体库生产的多种单克隆抗体已经应用于临床中。例如，用于治疗类风湿关节炎的阿达木单抗（adalimumab，商品名 Humira）、治疗系统性红斑狼疮的贝利尤单抗（belimumab，商品名 Benlysta）及抗肿瘤治疗中使用的雷莫芦单抗（ramucirumab，商品名 Cyramza）等，但该技术仍面临怎样改良才能获得更加安全有效、高特异性、高亲和力、低免疫原性抗体的问题。

2.2　酵母展示技术

酵母是单细胞的真核生物，酵母展示技术[17]的基本原理是将外源靶蛋白基因（外源蛋白）与特定的载体基因序列融合后导入酵母细胞，利用酵母细胞内蛋白转运到膜表面的机制使靶蛋白固定化表达在酵母细胞表面后得到展示，酵母展示技术继承了噬菌体展示的表现型与基因型一致和易于扩增的特性，可根据编码蛋白的特性对目的基因进行筛选，另外由于酵母细胞体积较大，可用荧光激活细胞分选仪进行筛选，该技术在展示高等哺乳动物蛋白天然构象方面有独特的优越性[18]。

2.3　核糖体展示技术

核糖体展示技术[19]是指通过加入启动子、核糖体结合位点、LOOP 结构等，采用 PCR 扩增目的基因的 DNA，之后将其置于具有偶联转录/翻译的无细胞系统中培育，使目的基因的翻译产物展示在核糖体表面，形成“mRNA-核糖体-蛋白质”的三元复合物；利用常规的免疫学检测技术[如放射免疫测定（RIA）、ELISA 等]，通过固相化的靶分子直接筛选出含有目标蛋白的三元复合物，对筛选分离得到的复合物进行分解，释放出 mRNA 后进行逆转录 PCR（RT-PCR）；开展下一轮的富集和选择，最终筛选出高亲和力的目标分子。目前已通过该技术筛选出多种抗体，如血凝素抗体、溶菌酶抗体、荧光素抗体、胰岛素抗体和黄体酮抗体等。由于不经过体内转化，因此可以构建出较大库容的抗体库，且可获得高特异性、高亲和力的抗体。

2.4　mRNA 展示技术

mRNA 展示技术[20]是指通过化学合成方法合成编码多肽的 DNA 库，在其 5′端添加 T7 聚合酶启动子、翻译增强子、翻译起始密码子等序列，在 3′端添加亲和纯化标签，之后在体外将 DNA 转录成 RNA，把 RNA 的 3′端和带有嘌呤霉素的连接子结合使之与 RNA 文库在无细胞翻译体系中共翻译，mRNA 与其所翻译的蛋白质结合起来形成 mRNA-蛋白质融合体，可利用翻译蛋白所带的亲和标签，用亲和层析技术将 mRNA-蛋白质融合体纯化出来，并对 mRNA 进行逆转录，生成 cDNA-mRNA-蛋白质融合体。采用 ELISA、磁珠法等，分离含有目标蛋白的 cDNA-mRNA-蛋白质融合体，洗脱后加酶分解得到 cDNA，将其进行 PCR，所得产物进入下一轮循环，经过多次循环，目标蛋白及其编码的基因序列最终得到富集和分离。mRNA 展示技术主要应用于发现 RNA、小分子、蛋白质等新的蛋白质配体和阐明蛋白质与药物在细胞中的相互作用机制，其他特殊应用包括介导蛋白质芯片的自我组装、利用非天然氨基酸和经化学修饰的肽构建文库、加速抗体体外亲和力成熟及进化等。

3 人源抗体库筛选

前述的抗体改造技术、分子展示技术构建出的人源化单克隆抗体要经过筛选才能大量获得。良好的筛选方法对于最大限度地富集到特异性好、亲和力高的新抗体有重要的意义。目前认为可通过构建大容量抗体库、严格筛选条件、优化筛选策略等方法来从抗体库中获得高亲和力抗体[21]。下面以噬菌体抗体库的筛选为例进行说明，其筛选主要包括淘筛和鉴定两个步骤。淘筛是指将噬菌体抗体库与特定的抗原共同孵育，经过数轮的洗脱后收集结合的噬菌体，将其用来感染细菌并扩增，之后再经过 3～5 轮的吸附—洗脱—扩增循环，富集到与抗原特异性结合的噬菌体感染的多克隆菌株；鉴定是指将淘筛出的噬菌体感染细菌铺板后，从多克隆菌株中挑选出高特异性的单克隆菌株。筛选方法主要有固相或液相纯化抗原筛选法、全细胞筛选法、组织切片筛选法、体内筛选法，分别详述如下。

（1）固相或液相纯化抗原筛选法：是经典的、传统的纯化方法。固相筛选是指将抗原包被在固相介质上，如酶标板、试管、亲和层析柱等，然后加入待筛的抗体库，一段时间后洗脱掉非亲和性的抗体，收集高亲和力的抗体，这种方法操作简单，但需要大量的纯化或重组抗原。液相筛选是指借助生物素、亲和素，在液相反应体系中提纯抗体，可以通过将抗原与生物素相连后固定在包被有链亲和素的顺磁珠上对噬菌体抗体库进行筛选，或者将生物素化的抗原先与噬菌体抗体库相互作用，然后加入偶联有链亲和素的磁珠，富集能与抗原结合的噬菌体抗体。经典筛选技术的前提条件是目标抗体所靶向的抗原明确且能得到纯化品，对于抗原无法提纯、抗原性质不确定或经传统筛选会发生抗原失活者不适用。

（2）全细胞筛选法：指用完整的全细胞系来提纯抗体库，适用于抗原不能提纯、性质不明确（如肿瘤抗原）者，全细胞筛选要求目标抗原要有较高的表达水平，可以在筛选前先用不表达目标抗原的细胞进行孵育来初步提纯[22]，细胞筛选受到非特异性大、背景值高、洗涤过程中特异性配体损失等方面的影响，抗体的富集较慢，且多次筛选会很容易丢失稀有的特异性噬菌体抗体。目前，全细胞筛选主要的方法有扣除筛选、荧光细胞分选法、磁性细胞分选法、内化筛选等。

（3）组织切片筛选法：Tordsson 等[23]使用转移性黑色素瘤的冰冻组织切片经固定、封闭后与噬菌体抗体库作用，经几轮吸附—洗脱—扩增循环后使特异的噬菌体抗体富集在切片上，此种方法可以原位结合到组织切片上，更适用于临床，但因为抗原量有限，富集的抗体量也较少。

（4）体内筛选法：由于有些活体细胞体外培养难以存活或会发生膜变性，体外可以观察到的噬菌体抗体的特异性在体内可能不明显或不存在，故体内筛选具有特殊的意义。

有实验证明，这种筛选方法更适用于针对肿瘤血管内皮细胞上特异性标志物的抗体的分离筛选[24]。

4　转基因小鼠技术

肿瘤单克隆抗体的制备还可以通过动物转基因技术来实现[25]，其原理为将外源靶基因导入受体动物早期胚胎细胞中，使得该动物通过对外源基因的处理具有特殊的表现形式或功能，从而构建出新的动物品系。动物转基因技术已经成功应用于多种动物，如牛、羊、猪、兔、鸡等。小鼠因具有成本低、孕期短、繁殖能力强、与人体进化相似性高等优势，是迄今最广泛应用于人类疾病研究的模式生物。转基因小鼠技术最初是由 Gordon 在 20 世纪 80 年代初创立的[26]，该技术主要是将外源基因通过不同的方法导入小鼠受精卵，然后产生携带外源基因的小鼠品系。该技术的优点在于能在活体动物整体水平下观察所转入基因的生物学功能、组织内的表达情况、调控过程等。

目前，常用的转基因技术方法有显微注射法、精子载体法、逆转录病毒感染法、转基因体细胞核移植法等。转人 Ig 基因组小鼠的构建较为复杂，需多次应用转基因技术和胚胎操作技术，基因敲除为其核心，传统的构建过程如下。①应用基因敲除技术敲除编码小鼠 Ig 轻、重链的基因，构建轻、重链双失活的小鼠，然后将其子代多次交配，最终筛选出双失活但保留所有调控 Ig 基因重排和表达的反式作用序列的小鼠。②采用多步法构建酵母人工染色体（yeast artificial chromosome，YAC）。③构建好的 YAC 通过原生质体融合的方法导入小鼠 ES 细胞，经筛选后可得到分别含有重链和轻链 YAC 的 ES 细胞。④将上述筛选的 ES 细胞显微注射于小鼠囊胚，经体外培养后植入假孕母鼠子宫，随后对受精卵发育成的子代进行基因分析鉴定，筛选出分别携带人 Ig 重链、轻链的小鼠，再与 Ig 基因失活小鼠交配，得到的两系子代小鼠再经互交后产生的即为转人 Ig 基因组小鼠[27]。

5　新 型 抗 体

由于结构完整的抗体分子具有体积大、组织穿透能力差等缺点，抗体分子的小型化研究，即抗体衍生物的开发，目前也已经成为单抗药物研究的又一方向。因为抗体发挥功能并不需要完整的抗体结构，所以可以通过去除非功能片段，保留有效的功能片段的方法，来制造具有穿透组织能力强、结构稳定、制备简单、免疫原性弱和表达效率高等优点的抗体衍生物，但其也存在与抗原的结合力弱、半衰期较短等缺点[28]。已有的主要抗体衍生物：①单价小分子抗体，如 Fab 段、Fv 段最小识别单位等；②多价小分子抗体，如双链、三链抗体和微型抗体；③特殊类型抗体，如双特异性抗体、单链抗体融合蛋白等。

双特异性抗体是一种天然情况下不存在，只能通过基因工程、细胞融合等技术人工合成的能同时结合两种不同抗原的特异性抗体。根据双特异性抗体两条不同的抗原结合臂所结合抗原的不同，其作用机制大致分为以下三种：①介导免疫细胞与肿瘤细胞结合，直接拉近免疫效应细胞和肿瘤细胞的空间距离，提高抗肿瘤效力，降低副作用，如上皮细胞黏附分子（EpCAM）/CD3 双靶向的卡索妥单抗（catumaxomab）、CD19/CD3 双靶向的博纳吐单抗（blinatumomab）等；②同时阻断多条信号通路，直接抑制肿瘤细胞生长，或改善抑制性肿瘤微环境，促进免疫细胞发挥功能，如 EGFR/HER 双靶向的度戈妥珠单抗（duligotuzumab）、PD-1/CTLA-4 双靶向的卡度尼利单抗（cadonilimab）等；③形成抗体-药物复合物，即抗体的两条臂分别与细胞表面抗原、载荷药物（如放射性物质、螯合剂、脂类、肽及蛋白质等）结合，从而实现靶向治疗的目的，如可识别肿瘤细胞表面 CD30 抗原的本妥昔单抗（brentuximab-vedotin）、可与 CD20 抗原特异性结合投递放射性药物的（钇-90）替伊莫单抗（Yttrium-90 ibritumomab tiuxetan）等。双特异性抗体与传统单抗相比具有以下优势：①减少获得性耐药发生率；②治疗效果优于两种或多种单抗联合应用；③副作用较小，安全性高；④为高效、安全地与其他疗法联合提供可能；⑤降低成本。

单链抗体融合蛋白是一种通过重组质粒将单链抗体与蛋白质融合后构建的新型蛋白，其同时具有保持抗原抗体结合的稳定性和连接蛋白生物活性的功能，其抗肿瘤机制主要包括阻滞肿瘤细胞周期、靶向杀伤肿瘤细胞、抑制肿瘤细胞增殖、诱导细胞凋亡、增强机体免疫应答等。单链抗体融合蛋白需通过外界载体的表达来获取，目前比较常用的表达体系有大肠杆菌表达体系和酵母表达体系，其表达过程可简要概括如下：将目的蛋白基因和单链抗体基因通过 PCR 连接，然后将合成的核苷酸序列克隆到质粒中形成重组质粒，再将重组质粒转化感受态大肠杆菌或酵母，离心超声破碎后即可得到所需的融合蛋白。

6 总结与展望

单克隆抗体在肿瘤的研究、诊断和治疗中均有重要的意义，随着基因工程的发展和人们对肿瘤、免疫分子机制研究的深入，肿瘤单克隆抗体的制备方法和技术也得以不断发展和更新[29]。杂交瘤技术生产单克隆抗体具有成本低、技术要求较简单、可操作性好的特点，但也存在免疫原性大，易引起 HAMA 反应的问题。为了减小抗体的免疫原性，避免免疫损伤，可对鼠源性抗体进行人源化改造，形成包括嵌合抗体、改型抗体、人源化抗体等经人源化改造的单抗，方法主要有抗体工程改造、分子展示技术、转基因动物技术等。其中，噬菌体展示库技术作为应用广泛，相对成熟的技术，用来制备单克隆抗体可以在一定程度上减小抗体的免疫原性，但也存在着如何提高抗体特异性和亲和力的问题；人源化抗体因最大限度地降低抗体的免疫原性，可以有效避免 HAMA 反应，已成为发展趋势，但制备工艺要求较高，筛选过程复杂，成本较高。因为单克隆抗体用于诊断和治疗肿瘤是肿瘤免疫治疗中重要的组成部分，也是肿瘤治疗和研究之路上不可缺失的重要组成部分，如何更加有效地制备和筛选高效、安全、特异性强、亲和力高、免疫原性低的单克隆抗体，目前仍然是医疗工作者密切关心的问题。

参 考 文 献

[1] Köhler G, Milstein C. Continuous cultures of fused cells secreting antibody of predefined specificity. Nature, 1975, 256（5517）: 495-497.

[2] Brennan FR, Kiessling A. Translational immunotoxicology of immunomodulatory monoclonal antibodies. Drug Discov Today Technol, 2016, 21-22: 85-93.

[3] Kamath AV. Translational pharmacokinetics and pharmacodynamics of monoclonal antibodies. Drug Discov Today Technol, 2016, 21-22: 75-83.

[4] Schneider CK. Monoclonal antibodies—regulatory challenges. Curr Pharm Biotechnol, 2008, 9（6）: 431-438.

[5] Bebbington C, Yarranton G. Antibodies for the treatment of bacterial infections: current experience and future prospects. Curr Opin Biotechnol, 2008, 19（6）: 613-619.

[6] Smith GP. Filamentous fusion phage: novel expression vectors that display cloned antigens on the virion surface. Science, 1985, 228（4705）: 1315-1317.

[7] Ward ES, Güssow D, Griffiths AD, et al. Binding activities of a repertoire of single immunoglobulin variable domains secreted from Escherichia coli. Nature, 1989, 341（6242）: 544-546.

[8] McCafferty J, Griffiths AD, Winter G, et al. Phage antibodies: filamentous phage displaying antibody variable domains. Nature, 1990, 348（6301）: 552-554.

[9] Peltomaa R, López-Perolio I, Benito-Peña E, et al. Application of bacteriophages in sensor development. Anal Bioanal Chem, 2016, 408（7）: 1805-1828.

[10] Perham RN, Terry TD, Willis AE, et al. Engineering a peptide epitope display system on filamentous bacteriophage. FEMS Microbiol Rev, 1995, 17（1-2）: 25-31.

[11] Coelho EA, Chávez-Fumagalli MA, Costa LE, et al. Theranostic applications of phage display to control leishmaniasis: selection of biomarkers for serodiagnostics, vaccination, and immunotherapy. Rev Soc Bras Med Trop, 2015, 48（4）: 370-379.

[12] Omidfar K, Daneshpour M. Advances in phage display technology for drug discovery. Expert Opin Drug Discov, 2015, 10（6）: 651-669.

[13] Guntas G, Purbeck C, Kuhlman B. Engineering a protein-protein interface using a computationally designed library. Proc Natl Acad Sci U S A, 2010, 107（45）: 19296-19301.

[14] Bugg TD, Braddick D, Dowson CG, et al. Bacterial cell wall assembly: still an attractive antibacterial target. Trends Biotechnol, 2011, 29（4）: 167-173.

[15] Scott JK, Smith GP. Searching for peptide ligands with an epitope library. Science, 1990, 249（4967）: 386-390.

[16] Caberoy NB, Zhou Y, Alvarado G, et al. Efficient identification of phosphatidylserine-binding proteins by ORF phage display. Biochem Biophys Res Commun, 2009, 386（1）: 197-201.

[17] Sheehan J, Marasco WA. Phage and Yeast Display. Microbiol Spectr, 2015, 3（1）: AID-0028-2014.

[18] Gai SA, Wittrup KD. Yeast surface display for protein engineering and characterization. Curr Opin Struct Biol, 2007, 17（4）: 467-473.

[19] Matsuura T, Plückthun A. Selection based on the folding properties of proteins with ribosome display. FEBS Lett, 2003, 539（1-3）: 24-28.

[20] Tateyama S, Horisawa K, Takashima H, et al. Affinity selection of DNA-binding protein complexes using mRNA display. Nucleic Acids Res, 2006, 34（3）: e27.

[21] Elgundi Z，Reslan M，Cruz E，et al. The state-of-play and future of antibody therapeutics. Adv Drug Deliv Rev，2017，122：2-19.

[22] Lavitrano M，Camaioni A，Fazio VM，et al. Sperm cells as vectors for introducing foreign DNA into eggs：genetic transformation of mice. Cell，1989，57（5）：717-723.

[23] Tordsson J，Abrahmsén L，Kalland T，et al. Efficient selection of scFv antibody phage by adsorption to *in situ* expressed antigens in tissue sections. J Immunol Methods，1997，210（1）：11-23.

[24] Jaenisch R. Germ line integration and Mendelian transmission of the exogenous Moloney leukemia virus. Proc Natl Acad Sci U S A，1976，73（4）：1260-1264.

[25] Ngiow SF，Loi S，Thomas D，et al. Mouse models of tumor immunotherapy. Adv Immunol，2016，130：1-24.

[26] Gordon JW，Scangos GA，Plotkin DJ，et al. Genetic transformation of mouse embryos by microinjection of purified DNA. Proc Natl Acad Sci U S A，1980，77（12）：7380-7384.

[27] Iwawaki T. Transgenic mouse model for imaging of inflammation *in vivo*. Seikagaku，2016，88（2）：225-228.

[28] Holliger P，Hudson PJ. Engineered antibody fragments and the rise of single domains. Nat Biotechnol，2005，23（9）：1126-1136.

[29] Beirão BC，Raposo T，Jain S，et al. Challenges and opportunities for monoclonal antibody therapy in veterinary oncology. Vet J，2016，218：40-50.

第七章　靶向锚定蛋白筛选与鉴定技术

蛋白质间的相互结合作用一直以来都是研究蛋白质结构和功能最强有力的手段之一，抗体与抗原的结合是最为典型的蛋白质相互作用的范例，因此抗体作为一种有效的工具在生物技术及疾病的诊断和治疗等领域中得到了广泛的应用。随着抗体应用的深入，它的某些固有局限性也逐渐显露出来。越来越多抗体三级结构的确定及抗原抗体结合机制的揭示，激发了骨架蛋白（scaffold protein）概念[1]的提出。

骨架蛋白描述的是一种能够耐受多个氨基酸的插入、缺失或替换，而保持其折叠和三级结构不变的蛋白质骨架。骨架蛋白在近二十多年的开发和应用中凸显了其独特的优势和应用前景，它不仅具有抗体的特性，而且还具备很多超越抗体的优势，因此也被称为“新一代抗体”。

人工锚重复蛋白（designed ankyrin repeat protein，DARPin）是一类衍生自天然锚重复蛋白的新型小分子结合蛋白[2]，因靶向结合特点，又被称作“靶向锚定蛋白”。天然的锚重复蛋白是自然界中最常见的结合蛋白之一，其天然结构蛋白负责多种功能，如细胞信号转导或受体结合等。通过对天然锚重复蛋白的设计和改造，可以建立特定的骨架蛋白库，并从中选出靶向特定位点的结合蛋白，即 DARPin。

DARPin 由于其小体积、高效力、高稳定性、高亲和力和柔性结构等诸多特点，被认为具有潜力突破常规疗法在解决癌症等复杂疾病时所面临的限制。

1　DARPin 的结构与特点

1.1　DARPin 的结构

DARPin 由 N 端帽（N-cap）、C 端帽（C-cap）及数个重复锚定单元（ankyrin repeat，AR）组成（图 7-1），整个 DARPin 蛋白从 N 端到 C 端依次是 N-cap-AR_n-C-cap 的结构。每个 AR 单元由 33 个氨基酸组成，含有 1 个线状 β 转角和 2 个反向平行的 α 螺旋，通过 DARPin 的交互结构实现与受体蛋白的结合[3]。

锚定单元一般有 2～5 个重复，其重复序列可以被人工进化为定向序列，也可采取随机进化的方式。重复序列通过其序列上的进化位点实现与靶向受体的结合，而 N 端帽和 C 端帽的结构用于提供亲水性表面[4]。重复序列的数量与 DARPin 分子的大小也存在一定的近似关系（表 7-1）。

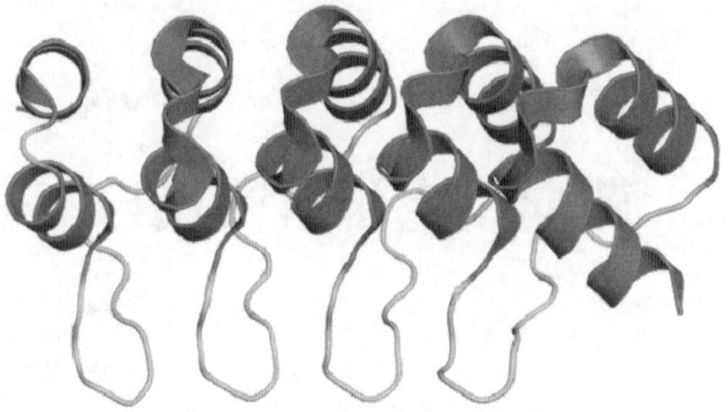

图 7-1 DARPin 的分子构象

表 7-1 DARPin 分子质量与 AR 数量的关系

重复序列数量	近似分子质量（kDa）
2	14
3	18
4	22
5	26

DARPin 由保守区（或恒定区）和可变区组成，通过序列比对和一致性选择等方法从天然蛋白中确立高稳定性的保守区[5]。通过使用序列分析和结构迭代等方法，建立共识框架，并确定能与潜在靶标相互作用的区域，将这些部分作为可变区进行随机突变或定向进化。可变区大多出现在 AR 序列的 β 转角等区域，但也有部分可变区出现在 α 螺旋、N 端帽和 C 端帽。可变区的氨基酸残基应当避免出现半胱氨酸、脯氨酸和甘氨酸。半胱氨酸会形成二硫键，而脯氨酸和甘氨酸不利于 α 螺旋的形成，可能会影响部分出现在 α 螺旋中的可变区。

除了经典的 DARPin 结构，还有一种 LoopDARPin 结构。通过向经典 DARPin 结构中引入一个凸起的环状结构则成为 LoopDARPin。Loop 结构类似于抗体中的 CDR-H3 区域，可以更好地与靶标蛋白进行结合。有报道表明，从 LoopDARPin 文库中仅用一轮核糖体展示筛选到的结合蛋白便有 30pmol/L 的亲和力（K_D 值）[6]。与经典 DARPin 结构一样，LoopDARPin 也有着可变区与恒定区（图 7-2）。

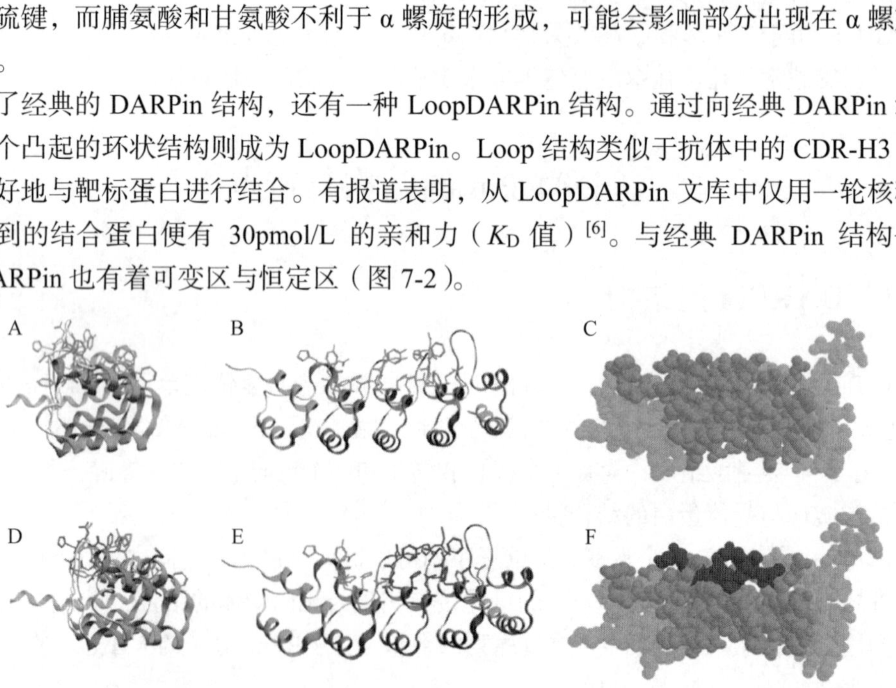

图 7-2 经典 DARPin（A、B、C）与 LoopDARPin（D、E、F）构象的比较

在图 7-2 中，A、B、C 分别为经典 DARPin 的侧面彩带构象、正面彩带构象和范德华球模型构象。D、E、F 分别是 LoopDARPin 的侧面彩带构象、正面彩带构象和范德华球模型构象。A、B、D、E 中，可变区以侧链基团的形式展示出来，而恒定区以彩带模型展示。C、F 中，不同灰度标识了 DARPin 的不同区域。

通过随机引入碱基等方法对可变区进行随机进化，可以得到 DARPin 骨架蛋白文库。在同一个文库中，恒定区的序列是一致的，而可变区的序列则千差万别，从而构成了文库的多样性。通过表面展示技术将 DARPin 蛋白展示到细胞或噬菌体表面，再筛选能与配体靶向结合的蛋白，可初步得到特异性结合 DARPin。增大筛选压力进行多轮筛选，从而优选出亲和力更高的特异性结合 DARPin。

以每个 AR 区 6 个可变氨基酸为例，含 2 个 AR DARPin 蛋白文库的理论库容大小为 5.2×10^{15}，而含 3 个 AR DARPin 蛋白文库的理论库容大小为 3.8×10^{23}。在实际的展示过程中无法达到理论库容，使用核糖体展示方法构建的库容约有 10^{12} 数量级，使用噬菌体展示方法构建的库容约有 10^{10} 数量级[7]。

N 端帽和 C 端帽的引入一方面是为了形成亲水表面，有助于 DARPin 与受体蛋白的结合；另一方面，端帽结构可以帮助蛋白在原核生物体内更好地折叠，还可以在端帽序列引入随机位点，从而构建端帽区域的可变区[8]。

1.2　DARPin 的特点

DARPin 中的可变区域已被设计为靶向结合。其小分子尺寸及高结合亲和力的特点，使这些分子能够深入渗透至实体肿瘤。DARPin 可用于向肿瘤递送毒性制剂，杀死癌细胞。由于 DARPin 与抗体所结合的表位不同，而且可在同一时间并联结合多个表位或靶标，与其他生物制剂（包括抗体偶联药物）相比，DARPin 被认为对肿瘤细胞具有更高的选择性。

DARPin 与传统治疗方法相比有着诸多优点。

1.2.1　分子小、渗透性好

DARPin 分子的大小取决于其重复单元的数量和规模，一般而言 DARPin 分子的大小在 10～20kDa，要远远小于抗体分子（约 150kDa），甚至比 scFv 还小[9]，这就使之具有更高的组织穿透性，作为靶向药物能更快渗透到肿瘤等组织。在肿瘤成像时像素更高，背景更低。

1.2.2　亲和力高

DARPin 分子通过筛选可以获得＜5～100pmol/L 的靶向亲和力（K_D 值），这使得 DARPin 分子在极低的浓度下也能发挥药物活性。

1.2.3　蛋白稳定性高、可溶性高

DARPin 分子能耐受高温和高浓度的变性剂。由于 DARPin 骨架结构不含二硫键，因此能在胞内环境中维持结构稳定，可以应用在胞内靶向治疗上并已有成功的案例，这是抗体

所无法实现的[10]。DARPin 蛋白可溶性高，可以达到＞100g/L，有着优秀的成药潜力。

1.2.4 不携带抗体 Fc 片段

抗体与抗原结合的部位位于轻链和重链可变区上的互补决定区（CDR），抗体的 Fc 段通常会引起非目的性结合，从而影响抗体的特异性。DARPin 不同于传统抗体，不含有 Fc 段，不与免疫系统偶联，不容易引起非目的性结合，从而降低了免疫原性。

1.2.5 可调节的药代动力学性质

DARPin 属于小分子蛋白，其药代动力学（pharmacokinetic，PK）过程明确，在体内主要通过肾消除。DARPin 的药代动力学性质可以通过与聚乙二醇（PEG）等半衰期延长分子或与人血清白蛋白结合的方式来调节，因此可以适应不同患者的临床需要。

1.2.6 生产简单、成本低廉、可快速制备

用杂交瘤技术制备的单克隆抗体来源于小鼠腹水，因此产量有限，成本较高。基因工程抗体虽然可以在细菌中制备，但因其具有二硫键，必须分泌表达才能保证正确折叠，因此产量也受到一定限制。

相比于抗体蛋白，DARPin 结构中不含二硫键，能在胞内环境中维持结构稳定，DARPin 的高稳定性允许其在原核生物中大量表达。DARPin 结构更简单，蛋白折叠效率更高，胞内表达水平要比周质表达更高，这是抗体所无法实现的。利用基因工程菌发酵产生的 DARPin 可以达到 7～15g/L 的发酵产量[11]，因此可以快速、低成本制备。表 7-2 比较总结了抗体与 DARPin 的性质。

表 7-2 抗体与 DARPin 蛋白的性质比较

性质	单克隆抗体（mAb）	基因工程抗体（Fab/scFv）	DARPin
分子质量（kDa）	150	50/25	10～20
肽链数量	4	2/1	1
高亲和力	+	+	+
高特异性	+/–	+	+
高稳定性	+	–	+
人源化	+/–	+/–	+
易于修饰	+/–	+	+
原核制备	–	+/–	+

2 DARPin 的制备技术

DARPin 的设计和制备需要经历文库构建、蛋白展示及筛选等步骤。

2.1　DARPin 文库构建

一条完整的 DARPin 序列由 N 端帽、AR 序列和 C 端帽组成（图 7-3）。

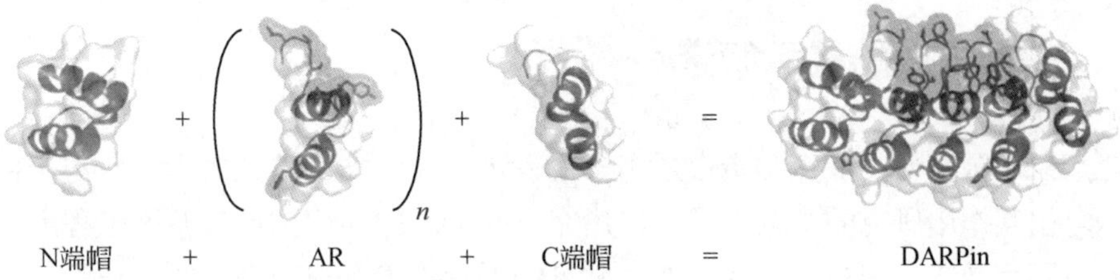

图 7-3　DARPin 的组成

AR 部分是 DARPin 与目的蛋白结合的交互界面，其来源可以是自然界中已有的天然蛋白，也可以是通过序列比对后设计的人工蛋白。构建 AR 序列首先需要通过一致性序列设计的方法来构建最原始的“母版序列”。

母版序列可以来自于任何天然结合蛋白[12]。例如，部分无脊椎动物的适应性免疫应答系统的运转不是基于抗体，而是依靠一种富含亮氨酸的重复蛋白[13]，可以通过一致性序列设计将这种蛋白设计为母版序列。此外，还可以通过 SMART 序列数据库来选择母版序列（图 7-4）。SMART 数据库提供了大量无特异性的原始重复蛋白序列。选择适当长度的氨基酸序列，将其中没有外来基因插入或自身基因缺失的序列选出并进行比对，得到的共有序列再进行下一轮的比对和选择。通过这种多轮比对最终确定一致性序列，即 AR 母版序列。

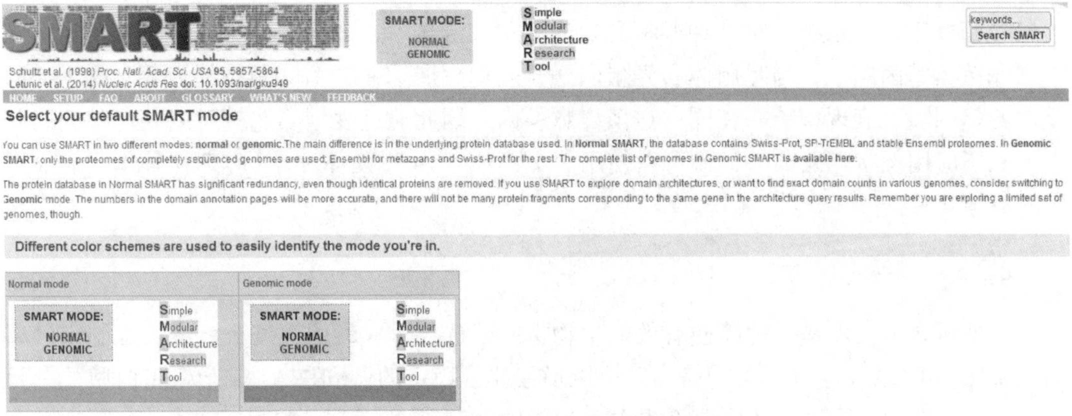

图 7-4　SMART 数据库网站（http：//smart.embl-heidelberg.de/）截图

接下来通过计算机模拟 AR 结构域与靶蛋白复合物结合的 3D 构象，使用 NACCESS 方法分析复合物，通过观察蛋白相互作用时 AR 结构域残基溶剂可接近面积的变化来确定 AR 结构与靶蛋白结合相互作用的位点[14]。相互作用位点主要涉及 AR 蛋白的 β 转角区和第一个 α 螺旋。将这些位点设计为可变区，而将其余区域定义为保守区，可以用随机蛋白或随机密码子来填充可变区蛋白序列或基因序列。在一致性序列的设计中，应当尽量避免半胱氨酸、脯氨酸和甘氨酸。半胱氨酸会形成二硫键，不利于蛋白构象的稳定，而脯氨酸

和甘氨酸不利于 α 螺旋的形成。

N 端帽和 C 端帽的设计也可从文库中进行搜寻和比对。端帽序列必须是已知的结构且能和 AR 序列很好地兼容。端帽蛋白通过形成亲水性表面来帮助整个 DARPin 蛋白更好地发挥结合作用。

2.2 文库蛋白的展示筛选

随着蛋白展示技术的成熟和蛋白质组学的发展，展示技术已经成为多肽与蛋白质配体发现和体内相互作用研究的基本工具。构建完成的 DARPin 序列通过基因工程方法转化到真核或原核展示系统中进行展示和筛选。常见的展示技术有细菌表面展示技术、噬菌体表面展示技术、核糖体展示技术和酵母表面展示技术。

2.2.1 细菌表面展示

细菌表面展示技术是通过基因操作，将目的蛋白基因插入到外膜蛋白基因的上游或下游，从而使得目的蛋白作为乘客蛋白，跟随外膜蛋白一起表达在细菌外膜表面的技术。常用的宿主菌为大肠杆菌等革兰氏阴性菌。多数情况下，外源基因产物随同麦芽糖孔蛋白 LamB、磷酸介质诱导的微孔蛋白 OmpA 及各类脂蛋白融合到外膜蛋白上，革兰氏阴性菌中的丝状结构蛋白也可用于表面表达载体的构建。许多革兰氏阳性菌表面受体的 C 端也有类似于 SpA 蛋白的结构，表明其也以相似的机制锚定于细胞表面。

2.2.2 噬菌体表面展示

噬菌体表面展示技术是一种非常有效的展示筛选技术，即将外源蛋白分子基因克隆到丝状噬菌体基因组中，与噬菌体衣壳蛋白融合表达，展示在噬菌体颗粒的表面。由于外源蛋白的基因型和表现型统一在同一噬菌体颗粒内，因此通过表型筛选就可以获得其编码基因。除了应用丝状噬菌体外，还可以使用 λ 噬菌体、T4 噬菌体和 T7 噬菌体等作为表面展示的载体。

2.2.3 核糖体展示

核糖体展示技术是一种简便有效的生物文库筛选技术。利用免疫沉淀法从细胞内分离到的特殊 mRNA，经过适当的修饰后可以形成非常稳定的“mRNA-核糖体-蛋白质”三元复合结构。通过三元复合体可以将蛋白质和 mRNA 信息联系在一起。

核糖体展示技术的基本原理是通过 PCR 扩增目的基因的 DNA 文库，同时加入启动子、核糖体结合位点及烃环结构，并在具有转录-翻译偶联的无细胞翻译系统中培育，从而使得目的基因的翻译产物展示在核糖体表面，形成“mRNA-核糖体-蛋白质”三元复合体。再利用 ELISA 等常规免疫学检测技术，通过固相化的靶分子直接从三元复合体中筛选出含有目标蛋白的核糖体三聚体，对其进行分解，释放出的 mRNA 进行 RT-PCR 并进行下一轮的富集和筛选，从而最终筛选出高亲和力的目标分子。核糖体展示技术与易错 PCR 或 DNA 改组技术联合使用可以提高蛋白结合的亲和力与稳定性。

2.2.4　酵母表面展示

酵母表面展示技术是近些年发展起来的真核展示系统。目前报道的两种酵母展示系统分别以 α 凝集素或 a 凝集素作为融合骨架。通过目的蛋白与凝集素部分融合，将目的蛋白展示在酵母细胞表面。

2.3　DARPin 的活性测定

在筛选 DARPin 分子的过程中，其热稳定性可以通过圆二色谱法确定，通过在 222nm 处观测 CD 信号来测量分子的热变性中点。所有筛选的 DARPin 分子都能显示出协同折叠，同时表现出相当的热阻[5]。

通过表面展示技术筛选的 DARPin 分子可通过表面等离子体共振（SPR）及微量热泳动（microscale thermophoresis，MST）技术进行亲和力测定，基于目标蛋白与靶向分子的结合测得其 K_D 值。DARPin 分子通过筛选可以获得靶向亲和力（K_D 值），DARPin 分子在极低的浓度下也能发挥药物活性。

3　DARPin 的应用

从 DARPin 结构的发现到 DARPin 药物进入临床，已有十几年的时间。DARPin 主要应用于以下领域。

3.1　DARPin 应用于生化研究

DARPin 由于其良好的细胞亲和性和特异性，可以作为蛋白质调节通路研究和细胞内蛋白激活与抑制研究的良好工具。DARPin 可以在细胞内表达，因而可以作为灵敏的生物传感器。

在丝裂原活化蛋白激酶（mitogen-activated protein kinase，MAPK）/胞外信号调节激酶（extracellular signal-regulated kinase，ERK）的机制研究中[15]，通过核糖体展示方法筛选到的特异性 DARPin 被分别设计成靶向磷酸化 ERK（p-ERK）和非磷酸化 ERK。利用荧光素酶 Rluc 或荧光蛋白 GFP 对 DARPin 进行衍生化处理后，使之分别与小鼠体内的 ERK 和 p-ERK 结合，之后采用生物发光共振能量转移（bioluminescence resonance energy transfer，BRET）和荧光检测的方法来确定细胞内蛋白的结合情况。

3.2　DARPin 应用于治疗

基于 DARPin 的药物可以使用单价 DARPin，即 DARPin 单体，也可以使用多价 DARPin，即 DARPin 缀合物。多价 DARPin 的构建可以通过化学键连接也可以通过基因构建。多价

DARPin 可以与细胞毒性药物偶联来增强杀伤性，也可以与 PEG 偶联来延长血清半衰期。此外还可以与多肽片段、细胞因子或其他特异性的 DARPin 等多种分子连接，从而创造无限的治疗可能性（图 7-5）。

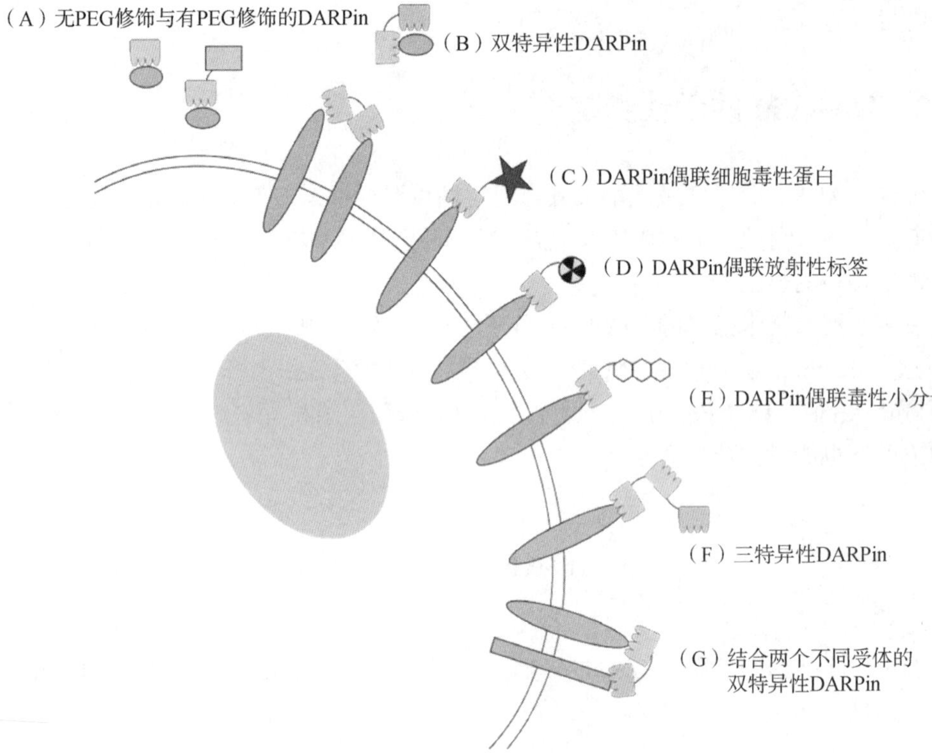

图 7-5　DARPin 的潜在治疗模式

单价和多价 DARPin 可以被用作拮抗剂，PEG 修饰可以改善其半衰期。DARPin 可携带融合分子与靶细胞（如肿瘤细胞）表面抗原特异性结合，融合分子可以是细胞毒素、细胞因子、活性酶、放射性标签或小分子毒素。三特异性 DARPin 可以同时兼顾三种不同的靶向性，如肿瘤抗原靶向、PEG 修饰和效应免疫细胞募集。由两种不同肿瘤标志物靶向的双特异性 DARPin 可以比单价 DARPin 表现出更强的肿瘤选择性，因为同时拥有两种肿瘤抗原的组合几乎仅存在于肿瘤细胞表面，而单一抗原可能在健康细胞中也会有表达[16]。

3.2.1　单价 DARPin 的应用价值

单价 DARPin 可以被开发为拮抗剂或激动剂。单价 DARPin 分子尺寸小，其组织穿透性相比单抗有显著提高，因此这些单价分子可以阻断更接近其作用位点的配体或毒素，从而更有效地发挥抑制作用。此外，抗体因其相对较差的组织穿透性而经常被设计成位点配体靶向，即不针对组织内部的受体，而是针对其受体对应的配体。基于此 DARPin 可以直接靶向受体，有显著的优势。

单价 DARPin 的小分子特性，导致 DARPin-配体复合物通常通过肾消除的方式代谢，因此它们可以从循环系统中相对快速地除去。如果 DARPin 用于中和毒素、应对细菌感染

（如艰难梭菌毒素）以及针对涉及血液凝固的细胞因子，那么快速消除便有着独特的意义。通过聚乙二醇化或与血清蛋白结合可以延长单价 DARPin 的半衰期，调整药代动力学性质以实现最大生物治疗效应。

在近期的报道中，已经实现了针对抗 IgE 抗体的抗独特型 DARPin 的筛选[17]。同时靶向 IgE 和 IgE 受体的特异性 DARPin 在细胞试验中可以有效抑制肥大细胞脱颗粒，具有与阳性药物奥马珠单抗（xolair）相当的功效。在另一报道中，亲和力达 pmol/L 级、靶向 CD4 的 DARPin 可以通过与病毒蛋白 gp120 竞争性结合 CD4 阻断 HIV 侵入细胞。

DARPin 不仅可以通过阻断受体结合来抑制靶蛋白活性，还可以发挥如蛋白酶、激酶和膜蛋白的变构抑制机制。大多数变构抑制机制可以通过 X 射线晶体学来解析。

3.2.2　多价 DARPin 的应用价值

单价 DARPin 是简单的单结构域蛋白，默认不携带其他功能效应基团。然而对于许多应用，特别是在肿瘤学中，常常需要发挥不同的效应功能。通过结合其他效应基团和效应分子，DARPin 可以发挥出多种治疗功能。

DARPin 骨架结构不含半胱氨酸，允许引入位点特异性巯基以方便化学偶联而不影响其结合性质。以这种方式可以耦合功能性基团，也可以添加螯合基团以连接放射性同位素。经放射性标记后的 DARPin 分子对于肿瘤的结合力要比对于正常器官的结合力高得多，有利于放射性成像和治疗。通过基因编辑将 DARPin 蛋白与效应蛋白连接，从而实现细胞因子或活性酶的靶向传递。有研究组构建了靶向血管表面 EDB 抗原的 scFv，并将其与 IL-2、IL-12、IL-15、GM-CSF 和 TNF 等细胞因子融合，从而高效传递细胞因子到抗原位点[18]。DARPin 也可以有类似的应用。

除了 DARPin 与其他蛋白融合，还可以构建 DARPin-DARPin 复合物，即多聚 DARPin。多聚或多特异性 DARPin 可用于许多不同的用途。可以用一个多价 DARPin 分子同时抑制多种受体，也可以募集免疫效应细胞，或结合 PEG 用于调节药代动力学性质。

3.3　DARPin 的临床进展

目前在 ClinicalTrials 网站注册的 DARPin 药物临床试验共计 12 项，涉及 10 余种药物应用于肿瘤、感染、眼科等领域（部分如图 7-6 所示），其中进入临床Ⅲ期的为 1 种（Abicipar），进入临床Ⅱ期的为 2 种（Ensovibep、MP0250）。在目前的研究中，已取得突破性进展的 DARPin 药物主要在肿瘤治疗领域和眼科治疗领域。

3.3.1　DARPin 应用于肿瘤靶向治疗

癌症是一种具有多种致病因素和复杂机制的疾病，单一靶标的治疗方法通常疗效有限。而多价 DARPin 药物具有多个靶标的特异性，有诱导结合和协同抗肿瘤作用的潜力，其经典作用机制为 DARPin 特异性结合靶标后拮抗靶标介导的分子信号通路，阻断肿瘤细胞的增殖或迁移，达到杀伤疗效。

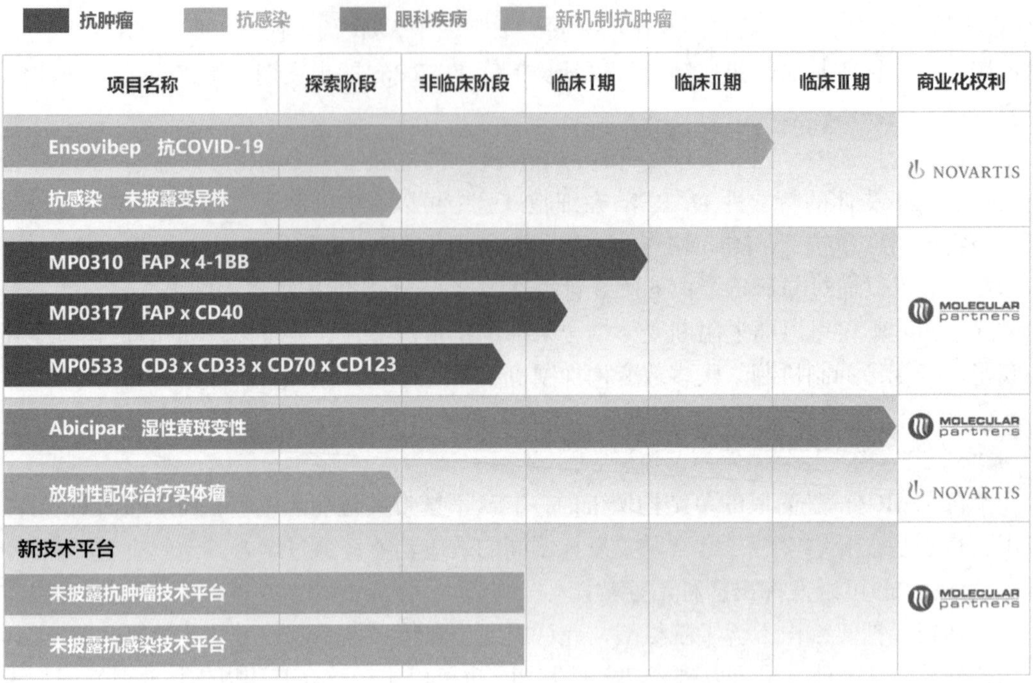

图 7-6 Molecular Partners AG 公司官网披露的 DARPin 产品管线

目前开发 DARPin 药物的公司是位于瑞士的 Molecular Partners AG 及其合作伙伴。

MP0250 是如今进展势头较好的抗肿瘤 DARPin 药物，目前已进入临床Ⅱ期研究。MP0250 抑制 VEGF 和 HGF 与它们的受体结合，是一种专有的多途径 DARPin 药物。MP0250 已完成在实体肿瘤和血液恶性肿瘤中进行的Ⅰ期临床研究，它同时靶向肿瘤基质、增殖、侵袭和转移途径。2016 年启动了 MP0250 对多发性骨髓瘤患者的Ⅱ期临床试验，并在 2016 年下半年开始招募第一名患者。该试验研究中 MP0250 与硼替佐米和地塞米松联合用药，其受试患者为已产生硼替佐米耐受性并已接受至少两种治疗方案（硼替佐米和免疫调节药物 IMiD）的多发性骨髓瘤患者。

MP0250 是第一个同时靶向 VEGF 和 HGF 的双特异性药物分子，并且可以理想地与标准护理疗法（如化疗、酪氨酸激酶抑制剂或免疫治疗）组合使用。MP0250 有很大的潜力成为针对多发性骨髓瘤和头颈部肿瘤等实体瘤和血液瘤的治疗方案，目前已被美国 FDA 授予孤儿药称号，用于治疗多发性骨髓瘤。

另一个进入临床研究的经典 DARPin 药物是 MP0274。MP0274 是一种专有的单通路 DARPin 分子，具有广泛的抗 HER 活性，抑制 HER1、HER2 和 HER3 介导的下游信号转导，并诱导细胞凋亡。MP0274 作用于乳腺癌和其他表达 HER2 的癌症中，对于 HER2 和 HER3 的阻断有协同作用。MP0274 可以阻断 HER2 的同聚化及与 HER3 的异源二聚化并诱导 HER2 内化。其在临床前动物模型中表现出强大的抗 HER 活性，并且该化合物具有比曲妥珠单抗更高的癌细胞致死率。

MP0274 目前进行至Ⅰ期临床试验，目标是开发 HER2 阳性乳腺癌患者的替代治疗方案。其体内生物安全性结果是业界最为关注的，这也将影响 MP0274 的进一步临床研究。

3.3.2 DARPin 应用于免疫疗法

随着肿瘤免疫治疗领域的蓬勃发展，DARPin 药物研发近年来聚焦于肿瘤免疫方向，目前有两款新型 DARPin 药物进入Ⅰ期临床试验（MP0310/FAP×4-1BB，MP0317/FAP×CD40）。在靶标方面，新型 DARPin 不再局限于肿瘤分子标志物，而是同时瞄准免疫效应分子，探索 DARPin 在肿瘤免疫疗法中的潜力。在作用机制方面，DARPin 对靶标介导的信号通路影响，不仅有前文所述的拮抗效应，最新研究表明也存在激活效应[19]，如促进免疫细胞的增殖活化，这取决于靶标分子的生物作用，以及 DARPin 结合靶标的位点。

MP0310/FAP×4-1BB 是一种双特异性 T 细胞衔接器药物，包含两种 DARPin 结构域，可分别特异性结合肿瘤相关细胞表面的成纤维细胞活化蛋白（fibroblast activation protein，FAP），以及 T 细胞表面的 4-1BB，将肿瘤细胞及 T 细胞同时聚集，形成类似“免疫突触”结构，而结合于 4-1BB 的 DARPin 结构域可有效激活 T 细胞，继而强力杀伤肿瘤。在该药物作用机制中，DARPin 同时结合 FAP 及 4-1BB 才会触发免疫杀伤效应，在发挥抗肿瘤疗效同时保障安全性。目前该药物在开展Ⅰ期临床试验评价其安全性及药代动力学。

MP0317/FAP×CD40 是一种三特异性 DARPin[19]，包含三种结构域：①靶向 FAP，特异性结合肿瘤相关细胞表面 FAP 分子；②靶向 CD40，特异性结合 APC（主要是树突状细胞）表面的 CD40 分子，可活化 APC，增强抗原提呈作用；③靶向人血清白蛋白（human serum albumin，HSA），结合 HSA 后可延长 DARPin 药物半衰期。该 DARPin 药物在同时结合肿瘤细胞及 APC 相应靶标的情况下，才能产生 APC 免疫激活效应，改善肿瘤免疫微环境，增强肿瘤抗原提呈，进而刺激活化 T 细胞，强化 T 细胞免疫杀伤效应。根据已公开的动物实验结果，该药物有效抑制肿瘤生长，并且具有记忆性免疫效应。目前该药物也在开展Ⅰ期临床试验评价临床应用安全性。

3.3.3 DARPin 应用于眼科疾病治疗

DARPin 眼科药物主要关注视网膜疾病，包括湿性年龄相关性黄斑变性（wet age-related macular degeneration，wet AMD）和糖尿病性黄斑水肿（diabetic macular edema，DME），湿性 AMD 是导致发达国家患者失明的主要原因，而 DME 多发于年轻人。抗 VEGF 治疗是目前治疗湿性 AMD 的主要手段，通过每月的眼球注射来抑制新血管的异常生长和炎性渗漏。

DARPin 眼科药物 Abicipar 目前正在进行新生血管性 AMD 的Ⅲ期临床试验和 DME 的Ⅱ期试验。临床数据显示，与标准护理治疗方案相比，Abicipar 有潜力为患者提供更高的视力增益和更少的药物注射次数。

3.3.4 DARPin 应用于核素显像

基于 DARPin 构建新型核素分子探针（DARPin-based probe）主要应用于肿瘤精准影像，包括正电子发射断层成像（PET）及单光子发射计算机断层成像（SPECT），相比于传统核素显像剂 ^{18}F-氟代脱氧葡萄糖（^{18}F-FDG），核素标记 DARPin 探针具有良好的靶向性及肿瘤穿透性，背景清除及信噪比更具有优势，目前进入Ⅰ期临床试验的有 ^{99m}Tc-（HE）3-G3[20]，

这是一款标记 ^{99m}Tc 的 HER2 靶向 DARPin 探针，可特异性结合 HER2 阳性肿瘤并在 SPECT 下精准显像肿瘤病灶，参与试验的患者无严重不良反应，表明该新型分子探针具备一定的安全性，目前进一步的临床试验仍在开展中。

4 总结与展望

随着科学进步与医疗水平的提升，对于癌症等综合性疾病的理解也越来越深入，新型蛋白质药物的研发成功改变了传统药物研发思路。人工锚重复蛋白 DARPin 由于其分子小、高效力、高稳定性、高亲和力和柔性结构等诸多特点，具有潜力突破常规疗法在解决癌症等复杂疾病时所面临的限制。非抗体结构的骨架蛋白在广泛的研究中已被证明其活性功能，其在研究诊断与治疗中的应用潜力是显而易见的，然而对于其治疗应用，尚未完全证实替代结合蛋白的潜力，并且其骨架区可能面临诸如免疫原性或缺乏效应子功能的问题。对此，多种替代的结合蛋白目前在临床前研究中，并且缺乏效应子功能的问题可以通过优良的功能补偿或新的效应物融合蛋白来克服。随着对蛋白质结构与功能关系的逐步深入理解，以及精准医疗风向下对个体化药物的需求逐步上升，相信 DARPin 等小分子骨架蛋白将会成为非常有前景和有价值的新型蛋白质药物。

参 考 文 献

[1] Gebauer M，Skerra A. Engineered protein scaffolds as next-generation antibody therapeutics. Curr Opin Chem Biol，2009，13（3）：245-255.

[2] Stumpp MT，Binz HK，Amstutz P. DARPins：a new generation of protein therapeutics. Drug Discov Today，2008，13（15-16）：695-701.

[3] Weidle UH，Auer J，Brinkmann U，et al. The emerging role of new protein scaffold-based agents for treatment of cancer. Cancer Genomics Proteomics，2013，10（4）：155-168.

[4] Pluckthun A. Designed ankyrin repeat proteins（DARPins）：binding proteins for research，diagnostics，and therapy. Annu Rev Pharmacol Toxicol，2015，55：489-511.

[5] Binz HK，Stumpp MT，Forrer P，et al. Designing repeat proteins：well-expressed，soluble and stable proteins from combinatorial libraries of consensus ankyrin repeat proteins. J Mol Biol，2003，332（2）：489-503.

[6] Schilling J，Schoppe J，Pluckthun A. From DARPins to LoopDARPins：novel LoopDARPin design allows the selection of low picomolar binders in a single round of ribosome display. J Mol Biol，2014，426（3）：691-721.

[7] Zahnd C，Wyler E，Schwenk JM，et al. A designed ankyrin repeat protein evolved to picomolar affinity to Her2. J Mol Biol，2007，369（4）：1015-1028.

[8] Wu X，Shi Y，Ren P，et al. Exploring the relationship between sequences，structures，dynamical behaviors and functions of new type protein drugs：DARPins. Curr Pharm Des，2013，19（12）：2308-2317.

[9] Toporkiewicz M，Meissner J，Matusewicz L，et al. Toward a magic or imaginary bullet? Ligands for drug targeting to cancer cells：principles，hopes，and challenges. Int J Nanomedicine，2015，10：1399-1414.

[10] Binz HK，Amstutz P，Pluckthun A. Engineering novel binding proteins from nonimmunoglobulin domains.

Nat Biotechnol，2005，23（10）：1257-1268.

[11] Boersma YL，Pluckthun A. DARPins and other repeat protein scaffolds：advances in engineering and applications. Curr Opin Biotechnol，2011，22（6）：849-857.

[12] Stumpp MT，Dawson KM，Binz HK. Beyond antibodies：the DARPin® drug platform. BioDrugs，2020，34（4）：423-433.

[13] Stumpp MT，Forrer P，Binz HK，et al. Designing repeat proteins：modular leucine-rich repeat protein libraries based on the mammalian ribonuclease inhibitor family. J Mol Biol，2003，332（2）：471-487.

[14] Sennhauser G，Grutter MG. Chaperone-assisted crystallography with DARPins. Structure，2008，16（10）：1443-1453.

[15] Kummer L，Parizek P，Rube P，et al. Structural and functional analysis of phosphorylation-specific binders of the kinase ERK from designed ankyrin repeat protein libraries. Proc Natl Acad Sci U S A，2012，109（34）：E2248-E2257.

[16] Jost C，Schilling J，Tamaskovic R，et al. Structural basis for eliciting a cytotoxic effect in HER2-overexpressing cancer cells via binding to the extracellular domain of HER2. Structure，2013，21（11）：1979-1991.

[17] Baumann MJ，Eggel A，Amstutz P，et al. DARPins against a functional IgE epitope. Immunol Lett，2010，133（2）：78-84.

[18] Stahl A，Stumpp MT，Schlegel A，et al. Highly potent VEGF-A-antagonistic DARPins as anti-angiogenic agents for topical and intravitreal applications. Angiogenesis，2013，16（1）：101-111.

[19] Rigamonti N，Veitonmaki N，Domke C，et al. A multispecific anti-CD40 DARPin construct induces tumor-selective CD40 activation and tumor regression. Cancer Immunol Res，2022，10（5）：626-640.

[20] Bragina O，Chernov V，Schulga A，et al. Phase Ⅰ trial of（99m）Tc-（HE）（3）-G3，a DARPin-based probe for imaging of HER2 expression in breast cancer. J Nucl Med，2022，63（4）：528-535.

第八章　合成生物学与抗肿瘤治疗

进入 21 世纪以来，合成生物学作为一门具有潜力的综合性学科引起了人们的广泛关注。合成生物学是一门涉及生物化学、分子生物学、基因工程及计算机科学等多个领域的新型综合性交叉学科。其目的是通过合成生物功能元件、装置、系统，对生命体进行有目标的遗传学设计、改造，使细胞和生物体产生特定生物功能，乃至合成“人造生命”。由于合成生物学较好的应用前景和相对其他领域的显著优势，其在现代医学中扮演着越来越重要的角色，在医药领域及肿瘤治疗方面呈现出蓬勃发展的景象。

合成生物学应用工程学原理来修改和创造“人造生命”，使它们能够执行复杂的决策过程，以产生用户定义的结果。2010 年，文特尔领导的团队从基因组设计、合成开始，创造出了世界上第一个“人造生命”，取名为“辛西娅”(Synthia)。研究者们首先选取了一种名为丝状支原体的细菌，对这种细菌的基因组进行测序后，人工合成了它的基因组。然后，他们将人造基因组移植到另一种名为山羊支原体、去除了遗传物质的细菌中。通过分裂和增生，山羊支原体逐渐为人造基因组控制，成为一种全新的生命。在培养皿中，合成细菌具备与天然细菌一样的分裂等行为能力。这是合成生物学发展史上里程碑式的进步。

目前，在肿瘤治疗领域存在许多亟待解决的问题，如诊断的延迟性、肿瘤的多变性、治疗的脱靶性等。人类基因组测序的应用，对肿瘤学实践和新的癌症疗法的临床试验设计产生了重要影响。若在此基础上，充分合理地利用合成生物学技术，将为肿瘤治疗带来跨时代的全新变革。

1　合成生物学简介

1.1　合成生物学的发展历程

1911 年，合成生物学一词最早由法国生物学家勒迪克（S. Leduc）提出，但建立合成生物学的理论和技术基础始于 20 世纪 50 年代(图 8-1)。1953 年，沃森和克里克提出 DNA 双螺旋结构；1958 年，克里克进一步提出中心法则，为合成生物学提供了基本原则。1961 年，法国科学家莫诺（J. L. Monod）和雅各布（F. Jacob）提出乳糖操纵子模型，描述了基因调控的基本规律。1966 年，完成了对遗传密码的解析，进而为基因工程的出现和随后合成生物学的诞生奠定了理论基础。1970 年，限制性内切酶和逆转录酶的发现，使体外 DNA

操作成为可能。1972 年，人类首次在体外连接了两个不同来源的 DNA 片段，产生了第一个重组 DNA。1973 年，重组 DNA 首次被转入大肠杆菌，标志着基因工程的诞生。1974 年，波兰遗传学家 Szybalski 提出了合成生物学的概念及对它的期望[1]。

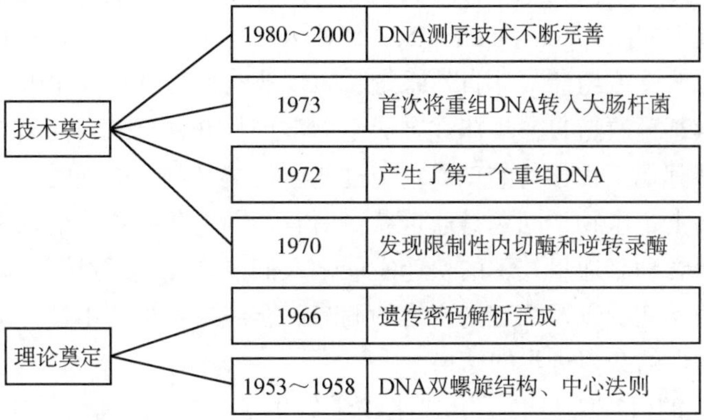

图 8-1　1953～2000 年合成生物学的发展

随后，测序技术的不断革新和完善进一步增加了基因组信息量，为合成生物学提供了重要素材。2000 年，Gardner 等在大肠杆菌中构建了一个合成的基因双稳态人工功能器件。Elowitz 和 Leibler 成功合成了第一个压缩振荡子。这些成就为合成生物学打下坚实基础[2, 3]。2003 年，麻省理工学院（MIT）创建标准生物部件登记处，收集标准化生物学部件供研究人员索取。同年，世界上第一个合成生物中心在加州大学伯克利分校建立。美国、欧盟相继创建合成生物学研究中心。2004 年，世界“合成生物学国际研讨会”开始举办。合成生物学的诞生是不可避免的，其应用将惠及多个领域，给医学、化工、能源、环境等几乎所有的行业带来爆炸性的突破。总之，随着基因测序、基因合成和基因编辑三座技术大山相继被人类翻越，合成生物学被誉为继 DNA 双螺旋结构发现和基因组测序后的“第三次生物科学革命”。图 8-2 列举了 2000～2021 年合成生物学研究的代表性应用进展。

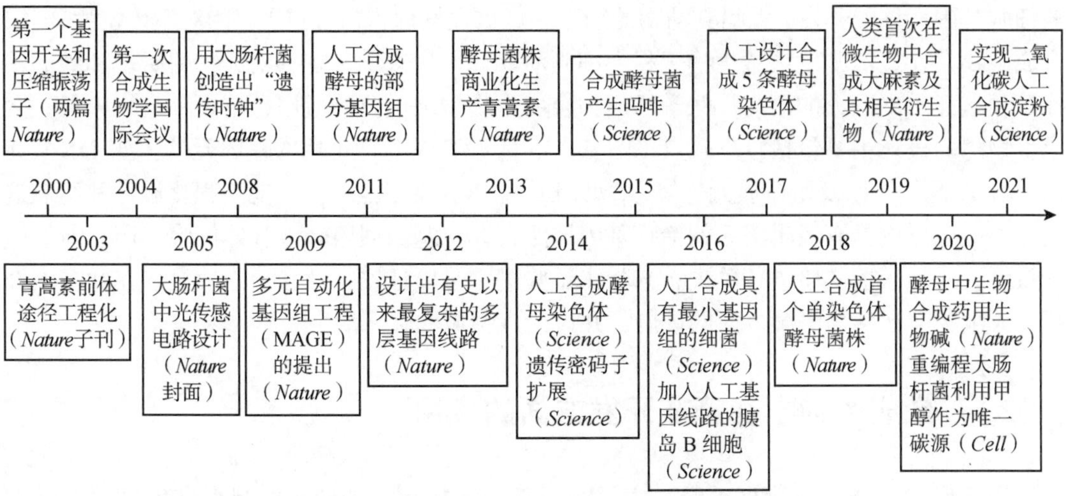

图 8-2　2000～2021 年合成生物学研究的代表性应用进展

1.2 合成生物学的概念及其意义

合成生物学可分为两大类，一种是利用非自然分子元件来复制自然生物学中出现的行为，目的是设计基因回路（genetic circuit），创造人造生命。另一种是从自然生物学中寻找可替代的部分，以改造或组装成非自然系统，表现非自然性状。无论哪种方式，都促使科学家们主动地探索甚至改造自然规律。合成生物学依赖并共享来自基因工程、生物工程、系统生物学和许多其他工程学科的工具。与这些学科交叉融合的同时，又提出了新的见解和方法。传统意义上，生物学问题是通过获得所有不同组分的功能信息来拼凑复杂的细胞网络。随着基因组学和高通量技术的快速发展，人们发现无法通过逐步研究单个成分来理解基因和蛋白质的功能，以及细胞内网络的调节。合成生物学的出现，是过去几十年实验生物学和计算生物学的众多进步的结果。

来自不同领域的研究人员利用合成生物学做出了不同的贡献。例如，计算机科学家借用数字计算机来研究人造生命；化学家利用合成生物学来描述获得在细胞系统中发挥作用的人工合成有机分子的方法；工程界将合成生物学视为利用生命系统处理化学品、能源、信息和材料的技术等。合成生物学已经在多个方面取得了成就。例如，拜耳的分支 DNA 分析，每年能够帮助约 400 000 名感染 HIV 和肝炎病毒的患者[4]。CAR-T 细胞治疗已证明在治疗 B 细胞恶性肿瘤方面具有强大的疗效，几种 CAR-T 细胞产品已获得美国 FDA 的批准[5]。综合而言，合成生物学必将给 21 世纪带来一场前所未有的生物技术革命。

2 合成生物学在医药领域的应用

合成生物学在发展早期，主要应用于原核生物或简单真核生物（如酵母）等；随着真核细胞基因元件的开发，在哺乳动物的细胞领域也逐渐取得研究进展。相对于传统生物学，合成生物学在疫苗开发、微生物工程、细胞治疗、再生医学、抗感染药物的研发和肿瘤治疗等领域显示出巨大的潜力。医学已成为合成生物学最重要的应用领域之一。临床上，合成生物学的设计主要包括以下几点（图 8-3）：①筛选及验证可用的基因元件，如 DNA 元件、RNA 元件，以及蛋白质元件等；②以实际需求为出发点，合理地工程化设计和组装这些元件，以形成具有逻辑关系的治疗基因回路；③将基因回路转入载体细胞，产生新的生命系统；④临床前实验进行验证；⑤临床试验进一步验证安全性和治疗效果。在此重点介绍合成生物学在生物医学方面的进展，并讨论该领域的临床潜力。

2.1 合成生物学在疫苗开发方面的应用

疫苗研发工作一直进展缓慢，主要受限于几大挑战，如使用的减毒微生物存在潜在风险、靶点特异性差及治疗效果有限等问题。合成生物学的发展为解决这些问题带来曙光。例如，虽然 DNA 密码子是同义的（几个不同的密码子可以编码一个氨基酸），但每个物种都有自身的密码子偏好性，从而更有利于高效地转化为蛋白质。Coleman 等[6]将合成生物学应用于疫苗开发，他们利用密码子的物种特异性偏差特点获得了减毒的脊髓灰质炎病毒，在极大地降低该病毒相关蛋白翻译效率的同时，保证了对人体的免疫保护作用。Mueller 等[7]也通过对密码子偏好性的变化，合理设计减毒活流感病毒候选疫苗，有望广泛地应用于各种流感。传统的流感疫苗从研制到上市最快也需要几个月的时间。2009 年暴发的 H1N1 甲型流感病毒影响面较大，即使投入极大精力研制疫苗，仍错过了最大需求期。相比而言，2013 年，中国疾病预防控制中心报告了人感染 H7N9 禽流感，并在数据库中储存了该病毒的基因组序列，美国圣迭戈市文特尔研究所的科学家合成了该病毒的 HA 和 NA 基因，一周不到即制成了首个种子病毒。这说明合成生物学可以助力疫苗的快速研制。同样，2020 年，在面对新冠疫情时，研究者利用合成生物学技术，制作出了世界第一个 SARS-CoV-2 合成基因组，以供医疗和研究机构使用，进行疫苗、治疗和诊断的研究与开发。

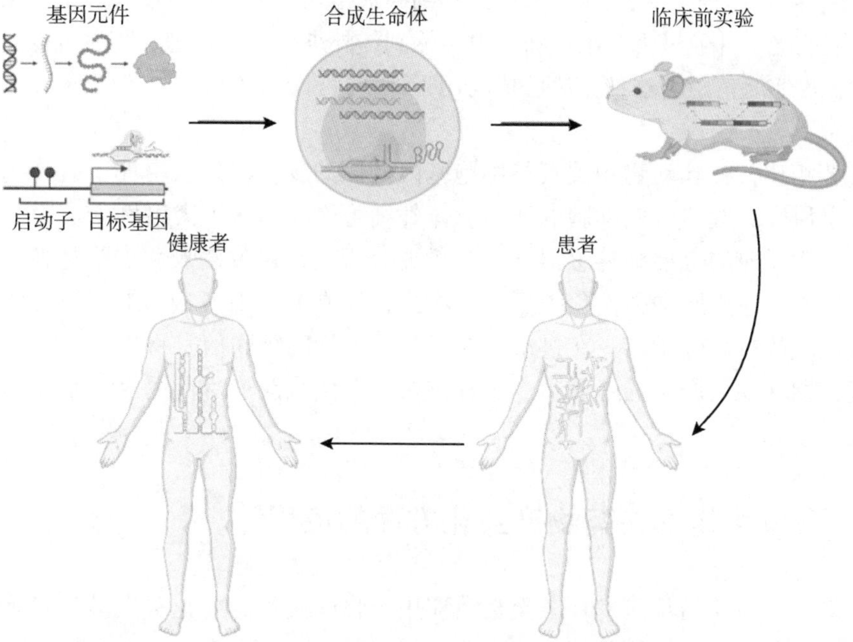

图 8-3　合成生物学的临床设计与转化

2.2　合成生物学在疾病诊断的应用

目前疾病的诊断往往依赖于影像学、病理学及分子标志物等。许多诊断方法都需要进行侵入性活检和随后的分析。合成生物学能够将传感器修饰入细菌或细胞，使它们具备探测及感知疾病状态的能力。

合成生物学最早用于设计微生物，以对环境变化做出可预测的响应[2]。此后，大量的工程传感器和更先进的遗传电路扩大了微生物可以感测的范围，从而形成了基于微生物的应用系统。最近，细菌传感器已被设计用于检测生物样本（如血清和尿液），并在感知疾病状态的同时进行治疗。例如，微生物可以被改造来感知目标化合物并产生明显的颜色变化，作为疾病的“石蕊测试”。这种传感器可以实现快速、低成本的诊断。在体外检测时，许多微生物都能在识别目标信号后产生易于检测的输出——荧光蛋白或可见色素。多个研究小组已经设计了可以控制基于颜色的报告基因表达的大肠杆菌。这些细菌在改造后，可以利用自然感知某些分子如营养素或糖等的转录因子，来引发下游颜色报告基因的表达，从而达到传递消息的目的。例如，糖反应启动子 P_{cpxP} 可以控制荧光蛋白的产生，并作为糖尿（糖尿病发病的迹象）检测的基础[8]。锌响应转录因子 Zur 和 ZntR 可用于控制可见色素的产生，使得细菌可根据血清中锌的浓度改变为不同的颜色[9]。除了检测分子生物标志物外，细菌传感器还可以通过群体感应系统报告病原菌的存在。例如，用于表达霍乱弧菌群体感应蛋白的大肠杆菌可用于监测霍乱弧菌的存在和增殖[10]。同样，酵母菌 GPCR 信息素传感器已被用于报告致病真菌的存在[11]。由于细菌可与人体共生，因此可以利用它们作为体内诊断工具，如检测癌症、炎症及实时监测肠道功能和调节等[12]。研究者对细菌进行改造，使之对血红素敏感，以产生荧光素酶。这些工程细菌被植入一个可食电子胶囊中，该胶囊可处理细菌产生的光，并通过无线电波将信息传输到体外进行信息处理。胶囊可以安全地穿过消化道，提供实时信息。这种方法已成功用于评估猪胃肠道的血液，但尚未在人体中进行测试[12]。

与细菌相比，哺乳动物相关真核细胞基因调控的复杂性显著增加，但合成生物学的发展提高了研究者改造真核细胞的能力。体外细胞诊断的一个突出例子是用于个性化、精确分析过敏反应的全细胞传感器[13]。过敏原分析通常通过侵入性皮肤穿刺进行，使患者接触过敏原并在皮肤中引发免疫反应。作为替代方案，HEK293 细胞被设计成对组胺具有强烈反应的过敏分析器。在过敏分析器中，设计的级联信号将以显著的灵敏度和宽动态范围检测并评估产生的组胺量。这种方法为个性化医疗时代提供了非侵入性的过敏检测手段[13]。

2.3 合成生物学在药物产业化方面的应用

绝大部分新的药品从研发环节至最后应用于临床实践需要花费大量时间成本。技术壁垒也使得许多药物（如抗疟疾和抗癌药物）暂时无法大规模生产，因此，这些药物产量较低且价格高昂。合成生物学的合理应用，有望解决新药研发周期长、成本高的问题。

青蒿素是 WHO 推荐治疗疟疾的首选药物，其为从青蒿中提取的倍半萜烯内酯的过氧化物，在自然界中产量很低。然而，化学方法合成青蒿素十分困难，且成本高昂。这使得许多患者无法获得有效且及时的治疗。2006 年，Keasling 团队以青蒿素的前体物质青蒿酸为落脚点，利用酿酒酵母的工程化，设计生产高滴度的青蒿酸[14]。Keasling 研究组分三步对产青蒿素酸酵母进行工程改造：①对法尼基焦磷酸（FPP）生物合成途径进行工程设计，以增加 FPP 的产量并减少对甾醇的使用；②将黄花蒿的阿莫拉丁二烯合成酶基因（*ADS*）导入高 FPP 生产者，将 FPP 转化为阿莫拉丁；③克隆一种新的细胞色素 P450，该细胞色素可三步氧化黄花蒿中的无性系二烯生成青蒿素酸，并在无性系生成物中表达。研究团队通过对代谢途径进行不断改造和优化，目前青蒿素的产量已经得到若干数量级的提高，且合成成本降为原来的 1/10。此研究成果对世界疟疾治疗的发展有着深远意义[15]。

Westfall 等[16]利用合成生物学的技术，在大肠杆菌或酵母中设计了合成青蒿酸的代谢途径。将来自大肠杆菌、酵母、青蒿的多种基因及其代谢途径进行组装与精密调控，最后执行出所需功能——生产出青蒿素的前体物质紫穗槐二烯（amorphadiene）和青蒿酸，从而完成了将每一个细胞当作微生物制药工厂进行设计、加工、集成、组装、控制等并生产出青蒿酸的系统工程。紫杉醇及其衍生物具有抗恶性肿瘤和抗血管生成等作用，目前广泛用于治疗恶性肿瘤。与青蒿素一样，其在自然界中产量不高，且化学合成困难。2008 年，Engels 等[17]将紫杉二烯的合成途径转入酿酒酵母中，设计过表达 tHmgr1（截短的 3-羟-3-甲基戊二酰辅酶 A 还原酶 1）、Upc2-1（甾醇生物合成的全局转录因子突变体），并用嗜酸热硫化叶菌牻牛儿基焦磷酸合成酶（GGPP）替换红豆杉 GGPP，再对基因进行密码子优化。由此，紫杉二烯的产量提高到了 8.7mg/L。同时酿酒酵母细胞中 GGPP 的含量为 33.1mg/L[17]。2010 年，《科学》杂志报道 Ajikumar 等将紫杉二烯代谢途径分为两个模块：天然的上游甲基赤藓糖醇-磷酸酯（MEP）途径形成异戊烯基焦磷酸盐和异源下游萜类化合物形成途径。系统多变量搜索确定了最佳平衡两个途径模块的条件。在合理调整大肠杆菌中各基因元件的表达水平、平衡两个模块后，最后紫杉醇的前体物质紫衫二烯的产量显著提高，这种方法有利于大规模生产紫杉醇等物质[18]。

2.4　合成生物学在药物递送方面的应用

尽管科技的发展使得新药物层出不穷，但最终的疗效受限于药物的传递效率和药效的持久性。针对传统的合成纳米材料如蛋白质/聚合物-药物偶联物、脂质体制剂、树状大分子和无机纳米粒子等，研究者开展了一系列临床前实验和临床试验。在肿瘤治疗中，合成材料具备一定的优点，如合适的尺寸、相对更好的靶向性和合适的表面化学修饰等，更容易主动靶向肿瘤或能够渗透入肿瘤部位。然而，目前只有少数纳米材料在临床试验中使用，大多数材料制剂仍然存在靶向性不佳及受制于复杂的肿瘤微环境等问题。与传统合成材料相比，来源于天然细胞或细菌的仿生材料具有多种优势，如更好的生物相容性和独特的生物功能，已被广泛应用于肿瘤治疗。随着合成生物学的发展，细菌、细胞及其结构成分也逐渐被设计作为药物载体（图 8-4）。例如，CAR 免疫细胞（T 细胞、NK 细胞或巨噬细胞）治疗已成为一种有前途的肿瘤免疫治疗方法[19]。益生菌药物载体的研究也在如火如荼地进行着。Tal Danino 研究团队还通过计算建模为大肠杆菌 1917 设计了一个同步裂解电路，以推进免疫检查点阻断治疗，具有解决目前抗肿瘤免疫治疗中尚未解决的临床挑战的潜力[20]。

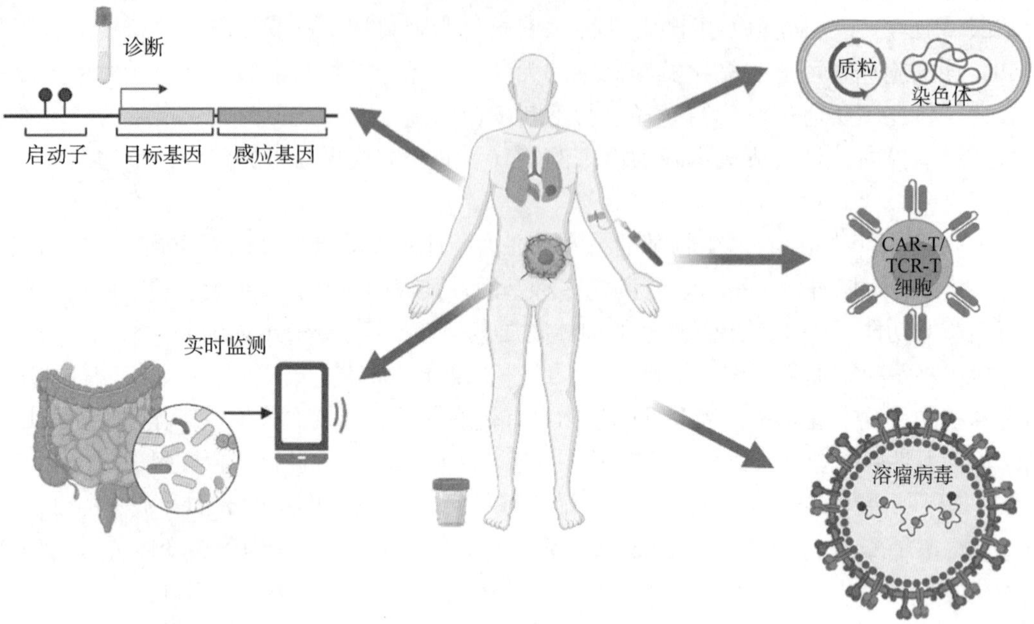

图 8-4 合成生物学在医药领域的应用

3 合成生物学推动肿瘤治疗的发展

恶性肿瘤严重影响人类健康。传统治疗方法如放疗、化疗等存在诸多瓶颈。免疫治疗已成为肿瘤精准医疗中的一大热点，并已逐步发展成为继手术、化疗和放疗后的第四种肿瘤治疗模式。然而，大多数肿瘤要么对最初的治疗不敏感，要么随后产生耐药性。从免疫角度分析，肿瘤治疗的成功在很大程度上取决于以下方面：①肿瘤本身的特征，包括启动机体免疫反应的内在潜力、建立免疫抑制性肿瘤微环境（TME）的能力和对机体免疫的敏感性；②外界干预后的结果，包括是否能提高肿瘤高突变负荷及肿瘤新抗原的丰度、是否能改善抗原提呈细胞（APC）摄取和处理肿瘤抗原的能力、是否能增加肿瘤免疫微环境中具有特异性杀伤功能的 T 细胞的浸润数量和是否能抑制免疫负调节因素等。合成生物学在肿瘤免疫治疗领域中虽是新起之秀，但因其可预测、可设计、可操控的特点，很好地满足了对新型诊断学和治疗学的需求，已逐渐成为治疗肿瘤的“利器”。其在肿瘤免疫治疗的应用前景主要体现在以下三方面（图 8-5）：①基因工程化细胞的改造与应用，如 TCR-T 及 CAR-T 细胞等[21]；②基因工程化细菌的改造与应用，如乳酸菌、减毒沙门菌及大肠杆菌益生株 Nissle 1917 等[22]；③基因工程化溶瘤病毒的改造与应用，如溶瘤疱疹病毒、溶瘤腺病毒及溶瘤痘苗病毒等[23]。

3.1 合成生物学推动抗肿瘤细胞疗法

真核细胞相关合成生物学领域的关键是创造能够同时识别疾病状态并在活体中对其进行治疗的工程化细胞。在细胞治疗领域，最主要的就是 TCR-T 和 CAR-T 细胞。关于更多

TCR-T 和 CAR-T 细胞的内容在本书的特定章节中详述。

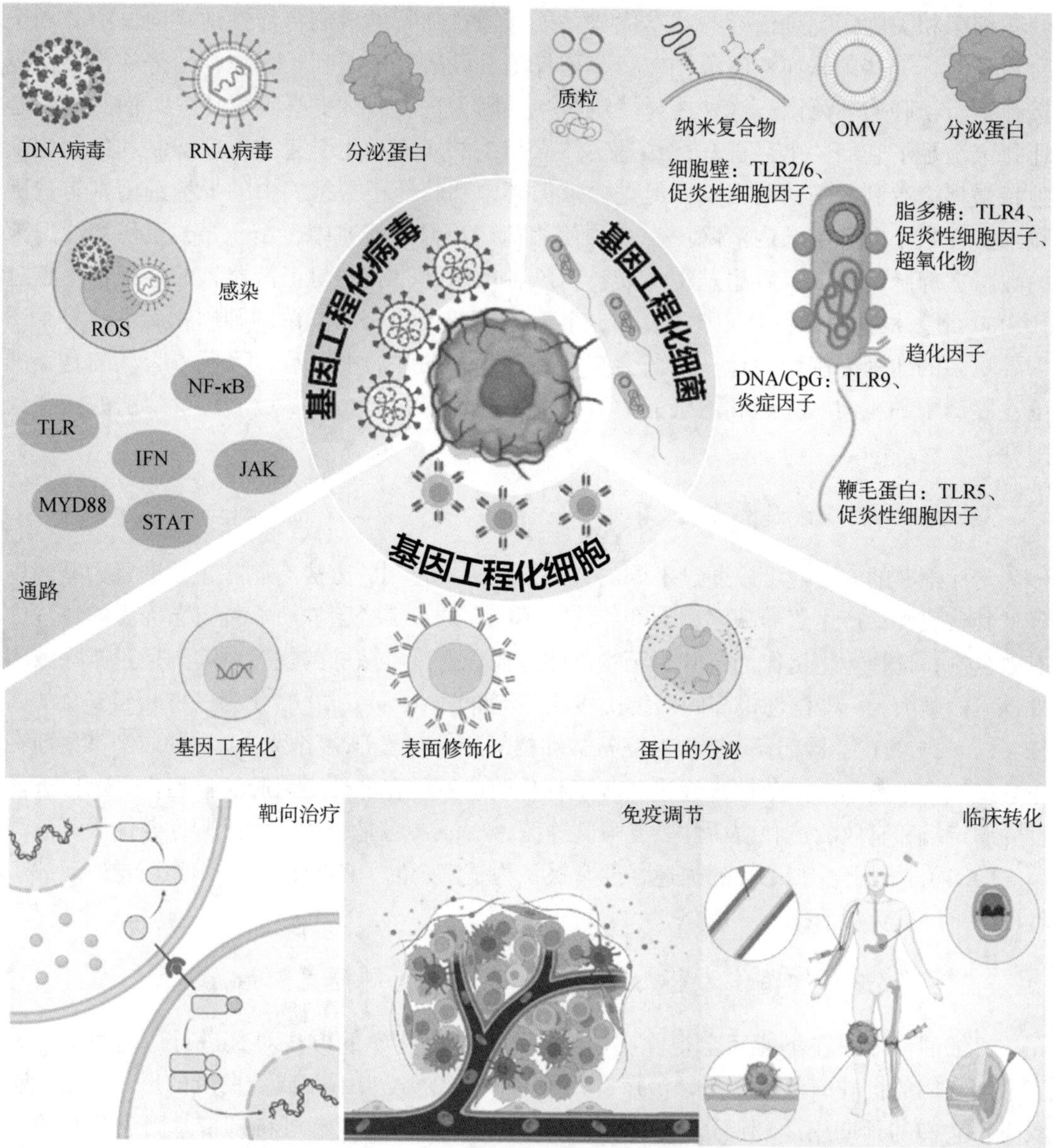

图 8-5　合成生物学推动抗肿瘤生物疗法

3.2　合成生物学推动抗肿瘤工程化细菌疗法

细菌因为具有易培养、易扩增、易改造等优点而受到研究者的青睐。改造后的细菌可具有靶向性、有效性、安全性。在肿瘤深处，细菌可以直接发挥抗肿瘤作用，激活机体固有和适应性抗肿瘤免疫反应。作为微观的“机器人工厂”，细菌载体也可以按照简单的遗传规则或复杂的合成生物工程原理重新编程，其既可以作为单一疗法应用，也可以作为其他抗癌疗法的补充，以获得更好的临床效果。

3.2.1 天然的或改造后的细菌具有肿瘤靶向性

细菌相关肿瘤免疫治疗的基本优势是能够通过独特的机制特异性地靶向肿瘤。当全身给药时，一些菌株如沙门菌、梭状芽孢杆菌、乳酸乳球菌和长双歧杆菌等往往会优先选择定植于肿瘤坏死区。这种选择性定植一是因为这些菌株更喜厌氧环境，而肿瘤中心坏死区满足了它们的生存喜好；二是实体瘤相关的病理变化引起的免疫抑制和生物化学独特微环境有利于细菌的繁殖，但是血液循环中和其他正常组织中的少量细菌则易被巨噬细胞在数小时和数天内清除。在一项使用荷瘤小鼠的研究中，ΔppGpp 鼠伤寒沙门菌的数量在静脉给药 3 天后超过 1×10^{10}CFU/g 肿瘤组织，肿瘤与正常器官的细菌比率超过 10 000 : 1。根据肿瘤特有环境对菌株进行改造将进一步提高细菌的肿瘤靶向性。尽管还需要更多的研究来阐明为什么细菌会靶向肿瘤，并在肿瘤中繁殖，但不可否认的是，细菌在肿瘤中的靶向、穿透和增殖能力具有一定的优势，它克服了目前传统疗法的一些局限性。

3.2.2 天然或改造后的细菌具有安全性

治疗细菌的安全性可以通过不同的方法来改善。常用的方法有删除主要的毒力基因以降低其致病性；产生营养缺陷型突变体使其不能在缺乏突变菌株所需特定营养素的环境中有效复制；选择益生菌作为抗肿瘤药物载体进而规避减毒菌株的逆转风险。通过删除致命外毒素的基因，一株毒性极高的诺维氏梭状芽孢杆菌（*C. novyi*）转化为一株相当安全的菌株（*C. novyi* NT）。沙门菌 A1-R 对亮氨酸和精氨酸具有营养缺陷型，可在肿瘤中富集而在正常组织中不富集。该菌株未经进一步工程化改造就已在多种小鼠肿瘤模型中显示出选择性肿瘤定植和有效的抗肿瘤活性。乳酸乳球菌（*L. lactis*）是一种革兰氏阳性兼性厌氧乳酸菌（LAB），根据美国 FDA 的描述，通常被认为是安全的（GRAS），可作为药物的运载工具用于抗肿瘤免疫治疗。

3.2.3 改造后细菌作为药物输送载体以达到抗肿瘤免疫治疗效果

仅细菌治疗往往不能完全根除实体瘤。用合成生物学的方法对其进行适当改造有利于增加它们的抗肿瘤免疫效果。治疗有效载荷可以 DNA、RNA 或蛋白质的形式递送，这取决于它们的预期用途和递送细菌的类型。在大多数情况下，可将携带基因表达盒的质粒转化细菌或对载体菌株进行染色体改造，进而使细菌分泌出所需的治疗性蛋白质。常选择的药物包括细胞毒性药物、前体药物转化酶和免疫调节剂等。2016 年《自然》杂志报道了一株改造后的大肠杆菌 Nissle 1917，该菌具备瘤内原位周期性释放药物的能力，且因其插入了同步裂解电路而确保了体内安全性[22]。后续进一步地改造使该菌株能够释放 PD-L1 或 CTLA-4 纳米抗体，小鼠肿瘤模型提示了其强大的抗肿瘤免疫效果[20]。这些结果表明，工程益生菌系统可充分利用合成生物学与免疫学原理和技术，以获得更佳的治疗肿瘤的方法。

3.2.4 临床转化

如今，卡介苗是美国 FDA 批准用于浅表性膀胱癌临床治疗的活菌制剂，这提示了活菌疫苗的临床应用潜力。深入的临床前实验为基于工程菌疗法的临床转化提供了思路。而成功的临床转化需要进一步研究工程菌递送系统，如活菌与其他细胞或器官的动态相互作用、活菌的生存曲线及对活菌的严格质量控制等。

令人鼓舞的是，在持续的研究中，工程菌相关临床试验取得了初步成功，为难治性疾病提供了新的治疗策略（表 8-1）。例如，在合成生物学的推动下，细菌可以表达直接作用于疾病部位的所需药物。此外，细菌具有固有免疫原性，可以激活固有免疫系统。FDA 批准了几种基于活菌或死菌的疫苗，包括用于癌症的牛分枝杆菌卡介苗和用于霍乱的 CVD 103-HgR 霍乱弧菌菌苗。此外，单核细胞增生李斯特菌也是一种有效的癌症疫苗载体，能够激活树突状细胞，同时活化固有和适应性免疫反应，并产生有限的针对该菌的中和抗体。不同的鼠伤寒沙门菌突变株已被设计用于降低细菌毒性和提高肿瘤靶向特异性。VNP20009 是在Ⅰ期临床试验中测试的唯一沙门菌菌株，但其差强人意的试验结果表明 VNP20009 的肿瘤定植和抗肿瘤能力需要进一步改进。乳酸菌和大肠杆菌 Nissle 1917 因其良好的安全性，亦有大量的临床转化研究。

大多数溶瘤细菌仍处于临床前研究和早期临床试验阶段。仍有许多挑战亟待解决，如许多细菌具有一定的致病性；大多数细菌都具有免疫原性，可能会诱发副作用，如全身炎症反应综合征，并在药物进入人体后增加败血症的风险；细菌很容易受到恶劣的生理环境（如胃酸）的损害，因此口服时可能失去治疗效果等。这要求我们更加认真合理地运用合成生物学技术，以最大优势设计细菌。研究人员可以敲除特定基因，保留细菌原始功能的同时降低其致病毒性，从而提高其体内应用的生物安全性。例如，Low 等[24]通过敲除鼠伤寒沙门菌 ATCC14028 的毒力相关基因 *purI* 和败血性休克相关基因 *msbB* 来减毒 VNP20009 菌株，并在转移性黑色素瘤和肾细胞癌中显示了有前景的治疗效果和生物相容性。此外，可将可控开关或遗传电路引入基于细菌的递送系统，以在空间和时间上控制细菌的定植，解决潜在的生物安全问题等。

3.3 合成生物学推动溶瘤病毒疗法

溶瘤病毒是肿瘤免疫治疗的一个高度通用的平台。其抗肿瘤活性涉及多种机制，包括病毒、肿瘤细胞和免疫系统之间的相互作用。溶瘤病毒能够直接裂解肿瘤细胞，死亡的肿瘤细胞释放可溶性抗原、危险信号和Ⅰ型干扰素，进一步诱发抗肿瘤免疫。随着合成生物学的发展，一些溶瘤病毒可以被工程化以表达相关的产物治疗肿瘤，这些产物优先在肿瘤细胞或免疫调节基因中表达，从而增强免疫反应。细胞因子可以招募 T 细胞并调节 T 细胞稳态，是最常见的免疫调节药物之一。粒细胞-巨噬细胞集落刺激因子（GM-CSF）是一种调节性细胞因子，在抗原提呈细胞（如树突状细胞）的招募和成熟过程中发挥重要作用[25]。T-vec（talimogene laherparepvec，Imlygic®）是一种编码 GM-CSF 的单纯疱疹病毒，是首批

表 8-1 细菌疫苗相关的临床试验

细菌种类	商品名	剂量，CFU（给药方式）	肿瘤类型	样本量	临床试验	开始时间（年.月）	完成时间（年.月）	NCT 编号	状态
沙门菌	VNP20009	—（静脉注射）	晚期肿瘤/转移性肿瘤	45	Ⅰ	2000.03	2002.10	NCT00004988	完成
	VNP20009	—（静脉注射）	晚期实体瘤	—	Ⅰ	2000.05	2008.01	NCT00006254	完成
	表达 IL-2 的减毒鼠伤寒沙门菌	10^5～10^{10}（口服）	无法切除的肝转移肿瘤	22	Ⅰ	2010.04	2014.06	NCT01099631	完成
	VXM01	—	复发性胶质母细胞瘤	30	Ⅰ/Ⅱ	2018.11	2022.12	NCT03750071	未招募
	SGN1	（0.9～2.0）$\times 10^9$（静脉注射）	晚期实体瘤	50	Ⅰ	2022.09	2024.01	NCT05038150	招募中
大肠杆菌	SYNB1891	$1\times 10^6/3\times 10^5$（瘤内注射）	转移性实体肿瘤/淋巴瘤	70	Ⅰ	2021.05	2023.06	NCT02285816	招募中
	VAX014	3.33×10^{10}～9.0×10^{11}（膀胱内输注）	膀胱尿道上皮癌	6	Ⅰ	2015.07	2018.01	NCT03854721	完成
	E. coli Nissle 混悬液	—	胃癌/结直肠癌	20	Ⅲ	2014.09	2017.01	NCT02706184	完成
乳酸菌/肠道菌群	APS001F	—	实体瘤	75	Ⅰ/Ⅱ	2012.09	2021.05	NCT01562626	暂停
	GEN-001	—（口服）	局部晚期直肠癌	40	Ⅰ	2021.12	2024.01	NCT05079503	完成
	EDP1503	$\geqslant 7.5\times 10^{10}$（口服）	大肠癌/检查点抑制剂复发肿瘤	69	Ⅰ/Ⅱ	2018.12	2021.10	NCT03775850	完成
	MRx0518	—（口服）	实体肿瘤/非小细胞肺癌/肾细胞癌/黑色素瘤/膀胱癌	132	Ⅰ/Ⅱ	2019.01	2024.03	NCT03637803	未招募

续表

细菌种类	商品名	剂量，CFU（给药方式）	肿瘤类型	样本量	临床试验	开始时间（年.月）	完成时间（年.月）	NCT 编号	状态
李斯特菌	ADXS31-142	$1\times10^9\sim1\times10^{10}$（—）	前列腺肿瘤	51	Ⅰ/Ⅱ	2015.01	2021.12	NCT02325557	未知
	CRS-207	1×10^9（静脉注射）	胰腺癌	61	Ⅱ	2017.12	2022.10	NCT03190265	完成
	pLADD	1×10^9（静脉注射）	结直肠肿瘤	28	Ⅰ	2017.05	2020.09	NCT03189030	完成
诺维氏梭状芽孢杆菌	*Clostridium novyi*-NT	3×10^4 孢子（瘤内注射）	多种恶性肿瘤	18	Ⅰb	2018.07	2024.10	NCT03435952	招募中
	Clostridium novyi-NT spores	$1\times10^4\sim1\times10^6$ 孢子/kg（瘤内注射）	实体肿瘤	24	Ⅰ	2013.10	2017.10	NCT01924689	完成
多种菌株	MRx0518	—（口服）	实体肿瘤/非小细胞肺癌/肾细胞癌/黑色素瘤/膀胱癌	132	Ⅰ/Ⅱ	2019.01	2024.03	NCT03637803	未招募
	VE800	—（口服）	转移性肿瘤/黑色素瘤/胃癌/食管胃结合部腺癌/结直肠癌	54	Ⅰ	2020.01	2022.08	NCT04208958	未招募

设计用于增强免疫力的溶瘤病毒之一。在一项名为 OPTiM 的临床试验中，在Ⅲb/c 和Ⅳ阶段，接受肿瘤内 T-vec 治疗的转移性、无法切除的黑色素瘤患者的持久缓解率为 19.3%，其中 80%以上的患者达到完全缓解[26]。这一研究具有里程碑式的意义，并鼓励了医学界继续开发和改进用于肿瘤治疗的溶瘤病毒。最近一项针对晚期黑色素瘤患者的Ⅱ期临床试验表明，T-vec 联合伊匹木单抗提高了单独使用伊匹木单抗的反应率（分别为 38%和 18%）[27]，并且没有增加不良事件的发生率。溶瘤病毒也可以被工程化以表达 T 细胞共刺激分子，从而增强 T 细胞的激活。由于病毒为第一信号（通过 TCR 的抗原依赖性信号）提供了强大的抗原表位，因此辅之以共刺激分子将对病毒免疫原性产生非常强的影响。设计用于表达共刺激分子 CD80 或三种共刺激分子（CD80、ICAM-1 和 LFA-3）的痘苗病毒在小鼠黑色素瘤模型中表现出抑瘤作用，并具有一定的安全性。相关的早期临床试验中也证明了肿瘤退缩[28]。

4　总结与展望

合成生物学开辟了创造“非自然基因回路”的可能性，扩展了传统的生物学概念。人们可以快速设计和构建不同的基因回路，在临床前模型中进行测试，进一步研究和改进这些回路。近十年来，以免疫细胞、核酸、病毒和细菌等为底物的基因回路设计如火如荼地开展着，部分实验结果令人欣喜。合成生物学的发展极大地推动了工程生物材料这一新生领域。该领域在药物输送和肿瘤治疗方面显示出令人瞩目的潜力。部分生物材料改造后能够对环境产生反应（如药物或蛋白质的释放）。因此，其在疾病诊断和治疗中存在优势。然而，开发能够“感知”环境并对其做出反应的生物材料仍然面临挑战，如生物材料的实时性、可操控性和安全性等。随着对宿主生物学和合成生物学理解的加深，可以整合多种方法，设计系统、精确和稳健的活体生物治疗方案。理论上，提高活体生物治疗的复杂性可以让我们绕过及克服传统的障碍，降低成本和副作用，实现药物有效的递送，以及有效的药物治疗。

合成生物学的临床转化对人类健康有着巨大而深远的影响。目前，其在抗肿瘤治疗中的应用仍处于初级阶段，还需要投入更多的基础实验研究和临床转化探究。研究者需要不断从临床试验中汲取经验教训，并迅速调整和设计新的基因回路疗法，使之能更好地服务于临床。

参考文献

[1] Szybalski W. *In vivo* and *in vitro* initiation of transcription. Adv Exp Med Biol，1974，44（1）：23-24.

[2] Gardner TS，Cantor CR，Collins JJ. Construction of a genetic toggle switch in *Escherichia coli*. Nature，2000，403（6767）：339-342.

[3] Elowitz MB，Leibler S. A synthetic oscillatory network of transcriptional regulators. Nature，2000，403（6767）：335-338.

[4] Benner SA. Chemistry. Redesigning genetics. Science，2004，306（5696）：625-626.

[5] Maude SL，Laetsch TW，Buechner J，et al. Tisagenlecleucel in children and young adults with B-cell lymphoblastic leukemia. N Engl J Med，2018，378（5）：439-448.

[6] Coleman JR，Papamichail D，Skiena S，et al. Virus attenuation by genome-scale changes in codon pair bias. Science，2008，320（5884）：1784-1787.

[7] Mueller S，Coleman JR，Papamichail D，et al. Live attenuated influenza virus vaccines by computer-aided rational design. Nat Biotechnol，2010，28（7）：723-726.

[8] Courbet A，Endy D，Renard E，et al. Detection of pathological biomarkers in human clinical samples via amplifying genetic switches and logic gates. Sci Transl Med，2015，7（289）：289ra283.

[9] McNerney MP，Michel CL，Kishore K，et al. Dynamic and tunable metabolite control for robust minimal-equipment assessment of serum zinc. Nat Commun，2019，10（1）：5514.

[10] Holowko MB，Wang H，Jayaraman P，et al. Biosensing *Vibrio cholerae* with genetically engineered *Escherichia coli*. ACS Synth Biol，2016，5（11）：1275-1283.

[11] Ostrov N，Jimenez M，Billerbeck S，et al. A modular yeast biosensor for low-cost point-of-care pathogen detection. Sci Adv，2017，3（6）：e1603221.

[12] Mimee M，Nadeau P，Hayward A，et al. An ingestible bacterial-electronic system to monitor gastrointestinal health. Science，2018，360（6391）：915-918.

[13] Ausländer D，Eggerschwiler B，Kemmer C，et al. A designer cell-based histamine-specific human allergy profiler. Nat Commun，2014，5：4408.

[14] Ro DK，Paradise EM，Ouellet M，et al. Production of the antimalarial drug precursor artemisinic acid in engineered yeast. Nature，2006，440（7086）：940-943.

[15] Hale V，Keasling JD，Renninger N，et al. Microbially derived artemisinin：a biotechnology solution to the global problem of access to affordable antimalarial drugs. Am J Trop Med Hyg，2007，77（6 Suppl）：198-202.

[16] Westfall PJ，Pitera DJ，Lenihan JR，et al. Production of amorphadiene in yeast，and its conversion to dihydroartemisinic acid，precursor to the antimalarial agent artemisinin. Proc Natl Acad Sci U S A，2012，109（3）：E111-E118.

[17] Engels B，Dahm P，Jennewein S. Metabolic engineering of taxadiene biosynthesis in yeast as a first step towards Taxol（Paclitaxel）production. Metab Eng，2008，10（3-4）：201-206.

[18] Ajikumar PK，Xiao WH，Tyo KE，et al. Isoprenoid pathway optimization for Taxol precursor overproduction in Escherichia coli. Science，2010，330（6000）：70-74.

[19] Wang W，Jiang J，Wu C. CAR-NK for tumor immunotherapy：clinical transformation and future prospects. Cancer Lett，2020，472：175-180.

[20] Gurbatri CR，Lia I，Vincent R，et al. Engineered probiotics for local tumor delivery of checkpoint blockade nanobodies. Sci Transl Med，2020，12（530）：eaax0876.

[21] Braendstrup P，Levine BL，Ruella M. The long road to the first FDA-approved gene therapy：chimeric antigen receptor T cells targeting CD19. Cytotherapy，2020，22（2）：57-69.

[22] Din MO，Danino T，Prindle A，et al. Synchronized cycles of bacterial lysis for *in vivo* delivery. Nature，2016，536（7614）：81-85.

[23] Li R，Zhang J，Gilbert SM，et al. Using oncolytic viruses to ignite the tumour immune microenvironment in bladder cancer. Nat Rev Urol，2021，18（9）：543-555.

[24] Low KB，Ittensohn M，Luo X，et al. Construction of VNP20009：a novel，genetically stable

antibiotic-sensitive strain of tumor-targeting *Salmonella* for parenteral administration in humans. Methods Mol Med，2004，90：47-60.

[25] Bhattacharya P，Budnick I，Singh M，et al. Dual role of GM-CSF as a pro-inflammatory and a regulatory cytokine：implications for immune therapy. J Interferon Cytokine Res，2015，35（8）：585-599.

[26] Andtbacka RHI，Collichio F，Harrington KJ，et al. Final analyses of OPTiM：a randomized phase Ⅲ trial of talimogene laherparepvec versus granulocyte-macrophage colony-stimulating factor in unresectable stage Ⅲ-Ⅳ melanoma. J Immunother Cancer，2019，7（1）：145.

[27] Chesney J，Puzanov I，Collichio F，et al. Randomized，open-label phase Ⅱ study evaluating the efficacy and safety of talimogene laherparepvec in combination with ipilimumab versus ipilimumab alone in patients with advanced，unresectable melanoma. J Clin Oncol，2018，36（17）：1658-1667.

[28] Zamarin D，Holmgaard RB，Ricca J，et al. Intratumoral modulation of the inducible co-stimulator ICOS by recombinant oncolytic virus promotes systemic anti-tumour immunity. Nat Commun，2017，8：14340.

第九章　抗肿瘤免疫反应评价指标

1　抗肿瘤免疫反应临床疗效评价

随着对肿瘤生物学性质的不断研究，肿瘤免疫治疗已成为肿瘤治疗研究中最受瞩目的领域，以免疫治疗为模式的标准已成为很多肿瘤治疗的新标准。特别是免疫检查点抑制剂的临床应用日益广泛，并在多种实体瘤治疗中展现出优良前景，被视为最具有潜力的抗肿瘤治疗方式之一[1]。免疫治疗不同于细胞毒性药物，其作用需要免疫激活过程，需要一定的时间才能建立起免疫应答，进而转化成长期的临床效应。免疫治疗过程中产生了非常规免疫应答模式，同时研究证实实体瘤免疫治疗的评价不宜简单套用传统的 WHO 疗效评价标准或实体瘤临床疗效评价标准（RECIST）（表 9-1），新的实体瘤免疫治疗疗效评价标准亟待建立与完善。

表 9-1　RECIST1.1 评价标准

评价标准	CR	PR	SD	PD
RECIST1.1	所有非淋巴结靶病灶消失，所有病理性淋巴结短径减少至＜10mm	参考基线靶病灶直径总和减少≥30%	PR 非 PD	参考基线及随访中最小靶病灶直径之和、靶病灶增加≥20%，绝对值至少增加 5mm，出现一个或多个新病灶

注：CR，完全缓解；PR，部分缓解；SD，疾病稳定；PD，疾病进展。

1.1　实体瘤免疫治疗反应特点

1.1.1　应答持久

免疫治疗相对于传统的化疗、靶向治疗，有其独有的特征及机制，它能够在更长的时间里维持疗效，持续为患者带来生存获益。产生这种持久应答的机制有两方面。①免疫循环：抗原提呈细胞提呈肿瘤细胞释放的抗原给 T 细胞，T 细胞激活后再杀死肿瘤细胞，肿瘤细胞继续释放新的肿瘤抗原。这个循环过程中，T 细胞功能不断被增强。②免疫记忆：效应 T 细胞发展成记忆细胞，并且可以在体内长期存在，当再次遇到肿瘤抗原时，记忆细胞瞬间被激活，产生较强的抗肿瘤免疫作用。免疫循环和免疫记忆保证了免疫治疗反应的持久性。

1.1.2　延迟反应

肿瘤免疫治疗与传统的细胞毒性药物相比，最特殊之处在于免疫治疗是通过激活机体的免疫反应产生抗肿瘤效应，这一过程包括免疫细胞的活化及向肿瘤组织的浸润，从而机体产生临床可见的抗肿瘤反应，该过程需要几个月甚至更长的时间，此为免疫治疗的延迟反应。

1.1.3 假性进展

在免疫治疗初期出现新病灶或原有病灶增大，后期病灶稳定或缩小的现象即为假性进展。其分子基础是，用药初期 T 细胞增殖和免疫激活，致病灶局部增大甚至出现新浸润灶。目前报道的假性进展发生率基本低于 10%，其中最常见于黑色素瘤和非小细胞肺癌（NSCLC）。

1.2 实体瘤免疫治疗疗效评价标准的发展过程

由于免疫治疗过程中出现的非常规反应模式，传统的实体瘤疗效评价标准已不能正确评估治疗疗效，促使多种实体瘤免疫相关疗效评价标准不断产生、修订并完善。2004 年以来，针对黑色素瘤和其他实体瘤假性进展的问题，提出了不同的评估标准，包括免疫相关疗效标准（irRC）、实体瘤免疫相关疗效评价标准（irRECIST）、实体瘤免疫疗效评价标准（iRECIST）和实体瘤免疫治疗疗效评价标准（imRECIST）等。

1.2.1 irRC

2009 年，Wolchok 等[2]提出免疫相关疗效标准（immune related response criteria，irRC）。irRC（表 9-2）是第一个以 WHO 标准建立的免疫特异性标准，适用于评估对免疫治疗的疗效，其重点是 irRC 允许出现新病灶，不再被视为疾病进展，而是纳入总肿瘤负荷的测量总和。而在疾病进展时，规定≥4 周连续两次观察肿瘤负荷是否增加≥25%，再确认是否是真的进展。irRC 的创新之处在于将可测量的新发病灶计入总肿瘤负荷中，并且将其与基线肿瘤负荷进行比较。在此新规定下，即使有新病灶出现，只要总肿瘤负荷并没有增加≥25%，则不能认为疾病进展。如果在初次评价时检测到总肿瘤负荷较基线肿瘤负荷增加≥25%，在病情没有急剧恶化的情况下，建议继续行免疫治疗，因为很可能存在假性进展，在至少间隔 4 周后行第二次评价时，肿瘤体积可能会缩小，只有两次连续评价肿瘤负荷均有增加，并且≥25%才被认为是 irPD。相对于 RECIST，irRC 实际上提高了对疾病进展（PD）评价的限制，让更多患者判定为免疫相关疾病稳定（irSD），其将免疫治疗的疾病控制率提高了 10%左右。

表 9-2 irRC 和 irRECIST 评价标准

评价标准	irCR	irPR	irSD	irPD	irCPD
irRC	靶病灶完全消失，且无新的可测量病灶	靶病灶完全消失，伴非靶病灶和不可测量的病灶稳定或进展；靶病灶减少≥50%，伴非靶病灶和不可测量的病灶消失、稳定或进展	靶病灶缩小＜50%或增大＜25%，伴非靶病灶和不可测量病灶消失、稳定或进展	靶病灶增加≥25%，不论非靶病灶和不可测量病灶有任何变化	

续表

评价标准	irCR	irPR	irSD	irPD	irCPD
irRECIST	所有非淋巴结靶病灶消失，所有病理性淋巴结短径减少至＜10mm	参考基线靶病灶直径总和减少≥30%	非 PR 非 PD	参考基线及随访中最小靶病灶直径之和、靶病灶增加≥20%，绝对值至少增加 5mm，出现一个或多个新病灶	初次评估 irPD 4 周后再次评估：病灶再次进展，较初次评估进展加重或出现新病灶

注：irCR，免疫相关完全缓解；irPR，免疫相关部分缓解；irSD，免疫相关疾病稳定；irPD，免疫相关疾病进展；irCPD，免疫相关疾病明确进展。

1.2.2 irRECIST

尽管 irRC 标准取得一些可观的成效，但双径测量法存在很大弊端，研究者将 irRC 和 RECIST 改革为实体瘤免疫相关疗效评价标准（immune-related RECIST，irRECIST）[3]。irRECIST（表 9-2）沿用了 RECIST1.1 标准（表 9-1）的单径测量法和 irRC 标准中将可测量新病灶计算入原肿瘤负荷中的概念；对于非靶病灶和新病灶，在判定 PD 时都具有参考价值；对于初次评价的 PD，需在至少 4 周后进行再次评估。虽然使用 irRECIST 标准的临床试验在不断进行，但仍始终无法获得令人满意的结果。随着免疫检查点抑制剂的广泛应用，免疫疗效评价再次遭遇挑战：疗效评价时是否需要测量所有新发病灶、首次疗效评价时间点和最佳反应时间如何确立，以及出现新病灶后再次评价的具体原则和方法等，促使新的更符合临床实践的免疫相关疗效评价标准的诞生。

1.2.3 iRECIST

2017 年初，RECIST 工作组正式提出实体瘤免疫疗效评价标准（immune response evaluation criteria in solid tumor，iRECIST），欲为正在进行免疫治疗的临床试验提供一个共识指南和标准化的数据管理及采集分析指南[4]。iRECIST（表 9-3）在 RECIST1.1 基础上做了一些修改，其评价指标包括免疫完全缓解（immune complete response，iCR）、免疫部分缓解（immune partial response，iPR）、免疫稳定（immune stable disease，iSD）、免疫不确定进展（immune unconfirmed progression disease，iUPD）、免疫明确进展（immune confirmed progression disease，iCPD）。该标准特别指出，若 RECIST1.1 评价为 PD 而 iRECIST 评价为 iUPD，需结合患者临床症状。若临床表现为稳定，可考虑继续使用目前免疫治疗方案，但复查时间应适当缩短至 4～8 周。即使 iRECIST 评价为 iCPD，也可在患者及家属同意的情况下继续使用免疫治疗。对于那些因 iCPD 而停止治疗的患者，也有必要定期随访，这将有助于观察者进一步了解免疫治疗下肿瘤生长及发展规律。iRECIST 首次给出了免疫最佳反应时间（immune best overall response，iBOR）的定义，针对免疫检查点抑制剂治疗实体瘤过程中出现的假性进展、延迟反应等非常规反应模式的再次确认评价方式也较为科学，同时明确了新病灶、非靶病灶的价值；强调了免疫检查点抑制剂治疗过程中疗效判定不仅依靠影像学表现，结合临床症状做出决策也很重要。

1.2.4 imRECIST

2018 年，Hodi 等[5]创新性提出了实体瘤免疫治疗疗效评价标准（immune modified

response evaluation criteria in solid tumor，imRECIST），该标准一方面沿用了 RECIST1.1 和 irRC 的部分规定，另一方面又提出了自己独特的评价模式。该标准的提出更多是为了通过影像学评价判断临床试验中观察指标、疗效终点的改变，特别是无进展生存期（PFS）是否能带来最终的总生存期（OS）获益。imRECIST 一定程度上为更多患者带来了治疗机会和生存获益，但该标准提出时间较短，需要更多的临床试验和更长的时间去量化与验证 imRECIST 和其他评效之间的差异，进一步明确该标准的获益人群。

表 9-3　iRECIST 评价标准

评价标准	iCR	iPR	iSD	iCPD	iUPD
iRECIST	靶病灶及非靶病灶完全消失	靶病灶减小≥30%，所有病灶非 iCR 非 iUPD	靶病灶缩小＜30%，或者增大＜25%，且所有病灶非 iCR 非 iUPD	靶病灶或非靶病灶增大≥5mm，较初次评估新发病灶数量增加，较初次评估新靶病灶增大≥5mm，或较初次评估非靶病灶的任意增大	靶病灶或非靶病灶增大≥20%，较初次评估出现任何新发病灶

RECIST1.1、irRC、irRECIST、iRECIST 和 imRECIST 评价标准的比较见表 9-4。

表 9-4　RECIST1.1、irRC、irRECIST、iRECIST、imRECIST 评价标准的比较

项目	RECIST1.1	irRC	irRECIST	iRECIST	imRECIST
可测量病灶	实体瘤病灶长径≥10mm、淋巴结（LN）短径≥15mm（胸部 LN 短径≥10mm）	病灶≥5mm×5mm	同 RECIST1.1	同 RECIST1.1	同 RECIST1.1
靶病灶数目	每个器官最多 2 个，共 5 个	每个器官最多 5 个，共 10 个内脏实质病灶、5 个皮肤病灶	同 RECIST1.1	同 RECIST1.1	同 RECIST1.1
肿瘤负荷[6]	单径测量、所有靶病灶最大径总和	双径测量、所有靶病灶垂直径乘积总和	同 RECIST1.1	同 RECIST1.1	同 RECIST1.1
新发病灶	立即认定为疾病进展	不立即认定为疾病进展，可测量 NL 纳入总肿瘤负荷	同 irRC	首次评为 iUPD	同 irRC
疾病进展（PD）	肿瘤负荷较基线增加≥20%或增大≥5mm，不明确的非靶病灶进展，出现新病灶	肿瘤负荷较基线增加≥25%（基于可测量靶病灶）	肿瘤负荷较基线增加≥20%（基于可测量靶病灶）	肿瘤负荷较基线增加≥20%；新靶病灶总和增加≥5mm；新非靶病灶增大；PD 确认时出现新病灶	肿瘤负荷较基线增加≥20%（基于可测量靶病灶）
PD 的确认	不需要	开始治疗后4～12周	开始治疗后 4～12 周	开始治疗后 4～8 周	开始治疗后 4～8 周

1.3　实体瘤免疫治疗疗效评价标准的应用

一项研究汇总 JAVELIN 实体瘤和 JAVELIN Merkel 200 研究中接受阿维鲁单抗（avelumab）单药治疗的 12 种进展期实体瘤 1765 例患者数据，对 RECIST1.1 和 irRECIST 肿瘤评估进行比较性分析[7]。研究发现 147 例（8.3%）经 RECIST1.1 评估为 PD 的患者 irRECIST 评估为疾病稳定（SD）。RECIST1.1 和 irRECIST 评价不一致组的 OS 曲线位于一致 SD 和一致 PD 组的 OS 曲线之间，但是和一致 PD 组较为接近。不一致亚组中位 OS 为 7.8 个月，一致 SD 组 OS 为 19.5 个月，一致 PD 组 OS 为 4.3 个月。同时研究还发现 PFS 和免疫相关无进展生存期（irPFS）均和 OS 具有类似的相关性，irPFS 与 OS 的关系更为密切，但是预测价值并没有显著改进[7]。

另一项研究对 160 例接受 PD-1/PD-L1 抑制剂治疗的 NSCLC 患者使用 RECIST1.1、irRECIST 及 iRECIST 进行评估，发现其中非常规反应占 13%，RECIST1.1 低估了 11%患者的临床获益[8]。irRECIST 和 iRECIST 具有较高的一致性。

肿瘤免疫治疗，尤其是免疫治疗抑制剂治疗，已经成为肿瘤患者治疗的重要组成部分。在目前的临床试验中，iRECIST 被认为是较适合的实体瘤免疫治疗疗效评价标准[9]。实践工作中建议以 RECIST 作为实体肿瘤疗效评价的主要标准，iRECIST 可以作为探索性的评估方法，其评估结果可以作为次要研究终点。在一些研究中，iRECIST 也可以和 RECIST 作为共同评估标准，其评估结果作为共同主要研究终点。临床治疗方案制订过程中，主要问题是处理特殊反应情况的患者，如假性进展、超进展。超进展患者肿瘤进展快，症状恶化迅速，后续治疗建议是立即停止免疫治疗，并转向其他局部和系统性治疗；假性进展患者，其总生存是有明显获益，因此不建议立即停止免疫治疗，只要患者处于免疫确定基本进展阶段，无症状恶化，仍然可以持续免疫治疗。随着免疫治疗疗效评价标准在临床试验中的不断验证和应用，可以更好地选择合适的评价标准准确快速地判断患者疗效，及时调整治疗方案，为患者带来最佳获益。

1.4　免疫相关不良事件

免疫治疗副作用与化疗或其他生物制剂不同，大多数副作用是正常组织的过度免疫应答。这些副作用可导致治疗中止，影响治疗疗效。免疫检查点抑制剂会干扰正常的免疫耐受并触发正常组织中的免疫激活，从而导致各种免疫相关不良事件（immune-related adverse event，irAE）。但是 irAE 通常表明对免疫检查点抑制剂治疗的良好反应。在一项回顾性研究中，纳武单抗（nivolumab）被用于 65 名晚期胃癌患者，结果显示与没有 irAE 的患者相比，irAE 患者的中位 PFS 和中位 OS 有显著改善[10]。但是并非所有 irAE 都表明免疫治疗效果更好，如免疫相关性肺炎和心肌炎可能是致命的。

1.5　其他评价指标

对于肿瘤晚期患者，治疗的总体目标是提高生活质量和延长生存时间。相比于化疗，晚期肿瘤患者在接受免疫治疗后，大部分患者并无严重的不良反应出现，受益于免疫治疗的方式是生活质量的改善、生存期的延长等，所以应用抗肿瘤免疫治疗后，患者生活获益的评价可从生活质量评价和临床受益反应进行评价。

1.5.1 生活质量评价

生活质量是一个多维度的概念，包括身体机能状态、心理状态、健康感觉及与疾病相应的自觉症状等领域。生活质量的研究始于对肿瘤患者的评定。肿瘤免疫治疗是通过激活患者的免疫系统产生抗肿瘤效应，晚期肿瘤患者应用后，部分患者生活质量获得了提高，在生活质量良好的前体下带瘤生存，生存期得以延长。生活质量（quality of life，QOL）评价已被临床治疗策略、治疗疗效评价、肿瘤靶向和免疫治疗效应评价广泛应用。

1.5.2 临床受益反应

有些肿瘤患者没有出现影像学上病灶的缩小，但表现出主观的症状缓解和体力状况改善，这时临床受益应取代肿瘤大小成为肿瘤疗效评价指标之一。临床受益反应（clinical benefit response，CBR）包括卡氏体力状况（Karnofsky performance status，KPS）、疼痛及体重指标。KPS 评分为临床受益反应的主要评价指标。KPS 评分、疼痛及体重三种指标中至少有 1 项阳性改善，且维持≥4 周，而无阴性改善指标时才定为临床受益反应整体改善（overall clinical benefit response）；2 项主要指标均为“稳定”，只有补评的体重指标为阳性改善，才定为临床受益反应整体改善；3 项中只要有 1 项为阴性改善定为临床受益反应阴性改善。

2 抗肿瘤免疫反应检测指标

肿瘤免疫治疗，特别是过继性细胞治疗和免疫检查点抑制剂在临床上已表现出很好的疗效，治疗过程中需要相关免疫指标预测免疫反应。本章简要分析近几年免疫治疗相关临床试验，分析免疫指标检测在临床试验中的应用。

2.1 临床试验中免疫反应检测指标

2.1.1 肿瘤浸润淋巴细胞

大量研究表明回输的肿瘤浸润淋巴细胞（tumor infiltrating lymphocyte，TIL）的数量及在体内存活时间和临床疗效具有相关性。Huang 等[11]报道了第一个 TIL 临床试验，入组的 13 例患者，有 6 例获得部分缓解。随后，将入组患者扩大到 35 例，发现肿瘤缩小和回输的 TIL 在体内存活时间具有显著相关性，且存活时间长的 TIL 克隆表达水平较高的共刺激分子 CD27、CD28 和较长长度的端粒酶。有研究发现 TIL 培养时间较短的患者更易显示临床疗效，具有较少分化状态和较长端粒酶的 $CD27^{+}$TIL 与良好的临床疗效有关[12]。

也有研究发现 $CD27^+$的表达水平和临床疗效没有相关性，而与较高比例的 $BTLA^+TIL$ 具有相关性，与其他共抑制分子 PD-1、LAG-3、TIM-3 的表达水平亦没有相关性[13]。未来的临床实践要进一步确定能正确反映 TIL 分化状态的表面标志物，联合其他指标更好地预测临床疗效。

一项研究表明，回输的 TIL 的不同亚群显著影响了患者预后水平。研究通过对 TIL 回输产品进行多种检测，把 TIL 分为 $CD39^-CD69^-$和 $CD39^+CD69^+$两大类群。研究发现回输 $CD8^+CD39^+CD69^+$细胞为主的产品，对黑色素瘤特异性生存率（MSS）或 PFS 没有显著影响，而输注 $CD8^+CD39^-CD69^-$细胞占比更多的产品则与 MSS 和 PFS 的改善显著相关。进一步研究发现 $CD8^+CD39^-CD69^-$细胞高表达干性 T 细胞和记忆 T 细胞的标志物，这群细胞回输后能够进行增殖，介导长期的抗肿瘤作用[6]。

2.1.2　嵌合抗原受体 T 细胞技术

第一代嵌合抗原受体 T 细胞（chimeric antigen receptor-modified T cell，CAR-T 细胞）技术的临床疗效并没有达到预期的效果。第二代 CAR-T 细胞技术引入了共刺激分子 CD137 或 CD28，引入了 CD28 的二代 CAR-T 细胞技术增强了 T 细胞在体内扩增能力和存活时间，成为预测 CAR-T 细胞治疗有效性的免疫标志物。对于实体瘤，CAR-T 细胞靶向并浸润到瘤内也是一个重要的检测指标。第三代 CAR-T 细胞结合了两个共刺激域 CD137 和 CD28，具有更强的信号转导潜能。第四代 CAR 包括重定向用于通用细胞因子介导的杀伤 T 细胞（TRUCK），或者通过转基因免疫调节剂的诱导释放来塑造肿瘤环境，逆转回输患者体内 CAR-T 细胞的耗竭。

多项 CAR-T 细胞研究致力于根据免疫治疗的不同阶段寻找不同的生物标志物，如患者基线状态的生物标志物、CAR-T 细胞功能、CAR-T 细胞耗竭、CAR-T 细胞毒性与肿瘤患者预后的关系。基线生物标志物包括细胞因子 IL-2、IL-5、IL-7、TNF-α 等。对于 CAR-T 细胞功能，临床疗效与 CD45RA、CD45RO、CD62L、CCR7、CD27、CD28、CD25、CD127、CD57 和 CD137 分子表达情况密切相关。一些抑制性分子如 PD-1、LAG-3、TIM-3 等，也可协助预测 CAR-T 细胞临床疗效。

2.1.3　T 细胞受体技术

第一个 T 细胞受体工程化 T 细胞（T cell receptor-engineered T cell，TCR-T 细胞）技术临床试验利用 T 细胞识别的黑色素瘤抗原 1（MART-1）/HLA-A2 治疗恶性黑色素瘤患者，入组的 17 例患者中有 2 例出现客观临床反应，且治疗 1 年后在体内还能检测到回输的 TCR-T 细胞，虽然 TCR-T 细胞临床缓解率低于 TIL 治疗，但是为不能获取肿瘤组织进行 TIL 治疗的患者提供了另外一种治疗方法[14]。另一项研究利用高亲和力的 MART-1 和针对 gp-100/HLA-A2 的 TCR-T 细胞治疗恶性黑色素瘤患者，客观缓解率分别达到 30%和 19%，随后的研究发现，临床获益患者在治疗 1 个月后，在体内均可检测到较高水平的 TCR-T 细胞，但是在一些无临床反应的患者中也检测到较高水平的 TCR-T 细胞，说明 TCR-T 细胞在体内的存活时间和临床疗效相关，但不是独立预后因素[15]。另一项针对 NY-ESO-1 的 TCR-T 细胞研究，用四聚体技术和酶联免疫斑点试验（ELISPOT）检测 TCR-T

细胞的功能，发现临床疗效和 T 细胞功能没有相关性，反而和回输的 T 细胞数量具有一定的相关性[16]。

2.1.4 免疫检查点抑制剂

近年来，免疫检查点抑制剂（immune checkpoint inhibitor，ICI）在临床试验中取得了突破性进展，一些生物标志物可以用来筛选能从中获益的潜在人群，从而在临床中指导此类药物的合理应用。

一项研究表明 PD-L1 的表达与免疫检查点抑制剂的疗效正相关。在Ⅲ期随机对照临床研究 KEYNOTE-024 中，PD-L1 肿瘤比例评分（TPS）≥50%，且无 EGFR 或间变性淋巴瘤激酶（ALK）敏感突变的晚期非小细胞肺癌（NSCLC）患者，一线治疗应用帕博利珠单抗（pembrolizumab）相比化疗，有更长的 PFS 和 OS[17]。在 CheckMate012 研究中，纳武单抗（nivolumab）联合伊匹木单抗（ipilimumab）用于治疗晚期 NSCLC，PD-L1≥50%的患者的有效率达 90%以上[18]。肿瘤突变负荷（tumor mutational burden，TMB）与免疫治疗疗效也存在相关性。TMB 高的肿瘤患者免疫治疗疗效更好。2018 年 CheckMate227 研究结果表明，在 TMB≥10 的晚期 NSCLC 患者中，与铂类双联化疗相比，纳武单抗加低剂量伊匹木单抗治疗明显延长了一年无进展生存率。CheckMate568 研究表明，接受纳武单抗联合伊匹木单抗治疗的 NSCLC 患者中，TMB≥10 者中位 PFS 显著优于 TMB＜10 者。虽然高 TMB 的患者治疗应答较好，而且对免疫治疗应答的患者其 TMB 平均值也高于非应答患者，但对于 TMB 低的患者，不能完全排除使用免疫治疗有效的可能性。微卫星不稳定性（microsatellite instability，MSI）作为免疫检查点抑制剂的有效生物标志物，在结直肠癌中得到了证实。CheckMate142 研究的中期结果显示，MSI-H 型纳武单抗与伊匹木单抗联合组的客观缓解率优于单药组，与非 MSI-H 型患者相比，MSI-H 型患者应用免疫检查点抑制剂获益更多。

2.2 临床试验中免疫反应指标检测方法

2.2.1 T 细胞的体内持久性

临床试验中检测 T 细胞在体内存活时间的方法主要有逆转录 PCR 法 TCR 基因扫描技术、MHC-肽四聚体染色法、实时荧光定量 PCR 和流式细胞术。

同一克隆 T 细胞重排后其互补决定区 3（CDR3）的长度和序列完全相同，而不同克隆 T 细胞有所不同，因此分析 TCR CDR3 的长度和序列，可以作为判别 T 细胞克隆性的指标，通过分析 TCR Vβ 亚家族的分布及克隆特点，可对特定克隆亚群细胞进行分析。T 细胞通过特异性 TCR 识别由 MHC 分子提呈的抗原肽，因此可用荧光标记的 MHC-肽复合物检测抗原特异性 T 细胞。Altman 等首次发明此方法并应用于检测可识别 HIV 抗原肽的特异性 CTL，且获得成功。该方法具有迅速、直接、灵敏且特异性高的优点，比传统 CTL 有限稀释法敏感性高 10～100 倍。实时荧光定量 PCR 是指在 PCR 反应体系中加入荧光基团，利用荧光信号积累实时监测整个 PCR 进程，最后通过标准曲线对未知模板进行定量分析的方法。基于引物和探针的靶向和放大 CAR-T 细胞或 TCR-T 细胞的编码 DNA，通过与阳性对照组 DNA 比较，可定量检测基因转染的 T 细胞。流式细胞术（flow cytometry）是借助流式细胞仪对细胞进行快速准确的鉴定和分类的技术。利用偶联不同荧光抗体标记不同的细胞表面分子，再依据不同的细胞表面分子区分细胞亚群，或者通过分析细胞表面或细胞内蛋白的表达情况，评价细胞功能。

早期临床试验主要利用逆转录 PCR 法 TCR 基因扫描技术检测 TIL 克隆或选择抗原特异性 T 细胞。目前，MHC-肽四聚体染色法被越来越多地用于检测抗原特异性 T 细胞，抗原可以是高表达抗原、分化抗原、癌-睾丸抗原和新抗原。一旦确定了 T 细胞的抗原表达信息，就可以利用逆转录 PCR 法 TCR 基因扫描技术或 MHC-肽四聚体染色法分析回输的 T 细胞在体内的增殖和存活时间。

在 CAR-T 细胞和 TCR-T 细胞临床试验中，主要利用实时荧光定量 PCR 和流式细胞术定性和定量分析 T 细胞。大多数 CAR-T 细胞临床试验利用荧光定量 PCR 技术检测 T 细胞在外周血、肿瘤组织或骨髓中的情况。利用流式细胞术检测的优点在于可同时检测 T 细胞的多个参数，如可同时检测 CAR-T 细胞上其他如分化、激活或耗竭相关表面分子的表达情况。流式细胞仪和荧光定量 PCR 在检测外周血中 CAR-T 细胞时具有同样的敏感性。荧光定量 PCR 和流式细胞术同样用于 TCR-T 细胞临床试验中相关免疫指标的检测。

2.2.2　T 细胞效应功能

T 细胞的效应功能主要体现在增殖能力、杀伤能力和细胞因子释放能力。增殖能力检测方法有相对计数法、示踪染料标记法；杀伤能力检测方法有放射性同位素 ^{51}Cr 释放、CD107a 脱颗粒法等。

细胞增殖是细胞的一个重要功能，MTT 法和 ^{3}H 掺入法曾被广泛用于免疫细胞增殖的检测，现在广泛使用相对计数法、示踪染料标记法。示踪染料能够与细胞发生非特异性的不可逆的结合，而且结合后相对稳定，不会被各种酶类降解。当细胞分裂时，母细胞内的染料会被平均分配到子细胞中，细胞的荧光信号就会减弱一半，通过检测减弱的荧光信号的比例，就可以判断细胞增殖情况。

应用放射性同位素 ^{51}Cr 标记靶细胞，当靶细胞受到效应细胞细胞毒作用时，靶细胞受到损伤或在死亡后，释放出同位素 ^{51}Cr，^{51}Cr 发射 γ 射线，通过测定受损伤或死亡靶细胞释放的 ^{51}Cr，即可测定出效应细胞的细胞毒能力；CD107a 是溶酶体相关膜蛋白 1（lysosomal associated membrane protein 1，LAMP-1），T 细胞在发挥细胞毒功能，细胞毒颗粒出胞时，CD107a 被转运到细胞膜表面，因此在一定程度上 CD107a 分子表达率高低与 T 细胞杀伤活性呈正相关，应用流式细胞术检测 T 细胞表面 CD107a 分子表达情况可反映 T 细胞杀伤能力[19]。

2.2.3　T 细胞细胞因子分泌能力

免疫细胞通过合成和分泌细胞因子发挥功能，如 Th1 细胞通过分泌 IL-2、IFN-γ、TNF-α 等发挥作用，Th2 细胞通过分泌 IL-4、IL-5、IL-13 等发挥作用，调节性细胞通过分泌 IL-10

和 TGF-β 发挥负向调节作用，所以细胞因子的检测对于研究细胞的功能非常重要。主要检测细胞培养上清或血清中的细胞因子，检测方法有酶联免疫吸附分析（enzyme linked immunosorbent assay，ELISA）、酶联免疫斑点试验（enzyme linked immunospot assay，ELISPOT）、流式液相多重蛋白定量（cytometric bead array，CBA）技术、细胞内因子染色法（intracellular cytokine staining，ICCS）。

ELISA 是以免疫学反应为基础，将抗原抗体的特异性反应与酶对底物的高效催化作用相结合的一种敏感性很高的检测技术，是检测细胞因子最经典的方法。基本步骤是在 96 孔板上包被细胞因子抗体，后加入待测的细胞培养上清或血清，使上清或血清内的细胞因子与抗体结合，然后加入酶偶联细胞因子抗体，酶偶联抗体与细胞因子结合，加入底物，酶偶联抗体上的酶可使底物显色，根据颜色深浅定量计算待测液体中细胞因子浓度。

ELISPOT 结合了细胞培养技术与 ELISA，能够在单细胞水平检测细胞因子的分泌情况，即用抗体捕获培养中的细胞分泌的细胞因子，并以酶联斑点显色的方式将其表现出来。该方法用少量 T 细胞直接进行体外检测，可准确反映 T 细胞的活化状态，由于细胞附近的细胞因子浓度高，即使分泌 100 个细胞因子的细胞也能被发现，因而敏感性高，足以检测到 $1/10^5$ 个阳性细胞，因此 ELISPOT 广泛用于检测免疫治疗前后抗原特异性 T 细胞的数量。

CBA 结合了流式细胞仪荧光检测和微球免疫分析技术，可以轻松地在短时间内同时检测多种细胞因子。其作用原理是应用荧光强度不同的微球，上面带有可以辨认特定细胞因子的抗体，与样本及藻红蛋白（PE）检测抗体作用后，以流式细胞仪进行分析，根据 PE 荧光强度的不同，用软件进行分析并和标准品做对比后，可进行细胞因子的定性和定量，目前常用的有 Th1/Th2、Th1/Th2/Th17、趋化因子和炎症因子检测试剂盒等。

ICCS 是在单细胞水平分析 T 细胞的功能，通过结合表面染色和细胞内细胞因子染色，获得在一定数量群体中，能够释放细胞因子的细胞的百分比。

3 肿瘤免疫治疗预测性生物标志物

肿瘤免疫治疗为许多不适用传统疗法的患者带来了希望，然而免疫治疗的效果却因人而异，临床上需要简便有效的生物标志物评价患者是否适合进行免疫治疗。

免疫检查点抑制剂在实体肿瘤的治疗中显示出良好的临床疗效，但仅小部分患者从中获益。因此，在免疫治疗前或治疗期间，尽早识别可能或不可能对免疫检查点抑制剂治疗产生反应的患者，对于获得最佳免疫治疗效果至关重要。尽管基于肿瘤组织的生物标志物（肿瘤 PD-L1/MSI/TMB）有助于确定患者是否获益，但在临床实践中仍存在许多挑战。首先，肿瘤活检通常是侵入性的，使用活检获取患者组织样本受到肿瘤可及性和患者状况的限制。其次，重复的组织活检有可能增加与手术相关并发症的可能性。此外，由于肿瘤异质性，原发灶和转移灶表达水平有差异，会导致检测结果有差异。由于外周血取样简单、容易获得、创伤小且具可重复性，因此使用基于血液的免疫生物标志物可以弥补肿瘤免疫治疗期间基于组织的免疫生物标志物的上述限制。本部分就免疫检查点抑制剂中基于外周血生物标志物的检测做简单介绍。

3.1 循环免疫细胞亚群

外周血循环中存在着各种免疫细胞：T 细胞、B 细胞、NK 细胞或髓系细胞。它们可以帮助预测肿瘤患者是否可以从免疫检查点抑制剂中获益。利用多色或质谱流式细胞仪，以及测序技术可以对外周血中各种免疫细胞进行识别和检测。

3.1.1 CD8$^+$T 细胞

CD8$^+$CTL 是关键的免疫监视细胞之一。在一项对接受 PD-L1 抑制剂治疗的非小细胞肺癌患者的研究中，循环中较少 CD8$^+$T 细胞与持久的临床获益相关，外周血中循环 T 细胞数量的减少可能是由于大多数 T 细胞归巢到肿瘤组织中，肿瘤组织中高丰度的具有杀伤功能的 CTL 是良好的预后指标[20]。尽管外周血中循环 CD8$^+$T 细胞的总数可能反映整体免疫状态，但参与肿瘤免疫的 T 细胞亚型非常异质，其中许多不是肿瘤特异性的。因此，对 CD8$^+$T 细胞亚型进行更详细的分析，才能更好地发现与肿瘤免疫预后密切相关的指标。

3.1.2 表达 PD-1 的 CD8$^+$T 细胞

肿瘤新抗原特异性 T 细胞存在于外周血循环的 PD-1$^+$CD8$^+$T 细胞中，而不是存在于 PD-1$^-$CD8$^+$T 亚群中。因此，可以利用外周血中的 PD-1$^+$CD8$^+$T 细胞作为一种非侵入性的替代指标来监测细胞内的新抗原反应性 T 细胞[21]。一项接受帕博利珠单抗治疗的 MSI-H 胃癌患者，外周血中基线水平 PD-1$^+$CD8$^+$T 细胞的百分比与临床获益呈正相关[22]。在接受纳武单抗预处理的非小细胞肺癌患者中，基线检查时临床受益患者的 PD-1$^+$CD8$^+$T 细胞检出率高于无反应患者。表达 PD-1 的 CD8$^+$T 在接受 PD-1/L1 阻断后，细胞解除抑制可出现活化和增殖。研究发现接受 PD-1 抑制剂治疗的非小细胞肺癌患者外周血中 Ki-67$^+$PD-1$^+$CD8$^+$T 细胞增加，这些增殖性 T 细胞表现出效应表型[23]。总之，免疫检查点抑制剂治疗后循环 PD-1$^+$CD8$^+$T 细胞的早期增殖可以作为良好临床反应的预测指标。

3.1.3 表达 CD137 的 CD8$^+$T 细胞

CD137 受体（4-1BB，TNFRSF）是具有共刺激功能的 TNFR 家族成员之一，在肿瘤免疫中可视为肿瘤反应性 T 细胞的识别标志物。研究发现高水平的循环 CD137$^+$T 细胞与肿瘤患者抗 PD-1 免疫治疗的改善相关，提示 CD137$^+$T 细胞亚群可作为肿瘤免疫疗效评估的生物标志物[24]。在单变量分析中，抗 PD-1 治疗后循环 CD3$^+$CD137$^+$ 和 CD3$^+$CD8$^+$CD137$^+$T 细胞的百分比高于中位数的患者 PFS 和 OS 延长比。多变量分析显示高水平的 CD3$^+$CD8$^+$ CD137$^+$T 细胞是 PFS 的独立预后因素。研究发现高水平的 CD3$^+$CD137$^+$PD1$^+$T 细胞（＞1.85%）与患者较长的 OS 相关。相对的，患者血清中具有高浓度的免疫抑制性的溶解型 CD137（sCD137）提示较短的 PFS 和 OS。

3.1.4 表达 TIM-3 的 T 细胞

对接受 PD-1 抑制剂治疗的非小细胞肺癌和肾细胞癌患者的基线和治疗 8 周后的循环外周血中细胞进行检测，发现疾病进展患者的 CD4$^+$和 CD8$^+$细胞的 TIM-3 表达明显增高[25]。然而，在食管鳞状细胞癌患者中观察到相反的结果。在食管癌中，第一个周期的纳武单抗治疗后 TIM-3 表达的 $CD4^+$或 $CD8^+$T 细胞的增加与更好的临床反应或更长的 OS 相关[26]。这些有争议的结果应该在未来的研究中通过更大样本量和不同时间点的纵向分析进行验证。

3.1.5 表达 LAG-3 的 T 细胞

使用多参数流式细胞术对 188 例接受免疫检查点抑制剂治疗的黑色素瘤患者进行分析，研究发现外周血中 $CD8^+$T 细胞表面的 LAG-3 表达量可以作为预测免疫检查点抑制剂疗效的生物标志物，指导临床用药[27]。LAG^+免疫表型的患者与具有 LAG^-免疫表型的患者相比，生存时间短。对于黑色素瘤患者来说，中位生存期的差异超过了 4 年（前者为 22.2 个月，后者为 75.8 个月），而且这种差异具有统计学意义。LAG-3 已被证明是多种肿瘤（如胃癌、肝癌和肺癌等）免疫治疗疗效预测生物标志物和预后标志物。但是在多种肿瘤中 LAG-3 表达水平与免疫治疗疗效和患者预后的关系不完全一致，可能与肿瘤起源、肿瘤分期（早期 vs 晚期）、肿瘤位置（间质 vs 上皮内；原发肿瘤 vs 转移灶；组织 vs 血液）及不同的阳性截断值有关。动态定量分析肿瘤组织和外周血中 LAG-3 的表达水平有助于更精准地预测免疫治疗疗效并指导后续治疗。

3.1.6 记忆 T 细胞

记忆 T 细胞是一群异质性的细胞亚群，在肿瘤免疫应答和免疫记忆维持中发挥重要作用。由于分化程度的不同，T 细胞亚群在生物学特征和抗肿瘤效应等方面存在显著差异。T 细胞根据表面标志物的不同可以分为以下亚群：初始 T 细胞、效应 T 细胞和记忆 T 细胞。记忆 T 细胞又分为中央记忆 T 细胞（T_{CM}，$CD45RO^+CCR7^+$）和效应记忆 T 细胞（T_{EM}，$CD45RO^+CCR7^-$）。不同阶段的 T 细胞在抗肿瘤免疫中具有不同的作用，可作为免疫治疗效果预测性生物标志物。研究发现 T_{CM} 在免疫检查点抑制剂治疗反应中具有预测能力[28]。循环 $CD4^+T_{CM}$ 亚群与接受抗 PD-1 抑制剂的非小细胞肺癌和肾癌患者的临床获益呈正相关[25]。接受 PD-1 抑制剂治疗的黑色素瘤患者，临床获益患者的循环 $CD4^+T_{EM}$ 和幼稚 $CD8^+$T 水平较低，而 $CD8^+T_{EM}$ 水平较高[29]。一项前瞻性研究纳入 30 例接受伊匹木单抗或帕博利珠单抗治疗的黑色素瘤患者，基于流式细胞术的分析结果显示，外周血基线 $CD45RO^+$ $CD8^+$T 细胞水平正常的患者对伊匹木单抗的治疗应答率显著更高，OS 显著延长。当外周血基线 $CD45RO^+CD8^+$T 细胞≤25%时对伊匹木单抗治疗无应答。因此，外周血基线 $CD45RO^+$ $CD8^+$T 细胞水平是伊匹木单抗治疗应答和治疗后生存期延长的潜在预测生物标志物[30]。总之，预测免疫检查点抑制剂反应时，可以考虑外周血不同分化阶段的记忆 T 细胞亚群。

3.1.7 $CD4^+$T 细胞

$CD4^+$T 辅助细胞根据细胞因子分泌不同，可以分成多个亚群，每个亚群执行不同功能，不同的亚群可能对于肿瘤预后产生不同的影响。一项研究发现，在接受免疫检查点抑制剂治疗的非小细胞肺癌患者中，治疗前外周血较高比例的高分化 $CD4^+$T 细胞可以很好地预测客观缓解率[31]。CD62L^{low}CD4$^+$T 细胞与非小细胞肺癌患者对纳武单抗的临床反应相关。与无应答者相比，纳武单抗应答者在基线时的 CD62L^{low}CD4$^+$T 细胞循环水平更高[32]。研究表明，外周血 CD4$^+$T 细胞数量和 CD4$^+$/CD8$^+$值可能是预测错配修复缺陷转移性结肠癌患者抗 PD-1 免疫治疗反应和生存结局的独立潜在生物标志物。该发现表明，CD4$^+$T 细胞数量和 CD4$^+$/CD8$^+$值较低的患者可能对 PD-1 抑制剂反应良好，可进一步选择该亚群患者接受抗 PD-1 免疫治疗作为一线治疗。总之，CD4$^+$T 细胞免疫的内在功能可能是恢复抗肿瘤免疫和预测免疫检查点抑制剂治疗患者预后的关键因素。

3.1.8　免疫抑制细胞：MDSC 和 Treg 细胞

髓系抑制性细胞（myeloid-derived suppressor cell，MDSC）是骨髓来源的一群异质性细胞，是树突状细胞、巨噬细胞和（或）粒细胞的前体，具有显著抑制免疫细胞应答的能力。MDSC 分为两种表型：粒细胞样 MDSC（G-MDSC）和单核细胞样 MDSC（M-MDSC）。与健康者相比，接受伊匹木单抗治疗的黑色素瘤患者外周血基线水平的 M-MDSC 的比例更高。近些年，许多针对 MDSC 的靶向药物也应用于临床，其可显著提高肿瘤患者免疫细胞的抗肿瘤反应，有效抑制肿瘤的生长。Treg 细胞是 T 细胞的一个子集，占 CD4$^+$T 细胞总数的 5%～10%，具有负调节机体免疫反应的作用。Treg 细胞与免疫检查点抑制剂治疗预后之间的关系存在争议，一些研究显示正相关，一些研究显示负相关，因此，Treg 细胞作为免疫治疗预测指标需要进一步研究。

3.1.9　NK 细胞

NK 细胞作为固有免疫系统中的主要效应细胞，在控制肿瘤的发生发展进程中发挥重要作用。在接受纳武单抗治疗的 NSCLC 患者中，临床有反应患者的外周血中 CD56$^+$NK 细胞具有更强的细胞毒性，并且外周血中 NK 细胞的高基线水平与 OS 延长呈正相关[33]。

3.2　细胞因子

细胞因子调节着免疫系统内部细胞群体间及免疫系统与其他细胞的相互作用。细胞因子水平的变化可以是免疫反应的启动因素，也可以是免疫状态改变的直接体现，细胞因子可以作为疗效评价和预后的指标。

3.2.1　白细胞介素-6

白细胞介素-6（IL-6）由多种细胞分泌，包括免疫细胞和肿瘤细胞。它通过抑制肿瘤细胞凋亡和促进肿瘤血管生成来促进肿瘤进展。通过对三项Ⅱ/Ⅲ期随机免疫检查点抑制剂试验患者血清进行检测发现，在接受免疫检查点抑制剂或化疗的患者中，较高的 IL-6 基线水平与较短的生存期相关[34]。另一项研究显示接受 IL-2 免疫治疗的晚期黑色素瘤患者血清 IL-6 水平越高，OS 越短。抗 PD-1/PD-L1 治疗后 IL-6 水平降低与非小细胞肺癌患者的 PFS 改善相关。总之，在接受免疫检查点抑制剂治疗的患者中，较高的 IL-6 水平和较短的生存期相关。

3.2.2 白细胞介素-10

白细胞介素 10（IL-10）是一种具有强大抗炎特性的多效细胞因子，主要由活化的 T 细胞、单核细胞、B 细胞和巨噬细胞分泌，通过激活巨噬细胞抑制炎症细胞因子如 TNF-α、IL-6 和 IL-1 的表达。IL-10 在肿瘤免疫中发挥多重作用。传统上，它被认为是一种促进肿瘤生长的免疫抑制因子，而最近的研究显示通过外源性 IL-10 注射，可促进 $CD8^+$T 细胞介导的抗肿瘤免疫治疗。高水平的血清 IL-10 与实体瘤和血液系统恶性肿瘤患者较差的生存结果相关。在使用纳武单抗或帕博利珠单抗治疗的晚期黑色素瘤患者中，外周血单个核细胞的高基线 IFN-γ/IL-10 值和更长的 PFS 相关。

3.2.3 白细胞介素-18

白细胞介素-18（IL-8）也称趋化因子 CXCL8。IL-8 主要由白细胞和内皮细胞分泌，纤维细胞和恶性肿瘤细胞受到包括缺氧在内的各种环境压力和化疗药物等刺激也会分泌。IL-8 在多种肿瘤组织及患者血清中含量显著升高，与患者预后和 TNM 分期存在明显相关性。研究表明，IL-8 是肿瘤微环境中不可缺少的一种重要炎性反应因子和免疫抑制因子，不仅可以促进肿瘤进展，参与肿瘤血管生成，还具有招募免疫抑制细胞抑制抗肿瘤免疫应答的能力，更与肿瘤耐药息息相关。一项研究显示，循环系统中 IL-8 的高表达与免疫检查点抑制剂疗效降低有关，血浆 IL-8 表达水平可作为免疫检查点抑制剂治疗癌症患者的易于检测的预后生物标志物[35]。研究发现血清 IL-8 升高与肿瘤内中性粒细胞增多和免疫检查点抑制剂的临床益处降低有关[36]。

寻找预测实体瘤患者免疫治疗预后的外周血标志物，是目前肿瘤免疫治疗和检验领域最受瞩目的内容之一。从外周血获得预测免疫治疗生物标志物，具有无创性、实时监测及重复性好等优点。一些研究已经证明了一些外周血免疫细胞和细胞因子在免疫检查点抑制剂治疗中的预测价值。这些结果可以让我们更好地理解肿瘤免疫治疗与患者免疫系统相互作用的动态过程，并且可以根据检测结果区分对免疫检查点抑制剂治疗有反应和无反应的患者，可以更好地为患者制订更优的个体化治疗方案。

4 总结与展望

针对肿瘤免疫中出现的非常规缓解模式，提出了多种免疫相关疗效评价标准，包括免疫相关疗效标准（irRC）、实体瘤免疫相关疗效评价标准（irRECIST）、实体瘤免疫疗效评价标准（iRECIST）和实体瘤免疫治疗疗效评价标准（imRECIST）。免疫治疗疗效评价标准的作用：①减少因免疫疗法特殊治疗机制使评估结果出现的误差；②更加准确地评价肿瘤免疫治疗中患者疗效反应和生存获益；③一定程度上避免了过早停药造成部分患者失去治疗机会。免疫治疗疗效评价标准也有一些不足，无论是正在进行的临床试验还是常规的临床实践，目前都无法保证统一的标准，在一定程度上限制了疗效评价标准的研究进程，免疫治疗疗效评价标准还需要更多的临床试验来验证。虽然目前临床试验中仍没有形成可遵循的统一的共识标准，但探索更新的过程将会促使免疫相关疗效评价标准趋于完善统一，更适用于临床实践，为肿瘤免疫治疗的研究和可受益人群提供更多帮助。

外周血生物标志物在免疫肿瘤学领域正迅速发展。它们不仅反映了肿瘤生物学，而且还提供了关于不断变化的宿主对肿瘤的免疫反应的应答信息。一些研究已经证明了各种外周血生物标志物的预后或预测价值。然而，截至目前的研究主要局限于肺癌和黑色素瘤，未来应该进行其他一些病种的研究。因为不同的肿瘤在 TME 中有不同的免疫抑制细胞和细胞因子，以及不同的免疫检查点抑制剂可能有不同的免疫作用机制，特异性的生物标志物取决于肿瘤类型和免疫检查点抑制剂。因此，生物标志物的发展和免疫检查点抑制剂的选择应该根据不同的肿瘤类型来确定。总之，免疫治疗疗效评价生物指标需要在更多病种的临床试验中不断验证，希望总结出更多确定的可以预测免疫治疗的指标，指导临床治疗，让更多的患者从免疫治疗中获益。

参 考 文 献

[1] Finck A, Gill SI, June CH. Cancer immunotherapy comes of age and looks for maturity. Nat Commun, 2020, 11（1）: 3325.

[2] Wolchok JD，Hoos A，O'Day S，et al. Guidelines for the evaluation of immune therapy activity in solid tumors：immune-related response criteria. Clin Cancer Res，2009，15（23）：7412-7420.

[3] Pignon JC，Jegede O，Shukla SA，et al. irRECIST for the evaluation of candidate biomarkers of response to nivolumab in metastatic clear cell renal cell carcinoma：analysis of a phase Ⅱ prospective clinical trial. Clin Cancer Res，2019，25（7）：2174-2184.

[4] Seymour L，Bogaerts J，Perrone A，et al. iRECIST：guidelines for response criteria for use in trials testing immunotherapeutics. Lancet Oncol，2017，18（3）：e143-e152.

[5] Hodi FS，Ballinger M，Lyons B，et al. Immune-modified response evaluation criteria in solid tumors（imRECIST）：refining guidelines to assess the clinical benefit of cancer immunotherapy. J Clin Oncol，2018，36（9）：850-858.

[6] Krishna S，Lowery FJ，Copeland AR，et al. Stem-like CD8 T cells mediate response of adoptive cell immunotherapy against human cancer. Science，2020，370（6522）：1328-1334.

[7] Manitz J，D'Angelo SP，Apolo AB，et al. Comparison of tumor assessments using RECIST 1.1 and irRECIST，and association with overall survival. J Immunother Cancer，2022，10（2）：e003302.

[8] Vansteenkiste J，Wauters E，Reymen B，et al. Current status of immune checkpoint inhibition in early-stage NSCLC. Ann Oncol，2019，30（8）：1244-1253.

[9] Kataoka Y，Hirano K. Which criteria should we use to evaluate the efficacy of immune-checkpoint inhibitors? Ann Transl Med，2018，6（11）：222.

[10] Masuda K，Shoji H，Nagashima K，et al. Correlation between immune-related adverse events and prognosis in patients with gastric cancer treated with nivolumab. BMC Cancer，2019，19（1）：974.

[11] Huang J，Khong HT，Dudley ME，et al. Survival，persistence，and progressive differentiation of adoptively transferred tumor-reactive T cells associated with tumor regression. J Immunother，2005，28（3）：258-267.

[12] Rosenberg SA，Yang JC，Sherry RM，et al. Durable complete responses in heavily pretreated patients with metastatic melanoma using T-cell transfer immunotherapy. Clin Cancer Res，2011，17（13）：4550-4557.

[13] Radvanyi LG, Bernatchez C, Zhang M, et al. Specific lymphocyte subsets predict response to adoptive cell therapy using expanded autologous tumor-infiltrating lymphocytes in metastatic melanoma patients. Clin Cancer Res, 2012, 18 (24): 6758-6770.

[14] Morgan RA, Dudley ME, Wunderlich JR, et al. Cancer regression in patients after transfer of genetically engineered lymphocytes. Science, 2006, 314 (5796): 126-129.

[15] Johnson LA, Morgan RA, Dudley ME, et al. Gene therapy with human and mouse T-cell receptors mediates cancer regression and targets normal tissues expressing cognate antigen. Blood, 2009, 114 (3): 535-546.

[16] Robbins PF, Morgan RA, Feldman SA, et al. Tumor regression in patients with metastatic synovial cell sarcoma and melanoma using genetically engineered lymphocytes reactive with NY-ESO-1. J Clin Oncol, 2011, 29 (7): 917-924.

[17] Reck M, Rodríguez-Abreu D, Robinson AG, et al. Updated Analysis of KEYNOTE-024: pembrolizumab versus platinum-based chemotherapy for advanced non-small-cell lung cancer with PD-L1 tumor proportion score of 50% or greater. J Clin Oncol, 2019, 37 (7): 537-546.

[18] Negrao MV, Lam VK, Reuben A, et al. PD-L1 expression, tumor mutational burden, and cancer gene mutations are stronger predictors of benefit from immune checkpoint blockade than HLA class Ⅰ genotype in non-small cell lung cancer. J Thorac Oncol, 2019, 14 (6): 1021-1031.

[19] Alter G, Malenfant JM, Altfeld M. CD107a as a functional marker for the identification of natural killer cell activity. J Immunol Methods, 2004, 294 (1-2): 15-22.

[20] Nabet BY, Esfahani MS, Moding EJ, et al. Noninvasive early identification of therapeutic benefit from immune checkpoint inhibition. Cell, 2020, 183 (2): 363-376, e313.

[21] Gros A, Tran E, Parkhurst MR, et al. Recognition of human gastrointestinal cancer neoantigens by circulating PD-1^+ lymphocytes. J Clin Invest, 2019, 129 (11): 4992-5004.

[22] Kwon M, An M, Klempner SJ, et al. Determinants of response and intrinsic resistance to PD-1 blockade in microsatellite instability-high gastric cancer. Cancer Discov, 2021, 11 (9): 2168-2185.

[23] Kim KH, Cho J, Ku BM, et al. The first-week proliferative response of peripheral blood PD-1 (+) CD8 (+) T cells predicts the response to anti-PD-1 therapy in solid tumors. Clin Cancer Res, 2019, 25 (7): 2144-2154.

[24] Zizzari IG, Di Filippo A, Botticelli A, et al. Circulating CD137^+ T cells correlate with improved response to anti-PD1 immunotherapy in patients with cancer. Clin Cancer Res, 2022, 28 (5): 1027-1037.

[25] Juliá EP, Mandó P, Rizzo MM, et al. Peripheral changes in immune cell populations and soluble mediators after anti-PD-1 therapy in non-small cell lung cancer and renal cell carcinoma patients. Cancer Immunol Immunother, 2019, 68 (10): 1585-1596.

[26] Kato R, Yamasaki M, Urakawa S, et al. Increased Tim-3 (+) T cells in PBMCs during nivolumab therapy correlate with responses and prognosis of advanced esophageal squamous cell carcinoma patients. Cancer Immunol Immunother, 2018, 67 (11): 1673-1683.

[27] Shen R, Postow MA, Adamow M, et al. LAG-3 expression on peripheral blood cells identifies patients with poorer outcomes after immune checkpoint blockade. Sci Transl Med, 2021, 13 (608): eabf5107.

[28] Manjarrez-Orduño N, Menard LC, Kansal S, et al. Circulating T cell subpopulations correlate with immune responses at the tumor site and clinical response to PD1 inhibition in non-small cell lung cancer. Front Immunol, 2018, 9: 1613.

[29] Krieg C, Nowicka M, Guglietta S, et al. High-dimensional single-cell analysis predicts response to

anti-PD-1 immunotherapy. Nat Med，2018，24（2）：144-153.

[30] Tietze JK，Angelova D，Heppt MV，et al. The proportion of circulating CD45RO（+）CD8（+）memory T cells is correlated with clinical response in melanoma patients treated with ipilimumab. Eur J Cancer，2017，75：268-279.

[31] Zuazo M，Arasanz H，Fernández-Hinojal G，et al. Functional systemic CD4 immunity is required for clinical responses to PD-L1/PD-1 blockade therapy. EMBO Mol Med，2019，11（7）：e10293.

[32] Kagamu H，Kitano S，Yamaguchi O，et al. CD4（+）T-cell immunity in the peripheral blood correlates with response to anti-PD-1 therapy. Cancer Immunol Res，2020，8（3）：334-344.

[33] Cho YH，Choi MG，Kim DH，et al. Natural killer cells as a potential biomarker for predicting immunotherapy efficacy in patients with non-small cell lung cancer. Target Oncol，2020，15（2）：241-247.

[34] Laino AS，Woods D，Vassallo M，et al. Serum interleukin-6 and C-reactive protein are associated with survival in melanoma patients receiving immune checkpoint inhibition. J Immunother Cancer，2020，8（1）：e000842.

[35] Yuen KC，Liu LF，Gupta V，et al. High systemic and tumor-associated IL-8 correlates with reduced clinical benefit of PD-L1 blockade. Nat Med，2020，26（5）：693-698.

[36] Schalper KA，Carleton M，Zhou M，et al. Elevated serum interleukin-8 is associated with enhanced intratumor neutrophils and reduced clinical benefit of immune-checkpoint inhibitors. Nat Med，2020，26（5）：688-692.

第十章　实验小鼠模型及其在肿瘤免疫治疗研究中的应用

实验小鼠模型为肿瘤研究提供了具有复杂和动态生理学特征的肿瘤模型，在现代肿瘤免疫研究中发挥着重要作用。小鼠模型种类繁多，科学合理地选择实验用鼠不但有利于实验的顺利开展，而且可以提供更加令人信服的实验结果。肿瘤免疫实验中常用小鼠模型根据免疫系统的不同可分为三类：普通型小鼠、免疫缺陷型小鼠和免疫系统人源化小鼠模型。本章将对这三类小鼠模型进行介绍，并讨论其在肿瘤免疫治疗研究中的应用。

1　普通型小鼠

1.1　普通型小鼠的常见种类

普通型小鼠是指免疫系统健全的小鼠模型，可以建立小鼠移植瘤模型，从而方便地对小鼠肿瘤进行发病机制及治疗方法等研究，在肿瘤研究中应用广泛。这类小鼠中常用的有C57BL/6 和 BALB/c 小鼠，分别属于 Th1 型和 Th2 型小鼠模型。

1.1.1　C57BL/6 小鼠

C57BL/6 小鼠是应用广泛的近交系小鼠，1921 年由美国遗传学家 Clarence Cook Little 建立。C57BL/6 小鼠全身棕黑色，品系稳定，易于繁殖，本身不但是生理学和病理学研究的通用模型，并且对多种肿瘤具有抗性，可以作为携带自发或诱发突变同基因型背景品系的小鼠模型，也可以应用于建立转基因小鼠模型。第一张高质量小鼠基因组序列全图所用的 DNA 就来源于 C57BL/6 小鼠。来源于 C57BL/6 小鼠的肿瘤细胞系，如黑色素瘤细胞系 B16、前列腺癌细胞系 TRAMP、结肠癌细胞系 MC38、胰腺癌细胞系 Panc02 和骨肉瘤细胞系 MOS-J 等，可以种植到 C57BL/6 小鼠体内建立小鼠模型。来源于 C57BL/6 小鼠的 T 细胞分泌的细胞因子中 IFN-γ 水平较高，IL-4 水平较低，所以 C57BL/6 小鼠属于典型的 Th1 型小鼠。

1.1.2　BALB/c 小鼠

BALB/c 小鼠是白化的近交系小鼠，易于繁殖，雌雄体重差异小，1913 年由美国肿瘤学家 Halsey J. Bagg 开始进行分离繁殖。该品系被广泛应用于杂交瘤和单克隆抗体的生产，在肿瘤免疫学研究中有着广泛的应用。来源于 BALB/c 小鼠的肿瘤细胞系，如乳腺癌细胞系 4T1 和肠癌细胞系 CT26 等，可以种植到 BALB/c 小鼠体内建立小鼠肿瘤模型。来源于 BALB/c 小鼠的 T 细胞分泌的细胞因子中 IFN-γ 水平较低，IL-4 水平较高，所以 BALB/c 小鼠属于典型的 Th2 型小鼠。

1.2　普通型实验小鼠模型的优缺点

普通型实验小鼠模型的主要优点：①实验周期短，可以节省试验时间；②相对于基因修饰型小鼠和人源化小鼠来说，价格较低，饲养环境要求不高；③具有完整的免疫系统，可以进行肿瘤免疫机制及免疫治疗方法的验证，方便肿瘤分离和浸润免疫细胞情况的研究；④可用于新药物的快速筛选。此类小鼠模型的缺点主要是肿瘤模型局限于小鼠肿瘤，和人的肿瘤在基因背景、发病进程及肿瘤微环境等方面存在一定的差异。

1.3　普通型实验小鼠在肿瘤免疫治疗研究中的应用

由于普通型实验小鼠具有完整的免疫系统，所以可以方便地进行肿瘤免疫治疗相关研究，广泛应用于 CAR-T 细胞、免疫检查点阻断、疫苗及双特异性抗体等研究中。Kim 等[1]制备了靶向鼠 CD19 分子的 CAR-T 细胞并将其通过尾静脉注射到负荷 $CD19^+$小鼠肿瘤的 BALB/c 和 C57BL/6J 小鼠体内，同时给予重组人 IL-7 和嵌合 Fc 融合蛋白（rhIL-7-hyFc），观察 rhIL-7-hyFc 对 CAR-T 细胞抗肿瘤效果的影响。在一项免疫检查点阻断联合疫苗治疗的研究中，BALB/c 小鼠皮下接种 CT26 肠癌细胞和 C57BL/6 小鼠皮下接种 ID8-VEGF 卵巢癌细胞作为荷瘤小鼠模型，腹腔注射鼠 PD-1 或 PD-L1 抗体和鼠 CTLA-4 抗体，表达 GM-CSF 并经过射线照射过的 CT26 或 ID8-VEGF 肿瘤细胞作为疫苗进行皮内注射，结果发现免疫检查点阻断联合疫苗对肿瘤的治疗效果优于单一治疗方法[2]。Wang 等[3]基于“蛋白拼接双特异性抗体”平台，通过去除内含子产生了一种 IgG 样的靶向 EpCAM 和 CD3 的双特异性抗体，并研究了其在 BALB/c 小鼠体内的药物分布情况。表 10-1 列举了普通型实验小鼠模型常用细胞系。

表 10-1　普通型实验小鼠模型常用细胞系

品系	细胞系	癌种
C57BL/6	MC 38	结肠癌
	C1498	白血病
	Hepa1-6	肝癌
	LL/2（LLC1）	肺癌
	EL4	淋巴瘤
	B16 F10	黑色素瘤
	Panc02	胰腺癌
	E.G7-OVA	淋巴瘤
	RM-1	前列腺癌

续表

品系	细胞系	癌种
BALB/c	4T1	乳腺癌
	Colon-26	结肠癌
	WWHI 164	纤维肉瘤
	H22	肝癌
	A20	淋巴瘤
	MPCC-11	黑色素瘤
	Renca	肾癌
	J558	浆细胞瘤

2 免疫缺陷型小鼠

2.1 免疫缺陷型小鼠的种类

免疫缺陷型小鼠指经自然突变或人工基因改造后免疫系统存在缺陷的实验小鼠。这类小鼠在 T/B 细胞、细胞因子及其受体、Toll 样受体（TLR）或信号通路上的转录因子等方面有缺失或存在功能缺陷。免疫缺陷型小鼠包括单基因突变品系（如 Nude 小鼠）、重症联合免疫缺陷（severe combined immunodeficiency，SCID）品系、非肥胖型糖尿病（non-obese diabetic，NOD）品系、靶基因缺失的重组激活基因（recombination activating gene，RAG）品系及携带两个或多个突变的杂交小鼠。

2.1.1 Nude 小鼠

Nude 小鼠来源于 BALB/c 小鼠，由于 *Foxn1* 基因突变而没有毛发和胸腺，由 Grist 首先发现并在 1966 年由 Flanagan 研究并报道。*Foxn1* 单基因突变引起胸腺缺失，使 T 细胞数量急剧减少，从而导致免疫系统受到抑制。*Foxn1* 通过直接调控胸腺上皮细胞微环境，介导胸腺上皮细胞和 T 细胞之间的相互作用，进而影响胸腺发育并引起 T 细胞免疫缺陷[4]。Nude 小鼠的免疫系统特征是具有少量的 T 细胞和较弱的 T 细胞应答能力，抗体应答仅限于 IgM 类，而 NK 细胞应答能力增加。由于成熟 T 细胞数量很少，所以对同种异体移植排斥能力较弱，一般对异种移植也不具备排斥能力，所以可以接种人的肿瘤细胞或组织，建立肿瘤模型。但是随着鼠龄的增长，Nude 小鼠体内少量淋巴细胞可以检出 T 细胞抗原，如 CD3、CD4 和 CD8 等。Nude 小鼠体内成熟的 $CD8^+T$ 细胞具有细胞杀伤活性，同时体内 NK 细胞比正常 BALB/c 小鼠 NK 细胞杀伤效能强。

2.1.2 NOD 小鼠

NOD 小鼠是为研究 1 型糖尿病建立起来的小鼠品系，也是研究自身免疫性疾病的良好模型。此种小鼠可以自发生自身免疫性糖尿病，与人的自身免疫情况和 1 型糖尿病十分相似，如体内产生胰腺特异性自身抗体、自身反应性 $CD4^+$和 $CD8^+$T 细胞及疾病的遗传连锁关系等[5]。雌鼠发生自发糖尿病的概率为 60%～80%，比雄鼠（20%～30%）高。NOD 小鼠具有独特的主要组织相容性复合体（major histocompatibility complex，MHC）单倍型 $H\text{-}2^{g7}$，是和疾病易感性联系最紧密的基因特征。另外，肿瘤坏死因子 α（tumor necrosis-factor α，TNF-α）和细胞毒性 T 细胞相关抗原 4（cytotoxic T lymphocyte-associated antigen 4，CTLA-4）的基因多态性也在自身免疫病中发挥重要作用。

2.1.3　SCID 小鼠

SCID 小鼠的特征是重度联合免疫缺陷，T 细胞和 B 细胞均缺失。根据小鼠来源背景的不同，SCID 小鼠也有不同的亚系，如 C.B-17 SCID 小鼠和 ICR SCID 小鼠等。C.B-17 小鼠的基因背景和 BALB/c 小鼠相同，但携带来源于 C57BL/Ka 小鼠的免疫球蛋白重链等位基因 Igh-1b。C.B-17 SCID 小鼠是 1989 年在胚胎转移实验过程中发现的，也是最早发现的 SCID 小鼠；ICR SCID 小鼠则是 ICR 小鼠和 C.B-17 SCID 小鼠互交的结果。SCID 小鼠具有自发的无丙种球蛋白血症，进一步研究揭示其原因为 *Prkdc* 基因突变，又称 SCID 突变。*Prkdc* 基因编码 DNA 依赖性蛋白激酶（DNA-dependent protein kinase，DNA-PK）的催化亚基，在双链 DNA 的非同源末端连接中发挥重要作用，所以此酶突变影响了 V（D）J 重排，导致 T 细胞和 B 细胞的缺失。这种双重缺失使 SCID 小鼠成为一种建立外源组织移植的良好模型，如移植人肿瘤细胞或组织后进行新药筛选及移植人免疫系统相关组织进行免疫学相关实验。随着鼠龄的增长，SCID 小鼠体内可以发生免疫反应，产生 IgM、IgG 和 IgA 等抗体。

2.1.4　RAG 小鼠

RAG 小鼠是重排活化基因 *Rag1* 或 *Rag2* 缺失的一种小鼠。Rag1 和 Rag2 是一类 DNA 重组酶，介导免疫球蛋白和 TCR 的体细胞重排。这种小鼠由于 Rag1 或 Rag2 缺失而不能启动 V（D）J 重排，导致 T 细胞和 B 细胞停滞在分化早期，体内无成熟 T 细胞和 B 细胞。其中 Rag2 缺失型小鼠应用较多。与 SCID 小鼠相比，RAG 小鼠表型更稳定，年长小鼠体内仍无成熟 T 细胞和 B 细胞；同时也无放射敏感的表现。RAG 小鼠常应用于研究淋巴细胞基因在分化和获得性免疫缺陷综合征（AIDS）等免疫缺陷性疾病中的功能，以及免疫系统在肿瘤生成和转移、自身免疫和感染性疾病中的作用。

2.1.5　$IL2rg^{null}$ 小鼠

$IL2rg^{null}$ 小鼠是白细胞介素-2 受体（interleukin-2 receptor，IL-2R）γ 链（IL2rg）纯合突变的一种小鼠类型。IL2rg 是许多细胞因子受体共有的重要组成成分，参与 IL-2、IL-4、IL-7、IL-9、IL-15 和 IL-21 与其相应受体的结合并介导相应的信号传递。IL2rg 的缺失导致严重的 T 细胞和 B 细胞发育及功能缺陷，同时 NK 细胞的发育也受到严重影响。通常在免疫缺陷小鼠的基础上进一步使 IL2rg 缺失，以得到对人类细胞和组织移植排斥能力更弱的小鼠品系。

2.1.6 多重免疫缺陷小鼠

多重免疫缺陷小鼠是两种不同的免疫缺陷型小鼠杂交得到的免疫缺陷程度更高的小鼠，如 NOD/SCID 小鼠、NOG 小鼠和 NSG 小鼠。NOD/SCID 小鼠是免疫缺陷的 NOD 小鼠和 SCID 小鼠杂交得到的免疫缺陷小鼠。NOD/SCID 小鼠不再具有自发生糖尿病的能力。这类小鼠 NK 细胞功能下降，固有免疫能力降低，更适合移植人的细胞或组织。NOG 小鼠是 NOD/SCID 联合 IL2rg 缺陷型小鼠，IL2rg 没有胞内段，所以相关受体尽管可以结合相应配体，但不能传递胞内信号；而 NSG 小鼠是 NOD/SCID 联合 IL2rg 缺失型小鼠，*IL2rg* 基因发生突变，导致 IL2rg 彻底不能表达。两者是 NOD/SCID 小鼠和 IL2rg 缺陷或缺失小鼠杂交得到的具有严重免疫缺陷的小鼠类型。这类小鼠更适用于移植人的组织、外周血淋巴细胞（peripheral blood lymphocyte，PBL）及干细胞或前体细胞等建立人源化小鼠。BRG 小鼠具有 BALB/c 小鼠背景，具有 Rag1/2$^{-/-}$突变和 IL2rg 缺陷，无成熟 T 细胞、B 细胞和 NK 细胞。NRG 小鼠是在 NOD 小鼠基础上进一步引入 Rag1/2$^{-/-}$突变和 IL2rg 缺陷，小鼠体内没有成熟 T 细胞、B 细胞和 NK 细胞[6]。以上小鼠的 T 细胞、B 细胞和 NK 细胞情况总结见表 10-2。

表 10-2 常见免疫缺陷型小鼠的特征

小鼠名称	基因特征	T 细胞	B 细胞	NK 细胞
Nude	Foxn1^{nu}突变	缺陷	正常	正常
NOD	H-2^{g7}	异常*	正常	缺陷
SCID	Prkdc^{scid}突变	缺陷	缺陷	正常
RAG	Rag1/2$^{-/-}$突变	缺陷	缺陷	正常
IL2rg^{null}	IL2rg 缺失	缺陷	缺陷	缺陷
NOD/SCID	NOD/Prkdc^{scid}突变	缺陷	缺陷	缺陷
NOG	NOD/Prkdc^{scid}突变/IL2rg 缺陷	缺陷	缺陷	缺陷
NSG	NOD/Prkdc^{scid}突变/IL2rg 缺失	缺陷	缺陷	缺陷
NRG	NOD/Rag1/2$^{-/-}$突变/IL2rg 缺陷	缺陷	缺陷	缺陷
BRG	Rag1/2$^{-/-}$突变/IL2rg 缺陷	缺陷	缺陷	缺陷

*CTLA-4 突变导致 T 细胞攻击胰岛素生成细胞，从而引起糖尿病。

除了以上几种免疫缺陷型小鼠，还有 β_2 微球蛋白（β_2 microglobulin，B2M）或穿孔素（perforin，Prf1）基因缺陷所引起的免疫缺陷型小鼠，常和其他免疫缺陷鼠杂交而得到免疫缺陷更严重的小鼠。

2.2 免疫缺陷型小鼠的优缺点

免疫缺陷型小鼠的优点是可以移植或接种人的肿瘤组织或细胞建立人肿瘤模型，用于对人肿瘤的发生机制或治疗方法的研究；缺点是小鼠的免疫系统存在缺陷，不能研究人免疫系统对肿瘤的影响，也不能研究基于人免疫系统的免疫疗法，如 PD-1 或 CTLA-4 抑制剂、疫苗等。为了解决这类问题，人们建立了免疫系统人源化小鼠模型，以便在可以移植人细胞或组织的基础上研究免疫系统的作用。

2.3 免疫缺陷型小鼠在肿瘤免疫研究中的应用

由于免疫缺陷型小鼠的免疫系统存在不同程度的缺陷，所以一般不作为涉及自身免疫系统活化的治疗方法，但可以研究 CAR-T 和 TCR-T 等过继细胞疗法的治疗效果。在这方面研究中使用最多的是 NSG 小鼠，其他类型小鼠如 Nude、NOD/SCID 和 NOG 小鼠等也可作为动物模型。Ang 等[7]将人卵巢癌 SKOV3 细胞注射到 NSG 小鼠腹腔内，8 天后将靶向 EpCAM 的 CAR-T 细胞通过腹腔注射到小鼠体内观察 CAR-T 细胞的抗肿瘤效果。Jacob 等[8]报道了异种方法可以在从患者来源的新鲜肿瘤标本中快速产生胶质母细胞瘤类器官，并证明靶向 EGFRvⅢ的 CAR-T 细胞可以在无胸腺 Nude 小鼠模型中浸润并引发肿瘤细胞凋亡。Sequeira 等[9]将 BALB/c-GFP$^+$骨髓（BM）细胞移植到免疫缺陷型 NSG 小鼠中，以生成免疫功能正常的 NSG/BM-GFP$^+$（NSG-R）小鼠模型，采用抗孕激素米非司酮进行治疗，揭示了激素治疗肿瘤的潜在机制。Murad 等[10]将 OVCAR3 和 OV90 细胞移植到 NSG 小鼠体内，利用新开发的人源化 TAG7（一种肿瘤相关糖蛋白）特异性 CAR-T 细胞，抑制了肿瘤的生长，延长了小鼠总生存期。Fraietta 等[11]将人 B 淋巴白血病细胞 NALM-6 和慢性淋巴细胞白血病细胞 OSU-CLL 静脉注射到 NSG 小鼠体内，然后将靶向 CD19 的 CAR-T 细胞和依鲁替尼（ibrutinib）通过尾静脉注射到小鼠体内，观察依鲁替尼对 CAR-T 细胞治疗效果的影响。Lo 等[12]将透明细胞型肾细胞癌细胞皮下接种到 Nude 小鼠，1 周后将靶向碳酸酐酶Ⅸ（carbonic anhydrase Ⅸ，CAⅨ）的 CAR-T 细胞通过小鼠尾静脉注射到小鼠体内，观察 CAR-T 细胞治疗方法的毒性及抗肿瘤效果。Tang 等[13]将表达 EB 病毒 LMP1 的鼻咽癌细胞 SUNE1-LMP1 皮下接种到 Nude 小鼠，大约 10 天后将靶向 LMP1 的 CAR-T 细胞注射到肿瘤内，发现 CAR-T 细胞对肿瘤有明显的抑制作用。Chan 等[14]将急性淋巴细胞白血病 SEM 细胞静脉注射到 NOG 小鼠体内，然后将靶向 CD19 的 CD45RA$^-$CAR-T 细胞静脉注射到小鼠体内，观察 CAR-T 细胞的抗白血病效果及移植物抗宿主反应的强弱。表 10-3 列举了免疫缺陷小鼠常用细胞系。

表 10-3 免疫缺陷型实验小鼠模型常用细胞系

细胞系	肿瘤来源	细胞系	肿瘤来源
MDA-MB-231	乳腺癌	MKN45	胃癌
MDA-MB-453	乳腺癌	SGC-7901	胃癌
HCC1954	乳腺癌	AGS	胃癌
Capan-1	胰腺癌	SNU16	胃癌
Capan-2	胰腺癌	HCT116	结肠癌
BxPC-3	胰腺癌	SW480	结肠癌
HepG2	肝癌	A375	黑色素瘤
SMMC-7721	肝癌	A549	黑色素瘤
Hep3B	肝癌		

3 免疫系统人源化小鼠

3.1 免疫系统人源化小鼠的种类及特点

人源化小鼠是指带有功能性的人类基因、细胞或组织的小鼠模型，也是未来小鼠模型的一个重要发展趋势和方向；免疫系统人源化小鼠（humanized immune system mouse）是指在重度免疫缺陷型小鼠的基础上，进一步将人免疫系统相关细胞或组织移植到小鼠体内，从而使改造后的小鼠既可以移植人的肿瘤细胞或组织建立人肿瘤模型，又可以模拟和重建人免疫系统，用于肿瘤免疫学机制和免疫治疗方法的研究。目前根据移植的人免疫系统相关细胞或组织的不同分为 4 类：人外周血淋巴细胞移植型重度免疫缺陷型小鼠（human PBL-engrafted SCID，hu-PBL-SCID）、人造血干细胞移植型重度免疫缺陷型小鼠（human hematopoietic stem cells engrafted SCID，hu-HSC-SCID）、人胎肝-胸腺移植型重度免疫缺陷型（human fetal liver-thymus engrafted SCID，hu-LT-SCID）小鼠和人骨髓-肝-胸腺移植型重度免疫缺陷型（human bone marrow-liver-thymus engrafted SCID，hu-BLT-SCID）小鼠。模型所用的 SCID 小鼠一般需要 IL2rg 突变或缺失并伴有 Prkdc 或 Rag1/2 缺失或缺陷，常见的有 NSG、NOG、NRG 和 BRG 小鼠等。由于雌鼠的人免疫系统重建能力比雄鼠强，所以常用雌性 SCID 小鼠建立免疫系统人源化小鼠。

3.1.1 hu-PBL-SCID 小鼠

hu-PBL-SCID 小鼠是将人外周血淋巴细胞（或单个核细胞）直接注射到 SCID 小鼠体内而建立起来的模型。注射部位可以是尾静脉、腹腔或脾内（图 10-1）。这种模型的优点是方法简单、便捷；T 细胞能得到较好的移植，效应 T 细胞和记忆 T 细胞功能较强；适合短期研究；存在移植物抗宿主反应（graft-versus-host reaction，GVHR），可作为移植物抗宿主反应的模型。此模型缺点是仅能很好地移植 T 细胞，而 B 细胞和粒细胞移植效果欠佳；所移植的 T 细胞多处于活化状态；实验窗口期短，不适合长期实验；难以产生初次免疫应答；GVHR 干扰诱导出的人免疫反应；小鼠体内的抗原提呈细胞不表达 HLA 分子，不能将抗原提呈给移植的人 T 细胞。

3.1.2 hu-HSC-SCID 小鼠

hu-HSC-SCID 小鼠又称人 SCID 再植细胞型 SCID 小鼠（human-SCID-repopulating cell-SCID，hu-SRC-SCID），是将人造血干细胞注射到经亚致死剂量（＜2.5Gy）射线全身照射骨髓抑制后的 SCID 小鼠体内而建立起来的模型。成年小鼠注射部位为尾静脉或股动脉，新生鼠注射部位为面静脉、心内或肝内。人造血干细胞的来源为胎肝、脐血、骨髓或经 G-CSF 处理后的外周血，标志是 $CD34^+$，所以 hu-HSC-SCID 小鼠又称人源化 $CD34^+$（humanized $CD34^+$，Hu-CD34）小鼠。Hu-HSC-SCID 小鼠建立成功的标志是人造血干细胞移植后 12 周外周血中人和鼠 $CD45^+$细胞中人 $CD45^+$细胞所占比例不低于 25%。

Hu-HSC-SCID 小鼠模型的优点是可以产生多种血细胞，包括 B 细胞、T 细胞、抗原提呈细胞、髓细胞和 NK 细胞等；可以形成幼稚型人免疫系统。此模型缺点是人 T 细胞是在非 HLA 限制性的鼠胸腺上皮细胞环境中发育的；人源性的多形核白细胞、红细胞和巨核细胞等存在于鼠骨髓中，但在外周血中较少。

3.1.3　hu-LT-SCID 小鼠

Hu-LT-SCID 小鼠是将人胎肝和胸腺移植到 SCID 小鼠的肾包膜下而建立起来的小鼠模型，又表示为 SCID-hu 小鼠。模型的优点是人胸腺细胞是在具有 HLA 限制性的人胸腺上皮细胞环境中发育的，胸腺细胞发育成熟能力较强。模型的缺点是造血细胞种类偏少，人免疫系统的功能较弱。

3.1.4　hu-BLT-SCID 小鼠

hu-BLT-SCID 小鼠是将人胎肝、胸腺及造血干细胞移植到 SCID 小鼠而建立起来的小鼠模型。模型构建时先将人胎肝和胸腺移植到 SCID 小鼠的肾包膜下，小鼠经射线照射后将从同一胎肝中分离得到的 $CD34^+$造血干细胞经尾静脉注射到小鼠体内。此模型的优点是完整的人免疫系统得到移植；T 细胞具有 HLA 限制性；人造血细胞的总量较多；是目前唯一可以形成黏膜免疫系统的小鼠模型。模型的缺点是需要手术操作；免疫系统应对病毒感染时免疫应答很强，造成建立病毒感染模型困难；对疫苗的免疫应答局限于主要产生 IgM 类抗体。

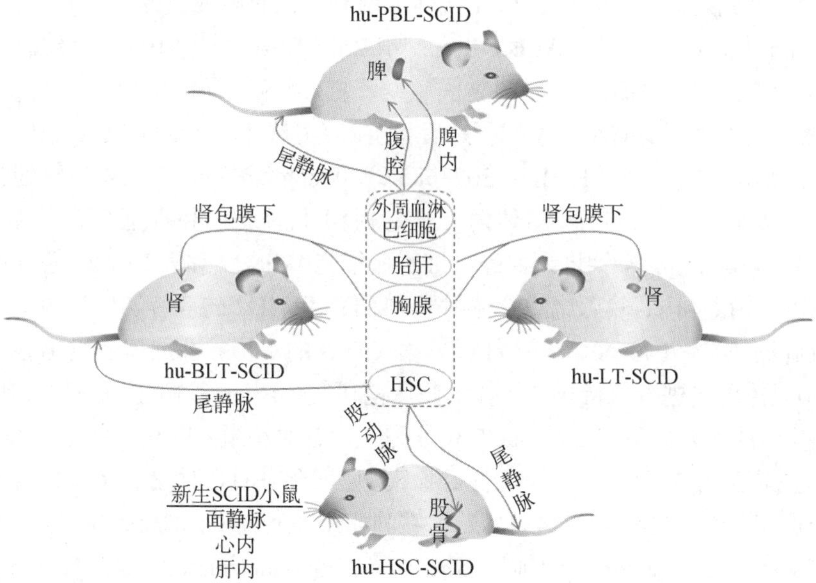

图 10-1　人免疫系统移植途径

3.2　人源化基因修饰型小鼠

为了更好地支持移植免疫系统的发育，移植前小鼠可以通过人基因敲入（knock-in）或转基因（transgene）技术表达一些细胞因子（如人 M-CSF、IL-3/GM-CSF、TPO、SIRPα、HLA-A2 和 HLA-DR4 等），或敲除小鼠 MHC Ⅰ/Ⅱ类分子。在 MITRG 和 MISTRG 小鼠模型中，小鼠的 *Rag2* 和 *IL2rg* 基因均得到敲除（knock-out），另外 MITRG 小鼠敲入了人 *M-CSF*、*IL-3*/*GM-CSF* 和 *TPO* 基因，MISTRG 小鼠则是敲入了人 *M-CSF*、*IL-3*/*GM-CSF* 和 *TPO* 基因并将人 *SIRPα* 基因通过转基因技术转入到小鼠基因组中。人的细胞因子有利于单核细胞、巨噬细胞和 NK 细胞的发育和功能维持，所以在 MITRG 和 MISTRG 小鼠中移植人造血干细胞或胎肝后这些固有免疫细胞可以得到更好的发育成熟。这些免疫系统人源化小鼠是健康或病理环境中研究人免疫系统较好的研究载体，可以建立患者来源的肿瘤移植（patient-derived tumor xenograft，PDX）模型。将人 HLA-A2 或 HLA-A2/B2M 基因转入到 NSG 小鼠基因组中可以更好地支持人造血干细胞移植后 HLA-A2 限制性细胞的发育成熟。另外，由于鼠 MHC 可以刺激人外周血单个核细胞（PBMC）的增殖并参与移植物抗宿主反应过程，所以将鼠 MHC 分子敲除后可以降低外周血淋巴细胞（PBL）移植后移植物抗宿主疾病的发生。

3.3 免疫系统人源化小鼠在肿瘤免疫研究中的应用

免疫系统人源化小鼠可以应用于免疫检查点阻断、双特异性抗体及肿瘤疫苗等肿瘤免疫研究中。Ashizawa 等[15]将人 PBL 通过尾静脉注射到 MHC Ⅰ/Ⅱ类分子双敲除的 NOG 小鼠体内建立了免疫系统人源化小鼠模型，再接种人淋巴瘤 SCC-3 细胞或胶质母细胞瘤 U87 细胞建立荷瘤小鼠模型，然后将抗 PD-1 抗体注射到小鼠腹腔内，观察 PD-1 阻断抗体对肿瘤的治疗效果。Capasso 等对 BALB/c-Rag2^{null}IL2rg^{null}SIRPα^{NOD}（BRGS）幼崽鼠移植脐带血（CB）中分离出的人 CD34^{+}细胞建立了免疫系统人源化 hu-CB-BRGS 小鼠，皮下注射 MDA-MB-231 建立皮下荷瘤小鼠模型，然后将抗 PD-1 抗体注射到小鼠腹腔内，观察 PD-1 阻断抗体对肿瘤的治疗效果（PMID：30736857）。Wang 等将 PD-1 抗体注射到腹腔或静脉注射到人源性 NSG（HuNSG）小鼠体内，研究 PD-1 抗体靶向肿瘤免疫治疗的疗效和机制（PMID：29146734）。Xu 等[16]将人神经母细胞瘤细胞 IMR-32 和人 PBMC 通过皮下或尾静脉注射到 BRG 小鼠体内，然后尾静脉注射靶向 CD3 和 GD2 的双特异性抗体，观察双特异性抗体的抗肿瘤效果。Tsai 等[17]将靶向 CD3 和 CD19 的双特异性抗体通过尾静脉注射到人源化 BLT 小鼠体内，进行双特异性抗体的临床前研究。Brian 等构建了一种表达嵌合小鼠/人类 CD3ε 受体的人源性免疫活性 huCD3e 小鼠，用针对小鼠 CD19、小鼠 CLDN18.2 或人类 EpCAM 抗原的 BiTE 分子和多个实体肿瘤模型，研究 BiTE 对皮下移植肿瘤体内活性的影响及其免疫相关性（PMID：34433637）。在肿瘤疫苗研究中，Camacho 等[18]通过胸腺内或脾内移植 HLA-A2^{+}脐血单个核细胞（cord blood mononuclear cell，CBMC）至 HLA-DR1 转基因的 NOD/SCID 小鼠建立人源化小鼠模型，然后将携带 CEA 基因序列的腺病毒疫苗肌内注射到小鼠体内，发现小鼠体内产生了 CEA 肽段特异性的 T 细胞[18, 19]。Capasso 等[20]将人黑色素瘤 SK-MEL-2 细胞种植到 NSG 小鼠皮下，然后将健康人 PBL 通过尾静脉注射到荷瘤小鼠体内，1 天后用包被抗原肽 MAGE-A$_{196\text{-}104}$（SLFRAVITK）的病毒疫苗免疫小鼠，发现肿瘤迅速缩小，同时小鼠体内可以检测到 MAGE-A$_{196\text{-}104}$特异性 T 细胞[20]。

3.4　免疫系统人源化小鼠模型存在的问题及展望

免疫系统人源化小鼠由于引入了人的免疫系统而在免疫研究领域有着广阔的应用前景。然而免疫系统人源化小鼠模型的建立还处于研究早期，面临着一些限制和问题。存在的问题及未来研究的方向包括以下几点：

（1）在免疫缺陷的 IL2rg^{null} 小鼠模型中的一个问题是淋巴结发育较差，尽管肠系膜淋巴结发育尚可，但外周淋巴结很小甚至没有。目前这个问题的解决方式有注射 IL-7 或淋巴毒素-β 受体激活型抗体，可以帮助淋巴结早期成熟。通过其他方法提高淋巴组织诱导细胞的发育等也是一个研究方向。

（2）目前免疫系统人源化小鼠模型还很难让人粒细胞、血小板和红细胞很好发育。尽管在骨髓中可以检测到这些细胞或成分，但在外周血中几乎不能发现。有报道将 G-CSF 注射到人造血干细胞移植的 NSG 小鼠体内可以促进成熟的单核巨噬细胞释放到外周循环中。

（3）人免疫细胞迁移至非淋巴组织的能力问题。在肿瘤免疫研究中，往往需要 T 细胞迁移并浸透到肿瘤组织内，而淋巴细胞迁移需要细胞表面黏附分子间的结合。由于人和鼠的黏附相关受体-配体结合可能存在着种属特异性，导致黏附相关受体-配体不能很好结合而影响淋巴细胞的迁移。

其他问题还包括 PBL 或人造血干细胞移植后 B 细胞的发育和功能受到破坏及 IgG 型抗体应答较弱等。这些问题的解决，必将促进免疫系统人源化小鼠的改进及其在肿瘤免疫研究中更广泛的应用。

4　热肿瘤与冷肿瘤

肿瘤组织的生物学特性和功能异质性对免疫疗法提出了挑战。根据肿瘤组织内部及肿瘤周边乃至整个肿瘤微环境中免疫细胞的浸润程度，肿瘤可分为如下三种类型：免疫浸润（炎症）型、免疫排斥型和免疫沙漠型。免疫浸润型指 T 细胞可以浸润到肿瘤内部；免疫排斥型是指有一定的 T 细胞浸润，但分布在肿瘤的外围；免疫沙漠型是指肿瘤组织很少有 T 细胞浸润。目前在实际应用中两分类法也较常见，即热肿瘤和冷肿瘤。免疫浸润型属于热肿瘤，而免疫排斥型和免疫沙漠型属于冷肿瘤。肿瘤差异化的分子、细胞及组织学特征塑造了肿瘤免疫微环境并影响免疫治疗结果。

热肿瘤是指 T 细胞浸润程度较高，干扰素信号通路较活跃，以及 PD-L1 表达较高和高突变负荷的一类肿瘤。在过去的十年中，免疫疗法对热肿瘤的疗效显著，免疫检查点抑制剂无论是单药还是联合治疗，均已被确定为无 EGFR/ALK 改变或小细胞肺癌的局部晚期/转移性非小细胞肺癌患者的标准治疗方式。冷肿瘤也称免疫细胞抑制性肿瘤，指肿瘤及其周边没有 CD8$^+$T 细胞或 T 细胞仅局限于侵袭肿瘤边缘的一类肿瘤，其主要特征在于没有 T 细胞浸润。除了 T 细胞浸润程度较差外，冷肿瘤的特征还包括突变负荷低、MHC Ⅰ类分子和 PD-L1 表达水平低等；免疫抑制细胞群，包括 TAM 和 Treg 细胞及 MDSC，也不同程度地存在于冷肿瘤中。这些特征表明，冷肿瘤缺乏固有免疫，或者冷肿瘤中存在的先天性抗肿瘤免疫特征可能由于排斥免疫细胞而无效。在驱动T细胞进入肿瘤过程中，有许多机制因素可以影响T细胞启动和T细胞归巢到肿瘤，导致非炎症T细胞表征和抗肿瘤免疫失败，如缺乏肿瘤抗原、抗原提呈不足或树突状细胞-T细胞相互作用功能性障碍等。通过改善T细胞浸润可以将冷肿瘤转化为热肿瘤，进而提高免疫疗法的治疗效果。表10-4列举了在肿瘤免疫治疗研究中常用来作为冷肿瘤模型的细胞系，以及对免疫检查点抑制剂敏感的热肿瘤细胞系[21-24]。

表 10-4 常用冷肿瘤和热肿瘤细胞模型

类别	细胞系	癌种
冷肿瘤	E.G7-OVA	淋巴瘤
	CT26	结肠癌
	4T1	乳腺癌
	EO771	乳腺癌
	B16 F10	黑色素瘤
	B16 BL6	黑色素瘤
	KPC	胰腺癌
热肿瘤	MC38	结肠癌
	H22	肝癌
	Hep 3B	肝癌
	HepG2	肝癌
	H520	肺癌

5 肿瘤转移小鼠模型

肿瘤细胞从原发部位转移到远处器官是癌症相关死亡的主要原因。目前已有若干小鼠模型系统应用于分析肿瘤转移过程，这些模型可为肿瘤进展、血管形成、局部浸润等转移提供相对可靠的解释，有助于解释肿瘤转移机制。

目前应用的小鼠转移模型主要包括腹腔播散、肺转移、肝转移、骨转移和淋巴结转移等模型。例如，Miwa等[25]将胃癌细胞株N87、NUGC4、MKN1、MKN45和KATOⅢ直接注射到小鼠腹腔内成功建立了腹腔播散小鼠异种移植模型。Taibi等[26]通过腹膜刮伤后腹腔注射和直接腹腔内注射将表达荧光素酶的小鼠结肠癌CT-26细胞移植到BALB/c ByJ小鼠体内建立了同种移植模型，以获得最佳的肿瘤细胞注射方法，在植入15天后，通过腹膜刮伤后腹腔注射导致了更广泛的腹腔播散。除腹腔注射建立腹腔播散模型外，还可选择乳腺脂肪垫、盲肠原位等部位注射，具体参见表10-5。在小鼠肺转移模型中Lewis肺癌模型是目前应用最为广泛的同种来源的肺癌模型，Lewis肺癌细胞株（LLC）最早是从小鼠Lewis肺癌中分离到的适应培养细胞克隆系，LLC细胞通过皮下接种在C57BL/6小鼠体内保持高度致瘤性和肺转移性。LLC 细胞也可以通过静脉注射进行接种，从而加速转移到肺部。

裸鼠、NOD/SCID 小鼠这几种品系小鼠各有优势，也是构建移植性肺癌转移模型的常用品种。其他转移模型的应用详见表 10-5，具体选择哪种类型的小鼠建模，需要充分考虑细胞系的成瘤性、实验目的、实验周期、接种方法及检测指标等因素。

表 10-5　常见肿瘤转移小鼠模型

分类	细胞系	小鼠品系	注射部位
腹腔播散	HCT116、SW620	裸鼠	盲肠原位注射
	BGC823	BALB/c	腹腔注射
	NUGC4、MKN45	裸鼠	腹腔注射
	CT26	BALB/c ByJ	腹膜刮伤后腹腔注射
	SW480	BALB/c ByJ	腹膜刮伤后腹腔注射
肺转移	B16F10	C57BL/6	皮下
	4T1	BALB/c	皮下
	MDA-MB-231	NOD/SCID	乳腺脂肪垫
	3LL-LLC	C57BL/6	皮下
	RM1	C57BL/6	尾静脉
肝转移	4T1	BALB/c	乳腺脂肪垫
	CT26	BALB/c	脾内
	MDA-MB-231	NOD/SCID	乳腺脂肪垫
	MC38	C57BL/6	外侧腹壁、门静脉
	B16-F10	BALB/c	门静脉
	MKN1、MKN45	NOD/SCID	门静脉
骨转移	PC3	裸鼠	胫骨
	MC38、CT26	C57BL/6	胫骨
	MCF7、4T1	BALB/c	尾动脉
	MDA-MB-231、SCP2	裸鼠	心内
淋巴结转移	MC38、YTN16	C57BL/6	肠系膜淋巴管
	MDA-MB-231	裸鼠	乳腺脂肪垫
	4T1	BALB/c	乳腺脂肪垫
	CT26	裸鼠	盲肠

6　常见的突变基因及其细胞系

基因突变在癌症的发展和生长中起着重要作用，同时某些突变可以作为有效的治疗靶点。因此更好地了解哪些基因在癌症中最常发生突变及对应癌种常用的细胞系，有助于以提高效益的方式优先考虑研究某突变基因及其通路。例如，此前研究表明约 30%的人类恶性肿瘤与 *RAS* 基因突变有关[27]，美国国家癌症研究所（NCI）在 2015 年启动了 RAS 项目，每年将在该项目上耗资 1000 万美元，以寻找新方法来应对由 RAS 引发的癌症。了解癌症患者中不同突变的肿瘤细胞也有利于药物开发和个性化医疗，从而开发更有效的癌症治疗方法。Stites 团队通过基因组学和流行病学癌症研究的数据集统计发现，癌症中排在前五位最常发生的是 *TP53*、*PIK3CA*、*LRP1B*、*KRAS* 和 *Apc* 突变，其中最令人意外的是，只有 11% 的癌症发生了 *KRAS* 基因突变，远低于之前认为的 25%[28]，这是首次在所有癌症中评估基因突变的频率和比例。以下根据突变基因中最常见的肿瘤类型总结了常用细胞系及其肿瘤模型（表 10-6）。

表 10-6　不同肿瘤类型中常用细胞系及其肿瘤模型

突变基因	最常见的肿瘤类型	常用细胞系	肿瘤模型
TP53	结直肠癌（16.0%）	HCT116、RKO、LOVO	裸鼠
		SW48、SW1116	C57BL/6
		RKO、SW620	C57BL/6
	乳腺癌（15.2%）	MCF7、ZR751、CAM1	裸鼠
		T47D、MDA-MB-231	—
		HCC1937	裸鼠
		Hs578T	裸鼠
	肺癌（11.6%）	H1299、PC14	—
		NCI-H446	裸鼠
		H1299	裸鼠
	胃癌	MKN45、AGS、NCI-N87	裸鼠
		SNU216、HGC27	—
PIK3CA	乳腺癌（38.0%）	SKBR3、HCC1954	—
		MCF7、HCC38	裸鼠
	结直肠癌（19.2%）	HCT116、RKO、DLD1	裸鼠
		HCT116、RKO	—
		SW480、HT29、LOVO	裸鼠
	子宫内膜癌（10.6%）	EFE184、MFE296、ESS-1	—
		KLE、RL95-2、MFE319	—
	胃癌	GSS	—
		AGS、NCI-N87	裸鼠
		MKN28、MKN45、MGC803	裸鼠
LRP1B	肺癌（21.7%）	A549、HCC44	C57BL/6
		NCI-H1048、NCI-H446、HARA	—
	恶性黑色素瘤（17.1%）	MEL290、MM386、CJM、WM115	—
	结直肠癌（13.1%）	SW620	裸鼠
		NCI-H716、SNU503、LOVO	—
KRAS	结直肠癌（35.0%）	MC38	C57BL/6
		HCT116、DLD1	KSN/Slc
		HT29、SW480、WiDR	—
	肺癌（23.1%）	A549、CALU-1、HCC827	—
		NCI-H2030、NCI-H2009	KRAS-LSL-G12D
	胰腺癌（22.7%）	Panc1、AsPC1、DAN-G、MIA PaCa2、Panc04.03	裸鼠
		Capan-1	KPC 小鼠

续表

突变基因	最常见的肿瘤类型	常用细胞系	肿瘤模型
KRAS	胃癌	IM95、KE39、GSU、SNU1	NOD/SCID
		HGC27	—
		SNU601、SNU668、AGS	—
Apc	结直肠癌（65.7%）	Colo320、RKO、DLD1	—
		HCT116	SCID
	前列腺癌（5.1%）	DU145、LNCaPclone FGC	—
	胃癌	MKN74、MKN28、HGC27	裸鼠
BRAF	恶性黑色素瘤（35.3%）	A375	—
		A375、SKMEL2、WM3629	—
		A375、A2058	裸鼠
	结直肠癌（21.7%）	HT29、RKO、VACO432	BALB/c
		HT29	裸鼠
	甲状腺癌（20.6%）	BCPAP	TPO-Cre
		8505C、FTC133	—
	胃癌	HGC27、KATOⅢ、AGS	—

7 实验动物的微生物控制及饲养环境

7.1 微生物学等级及检测

国家标准 GB 14922.2—2011《实验动物 微生物学等级及监测》规定了实验动物微生物学等级及监测。实验动物按照微生物学等级可分为普通动物、清洁动物、无特定病原体（specific pathogen free，SPF）动物和无菌动物。

普通动物不携带所规定的人兽共患病病原和动物烈性传染病的病原。

清洁动物是除普通动物应排除的病原外，不携带对动物危害大和对科学研究干扰大的病原。对于小鼠来说，清洁动物不应检出 9 种病原菌[沙门菌、假结核耶尔森菌、小肠结肠炎耶尔森菌、皮肤病原真菌、念珠状链杆菌、支原体、鼠棒状杆菌、泰泽病原体、大肠杆菌 0115 a，C：K（B）]和 5 种病毒（淋巴细胞脉络丛脑膜炎病毒、汉坦病毒、鼠痘病毒、小鼠肝炎病毒、仙台病毒）。

SPF 动物是除清洁动物应排除的病原外，不携带主要潜在感染或机会致病和对科学实验干扰大的病原。对于小鼠来说，SPF 动物除不应检出清洁动物不能检出的病原体外，还应不检出 6 种病原菌（嗜肺巴斯德杆菌、肺炎克雷伯菌、金黄色葡萄球菌、肺炎链球菌、乙型溶血性链球菌和铜绿假单胞菌）和 6 种病毒（小鼠肺炎病毒、呼肠孤病毒Ⅲ型、小鼠细小病毒、小鼠脑脊髓炎病毒、小鼠腺病毒和多瘤病毒）。

无菌动物则无可检出的一切生命体，要求无任何可查到的细菌和病毒。

7.2 实验动物饲养环境

在动物实验过程中，为了避免环境因素对动物的生理生化活动的不利影响，从而保证实验结果的准确可靠，建立符合国家标准的动物饲养环境是十分必要的。国家标准GB 14925—2010《实验动物 环境及设施》对实验动物的环境及设施做了明确的规定。

实验动物环境按照空气净化的控制程度分为普通环境、屏障环境和隔离环境。

普通环境是符合实验动物居住的基本要求，控制人员和物品、动物出入，不能完全控制传染因子，适用于饲育基础级实验动物。

屏障环境是符合动物居住要求，严格控制人员、物品和空气的进出，适用于饲育清洁级和SPF实验动物。

隔离环境：采用无菌隔离装置以保持无菌状态或无外源污染物。隔离装置内的空气、饲料、水、垫料和设备应无菌，动物和物料的动态传递须经特殊的传递系统，该系统既能保证与环境的绝对隔离，又能满足转运动物时保持与内环境一致，适用于饲育SPF级、悉生及无菌级实验动物。

屏障环境和隔离环境下小鼠实验间的环境技术指标应符合表10-7中的要求。

表 10-7 屏障环境和隔离环境下小鼠实验间的环境技术指标

	屏障环境	隔离环境
温度（℃）	20～26	20～26
最大日温差（℃）	4	4
相对湿度（%）	40～70	40～70
最少换气次数（次/小时）	≥15[a]	20
动物笼具处气流流速（m/s）	≤0.2	0.2
相通区域的最小静压差	≤10	50[b]
空气洁净度（级）	7	5 或 5[c]
沉降菌最大平均浓度（CFU/0.5h·Φ90mm 平皿）	≤3	无检出
氨浓度（mg/m³）	≤14	14
噪声[dB（A）]	≤60	60
最低工作照度	≥200	200
动物照度	15～20	15～20
昼夜明暗交替时间（小时）	12/12 或 10/14	12/12 或 10/14

注：1. 表中氨浓度指标为动态指标。

2. 温度、相对湿度、压差是日常性检测指标；日温差、噪声、气流流速、照度、氨浓度为监督性检测指标；空气洁净度、最少换气次数、沉降菌最大平均浓度、昼夜明暗交替时间为必要时检测指标。

3. 静态检测除氨浓度外的所有指标，动态检测日常性检测指标和监督性检测指标，设施设备调试和（或）更换过滤器后检测必要时检测指标。

a 为降低能耗，非工作时间可降低换气次数，但不应低于10次/小时。

b 指隔离设备内外静压差。

c 根据设备的要求选择参数。用于饲养无菌动物和免疫缺陷动物时，洁净度应达到5级。

7.3 污水、废弃物及动物尸体处理

实验动物和动物实验设施应有相对独立的污水初级处理设备或化粪池，来自于动物的粪尿、笼器具洗刷用水、废弃的消毒液、实验中废弃的试液等污水应经处理并达到 GB 8978—1996《污水综合排放标准》二类一级标准要求后排放。感染动物实验室所产生的废水，必须先彻底灭菌后方可排出。

实验动物废垫料应集中做无害化处理。一次性工作服、口罩、帽子、手套及实验废弃物等应按医院污物处理规定进行无害化处理。注射针头、刀片等锐利物品应收集到利器盒中统一处理。感染动物实验所产生的废弃物须先行高压灭菌后再做处理。放射性动物实验所产生放射性沾染废弃物应按 GB 18871—2002《电离辐射防护与辐射源安全基本标准》的要求处理。

动物尸体及组织应装入专用尸体袋中存放于尸体冷藏柜（间）或冰柜内，集中做无害化处理。感染动物实验的动物尸体及组织须经高压灭菌器灭菌后传出实验室再做相应的处理。

7.4 笼具、垫料、饮水

笼具的材质应符合动物的健康和福利要求，无毒、无害、无放射性、耐腐蚀、耐高温、耐高压、耐冲击、易清洗、易消毒灭菌。笼具内外边角均应圆滑、无锐口，动物不易噬咬、咀嚼。笼子内部无尖锐的突起伤害到动物。笼具的门或盖有防备装置，能防止动物自己打开笼具或打开时发生意外伤害或逃逸。笼具应限制动物身体伸出或受到伤害，防止伤害人类或邻近的动物。常用实验动物笼具的大小最低应满足一定要求。对于小鼠来说，单养时小鼠体重＜20g 时，底板面积为 0.0067m^2；单养时小鼠体重≥20g 时，底板面积为 0.0092m^2；群（窝）养时底板面积为 0.042m^2。以上情况笼底高度均为 0.13m。

垫料的材质应符合动物的健康和福利要求，应为吸湿性好、尘埃少、无异味、无毒性、无油脂、耐高温、耐高压的材料。垫料须经灭菌后方可使用。

清洁级及其以上级别实验动物的饮水须达到无菌要求。

8 总结与展望

实验小鼠肿瘤模型依然存在各自的优势和局限性，需要根据不同的目的和条件选择合适的模型。在肿瘤免疫治疗方面，实验小鼠肿瘤模型可以用来评价单一或联合的免疫治疗药物的安全性、有效性和机制，也可以用来探索影响免疫治疗效果的因素，如肿瘤突变负荷、微生物组、代谢状态等。然而，实验小鼠肿瘤模型也存在一些挑战和局限性，如与人类肿瘤的差异性、免疫系统的异质性、动物福利和伦理问题等，这些都需要不断完善、改进和创新，以适应新的科学问题和技术发展。可以通过改进现有的模型或开发新的模型，使之更加贴近人类肿瘤情况；通过结合其他的技术手段，如高通量测序、单细胞分析、免

疫组化、免疫荧光、活体成像等，可以对实验小鼠肿瘤模型进行更深入的表型和功能表征，以揭示肿瘤免疫治疗的分子机制和信号通路。此外，还可以通过建立更合理的实验设计和统计分析，提高实验小鼠肿瘤模型的可重复性和可推广性，以减少实验偏差和资源浪费。

参 考 文 献

[1] Kim MY，Jayasinghe R，Devenport JM，et al. A long-acting interleukin-7，rhIL-7-hyFc，enhances CAR T cell expansion，persistence，and anti-tumor activity. Nat Commun，2022，13（1）：3296.

[2] Duraiswamy J，Freeman GJ，Coukos G. Dual blockade of PD-1 and CTLA-4 combined with tumor vaccine effectively restores T-cell rejection function in tumors-response. Cancer Res，2014，74（2）：633-634；discussion 635.

[3] Wang L，Qiao Y，Zong H，et al. IgG-like bispecific antibody CD3xEpCAM generated by split intein against colorectal cancer. Front Pharmacol，2022，13：803059.

[4] Ma D，Wang L，Wang S，et al. Foxn1 maintains thymic epithelial cells to support T-cell development via mcm2 in zebrafish. Proc Natl Acad Sci U S A，2012，109（51）：21040-21045.

[5] Anderson MS，Bluestone JA. The NOD mouse：a model of immune dysregulation. Annu Rev Immunol，2005，23：447-485.

[6] Pearson T，Shultz LD，Miller D，et al. Non-obese diabetic-recombination activating gene-1（NOD-Rag1 null）interleukin（IL）-2 receptor common gamma chain（IL2r gamma null）null mice：a radioresistant model for human lymphohaematopoietic engraftment. Clin Exp Immunol，2008，154（2）：270-284.

[7] Ang WX，Li Z，Chi Z，et al. Intraperitoneal immunotherapy with T cells stably and transiently expressing anti-EpCAM CAR in xenograft models of peritoneal carcinomatosis. Oncotarget，2017，8（8）：13545-13559.

[8] Jacob F，Salinas RD，Zhang DY，et al. A patient-derived glioblastoma organoid model and biobank recapitulates inter- and intra-tumoral heterogeneity. Cell，2020，180（1）：188-204，e22.

[9] Sequeira GR，Sahores A，Dalotto-Moreno T，et al. Enhanced antitumor immunity via endocrine therapy prevents mammary tumor relapse and increases immune checkpoint blockade sensitivity. Cancer Res，2021，81（5）：1375-1387.

[10] Murad JP，Kozlowska AK，Lee HJ，et al. Effective Targeting of TAG72（+）peritoneal ovarian tumors via regional delivery of CAR-engineered T cells. Front Immunol，2018，9：2268.

[11] Fraietta JA，Beckwith KA，Patel PR，et al. Ibrutinib enhances chimeric antigen receptor T-cell engraftment and efficacy in leukemia. Blood，2016，127（9）：1117-1127.

[12] Lo AS，Xu C，Murakami A，et al. Regression of established renal cell carcinoma in nude mice using lentivirus-transduced human T cells expressing a human anti-CAⅨ chimeric antigen receptor. Mol Ther Oncolytics，2014，1：14003.

[13] Tang X，Zhou Y，Li W，et al. T cells expressing a LMP1-specific chimeric antigen receptor mediate antitumor effects against LMP1-positive nasopharyngeal carcinoma cells *in vitro* and *in vivo*. J Biomed Res，2014，28（6）：468-475.

[14] Chan WK，Suwannasaen D，Throm RE，et al. Chimeric antigen receptor-redirected CD45RA-negative T cells have potent antileukemia and pathogen memory response without graft-versus-host activity. Leukemia，2015，29（2）：387-395.

[15] Ashizawa T，Iizuka A，Nonomura C，et al. Antitumor effect of programmed death-1（PD-1）blockade in

humanized the NOG-MHC double knockout mouse. Clin Cancer Res，2017，23（1）：149-158.

[16] Xu H，Cheng M，Guo H，et al. Retargeting T cells to GD2 pentasaccharide on human tumors using Bispecific humanized antibody. Cancer Immunol Res，2015，3（3）：266-277.

[17] Tsai P，Thayer WO，Liu L，et al. CD19xCD3 DART protein mediates human B-cell depletion *in vivo* in humanized BLT mice. Mol Ther Oncolytics，2016，3：15024.

[18] Camacho RE，Wnek R，Fischer P，et al. Characterization of the NOD/scid-[Tg]DR1 mouse expressing HLA-DRB1*01 transgene：a model of SCID-hu mouse for vaccine development. Exp Hematol，2007，35（8）：1219-1230.

[19] Koo GC，Hasan A，O'Reilly RJ. Use of humanized severe combined immunodeficient mice for human vaccine development. Expert Rev Vaccines， 2009，8（1）：113-120.

[20] Capasso C，Hirvinen M，Garofalo M，et al. Oncolytic adenoviruses coated with MHC-Ⅰ tumor epitopes increase the antitumor immunity and efficacy against melanoma. Oncoimmunology，2016，5（4）：e1105429.

[21] Voloshin T，Kaynan N，Davidi S，et al. Tumor-treating fields（TTFields）induce immunogenic cell death resulting in enhanced antitumor efficacy when combined with anti-PD-1 therapy. Cancer Immunol Immunother，2020，69（7）：1191-1204.

[22] Song C-H，Kim N，Nam RH，et al. Combination treatment with 17β-estradiol and anti-PD-L1 suppresses MC38 tumor growth by reducing PD-L1 expression and enhancing M1 macrophage population in MC38 colon tumor model. Cancer Lett，2022，543：215780.

[23] Hickman A，Koetsier J，Kurtanich T，et al. LFA-1 activation enriches tumor-specific T cells in a cold tumor model and synergizes with CTLA-4 blockade. J Clin Invest，2022，132（13）：e154152.

[24] Chen Q，He Y，Wang Y，et al. Penetrable nanoplatform for "cold" tumor immune microenvironment reeducation. Adv Sci（Weinh），2020，7（17）：2000411.

[25] Miwa T，Kanda M，Umeda S，et al. Establishment of peritoneal and hepatic metastasis mouse xenograft models using gastric cancer cell lines. *In Vivo*，2019，33（6）：1785-1792.

[26] Taibi A，Albouys J，Jacques J，et al. Comparison of implantation sites for the development of peritoneal metastasis in a colorectal cancer mouse model using non-invasive bioluminescence imaging. PLoS One，2019，14（7）：e0220360.

[27] Thompson H. US National Cancer Institute's new ras project targets an old foe. Nat Med，2013，19（8）：949-950.

[28] Mendiratta G，Ke E，Aziz M，et al. Cancer gene mutation frequencies for the U. S. population. Nat Commun，2021，12（1）：5961.

第二篇

肿瘤个体化与靶向治疗新策略

最近5～10年，肿瘤免疫治疗新技术向临床成功转化的领域主要有免疫检查点抑制剂、特异性免疫细胞治疗、特异性抗体偶联细胞毒药物和新抗原治疗性疫苗等四大类，正在研发的新治疗模式则难以计数。本篇以近年来被学术界公认的热门的研究领域为基础，重点阐述新技术与新策略，希望为肿瘤免疫治疗学的原始创新提供有价值的参考。

第一，新抗原及疫苗技术系列：基于对肿瘤新抗原的深入认识，治疗手段不断丰富，涌现出个体化肽疫苗、RNA 疫苗等新的治疗手段。这些方法以突变基因产生的表位抗原为目标，展现出在抗实体肿瘤免疫效应中的潜在活力，为个体化治疗提供了新的途径。

第二，免疫细胞治疗技术系列：细胞治疗领域的免疫细胞治疗策略不断涌现。肿瘤浸润淋巴细胞（TIL）、嵌合抗原受体 T 细胞（CAR-T 细胞）、T 细胞受体工程化 T 细胞（TCR-T 细胞）等免疫细胞在过继性细胞治疗领域崭露头角，展现了在抗实体肿瘤免疫效应中的潜力。这一领域的发展为免疫治疗提供了更多的选择。

第三，交叉学科技术融合系列：免疫治疗与其他学科的深度融合也是当前的一大亮点。与纳米技术的融合、与放疗的结合、与光动力治疗的联合等，使得免疫治疗在多学科的共同努力下不断拓展其应用领域，为治疗提供了更为全面的视角。

第四，新药研发原始创新技术系列：新型药物的研发原始创新技术使得免疫治疗手段更加多元化。基因定点编辑技术、抗体偶联药物、BiTE®免疫治疗技术等新兴方法的不断涌现，为免疫治疗策略增添了新的可能性，为患者提供了更为丰富的治疗选择。

本篇将深入挖掘肿瘤免疫治疗，助力读者更好地理解和应用这一前沿领域，为推动肿瘤治疗领域的进步贡献一份力量。

第十一章　新抗原筛查、制备与应用

近年来，肿瘤个体化与靶向免疫治疗在肿瘤治疗研究领域获得了巨大的进步，新的免疫治疗技术具有鲜明的应用前景，已经成为肿瘤治疗最受瞩目的领域。从目前免疫治疗领域主要模式的基础和临床实践中，研究人员认识到抗原靶点的选择是肿瘤免疫治疗的关键性核心问题。事实上，越来越多的研究表明新抗原特异性 T 细胞是包括免疫检查点抑制剂、肿瘤浸润淋巴细胞（TIL）和工程化免疫细胞等多项免疫治疗策略获得临床响应的基石。本章重点阐述新抗原在肿瘤免疫治疗中的核心地位、新抗原的个体化筛选和新抗原为基础的个体化免疫治疗临床应用前景。

1　新抗原与精准免疫治疗

肿瘤精准医疗是通过基因组、蛋白质组等组学技术和医学前沿技术，对疾病进行精细分类及精确诊断，进而对疾病和特定患者进行个体化精准治疗的新型医学概念与医疗模式。肿瘤精准医疗包括基因检测、大数据分析和用药指导。精准医疗的传统思路：基因检测—发现药物靶点—使用靶向药物—靶点突变或建立新旁路—肿瘤复发或进展—寻找新靶点—使用新靶向药物。然而在临床实际应用中，一方面可选择的靶向药物非常少；另一方面肿瘤异质性很强，靶向并杀死部分变异的肿瘤细胞，其他的亚克隆群则继续生长，继而产生耐药。这种反复不断的“打靶”治疗不但给患者家庭及整个社会医疗体系造成巨大的经济负担，而且往往只能在极小一部分患者中发挥短暂疗效。所以自提出“精准医疗计划”以来，不断有学者在权威期刊上对精准医疗这一传统思路的缺陷提出质疑[1]。

近年来，肿瘤免疫治疗在基础和临床实践中均取得了引人瞩目的成果，学术界已普遍认同利用免疫系统攻击肿瘤的途径将成为癌症治疗的转折点。针对传统的以靶向药物为核心的精准医疗策略存在的缺陷，免疫治疗被认为有望在以下三方面克服肿瘤的异质性[2]。①抗原串联与抗原扩展：免疫系统激活后杀伤肿瘤细胞，坏死或凋亡的肿瘤细胞可释放更多的抗原到肿瘤微环境中去，激活的免疫系统能够识别和提呈加工这些新释放的抗原，继而能够寻找并杀伤负载这些抗原的肿瘤细胞。这就好比免疫细胞拥有一定的学习能力，这是分子靶向药物所不具备的。②激活记忆性免疫细胞：与药物不同，活化的免疫系统通过激活记忆性免疫细胞，在超出治疗周期的很长一段时间内，体内仍有发挥抗肿瘤作用的记忆性细胞存在。事实上，很多的研究表明，免疫治疗结束后，仍有持续的抗肿瘤作用。这也解释了在部分免疫治疗的临床实践中，即使短期内中位无进展生存期（mPFS）未改变，患者的生存期却得以延长。③TCR 的多样性：不同 T 细胞所携带的 TCR 千差万别，具有高度的多样性，为实施针对不同肿瘤变异信息的精准医学治疗提供了足够的选择。通过免疫系统的激活，利用免疫系统的生物学多样性来对抗存在复杂多样突变的恶性肿瘤，有望实现肿瘤治疗领域革命性的突破。

目前肿瘤免疫治疗临床试验中取得标志性成果的手段主要包括 TIL、免疫检查点阻断、CAR-T 细胞和 TCR-T 细胞疗法[3, 4]。NCI 的 Rosenberg 教授在转移性黑色素瘤的临床试验中，联合非清髓性化疗或放疗后进行 TIL 回输，可实现 40%～72%的临床缓解率，其中在取得完全缓解（CR）的患者中有近 40%患者持续 7 年以上无复发[5]。不断有证据揭示，突变产生的新抗原（neoantigen）是肿瘤特异性 TIL 的主要靶点，也是 TIL 中引起肿瘤消退的主要抗原[4]。免疫检查点抑制剂 PD-1/CTLA-4 单抗在临床治疗中均取得了 20%～40%的应答，已部分超越化疗的效果，且肿瘤缓解时间长[6-8]。新近发表在《自然》上的研究通过基因组学和生物信息学的方法也证实，肿瘤特异性突变抗原是 CTLA-4 和 PD-1 抗体阻断治疗中活化的 T 细胞靶点，突变抗原反应性 T 细胞是发挥抗肿瘤作用的主要细胞群[9]。另一篇《科学》上的研究结果也表明，在非小细胞肺癌中存在非同义突变越多的患者对 PD-1 抗体治疗越敏感，显示出更高的临床缓解率、持续的临床获益和无进展生存期延长[10]。尽管 CAR-T 细胞疗法在血液系统肿瘤中取得了巨大的成功，但由于其针对的是肿瘤细胞表面的肿瘤相关抗原（TAA），当其与正常组织表达的 TAA 结合后会引起正常组织产生的损伤，称为脱靶效应。一位转移性肠癌患者在接受 ERBB2-CAR-T 细胞回输后很快死亡，尸检证实 CAR-T 细胞的脱靶效应是重要死因[11]。由于目前在实体肿瘤中仅在肿瘤中表达而关键正常组织不表达的表面抗原十分难觅，这使得 CAR-T 细胞在实体肿瘤中的应用严重受限。

综合以上临床试验和基础研究成果，不难发现抗原是肿瘤免疫治疗中的关键性问题。依据 T 细胞在胸腺的阴性筛选理论，与自身正常组织提呈抗原有一定亲和力的 T 细胞在发育过程中会被机体清除，以避免导致自身免疫性疾病。因此，能诱导有效抗肿瘤作用的抗原一般认为有两类：一类是只在特定组织器官里表达的非突变抗原，如癌-睾丸抗原，针对这部分抗原 T 细胞不完全耐受，与 TCR 有一定的亲和力；第二类是非人类正常基因组来源的新抗原：突变蛋白产生的抗原和致瘤病毒整合进基因组产生的抗原，它们未经胸腺阴性筛选，与 TCR 亲和力高、免疫原性强。新抗原相对传统的 TAA，不在正常组织表达，因而不会引起中枢免疫耐受，也不会引起自身免疫性疾病，具有独特优势。因只有部分肿瘤的发生由致瘤病毒引起，而所有的肿瘤都会有突变。因此突变产生的新抗原被认为是肿瘤治疗的最理想靶点。

然而，并非所有的突变蛋白都能成为抗原。编码基因突变的产物成为抗原需要满足两个条件：①能够被加工成抗原肽，且被 MHC 分子提呈出来；②抗原肽-MHC 复合物能够被 TCR 所识别。NCI 的 Rosenberg 教授团队采用全外显子组测序，结合 MHC-抗原肽亲和力算法进行模拟预测评估，合成高亲和力的抗原表位，进行免疫原性验证，可快速鉴定出能被 TIL 识别的突变抗原[12]。随后，Rosenberg 团队将该技术成功应用于临床，他们使用基因测序鉴定出的肿瘤特异性新抗原为基础的个体化过继性免疫细胞疗法，治疗一例 *ERBB2IP* 基因点突变的晚期难治性胆管癌患者，通过回输新抗原反应性免疫细胞使该患者的疾病获得了持久的缓解，生存期明显延长[13]。该研究在《自然》期刊和 2015 年 ASCO 大会上报道，引起了学术界的轰动。

越来越多的权威文献指出：基于患者自身的肿瘤基因组变异信息，建立以新抗原为基础的个体化免疫治疗模式是未来免疫治疗的重要发展方向，有着治愈性的潜力，尤其在实体瘤中相比其他免疫治疗模式更具优势[3]。这一通过高通量测序及大数据分析，利用生物信息学技术，筛选出针对癌细胞基因突变产生的特异性新抗原，分选并扩增新抗原反应性 T 细胞回输患者进行精准生物免疫治疗的策略，是新一代免疫治疗的发展方向，有望克服以靶向药物为核心的传统肿瘤精准医疗模式的缺陷，是精准医疗的重要突破口。

2　个体化新抗原免疫原性表位筛选和鉴定

设计肿瘤特异性新抗原为基础的免疫治疗策略，首先需要鉴定出免疫原性的新抗原表位。NCI 的一项研究中通过经典的 cDNA 文库筛选的方法，针对一位接受过 TIL 治疗后病情完全缓解多年的转移性黑色素瘤患者，成功鉴定出 *PPP1R3B* 基因的新抗原表位。研究亦证实该新抗原反应性的 T 细胞构成了患者以往输注 TIL 的主要部分，这就解释了这位患者治疗中未发生任何不良反应，且实现病情完全缓解持续 7 年以上的根本原因[14]。然而通过 cDNA 文库鉴定抗原表位是一个复杂和耗时的过程，往往需要筛选上千个文库才能成功鉴定出一个抗原表位。

伴随着新一代测序技术和生物信息学的快速发展，肿瘤突变产生的新抗原表位的鉴定及相应的个体化免疫治疗策略在实践中不断得到完善。目前新抗原挖掘和鉴定的常见模式，大概可以分为三类（图 11-1），接下来结合文献具体介绍。

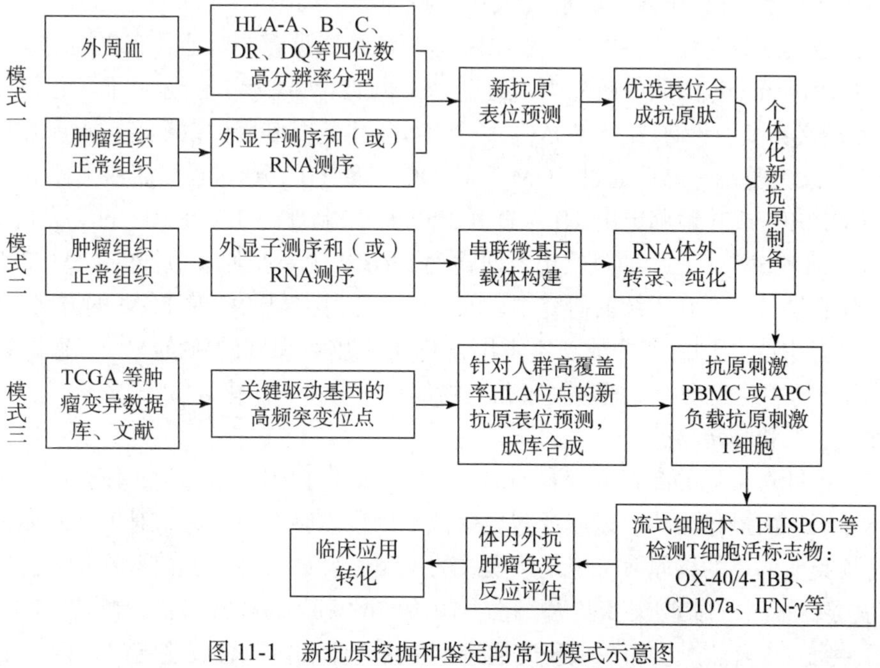

图 11-1　新抗原挖掘和鉴定的常见模式示意图

模式一：通过二代测序（NGS）技术结合生物信息学，预测突变蛋白与HLA高亲和力结合的表位肽，选取并合成亲和力最优的一定数量的表位肽，体外刺激淋巴细胞检测细胞因子或表型，从而鉴定出具免疫原性的抗原肽。2013年NCI的Rosenberg团队在《自然》上发表了针对黑色素瘤患者挖掘基因变异信息筛选突变特异性新抗原的报道，该研究中对5例恶性黑色素瘤患者的肿瘤细胞进行了全外显子组测序，结合HLA分型，通过生物信息学预测非同义突变所在肽段与HLA分子的亲和力，依据亲和力高低，合成亲和力最高的前50条左右的突变肽来刺激患者的TIL后检测IFN-γ的表达，最终在5位患者中有4位成功鉴定出多条可诱发自身$CD8^+$T抗肿瘤反应的免疫原性新抗原[12]。这种简便有效的个体化肽筛选方法避免了反复和费力地筛选cDNA文库。另一研究团队通过在动物模型上联合外显子组测序、转录组测序和质谱分析，并借助多种生物信息学手段，寻找到能被T细胞识别且能高效激活免疫反应的2条多肽疫苗，实验证实该个体化新抗原疫苗兼具预防性疫苗与治疗性疫苗的效能[15]。

基于生物信息学的新抗原预测和鉴定技术不断取得发展和进步，近年来，有研究报道，基于对肿瘤细胞表面真实新抗原（true neoantigen）肽段的质谱测序数据，配合HLA分型信息，建立计算机深度学习（deep learning）模型，可进一步提高预测的灵敏度和准确性[9, 16]。新抗原的预测往往侧重于抗原肽-MHC的亲和力，但影响新抗原免疫原性的因素，不仅仅是抗原肽-MHC的亲和力，还包括抗原的表达丰度、MHC-肽结合稳定性、突变肽/野生肽两者亲和力的差异，抗原肽和病原体抗原的相似性、蛋白酶体裂解和通过抗原加工相关转运体（TAP）转运至内质网的效率、TCR与MHC-肽复合体之间的相互作用、基因突变的不可或缺性、杂合性缺失（LOH）等，因而不断有新的模型和算法来优化新抗原的预测，一些经典的算法也在不断更新优化。

模式二：依据对患者测序结果中的非同义突变，设计合成数个串联微基因（TGM）载体，体外转录成多表位RNA，继而RNA电转抗原提呈细胞（APC），再刺激T细胞，可以高通量快速地发现具免疫原性的多表位RNA，后续再根据需要验证具有免疫原性的具体突变表位。在Rosenberg团队的研究中，通过对1例胆管癌患者进行全外显子组测序，发现了26个非同义突变，设计3个TGM，每个TGM中的微基因由以突变位点所在位置的前后12个氨基酸为基础，然后通过TGM电转DC刺激TIL，通过检测T细胞活化的标志物4-1BB和OX40，成功地鉴定出HLA-DQB1*0601限制性的ERBB2IP的新抗原（序列为NSKEETGHLENGN），之后通过给患者回输含ERBB2IP新抗原反应性的$CD4^+$T细胞，有效控制了肿瘤生长[13]。在后续的研究中，该团队又通过类似的构建TGM的方法在10例消化道肿瘤患者中的9例患者中成功鉴定出自身T细胞可识别的新抗原[17]。德国科学家在3种不同的动物肿瘤模型中，通过测序和生物信息学分析，构建RNA五连体疫苗，可以有效控制肿瘤生长和肺转移[15]。

模式三：针对常见的高频突变基因的热点突变，依据生物信息学，设计出多个抗原肽片段，体外筛选出最佳表位，以期覆盖更多该基因位点突变的患者。对于在实体瘤中存在的一些高频突变位点的抗原肽鉴定是该模式的关键。例如，*IDH1*是脑胶质瘤、急性髓细胞性白血病、胆管癌中的典型突变基因，超过70%的Ⅱ～Ⅲ级弥漫性脑胶质瘤患者携带*IDH1*（R132H）突变。《自然》上的一项研究通过生物信息学和多肽合成鉴定出1条HLA-DRB1

限制性的 *IDH1*（R132H）突变肽，并证实表达该突变的部分脑胶质瘤患者体内存在着自发的针对 *IDH1*（R132H）突变肽的 Th1 型细胞免疫反应和体液免疫反应[18]。随后《肿瘤免疫学》和《新英格兰医学杂志》专门对这篇研究的重要意义做了评论，指出其作为突变肽疫苗联合免疫检查点阻断在脑胶质瘤治疗中的巨大前景[19, 20]。此外，在恶性黑色瘤、胰腺癌、大肠癌、胃癌等实体瘤中，存在着 *BRAF*、*EGFR*、*KRAS* 等基因的高频突变位点，它们也有望成为免疫治疗的理想靶点。目前针对人类实体肿瘤中关键驱动突变基因的热点突变，已有少量的新抗原表位被报道（表 11-1）。对临床中已行基因检测的患者来说，若突变及 HLA 分型匹配，可以参考这些表位行进一步的抗原肽筛选。需要注意的是，即使患者的突变和 HLA 分型与表 11-1 中的信息匹配，患者也未必对这些新抗原表位有免疫响应，进一步的体外筛选仍是必要的。

表 11-1　实体瘤中已鉴定的部分 MHC Ⅰ类分子限制性新抗原表位

基因	HLA 分型	抗原表位	变异位置
CTNNB1	A24	SYLDSGIH**F**[21]	S37**F**
CDK4	A2	A**C**DPHSGHFV[22]	R24**C**
CDK12	A11	CILG**K**LFTK[12]	E928**K**
CLPP	A2	ILDKVLVH**L**[23]	P248**L**
EGFR	A*1101	KITDFG**R**AK[24]	L858**R**
	A*0201	**M**QLMPFGCLL[25]	T790**M**
	A*0201	LI**M**QLMPFGC[25]	T790**M**
	A*1101	IPVAI**KT**SPK[26]	del**E746_A750**
GAS7	A2	SLADEAEV**Y**L[12]	H149**Y**
HSP70-2	A2	SLFEGID**I**YT[27]	F293**I**
KRAS	B35	VVVGA**V**GVG[28]	G12**V**
	A*0201	KLVVVGA**V**GV[29]	G12**V**
	A*1101	VVGA**V**GVGK[30]	G12**V**
	A*1101	VVVGA**V**GVGK[30]	G12**V**
	A*0201	KLVVVGA**D**GV[29]	G12**D**
	A*1101	VVGA**D**GVGK[30]	G12**D**
	A*1101	VVVGA**D**GVGK[30]	G12**D**
	A0302	VVGA**C**GVGK[31]	G12**C**
MART2	A1	FL**E**GNEVGKTY[32]	G448**E**
ME1	A2	FLDEFME**G**V[33]	A231**G**
NRAS	A1	ILDTAG**R**EEY[34]	Q61**R**
	A*0201	LLDILDTAG**L**[35]	Q61**L**
TP53	A*0201	VVP**C**EPPEV[36]	Y220**C**
	A*0201	HMTEVVR**H**C[37]	R175**H**

注：下划线加粗标注为突变后的氨基酸。

除上述三种方法外，还有其他的方法值得借鉴，如通过分选外周血或 TIL 中的 $CD8^+PD\text{-}1^+T$ 细胞，行 TCR 深度测序和序列比对，直接鉴定出针对新抗原反应性的 TCR，后续可制备 TCR-T 细胞验证其功能，但是这种鉴定方法的特异性并不清楚。这种鉴定方法是建立在之前的一项研究基础上，该研究认为 TIL 或 PBMC 中 $PD\text{-}1^+CD8^+T$ 细胞代表着新抗原特异性的 T 细胞亚群[38]。

此外，近来利用细菌作为突变抗原的表达载体来鉴定免疫原性新抗原的技术也展现出巨大的潜力和优势。ATLAS 生物测定法是通过在大肠杆菌中单独表达每个患者的特异性肿瘤突变，以有序阵列脉冲自体 DC，并与患者自体的 T 细胞共培养来鉴定新抗原，结果提示在小鼠 B16F10 黑色素瘤模型中，ATLAS 鉴定的激活性新抗原可有效保护宿主，而 ATLAS 鉴定的抑制性抗原却加速了肿瘤生长，并导致其他保护性疫苗失效[39]。

3 MHC Ⅱ 分子限制性新抗原及新抗原反应性 $CD4^+T$ 细胞

T 细胞抗原表位的鉴定传统上主要集中在 CTL $CD8^+T$ 细胞，由 MHC Ⅰ 类分子限制性提呈。然而，MHC Ⅰ 类分子对肽段的限制性较高，一般长度在 8～11 个氨基酸。来自德国科学家的研究发现，利用黑色素瘤、结肠癌、乳腺癌 3 种不同的小鼠模型，通过对小鼠肿瘤细胞系行外显子组测序，选择突变丰度高的非同义突变位点合成肽疫苗和 mRNA 疫苗，其中近 1/3 的疫苗都能诱发免疫反应，但是其中大部分为 $CD4^+T$ 细胞识别。后续结合生物信息学分析，选择与 HLA Ⅱ 类分子高亲和力结合且突变丰度高的位点，合成多表位 mRNA 疫苗，通过多个实验证明这种多表位 RNA 疫苗可显著抑制肿瘤生长和控制肿瘤转移，并能有效改善肿瘤微环境[15]。包括 Rosenberg 团队在胆管癌患者中证实的 *ERBB2IP* 突变来源的新抗原也是自体 $CD4^+T$ 细胞的靶点，且回输新抗原反应性的 $CD4^+T$ 细胞可有效控制肿瘤生长[13]。因此，MHC Ⅱ 类分子限制性的 $CD4^+T$ 细胞的新抗原逐渐受到研究者的关注。

MHC Ⅱ 类分子限制性的 $CD4^+T$ 细胞相关新抗原，本身具有很多优势，原因如下[19]：①$CD4^+T$ 细胞一方面作为 Th 细胞，辅助 CTL 杀伤靶细胞，辅助 B 细胞产生抗体；②$CD4^+T$ 细胞也可以通过 IFN-γ 和 MHC Ⅱ 限制性的方式直接介导特异性肿瘤的杀伤；③肿瘤细胞通过自噬可以加工和提呈 HLA Ⅱ 类抗原肽；④IFN-γ 导致肿瘤细胞上调 HLA Ⅱ 类分子表达，使其更易被 $CD4^+T$ 细胞杀伤；⑤坏死的肿瘤细胞和凋亡释放的突变抗原，可被 APC 吞噬加工提呈；⑥与 $CD8^+T$ 细胞严格的 MHC Ⅰ 分子限制性相比，$CD4^+T$ 细胞对 MHC 的依赖性非常宽泛，如 *IDH1*（R132H）在 A2DR1 和 DR4 小鼠均有特异性抗肿瘤反应；⑦$CD4^+T$ 细胞不依赖于肿瘤细胞的抗原提呈，而肿瘤细胞抗原提呈往往是缺陷的；⑧$CD4^+T$ 细胞是具有演变、适应和自我调整的多效应功能的可塑性群体。从以上各个方面可以看出，虽然普遍认为抗原特异性的 $CD8^+T$ 细胞很“优秀”，但是 $CD4^+T$ 细胞介导的免疫反应在多个方面超越 $CD8^+T$ 细胞，MHC Ⅱ 类分子限制性的 $CD4^+T$ 细胞的新抗原鉴定和价值不容忽视，其在免疫治疗的未来发展中具有重要地位。

4 新抗原为基础的免疫治疗模式及前景

新抗原的鉴定为开展精准免疫治疗奠定了基础。以新抗原为基础可实现不同的精准免疫治疗模式。

（1）新抗原作为肿瘤治疗性疫苗可以诱发和增强体内针对这类特异性抗原的免疫反应，产生大量可以识别这一抗原的淋巴细胞，从而杀伤表达这类抗原的靶细胞。新抗原疫苗可有不同的存在形式，如肽疫苗、RNA 疫苗、DC 疫苗、减毒灭活细菌为载体的疫苗等。来自华盛顿大学的学者，在《科学》上报道负载新抗原的 DC 疫苗在黑色素瘤中的研究：通过质谱分析鉴定出分型为 HLA-A0201 的黑色素瘤患者的新抗原表位，结果发现新抗原 DC 疫苗增强了机体自发及新发的 HLA Ⅰ类分子限制性的新抗原-抗肿瘤免疫反应，增加了新抗原特异性 T 细胞的 TCR 的多样性和克隆多样性，从而增强了抗肿瘤免疫[40]。另有来自德国约翰内斯·古腾堡大学医学中心在不同动物模型上的研究，揭示 MHC Ⅱ类分子限制性的 RNA 疫苗及多肽疫苗可有效增强机体抗肿瘤免疫反应、改善肿瘤微环境，控制肿瘤生长和肺转移[15]。将表达个体化突变的大肠杆菌、减毒沙门菌作为新抗原疫苗的载体，在动物模型中能够有效地渗透肿瘤，抑制肿瘤生长，延长荷瘤小鼠的生存时间[39, 41]。

（2）以新抗原为基础的过继性细胞免疫治疗是目前最受关注和极具潜力的领域。手段包括分选扩增新抗原特异性 T 细胞、获取新抗原特异性 T 细胞的 TCR 转染 T 细胞、制备针对肿瘤表面提呈的新抗原的 CAR-T 细胞等。Rosenberg 教授团队在消化道肿瘤中通过富集分选新抗原特异性的 TIL 及新抗原反应性的 TCR-T 细胞，取得了较好的临床转归，报道的 4 例胃肠肿瘤患者中 2 例出现部分缓解（PR），其中 1 例持续性 PR 两年以上。但是，研究同时指出需要进一步改进 TCR-T 细胞，如增强 TCR-T 细胞体内的存活时间，选择哪一群细胞进行转染等，需要进一步探索和发展[17]。另一项发表在《美国科学院院报》（PNAS）上的研究：通过噬菌体肽库展示技术制备出针对 HLA-A2 限制性的 *KRAS* G12V 胞外段的抗体，有望进一步设计出针对 *KRAS* G12V 突变位点 HLA-A2 的限制性 CAR-T 细胞，亦有很好的临床应用前景[42]。

（3）新抗原与其他常规肿瘤治疗模式的联合，可以更好地改善肿瘤微环境，进一步增强新抗原为基础的精准免疫治疗的效果，逆转免疫耐受。免疫检查点抑制剂与新抗原的联合被认为是一个优势的组合，新抗原疫苗可以增强机体特异性抗原反应性 T 细胞的比例；而免疫检查点抑制剂，如 PD-1/PD-L1 单抗可通过改善新抗原活化的 T 细胞的肿瘤抑制微环境，逆转 T 细胞的免疫耐受。放疗通过杀伤肿瘤细胞，释放更多的免疫原性抗原，增加 MHC Ⅰ类分子和 ICAM-1 的表达，从而增强抗原提呈。放疗同时可以使肿瘤细胞表达更多的趋化因子，如 CXCL16，吸引 $CD4^+$T 细胞或 $CD8^+$T 细胞到达肿瘤部位[43]。免疫治疗联合非清髓性化疗可以有效降低 Treg 细胞、MDSC 等抑制性免疫细胞的数量，增强免疫治疗疗效[44]。总之，影响肿瘤免疫微环境的各种因素，都将对免疫治疗疗效产生一定的影响。目前已有不少的研究建议免疫治疗合理地联合放疗、细胞毒性化疗、免疫检查点抑制剂、肿瘤抗原靶向的单克隆抗体等，以期更好地发挥免疫治疗的疗效。

5 总结与展望

结合目前免疫治疗领域最新的临床试验和基础研究成果，以及 T 细胞在胸腺中发育过程的理论基础，抗原靶点的选择是免疫治疗成败的关键核心，而新抗原被认为是最具前景的肿瘤抗原。以肿瘤特异性突变产生的新抗原为基础的个体化免疫治疗模式是未来实体瘤中免疫治疗的主要发展方向。伴随着新一代测序技术和生物信息学的发展，个体化新抗原的鉴定不断在研究中得到探索，以新抗原为基础的肿瘤疫苗、过继性细胞治疗等精准免疫治疗策略，在临床和临床前的研究中不断取得可喜的成果。另外，鉴于肿瘤复杂的免疫抑制微环境，新抗原为基础的免疫治疗，与免疫检查点抑制剂，以及与传统肿瘤治疗模式，如放疗、化疗、肿瘤抗原为靶点的单克隆抗体等的合理联合，可以进一步增强免疫治疗疗效，发挥更佳的协同抗肿瘤效果。

参 考 文 献

[1] Tannock IF, Hickman JA. Limits to personalized cancer medicine. N Engl J Med, 2016, 375(13): 1289-1294.

[2] Madan RA, Gulley JL. (R) Evolutionary therapy: the potential of immunotherapy to fulfill the promise of personalized cancer treatment. J Natl Cancer Inst, 2015, 107 (1): 347.

[3] Rosenberg SA, Restifo NP. Adoptive cell transfer as personalized immunotherapy for human cancer. Science, 2015, 348 (6230): 62-68.

[4] Hinrichs CS, Rosenberg SA. Exploiting the curative potential of adoptive T-cell therapy for cancer. Immunol Rev, 2014, 257 (1): 56-71.

[5] Phan GQ, Rosenberg SA. Adoptive cell transfer for patients with metastatic melanoma: the potential and promise of cancer immunotherapy. Cancer Control, 2013, 20 (4): 289-297.

[6] Hamid O, Robert C, Daud A, et al. Safety and tumor responses with lambrolizumab (anti-PD-1) in melanoma. N Engl J Med, 2013, 369 (2): 134-144.

[7] Topalian SL, Hodi FS, Brahmer JR, et al. Safety, activity, and immune correlates of anti-PD-1 antibody in cancer. N Engl J Med, 2012, 366 (26): 2443-2454.

[8] Brahmer JR, Tykodi SS, Chow LQ, et al. Safety and activity of anti-PD-L1 antibody in patients with advanced cancer. N Engl J Med, 2012, 366 (26): 2455-2465.

[9] Gubin MM, Zhang X, Schuster H, et al. Checkpoint blockade cancer immunotherapy targets tumour-specific mutant antigens. Nature, 2014, 515 (7528): 577-581.

[10] Rizvi NA, Hellmann MD, Snyder A, et al. Cancer immunology. Mutational landscape determines sensitivity to PD-1 blockade in non-small cell lung cancer. Science, 2015, 348 (6230): 124-128.

[11] Morgan RA, Yang JC, Kitano M, et al. Case report of a serious adverse event following the administration of T cells transduced with a chimeric antigen receptor recognizing ERBB2. Mol Ther, 2010, 18 (4): 843-851.

[12] Robbins PF, Lu YC, El-Gamil M, et al. Mining exomic sequencing data to identify mutated antigens recognized by adoptively transferred tumor-reactive T cells. Nat Med, 2013, 19 (6): 747-752.

[13] Tran E, Turcotte S, Gros A, et al. Cancer immunotherapy based on mutation-specific $CD4^+$ T cells in a

patient with epithelial cancer. Science，2014，344（6184）：641-645.

[14] Lu YC，Yao X，Li YF，et al. Mutated PPP1R3B is recognized by T cells used to treat a melanoma patient who experienced a durable complete tumor regression. J Immunol，2013，190（12）：6034-6042.

[15] Kreiter S，Vormehr M，van de Roemer N，et al. Mutant MHC class Ⅱ epitopes drive therapeutic immune responses to cancer. Nature，2015，520（7549）：692-696.

[16] Yadav M，Jhunjhunwala S，Phung QT，et al. Predicting immunogenic tumour mutations by combining mass spectrometry and exome sequencing. Nature，2014，515（7528）：572-576.

[17] Tran E，Ahmadzadeh M，Lu YC，et al. Immunogenicity of somatic mutations in human gastrointestinal cancers. Science，2015，350（6266）：1387-1390.

[18] Schumacher T，Bunse L，Pusch S，et al. A vaccine targeting mutant IDH1 induces antitumour immunity. Nature，2014，512（7514）：324-327.

[19] Schumacher T，Bunse L，Wick W，et al. Mutant IDH1：an immunotherapeutic target in tumors. Oncoimmunology，2014，3（12）：e974392.

[20] Melief CJ：Mutation-specific T cells for immunotherapy of gliomas. N Engl J Med，2015，372（20）：1956-1958.

[21] Robbins PF，El-Gamil M，Li YF，et al. A mutated beta-catenin gene encodes a melanoma-specific antigen recognized by tumor infiltrating lymphocytes. J Exp Med，1996，183（3）：1185-1192.

[22] Wolfel T，Hauer M，Schneider J，et al. A p16INK4a-insensitive CDK4 mutant targeted by cytolytic T lymphocytes in a human melanoma. Science，1995，269（5228）：1281-1284.

[23] Kaiser E，Loch EG. Newer aspects of hormonal therapy in gynecology. Z Allgemeinmed，1975，51（13）：600-605.

[24] Li F，Deng L，Jackson KR，et al. Neoantigen vaccination induces clinical and immunologic responses in non-small cell lung cancer patients harboring EGFR mutations. J Immunother Cancer，2021，9（7）：e002531.

[25] Yamada T，Azuma K，Muta E，et al. EGFR T790M mutation as a possible target for immunotherapy; identification of HLA-A*0201-restricted T cell epitopes derived from the EGFR T790M mutation. PLoS One，2013，8（11）：e78389.

[26] Pan D，Zhou D，Cai W，et al. Immunogenicity of Del19 EGFR mutations in Chinese patients affected by lung adenocarcinoma. BMC immunol，2019，20（1）：43.

[27] Gaudin C，Kremer F，Angevin E，et al. A hsp70-2 mutation recognized by CTL on a human renal cell carcinoma. J Immunol，1999，162（3）：1730-1738.

[28] Gjertsen MK，Bjorheim J，Saeterdal I，et al. Cytotoxic $CD4^+$ and $CD8^+$ T lymphocytes，generated by mutant p21-ras（12Val）peptide vaccination of a patient，recognize 12Val-dependent nested epitopes present within the vaccine peptide and kill autologous tumour cells carrying this mutation. Int J Cancer，1997，72（5）：784-790.

[29] Abrams SI，Khleif SN，Bergmann-Leitner ES，et al. Generation of stable $CD4^+$ and $CD8^+$ T cell lines from patients immunized with ras oncogene-derived peptides reflecting codon 12 mutations. Cell Immunol，1997，182（2）：137-151.

[30] Wang QJ，Yu Z，Griffith K，et al. Identification of T-cell receptors targeting KRAS-mutated human tumors. Cancer Immunol Res，2016，4（3）：204-214.

[31] Gjertsen MK，Saeterdal I，Saeboe-Larssen S，et al. HLA-A3 restricted mutant ras specific cytotoxic T-lymphocytes induced by vaccination with T-helper epitopes. J Mol Med（Berl），2003，81（1）：43-50.

[32] Kawakami Y, Wang X, Shofuda T, et al. Isolation of a new melanoma antigen, MART-2, containing a mutated epitope recognized by autologous tumor-infiltrating T lymphocytes. J Immunol, 2001, 166 (4): 2871-2877.

[33] Karanikas V, Colau D, Baurain JF, et al. High frequency of cytolytic T lymphocytes directed against a tumor-specific mutated antigen detectable with HLA tetramers in the blood of a lung carcinoma patient with long survival. Cancer Res, 2001, 61 (9): 3718-3724.

[34] Linard B, Bezieau S, Benlalam H, et al. A ras-mutated peptide targeted by CTL infiltrating a human melanoma lesion. J Immunol, 2002, 168 (9): 4802-4808.

[35] Lauss M, Donia M, Harbst K, et al. Mutational and putative neoantigen load predict clinical benefit of adoptive T cell therapy in melanoma. Nat Commun, 2017, 8 (1): 1738.

[36] Malekzadeh P, Pasetto A, Robbins PF, et al. Neoantigen screening identifies broad TP53 mutant immunogenicity in patients with epithelial cancers. J Clin Invest, 2019, 129 (3): 1109-1114.

[37] Lo W, Parkhurst M, Robbins PF, et al. Immunologic recognition of a shared p53 mutated neoantigen in a patient with metastatic colorectal cancer. Cancer Immunol Res, 2019, 7 (4): 534-543.

[38] Cohen CJ, Gartner JJ, Horovitz-Fried M, et al. Isolation of neoantigen-specific T cells from tumor and peripheral lymphocytes. J Clin Invest, 2015, 125 (10): 3981-3991.

[39] Lam H, McNeil LK, Starobinets H, et al. An empirical antigen selection method identifies neoantigens that either elicit broad antitumor T-cell responses or drive tumor growth. Cancer Discov, 2021, 11(3): 696-713.

[40] Carreno BM, Magrini V, Becker-Hapak M, et al. Cancer immunotherapy. A dendritic cell vaccine increases the breadth and diversity of melanoma neoantigen-specific T cells. Science, 2015, 348 (6236): 803-808.

[41] Hyun J, Jun S, Lim H, et al. Engineered attenuated salmonella typhimurium expressing neoantigen has anticancer effects. ACS Synth Biol, 2021, 10 (10): 2478-2487.

[42] Skora AD, Douglass J, Hwang MS, et al. Generation of MANAbodies specific to HLA-restricted epitopes encoded by somatically mutated genes. Proc Natl Acad Sci U S A, 2015, 112 (32): 9967-9972.

[43] Liu Y. Neoantigen: a long march toward cancer immunotherapy. Clin Cancer Res, 2016, 22 (11): 2602-2604.

[44] Ghiringhelli F, Menard C, Puig PE, et al. Metronomic cyclophosphamide regimen selectively depletes $CD4^+CD25^+$ regulatory T cells and restores T and NK effector functions in end stage cancer patients. Cancer Immunol Immunother, 2007, 56 (5): 641-648.

第十二章　TCR-T 细胞治疗技术

细胞免疫治疗是如今最值得关注的肿瘤治疗领域之一。随着分子生物学技术的快速发展，T 细胞可通过基因编辑在细胞表面表达识别肿瘤抗原的 T 细胞受体（T cell receptors，TCR）或嵌合抗原受体（chimeric antigen receptor，CAR），以此提高免疫细胞的特异性及反应性。不同于肿瘤浸润淋巴细胞的获取受限与筛选烦琐，基因改造 T 细胞的制备更加简便且更具普适性[1]。

TCR-T 细胞免疫治疗，是指利用病毒或非病毒载体系统将特异性识别肿瘤抗原的 TCR 基因转导至患者外周血来源的 T 细胞中，经过体外培养、大量扩增后回输给患者，从而发挥主要组织相容性复合体（major histocompatibility complex，MHC）依赖性抗肿瘤效应的一种治疗技术[2]。目前开展的相关临床试验已证明 TCR-T 细胞治疗在恶性黑色素瘤[3]、骨髓瘤[4]等恶性肿瘤治疗中获得显著疗效，具有很大的发展潜力。

1　TCR-T 细胞治疗的原理

TCR 是 T 细胞表面的特征性标志物，介导识别 MHC 分子提呈的抗原肽。TCR 分子属于免疫球蛋白超家族，是由两条不同的肽链组成的异源二聚体，每条肽链分为胞外区（包括结合抗原的可变区及与之相连的恒定区）、跨膜区和胞质区。TCR 分为 αβTCR 和 γδTCR 两类，在外周血中，90%～95%的 T 细胞表达的 TCR 由 α 和 β 两条链组成[2]。

T 细胞通过基因转移载体将目标 TCR 的 α 链和 β 链基因插入后，可形成具有特定肿瘤抗原特异性的 TCR-T 细胞。与表达在所有 T 细胞上的内源性 TCR 分子相似，外源基因所表达的 TCR 同样能以非共价键形式结合 CD3 分子，形成 TCR-CD3 复合物表达于细胞膜上，并且能进一步识别 MHC-抗原肽复合物，通过细胞内原有的信号转导结构诱发 T 细胞的活化，而后对靶细胞进行特异性杀伤。即 TCR-T 细胞与正常的 T 细胞一样，可通过外源性的 TCR 识别靶抗原，进而激活下游信号通路使 T 细胞活化，发挥其抗肿瘤的免疫反应作用（图 12-1）。

2　TCR-T 细胞免疫治疗的技术流程

构建 TCR-T 细胞首先是将特定肿瘤抗原高反应性 T 细胞的 TCR 基因克隆出来，随后利用基因转移载体系统将外源性 TCR 基因转导至 T 细胞中进行表达，最后将所得的 TCR-T 细胞进行功能验证，观察其能否靶向识别、杀伤表达对应抗原和 HLA 分型的肿瘤细胞。该治疗技术的操作流程如图 12-2 所示。

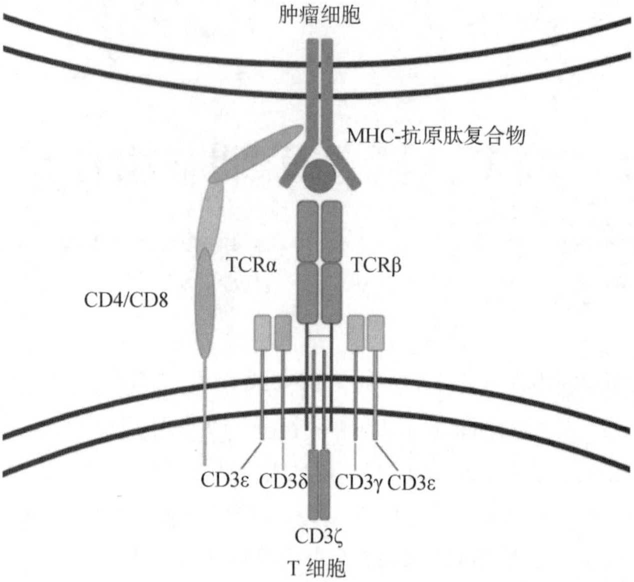

图 12-1 TCR-T 细胞与肿瘤细胞作用的模式图

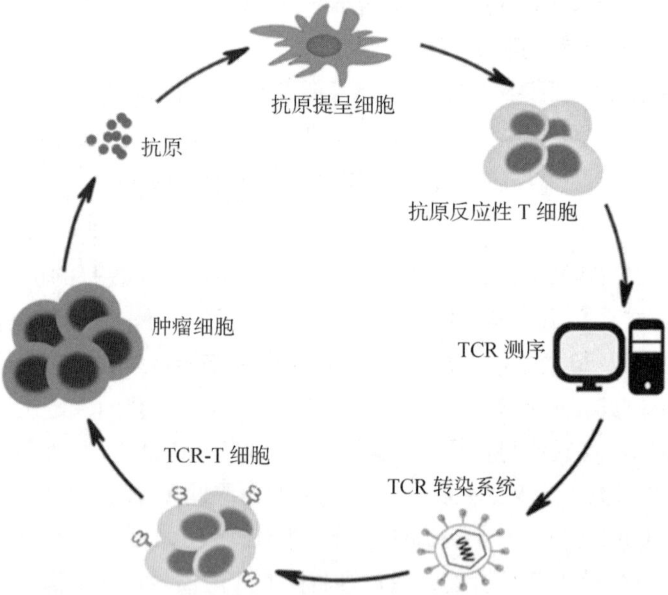

图 12-2 TCR-T 细胞免疫治疗的技术流程

制备 TCR-T 细胞的过程主要按照如下介绍的原则进行。

2.1 靶点的选择

抗原的存在是促使 T 细胞在局部聚集并被激活的根本原因，因此选择合适的肿瘤抗原作为靶点在抗肿瘤免疫反应中极其重要。用于 T 细胞治疗的候选靶抗原应尽可能满足以下条件[5]：

（1）抗原仅表达于肿瘤组织而不在正常组织表达，以诱发特异性的抗肿瘤效应。

（2）抗原与促进肿瘤的发生发展相关，发生抗原表达下调所致免疫逃逸可能性减小。

（3）抗原的免疫原性强，能引起强烈的 T 细胞免疫反应。

TCR-T 细胞发挥功能的关键是特异性地识别靶细胞，所以肿瘤抗原的特异性表达是靶点选择最为重要的条件，以避免修饰的 T 细胞对正常组织造成严重损伤。在目前开展的临床试验中这一点也得到了体现。癌胚抗原（carcino-embryonic antigen，CEA）是一个在多种上皮癌，尤其是结直肠腺癌中过表达的肿瘤相关抗原。2011 年，Parkhurst 等[6]报道了利用靶向 CEA 的 TCR-T 细胞第一次成功使非黑色素瘤的实体瘤消退的临床试验。3 名入选的结肠癌患者接受细胞回输治疗后血清 CEA 水平均明显下降，其中 1 名患者观察到肿瘤部分消退，但是全部患者都出现了严重的短暂性结肠炎，原因是 TCR-T 细胞杀伤了同样表达 CEA 的正常肠上皮细胞而引发了非肿瘤靶向毒性（on-target off-tumor toxicity）。

肿瘤抗原的高选择性表达很大程度保证了治疗的安全性。随着经验的积累和技术的发展，目前较为认可的肿瘤候选抗原包括突变抗原、致癌病毒抗原及部分癌-睾丸抗原[5]。由于 TCR-T 细胞识别的是 HLA-抗原肽复合物，针对的是某一特定的抗原表位，所以在谨慎选择抗原的同时还要兼顾抗原表位肽的特异性、免疫原性等。在 2013 年开展的一项临床试验中，研究者利用靶向癌-睾丸抗原 MAGE-A3、HLA-A2 限制性的 TCR-T 细胞治疗黑色素瘤、滑膜肉瘤及食管癌，其客观有效率达 56%（5/9），然而，有 2 名患者出现了致死性神经毒性[7]。因为该 TCR 识别的抗原表位同样存在于 MAGE 蛋白家族中的 MAGE-A12，而且 MAGE-A12 低水平表达于脑内，所以产生了非肿瘤靶向毒性的不良反应。由此可见，靶点的特异性表达及 TCR 的特异性识别对于临床应用安全性至关重要。

2.2 TCR 的获取

TCR-T 细胞的靶点确定后，接着是将针对该抗原肽的具有高亲和力的 T 细胞群分离出来。这些 TCR 主要有以下 3 种来源[5]。

（1）利用人体的免疫系统分离得到的。大多数 TCR 来源于肿瘤患者本身已存在的肿瘤浸润淋巴细胞（tumor-infiltrating lymphocyte，TIL）及外周血中已有的细胞毒性 T 细胞（cytotoxic T lymphocyte，CTL）；还有一部分 TCR 来自通过体外抗原提呈细胞（antigen presenting cell，APC）负载抗原肽等方式活化诱导而成的特异性 CTL，或通过给患者体内直接接种疫苗而诱导生成的 CTL。

（2）随着转基因技术的进展，可利用转基因小鼠获取 TCR。将靶抗原肽直接免疫接种于表达人类 HLA 分子的人源化老鼠，以此获得能识别人类抗原的特异性 TCR，而且该 TCR 对于靶抗原的亲和力往往较高。

（3）应用噬菌体展示技术也可获取 TCR。该技术无需患者的样本，不依赖于产生 T 细胞克隆的能力便可筛选到肿瘤抗原反应性的高亲和力 TCR，但其潜在的缺点是，由于筛选得到的 TCR 亲和力非常高，在个别案例中发现其抗原识别的特异性也随之丢失。

在获得抗肿瘤特异性 T 细胞后随之对其进行 TCR 测序。早期因受测序平台及生物信息学技术的限制，只能利用如多重 PCR 法、cDNA 5′ 端快速扩增法（5′ RACE）对单一的 T 细胞克隆进行检测分析。为了减少烦琐地建立克隆的时间，目前还可通过高通量 TCR 基因捕获法或多重巢式单细胞实时 PCR 法实现对单个细胞的测序。另外，近年开发的 pairSEQ

方法无须物理上分离单细胞或建立细胞克隆后进行测序，仅利用组合学原理将来源于大量T细胞群中获取的测序数据经过层层系统分析后，最终得到正确配对的α链和β链的具体序列[8, 9]。这些技术上的改进为后续简化TCR的克隆奠定了基础。

2.3 TCR基因的修饰

TCR的基因修饰可在原本测序所得的TCR序列基础上进行优化，用于增强TCR对靶点的亲和力、增加T细胞表面正确配对的受体表达量等，进一步提高TCR-T细胞的抗肿瘤能力。

增强TCR的亲和力可通过在α或β链的互补决定区中替代单个或两个氨基酸来实现，从而改善T细胞的抗原特异性反应。还可通过免疫人类HLA转基因小鼠获得高亲和力的TCR，虽有报道在接受鼠源性TCR基因修饰的T细胞治疗的患者体内检测到针对小鼠TCR可变区的抗体，但这样的免疫反应并不影响临床结果[2]。需注意的是，在TCR亲和力提高的同时可能伴随着抗原特异性识别的丢失，但是目前TCR亲和力的阈值尚不清楚。

提高T细胞表面外源性TCR正确表达的策略也多种多样。在mRNA水平将野生型中罕见的密码子置换为人类基因组中常见的同义密码子，优化后的密码子便于插入基因的表达。为了使TCR的两条链表达均衡，最普遍的方法是在病毒载体中利用内部核糖体进入位点（IRES）序列或微小核糖核酸病毒的p2A肽连接α和β链。为了防止外源性及内源性TCR链的错配，减少异源二聚体的形成，可将人类TCR的恒定区替换为鼠类的恒定区，或在α和β链中引入半胱氨酸残基以形成分子间二硫键，从而加强TCR的正确表达，提高其功能活性。还可在两条链的恒定区插入一对相互作用的氨基酸，改变TCR恒定区的二级结构以提高正确配对能力[2]。利用siRNA下调或CRISRP/Cas9技术敲除内源性TCR也是减少TCR错配的可行策略[10]。这些修饰方法使TCR在细胞表面的表达水平得以提高，进一步改善了T细胞的抗肿瘤活性。

2.4 转染方法

利用表达载体系统将已知序列的TCR基因转导至人淋巴细胞中。基因转移载体主要分为病毒载体和非病毒载体。逆转录病毒和慢病毒两种基于病毒的载体系统具有较高的基因转移效率，且已用于人类TCR-T细胞免疫治疗临床试验，目前未见严重不良反应[4, 11]。逆转录病毒只能转导分裂细胞，偏好整合于基因转录起始点附近，导入的基因可能因插入突变而导致细胞癌变。与之相比，慢病毒还可转导未分裂细胞和最小刺激的淋巴细胞，如低分化或幼稚的T细胞可成为转染的靶细胞，继而在细胞过继治疗中发挥更好的抗肿瘤作用；其容纳的外源DNA片段较逆转录病毒大；随机整合至基因内，发生插入突变的可能性较逆转录病毒小[5]。非病毒载体可直接利用理化方法如电穿孔法将基因转导入靶细胞，其对外源基因片段大小无要求，有很好的安全性，操作简便且花费不高，但缺点是转染效率很低。值得注意的是，“睡美人”（sleeping beauty）转座子/转座酶系统已被应用于TCR基因转移的临床前研究，其转导的基因可长期稳定表达，转导效率虽低于病毒载体，但较其余非病毒载体高，存在整合位点的偏好性，还需进一步优化条件后应用于后续开展的TCR-T细胞临床试验[12]。最近也有研究报道利用CRISPR/Cas9系统转导外源性*TCR*基因的同时沉默内源性*TCR*，还可将*PD-1*基因一起敲除，结果观察到基因编辑后的 T 细胞可顺利回输晚期肿瘤患者，且可在体内实现持续存在。这类基因编辑工具安全可行，为后续细胞免疫治疗提供了一种低成本的重编程 T 细胞的方法[13, 14]。

3　TCR-T 细胞治疗技术与策略

在 ClinicalTrials 网站上（截至 2022 年 10 月 6 日）检索 TCR-T 细胞治疗实体瘤，注册的 106 项临床研究中，癌-睾丸抗原作为靶点的研究约占一半，包括 NY-ESO-1（31 项）、MAGE 家族（MAGE-A1/A3/A4/A6/A8/A10/C2，共 14 项）、KK-LC-1（3 项）及 PRAME（2 项）。HPV、HBV 和 EBV 等致癌病毒抗原作为靶点的研究有 24 项。突变新抗原作为靶点的研究则有 13 项，均为正在开展，其中有 4 项靶点为 KRAS G12D/G12V。另外，靶点为间皮素（1 项）和 AFP（3 项）的研究目前也正在开展。

3.1　NY-ESO-1 特异性 TCR-T 细胞治疗技术

2006 年，Morgan 等[11]首次报道利用 MATR-1 的特异性 TCR-T 细胞治疗黑色素瘤，17 名患者中 2 名患者（12%）疗效评价为部分缓解。该试验证明了 TCR 基因治疗在临床应用的可行性，为后续开展的基于 TCR-T 细胞的免疫治疗提供了实践依据。表 12-1 列举了目前已发表的各项关于癌-睾丸抗原及肿瘤相关抗原的 TCR-T 细胞治疗临床试验及其相关细节。

为了避免靶抗原因特异性较差所致的非肿瘤靶向毒性，特异性较强的癌-睾丸抗原作为免疫治疗靶点受到了关注。癌-睾丸抗原表达于各种类型的肿瘤细胞，在正常组织中却主要限于睾丸的生殖细胞表达，而睾丸是免疫豁免器官，不表达 HLA 分子，对特异性 TCR 的攻击不易感。NY-ESO-1 属于癌-睾丸抗原，是最易引起自发免疫反应的蛋白之一。已有的临床研究表明，它是免疫治疗中一个较为出色的靶点。

2011 年，Robbins 等[15]首次证实了针对 NY-ESO-1 的 TCR 基因治疗在黑色素瘤及滑膜肉瘤患者的临床效果，所用的 TCR 是来源于 CTL，其 α 链 CDR3 两个位点进行氨基酸替代以提高亲和力后得到的。该临床试验的完整结果已于 2015 年正式发表，滑膜肉瘤组的客观缓解率为 61%（11/18），1 名完全缓解的患者持续时间超过 20 个月，10 名部分缓解的患者中，持续时间最长的约为 4 年，其余的为 3～18 个月，3 年和 5 年的生存率约为 38%和 14%。而黑色素瘤组的客观缓解率为 55%（11/20），4 名患者病灶完全消失，其中 3 名持续时间为 40～58 个月，7 名部分缓解的患者无疾病进展时间为 3～28 个月，3 年和 5 年的生存率均为 33%。值得注意的是，参加此临床试验的患者在肿瘤消退的同时并没有出现正常组织受损的毒性[3]。在已完成的 TCR-T 细胞临床试验中，治疗实体瘤客观缓解率为 25%～61%，由于招募的患者数量偏少（4～42 名），因此需要更大规模的Ⅱ期和Ⅲ期临床试验来验证疗效。

以 NY-ESO-1 作为 TCR 靶点的细胞治疗在血液系统恶性肿瘤多发性骨髓瘤中同样也取得了令人鼓舞的效果，在自体干细胞移植两天后接受细胞回输治疗的 20 名患者中有 14 名（70%）达到完全缓解或接近完全缓解，客观缓解率高达 90%。截至 2015 年 4 月平均随访时间为 30.1 个月时，平均 PFS 为 19.1 个月，平均 OS 为 32.1 个月。与以往选择逆转录病

表 12-1　TCR-T 细胞治疗临床试验总结

靶抗原表位	肿瘤类型	TCR 来源	TCR 优化	客观缓解率（%）	完全缓解例数	部分缓解例数	治疗相关严重不良反应	评价
MART-1：27-35（HLA-A2）	黑色素瘤	TIL（DMF4T 细胞克隆）	无	2/17（12）	0	2	未报道	首个黑色素瘤 TCR-T 细胞治疗临床试验[11]
MART-1：27-35（HLA-A2）	黑色素瘤	TIL（DMF5T 细胞克隆）	无	6/20（30）	0	6	红斑性皮疹、前葡萄膜炎、听力受损（非肿瘤靶向毒性）	
gp100：154-162（HLA-A2）		免疫转基因小鼠	无	3/16（19）	1	2		
CEA：691-699（HLA-A2）	结直肠癌	免疫转基因小鼠	α 链 CDR3 突变（S112T）	1/3（33）	0	1	严重的短暂性结肠炎（非肿瘤靶向毒性）	首次报道靶向非黑色素瘤的实体瘤 TCR-T 临床试验[6]
NY-ESO-1：157-165（HLA-A2）[LAGE-1]	黑色素瘤	CTL 细胞系（1G4T 细胞克隆）	α 链 CDR3 突变（1G4-α95：LY）	5/11（45）	2	3	未报道	首次报道实体瘤靶向癌-睾丸抗原的 TCR-T 细胞临床试验[15]
	滑膜肉瘤			4/6（67）	0	4		
	黑色素瘤			11/20（55）	4	7		2011 年临床试验的数据更新[3]
	滑膜肉瘤			11/18（61）	1	10		
	非小细胞肺癌			1/4（25）	0	1		
	多发性骨髓瘤		CDR 突变（NY-ESOc259）	18/20（90）	14	4		首次发表的用腺病毒转染 TCR 的人类研究[4]
	滑膜肉瘤			15/42（36）	1	14		
				6/12（50）	1	5		
MAGE-A3：112-120（HLA-A2）[MAGE-A9/A12]	黑色素瘤	免疫转基因小鼠	α 链 CDR3 突变（A118T）	4/7（57）	1	3	精神状态改变、昏迷、死亡（n=2）	神经毒性与 MAGE-A12 在大脑低表达相关[7]
	滑膜肉瘤			1/1（100）	0	1		
	食管癌			0/1（0）	0	0		
MAGE-A3：168-176（HLA-A1）	黑色素瘤	CTL 细胞克隆（ALVAC-MAGE 疫苗接种人体后用肽体外再刺激 PBMC）	α 链 CDR2 突变（a3a）	0/1（0）	0	0	致死性心脏毒性	因识别来源于心肌的不相关肽段导致脱靶毒性[16]
	多发性骨髓瘤			0/1（0）	0	0		

续表

靶抗原表位	肿瘤类型	TCR 来源	TCR 优化	客观缓解率（%）	完全缓解例数	部分缓解例数	治疗相关严重不良反应	评价
MAGE-A4:143-151（HLA-A*24:02）	食管癌	免疫转基因小鼠	—	0/10（0）	0	0	未报道	输注的 TCR-T 细胞虽在患者中持续存在，但没有临床反应
MAGE-A10:254-262（HLA-A2）	头颈部鳞癌、黑色素瘤、尿路上皮癌	健康人 PBMC	CDR 突变	0/9（0）	0	0	未报道	
	非小细胞肺癌			1/10（10）	0	1	细胞因子释放综合征	
MART-1：26-35（HLA-A2）	黑色素瘤	1D3T 细胞克隆（肽疫苗接种人体）	C 区鼠源化，加入额外的半胱氨酸残基，密码子优化，2A 肽连接α和β链（1D3HMCys）	0/1（0）	0	0	多器官衰竭、不可逆型神经系统损失、死亡	猜测死亡与细胞因子释放综合征或半急性心力衰竭和癫痫发作有关

注：[ ]内癌-睾丸抗原也含有上述抗原表位肽序列。

毒作为基因载体不同，此试验是慢病毒介导的TCR-T细胞在人类肿瘤治疗的第一次应用，其转染后的淋巴细胞在体内存活时间延长且未观察到与免疫相关的不良反应[4]。这一系列的试验验证了NY-ESO-1的安全有效性，因此，针对该靶点的其他临床试验也在陆续开展，ClinicalTrials网站上关于NY-ESO-1的TCR-T细胞治疗临床试验中目前有17项在研，涉及骨与软组织肉瘤、非小细胞肺癌、卵巢癌及输卵管癌等实体瘤，部分试验治疗手段除了单独的TCR-T细胞治疗外，还包括联合PD-1单抗（NCT03709706）、T细胞同时转导dnTGFβRⅡ分子阻断TGF-β免疫抑制信号（NCT02650986、NCT04526509）、联合DC疫苗（NCT 01697527）等以期提高TCR-T细胞的疗效（截至2022年9月）。

3.2 HPV介导的特异性TCR-T细胞治疗技术

致癌病毒抗原具有较好的免疫原性，人乳头瘤病毒（HPV）E6和E7蛋白是常见的致癌病毒抗原。2019年，Doran等报道了一项人类首例靶向HPV16 E6蛋白的TCR-T细胞用于治疗转移性HPV相关上皮癌的Ⅰ/Ⅱ期临床研究。结果显示，12名接受治疗的患者中，2例肛管癌患者疗效达部分缓解，1例阴道癌、1例头颈部肿瘤和2例宫颈癌患者病情稳定，客观缓解率为17%，而且治疗过程中没有观察到脱靶毒性。其中1名病情缓解患者的3个肺转移灶中1个完全缓解、2个部分缓解，在手术切除后无病生存达3年。靶向HPV16 E6的TCR-T细胞具有抗HPV阳性肿瘤的作用，表明靶向病毒抗原对病毒相关肿瘤患者显示出有效的临床结果，是TCR-T细胞治疗的一项里程碑式的临床试验[17]。

在另一项靶向HPV E7抗原的TCR-T细胞研究中，招募的12名HPV相关上皮癌患者中，6名患者部分缓解，4名病情稳定，客观缓解率高达50%。在这些患者中，多发性转移的患者在接受TCR-T细胞治疗后维持部分缓解3～9个月，并且体内大多数转移性病变被完全消除。目前，该临床试验（NCT02858310）的Ⅱ期分支已在招募，以进一步评估TCR-T细胞在最大耐受剂量下的疗效和安全性，以及该TCR-T细胞治疗HPV阳性肿瘤患者的临床疗效[18]。

2021年一项靶向乙肝病毒（HBV）的Ⅰ期临床试验中，8例HBV阳性肝细胞肝癌患者接受了TCR-T细胞治疗，1例患者部分缓解持续了27.7个月，而2例患者病情稳定，并且这3例患者经细胞治疗后血清乙肝表面抗原（HBsAg）和HBV DNA水平减低或稳定，表明靶向HBV的TCR-T细胞治疗可能对肝癌治疗有效，但需要更多的试验结果支持[19]。目前作为TCR靶标探索的病毒抗原开展的临床试验见表12-2（截至2022年10月6日）。

表12-2 目前正在开展的TCR-T细胞临床试验（病毒抗原）

TCR靶点	肿瘤类型	NCT编号	国家及主办者
HBV	肝细胞性肝癌	NCT05195294	中国来恩生物医药有限公司
HBV	复发肝细胞性肝癌	NCT02719782	中国来恩生物医药有限公司
HBV	进展期肝细胞性肝癌	NCT03899415	中国人民解放军第302医院
HBV	肝细胞性肝癌	NCT05339321	中国北京协和医院
HBV	肝细胞性肝癌	NCT04677088	中国中山大学何晓顺
EBV/LMP2	复发或转移性鼻咽癌	NCT03925896	中国中山大学
EBV/LMP2	头颈部癌、转移/难治性鼻咽癌	NCT04509726	中国陆军军医大学第二附属医院

续表

TCR 靶点	肿瘤类型	NCT 编号	国家及主办者
EBV	头颈部鳞癌	NCT04139057	中国陆军军医大学第二附属医院
EBV	鼻咽癌	NCT03648697	中国福建省肿瘤医院
HPV16 E6	头颈部癌、宫颈癌	NCT03578406	中国陆军军医大学第二附属医院
HPV16 E6	复发/难治性/转移性宫颈癌	NCT05357027	中国天科雅生物科技有限公司
HPV16 E7	HPV 相关肿瘤	NCT02858310	美国 NCI
HPV16 E7	晚期宫颈癌、肛门癌、头颈部癌	NCT05122221	中国可瑞生物科技有限公司
HERV-E	转移性肾透明细胞癌	NCT03354390	美国国家心肺血液研究所（NHLBI）
MCV	转移性梅克尔细胞	NCT03747484	美国 Fred Hutchinson 癌症中心

注：HERV-E，人类内源性逆转录病毒-E；MCV，梅克尔细胞多瘤病毒。

3.3 个体化新抗原介导的特异性 TCR-T 细胞治疗技术

新抗原是由肿瘤细胞突变所形成的特异性肿瘤抗原，在自体 TIL 中存在部分新抗原反应性 T 细胞。将包含这类细胞的 TIL 回输给患者，具有抗肿瘤效应，且已在多例黑色素瘤及 1 例胆管上皮癌患者中观察到肿瘤消退[20, 21]。但是，分离得到的突变特异性 T 细胞数量较少，扩增培养至治疗量将导致细胞的复制能力消失，进入终末分化状态，限制了其在细胞免疫治疗中的应用，而通过 *TCR* 基因修饰合适的 T 细胞亚群可避免上述问题出现[12, 22]。

构建肿瘤新抗原特异性 TCR-T 细胞的流程见图 12-3[12, 21, 23]。

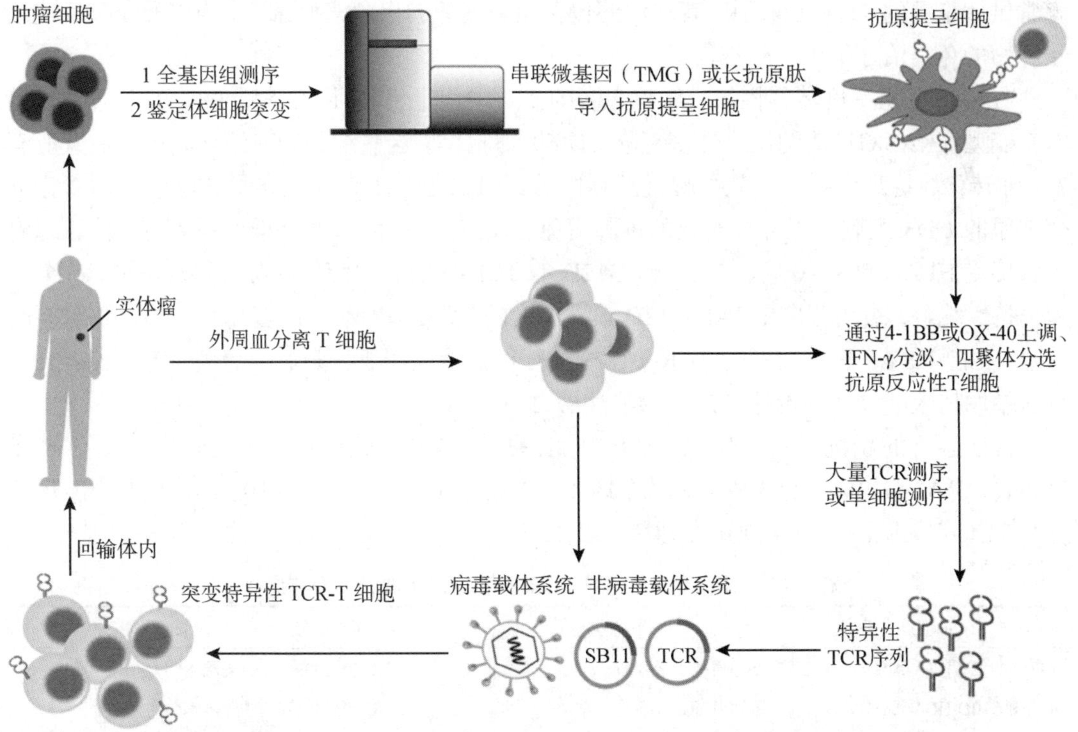

图 12-3 个体化靶向新抗原特异性 TCR-T 细胞的制备流程

（1）患者样本经测序后将其肿瘤细胞和正常细胞的序列进行比对，鉴定突变位点。

（2）预测潜在的新抗原表位，筛选出免疫原性和亲和力较高的表位肽。

（3）分离突变抗原特异性 T 细胞：肿瘤反应性 T 细胞多来源于患者的 TIL，通过自体抗原提呈细胞负载已合成的编码突变抗原的微基因或多肽，将这些抗原提呈细胞与 T 细胞共孵育，根据如 $CD8^+$T 细胞上的 4-1BB 和 $CD4^+$T 细胞上的 OX40 等激活分子的表达或 IFN-γ 的分泌鉴定出反应性 T 细胞，而后通过流式细胞术纯化、扩增。另外，还可通过肽-MHC 多聚体法成功捕获少量的新抗原特异性 T 细胞，让 PBMC 也成为潜在的新表位肽特异性 TCR 来源。

（4）对 TCR 进行测序，将得到的序列导入基因转移系统中表达。目前已有研究证明利用“睡美人”系统转染的新抗原 TCR 具有特异性抗肿瘤效应，近来开展的针对突变抗原的个体化 TCR-T 细胞治疗的临床试验（NCT04102436、NCT05194735）也设计应用了“睡美人”系统转导 TCR。

为了简化烦琐的测序、预测抗原肽等步骤，Pasetto 等[9]验证了 CD8 和 PD-1 双阳性的肿瘤浸润细胞中频率最高的 TCR 克隆型是具有肿瘤抗原反应性的这一假设，这些 TCR 中也包括新抗原反应性 TCR。近期国内外也有两项研究从鉴定和表征肿瘤中识别新抗原的 T 细胞出发，均发现 CXCL13 是肿瘤抗原特异性 T 细胞（tumor antigen-specific T cell，Tas）特有的分子标志物，中山大学周鹏辉课题组还进一步克隆了这些 Tas 细胞的 TCR 序列，证实制备的 TCR-T 细胞可以特异性靶向患者的肿瘤抗原，并有效治疗患者来源的 PDX 模型[24, 25]。这些研究结果说明了利用 Tas 细胞的特征发展这种无须鉴定抗原、迅速而个体化的靶向突变抗原 TCR 的基因治疗方法的可行性。

另外，由于预测的大量新抗原中仅有小部分被患者自体的 T 细胞识别，因而借用正常人的初始 T 细胞受体库也成为患者突变抗原特异反应性 T 细胞的一个来源。体外实验中，正常供体来源的 TCR 可识别患者来源的包含相关突变的黑色素瘤细胞，为外源免疫反应用于肿瘤的免疫治疗提供了依据[26]。

Tran 等[27]从一例转移性结直肠癌患者的 TIL 中鉴定出 4 种 HLA-C*08：02 限制性、针对突变型 KRAS G12D 的反应性多克隆 $CD8^+$T 细胞，将这些细胞回输给该名患者后其所有 7 个肺转移灶均观察到了客观缓解，说明对于具有 KRAS G12D 突变的肿瘤输注靶向对应突变抗原的 $CD8^+$细胞可以介导有效的抗肿瘤免疫反应。Leidner 等[28]报道一例转移性胰腺癌患者接受 HLA-C*08：02 靶向 KRAS G12D 的 TCR-T 细胞治疗后内脏转移灶消退，6 个月后仍持续缓解，表明靶向 KRAS G12D 热点突变的 TCR 基因治疗能够介导转移性胰腺癌的消退。靶向 KRAS 热点突变的 TCR-T 细胞治疗可扩展应用于大量肿瘤患者，未来还需要进行前瞻性临床试验来确定这种疗法的治疗潜力。

目前进行的新抗原特异性 TCR-T 细胞治疗实体瘤的临床试验突变靶点包括 KRAS G12D、KRAS G12V、H3.3-K27M 及个体化的新抗原（截至 2022 年 10 月），其中个体化新抗原 TCR-T 细胞治疗有 8 项正在开展（表 12-3）。

表 12-3 目前正在开展的 TCR-T 细胞临床试验（新抗原）

TCR 靶点	肿瘤类型	NCT 编号	国家及主办者
KRAS G12V/HLA-A*11：01	胃肠道肿瘤、胰腺癌	NCT03190941	美国 NCI
KRAS G12D/HLA-A*11：01	胃肠道肿瘤、胰腺癌	NCT03745326	美国 NCI
KRAS G12V/HLA-A*11：01	进展期胰腺癌	NCT04146298	中国上海长海医院

续表

TCR 靶点	肿瘤类型	NCT 编号	国家及主办者
KRAS G12V/G12D/HLA-A*11：01	进展期胰腺癌和其他实体瘤	NCT05438667	中国中山大学孙逸仙纪念医院
H3.3K27M	弥漫性中线胶质瘤	NCT05478837	美国加州大学旧金山分校
新抗原	非小细胞肺癌、乳腺癌、胃肠道/泌尿生殖道肿瘤、神经内分泌肿瘤等	NCT04102436	美国 NCI
新抗原	非小细胞肺癌、乳腺癌、胃肠道/泌尿生殖道肿瘤、神经内分泌肿瘤等	NCT03412877	美国 NCI
新抗原	实体瘤	NCT05194735	美国 Alaunos Therapeutics
新抗原	恶性上皮肿瘤	NCT04520711	美国 Providence Health & Services
新抗原	恶性上皮肿瘤	NCT05349890	美国 Providence Health & Services
新抗原	实体瘤	NCT03970382	美国 PACT Pharma，Inc.
新抗原	进展期实体瘤	NCT03891706	中国广州泛恩生物科技有限公司
新抗原	晚期或复发性胃/食管胃结合部癌	NCT05447234	中国浙江大学医学院附属第二医院

4 总结与展望

近年来免疫治疗的迅速发展,已成为人类对抗肿瘤新的希望,包括 TCR-T 细胞、CAR-T 细胞在内的基因改造 T 细胞治疗表现亮眼，各有千秋。特别是在多种实体瘤的多项早期临床试验中，TCR-T 细胞治疗取得了积极的抗肿瘤效果。为了未来大规模的临床应用，这种细胞治疗还需要解决许多基础及临床相关的问题以使其更加成熟。肿瘤免疫治疗的持续发展依赖于合适的免疫靶标，突变抗原是较为理想的特异性抗原，选择如 BRAF 和 KRAS 等的热点突变作为靶点,理论上将在安全的基础上覆盖更多的人群[23]。优化 TCR 的转染系统、提高转染效率、增加 TCR 的亲和力及细胞表达水平等多种途径可进一步改善 T 细胞的性能。细化选择转导的靶淋巴细胞也十分重要，改造具有强增殖潜力的较“年轻”的 T 细胞亚群如幼稚、干性记忆 T 细胞和中心型记忆 T 细胞更有可能延长细胞在体内的存活时间而发挥更持久的效应[22]。肿瘤终末期患者体内的免疫细胞状态较差，尝试采用异基因细胞作为靶转导细胞将为患者提供便利，NK 细胞系 NK-92 是 FDA 批准的通用细胞，近年来 TCR 已被用于建立识别抗原肽的 TCR-NK 细胞[29]。另外，实体瘤中肿瘤微环境的存在如畸形的血管、密集的细胞外基质等阻碍了 T 细胞的迁移与浸润，由抑制性细胞、细胞因子及分子等构成的免疫抑制性微环境则限制了 T 细胞的局部激活，可利用 CTLA-4 或 PD-1 等的抗体阻断 T 细胞的抑制性信号，通过 TCR-T 细胞表达 dnTGFβRⅡ来阻断 TGF-β 在肿瘤微环境中抑制信号转导，通过细胞回输前淋巴清除预处理以清除体内抑制性细胞等对策削弱微环境的影响，以期提高临床疗效[5, 23]。

为了节省制备肿瘤抗原特异性 T 细胞的成本和烦琐流程，利用 TCR 的信号亚单位提高免疫治疗效率的新兴技术也层出不穷，如 TCR 与单链抗体片段组成的免疫动员单克隆 T 细胞受体（ImmTAC）、T 细胞抗原偶联剂（TAC）和 T 细胞受体融合构建体（TRuC）[30]（图 12-4 为示意图）。具有抗体结合域的 TRuC 可融合至内源性 TCR 复合物中，在有效识别肿瘤表面抗原的同时保留 T 细胞的激活和效应功能，与第二代 CAR-T 细胞相比，TRuC 主导了 TCR 复合物的完整信号机制，显示出更好的抗肿瘤效果[31]。

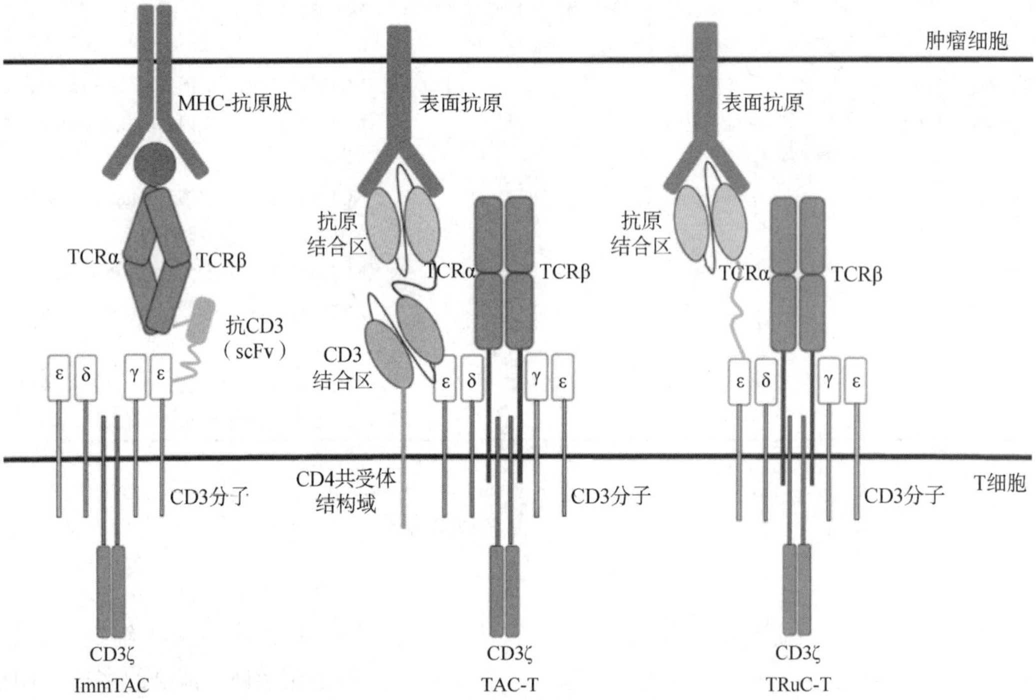

图 12-4　基于 TCR 开展的新策略

随着高通量测序技术的普及，针对新抗原的高度个体化 TCR-T 细胞免疫治疗在临床上也将一步步成为现实。然而目前 TCR-T 细胞免疫治疗高昂的制备费用和繁复的操作流程也对未来提出了改进的要求，在提高疗效的同时带来临床应用的便捷[2]，让更多的癌症患者获益。

参 考 文 献

[1] Johnson LA，June CH. Driving gene-engineered T cell immunotherapy of cancer. Cell Res，2017，27（1）：38-58.

[2] Klebanoff CA，Rosenberg SA，Restifo NP. Prospects for gene-engineered T cell immunotherapy for solid cancers. Nat Med，2016，22（1）：26-36.

[3] Robbins PF，Kassim SH，Tran TL，et al. A pilot trial using lymphocytes genetically engineered with an NY-ESO-1-reactive T-cell receptor：long-term follow-up and correlates with response. Clin Cancer Res，2015，21（5）：1019-1027.

[4] Rapoport AP，Stadtmauer EA，Binder-Scholl GK，et al. NY-ESO-1-specific TCR-engineered T cells mediate

sustained antigen-specific antitumor effects in myeloma. Nat Med，2015，21（8）：914-921.
[5] Debets R，Donnadieu E，Chouaib S，et al. TCR-engineered T cells to treat tumors：seeing but not touching? Semin Immunol，2016，28（1）：10-21.
[6] Parkhurst MR，Yang JC，Langan RC，et al. T cells targeting carcinoembryonic antigen can mediate regression of metastatic colorectal cancer but induce severe transient colitis. Mol Ther，2011，19（3）：620-626.
[7] Morgan RA，Chinnasamy N，Abate-Daga DD，et al. Cancer regression and neurologic toxicity following anti-MAGE-A3 TCR gene therapy. J Immunother，2013，36（2）：133-151.
[8] Howie B，Sherwood AM，Berkebile AD，et al. High-throughput pairing of T cell receptor α and β sequences. Sci Transl Med，2015，7（301）：301ra131.
[9] Pasetto A，Gros A，Robbins PF，et al. Tumor- and neoantigen-reactive T-cell receptors can be identified based on their frequency in fresh tumor. Cancer Immunol Res，2016，4（9）：734-743.
[10] Morton LT，Reijmers RM，Wouters AK，et al. Simultaneous deletion of endogenous TCRαβ for TCR gene therapy creates an improved and safe cellular therapeutic. Mol Ther，2020，28（1）：64-74.
[11] Morgan RA，Dudley ME，Wunderlich JR，et al. Cancer regression in patients after transfer of genetically engineered lymphocytes. Science，2006，314（5796）：126-129.
[12] Deniger DC，Pasetto A，Tran E，et al. Stable，Nonviral expression of mutated tumor neoantigen-specific t-cell receptors using the sleeping beauty transposon/transposase system. Mol Ther，2016，24（6）：1078-1089.
[13] Roth TL，Puig-Saus C，Yu R，et al. Reprogramming human T cell function and specificity with non-viral genome targeting. Nature，2018，559（7714）：405-409.
[14] Stadtmauer EA，Fraietta JA，Davis MM，et al. CRISPR-engineered T cells in patients with refractory cancer. Science，2020，367（6481）：eaba7365.
[15] Robbins PF，Morgan RA，Feldman SA，et al. Tumor regression in patients with metastatic synovial cell sarcoma and melanoma using genetically engineered lymphocytes reactive with NY-ESO-1. J Clin Oncol，2011，29（7）：917-924.
[16] Linette GP，Stadtmauer EA，Maus MV，et al. Cardiovascular toxicity and titin cross-reactivity of affinity-enhanced T cells in myeloma and melanoma. Blood，2013，122（6）：863-871.
[17] Doran SL，Stevanović S，Adhikary S，et al. T-cell receptor gene therapy for human papillomavirus-associated epithelial cancers：a first-in-human，phase Ⅰ/Ⅱ study. J Clin Oncol，2019，37（30）：2759-2768.
[18] Nagarsheth NB，Norberg SM，Sinkoe AL，et al. TCR-engineered T cells targeting E7 for patients with metastatic HPV-associated epithelial cancers. Nat Med，2021，27（3）：419-425.
[19] Meng F，Zhao J，Tan AT，et al. Immunotherapy of HBV-related advanced hepatocellular carcinoma with short-term HBV-specific TCR expressed T cells：results of dose escalation，phase I trial. Hepatol Int，2021，15（6）：1402-1412.
[20] Robbins PF，Lu YC，El-Gamil M，et al. Mining exomic sequencing data to identify mutated antigens recognized by adoptively transferred tumor-reactive T cells. Nat Med，2013，19（6）：747-752.
[21] Tran E，Turcotte S，Gros A，et al. Cancer immunotherapy based on mutation-specific $CD4^+$ T cells in a patient with epithelial cancer. Science，2014，344（6184）：641-645.
[22] Gattinoni L，Klebanoff CA，Restifo NP. Paths to stemness：building the ultimate antitumour T cell. Nat Rev Cancer，2012，12（10）：671-684.

[23] Rosenberg SA，Restifo NP. Adoptive cell transfer as personalized immunotherapy for human cancer. Science，2015，348（6230）：62-68.

[24] Lowery FJ，Krishna S，Yossef R，et al. Molecular signatures of antitumor neoantigen-reactive T cells from metastatic human cancers. Science，2022，375（6583）：877-884.

[25] He J，Xiong X，Yang H，et al. Defined tumor antigen-specific T cells potentiate personalized TCR-T cell therapy and prediction of immunotherapy response. Cell Res，2022，32（6）：530-542.

[26] Strønen E，Toebes M，Kelderman S，et al. Targeting of cancer neoantigens with donor-derived T cell receptor repertoires. Science，2016，352（6291）：1337-1341.

[27] Tran E，Robbins PF，Lu Y-C，et al. T-cell transfer therapy targeting mutant KRAS in cancer. N Engl J Med，2016，375（23）：2255-2262.

[28] Leidner R，Sanjuan Silva N，Huang H，et al. Neoantigen T-cell receptor gene therapy in pancreatic cancer. N Engl J Med，2022，386（22）：2112-2119.

[29] Mensali N，Dillard P，Hebeisen M，et al. NK cells specifically TCR-dressed to kill cancer cells. EbioMedicine，2019，40：106-117.

[30] Zhao Q，Jiang Y，Xiang S，et al. Engineered TCR-T cell immunotherapy in anticancer precision medicine：Pros and Cons. Front Immunol 2021，12：658753.

[31] Baeuerle PA，Ding J，Patel E，et al. Synthetic TRuC receptors engaging the complete T cell receptor for potent anti-tumor response. Nat Commu，2019，10（1）：2087.

第十三章　CAR-T 细胞治疗技术

嵌合抗原受体 T 细胞（chimeric antigen receptor T cell，CAR-T cell）治疗技术，是指将 T 细胞在体外进行设计、改造和扩增，令其识别肿瘤细胞表面的抗原，回输入体内后进行扩增并杀伤具有相应特异性抗原的肿瘤细胞。CAR 是一种蛋白质受体，赋予 T 细胞识别肿瘤细胞表面特定抗原的能力，进而攻击肿瘤细胞。与一般的抗原提呈依赖于 MHC Ⅰ类或Ⅱ类分子不同，CAR-T 细胞胞外识别特异性抗原的抗体单链可变片段（single-chain variable fragment，scFv）使 CAR-T 细胞的抗原识别可不依赖于 MHC 分子。CAR 的设计逐年改进，目的在于提高特异靶向性及改善安全性，以下将针对 CAR-T 细胞治疗技术的原理、近年来在设计领域的变化趋势及在实体肿瘤中的应用现状等进行详细介绍。

1　CAR-T 细胞的结构与原理

CAR 是一种重组受体，利用具有灵活性、特异性的 scFv 作为“导弹”将 T 细胞带到癌细胞。其本质是由不同蛋白功能结构域串联所形成的膜蛋白，具体可以分为胞外区、跨膜区和胞内区三部分。

1.1　胞外区：靶向元件-单链可变片段

在 20 世纪八九十年代，学者们在研究 HIV 的时候发现将 CD4 分子与 TCR 的 ζ 链（zeta chain）融合在一起，可以激活机体对 HIV 的免疫攻击；也有人发现 ζ 链自身足以偶联受体相关的信号转导通路。在此基础上，将抗体用于识别抗原的 scFv 与 TCR 的 ζ 链融合在一起，实现了信号从细胞外转导入细胞内的过程，于是便有了第一代 CAR-T 细胞治疗技术的产生。

CAR 通常通过来自抗体的 scFv 与目标结合。单链抗体由轻链可变区、重链可变区，以及它们之间的 15 个氨基酸（Gly4Ser）$_3$ 接头组成。这种结构赋予了 CAR 以下特征。①与生理情况下的 T 细胞受体不同，CAR 可以不依赖于 MHC 分子识别未处理的抗原。因此 CAR 可以克服因 MHC 分子下调表达或抗原酶体加工过程紊乱而导致的肿瘤免疫逃逸。②CAR 不仅可以结合蛋白质，还可以结合碳水化合物、神经节苷脂、蛋白聚糖和重糖基化蛋白等，从而扩大潜在的结合目标。除了特异性识别抗原之外，有些 CAR 可通过生物素或 FITC 结合标记了生物素抗体或 FITC 抗体的肿瘤细胞。另有识别双抗原的 CAR，可独立识别目标抗原，并使 T 细胞完全活化。

1.2 铰链区和跨膜区

第二部分元件是铰链区（spacer/hinge domain）和跨膜区（transmembrane domain）。连接在靶向元件和 T 细胞膜之间称为铰链区。通常所用的序列是 IgG 亚类，如 IgG1、IgG4、IgD、CD28 和 CD8，其中 IgG1 应用最为广泛。胞外的铰链区和跨膜区对 CAR 的功能及 scFv 的灵活性极其重要。T 细胞和肿瘤细胞之间的距离受表位的位置及铰链区的长度影响，肿瘤识别、T 细胞细胞因子的产生和增殖、T 细胞和靶细胞之间的突触形成也与此相关。与铰链区类似，CAR 跨膜区也影响着 CAR 在细胞表面的表达。跨膜区的多样性来自 T 细胞分子，如 CD3ζ（35）、CD4（36，37）、CD8（38，39）或 CD28。与 CD3ζ 跨膜区相比，CD28 跨膜区可诱导 CAR 的高表达。目前对于铰链区和跨膜区的设计准则还知之甚少，靶向新抗原的 CAR 的设计还需综合考虑以上观点。总之，空间的限制性可影响 CAR 与抗原的结合，无信号作用的铰链区和跨膜区对于 CAR 设计的优化也非常重要。

1.3 胞内区

肿瘤细胞可诱导特异性抗原耐受、MHC Ⅰ类分子抗原提呈逃逸及共刺激配体缺乏，从而造成 T 细胞无法识别肿瘤细胞，诱导免疫逃逸。因此，CAR 胞内区的设计以为效应 T 细胞的活化提供合适的共刺激因子为目标。所谓的第一代 CAR 的胞内设计主要为 TCR/CD3 复合物的 ζ 链，启动磷脂酰肌醇和酪氨酸激酶级联，从而导致基因转录、细胞活化和对异常细胞的反应。第二代 CAR 在此基础上为效应 T 细胞的活化提供了合适的共刺激因子，包括 ICOS、OX40（CD134）、CD28、4-1BB（CD137）、CD27 和 DAP10 等，以单独或与 CD3ζ 串联的形式发挥作用。与只包含 CD3ζ 的 CAR 相比，提供共刺激因子的 CAR 可以增加细胞因子的表达，在体内外均能促进对肿瘤相关抗原反应的 T 细胞增殖。

2 五代 CAR-T 细胞治疗技术的比较

如图 13-1 所示，CAR-T 细胞治疗技术的设计原理概括如下：将识别肿瘤相关抗原（TAA）的单链抗体（scFv）、跨膜的共刺激结构域（如 CD28 和 CD4-1BB）和 T 细胞活化基序[如 CD3 复合物（ζ 链）胞内结构域]构成一体，通过基因转导方法转染 T 细胞，经基因修饰的 T 细胞通过单链抗体增强与肿瘤细胞结合的能力，同时通过共刺激信号和活化基序的表达激活 T 细胞的增殖和细胞毒活性，即将抗体对肿瘤抗原的高亲和性和 T 细胞的杀伤机制结合，使其能特异性地识别和杀伤肿瘤细胞，提高对表达特定肿瘤抗原患者的临床疗效。

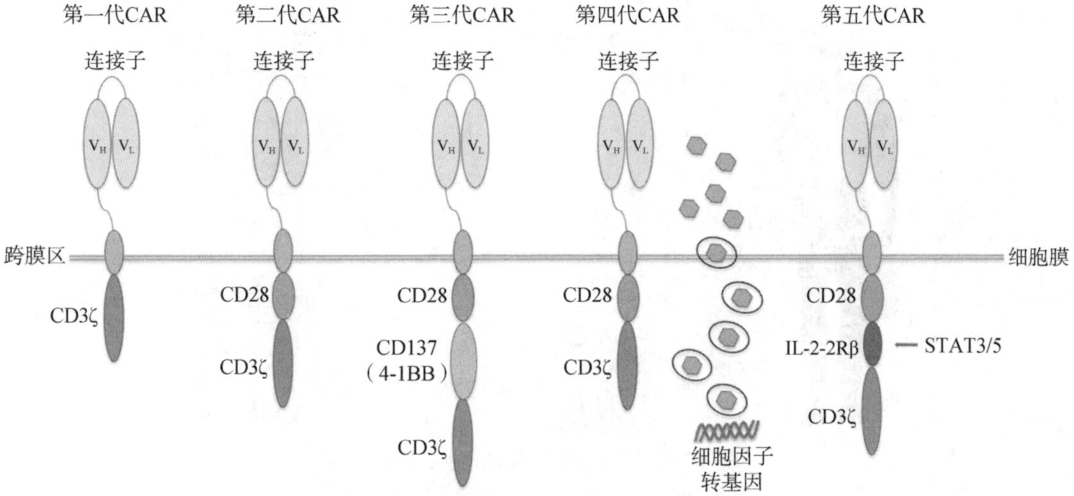

图 13-1　CAR-T 细胞治疗技术的发展演变

第一代 CAR 的设计包括肿瘤相关抗原结合区（scFv）、胞外铰链区、跨膜区和作为胞内信号区的 ζ 链。第一代 CAR 只能引起短暂的 T 细胞增殖和较少的细胞因子分泌，不能提供持续的 T 细胞扩增信号和长久的体内抗肿瘤效应。因为共刺激信号的缺乏，CAR-T 细胞进入患者体内后增殖能力较差，甚至尚未接触到肿瘤细胞就已发生凋亡。

第二代 CAR 改进了第一代 CAR 的短板，将 T 细胞完全活化和生存必需的第二信号分子（CD28、CD134 或 CD137 分子）组装进 T 细胞，这种设计能够增加 CAR-T 细胞对肿瘤细胞的免疫记忆效应及杀伤活性。随后发展的第三代 CAR，不仅包括第一信号和第二信号，还包括了额外的共刺激信号，将 CD28、CD134 及 CD137 分子同时组装进 CAR-T 细胞。第四代 CAR 在此基础上将 CAR-T 细胞导入细胞因子的表达，当 CAR-T 细胞受体识别目标肿瘤活化后，在肿瘤部位表达特定细胞因子，达到募集各类免疫细胞杀伤肿瘤的目的。目前获批的或处于临床试验阶段的大多为第二代 CAR。

尽管第二代 CAR 可以增强 T 细胞的抗肿瘤作用，但还不足以完全激活 T 细胞的功能。紧接着设计的第三代 CAR 包括两个共刺激因子，如 CD28、4-1BB 和 CD3ζ，这类 CAR 可以促进细胞因子的产生，并且抑制肿瘤生长。

第四代 CAR-T 细胞 TRUCK 应运而生，其在 CAR 的构建中加入了细胞因子如 IL-12 表达元件。一旦 CAR-T 细胞在靶组织中被激活，具有促炎作用的细胞因子就会持续产生，活化 T 细胞并且募集其他免疫细胞到达肿瘤微环境中，从而杀伤其他不被 svFc 识别的肿瘤细胞。

第五代 CAR 与第二代的结构相似，但在 CD3 和 CD28 信号区域之间增加了可以和转录因子 STAT3 结合的 IL-2 受体域，其设计旨在同时激活 TCR、共刺激域 CD28 和细胞因子三重信号，促进 T 细胞的活化与增殖。

3　CAR-T 细胞治疗技术的临床流程

如图 13-2 所示，CAR-T 细胞的制备可以总结为如下流程。

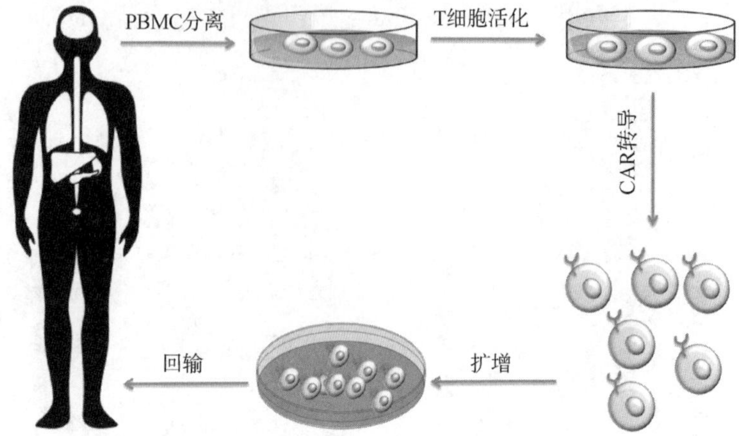

图 13-2 CAR-T 细胞的制备流程

（1）外周血单个核细胞（PBMC）分离：外周血富集单个核细胞，从中分离出 T 细胞。

（2）T 细胞激活：通过 TCR 和共刺激因子（如 CD3、CD28）的共同作用，使其转化为 CTL（$CD8^+$）。

（3）转染：随着基因转染技术的发展，可高效地将 CAR 基因组件插入到 T 细胞中。转染系统的选择取决于安全性、CAR 的表达水平、制作的难易程度及费用。在研究初期，使用比较多的是非病毒转染质粒技术，优势在于其低免疫原性及较低的插入突变发生率。虽然这种技术十分安全，但是因培养时间较长及抗生素的使用，转染后的细胞存活时间短。相对于质粒而言，转座子系统整合基因的能力更强，在 CAR 中也有所使用。但由于较低的转染效率，这些转染系统逐渐被病毒逆转录系统取代，慢病毒系统具备高效永久的转染特性，在转染非分裂细胞中有独特的作用。除此之外，RNA 电转染诱导的瞬时 CAR 表达也有所应用。

（4）扩增：通常情况下，细胞在体外培养 10 天至 3 周后将会收获 CAR-T 细胞。目前的临床试验中，T 细胞的扩增往往通过抗 CD3 抗体与抗 CD28 抗体联合，或与 PBMC 共培养来实现。IL-2 也可在体外促进 T 细胞的扩增。在体外培养过程中，根据改造 T 细胞的目的可加入其他细胞因子，如 IL-7 和 IL-15。研究表明 IL-7 和 IL-15 都可将 CAR-T 细胞扩增为优选的记忆 T 细胞表型。

（5）化疗：在 T 细胞回输之前对患者进行化疗预处理，目前常用的化疗前预处理药物包括苯达莫司汀、环磷酰胺及氟达拉滨。

（6）回输：将基因修饰过的 T 细胞回输入患者体内，目前尚无统一的剂量给予模式，有待更多的临床数据。

4 CAR-T 细胞治疗技术在血液系统肿瘤中的应用

近五年来，随着 CAR-T 细胞技术的不断发展，CAR-T 细胞治疗在血液系统肿瘤中已从临床试验走向了正式临床应用，最常见的两个靶点为 CD19 和 B 细胞成熟抗原（B cell maturation antigen，BCMA）。在大多数 B 系淋巴瘤和白血病中都可检测到抗原 CD19 的表达。20 世纪 90 年代中期人们认为 CD19 对 B 细胞的分化、功能及 B 细胞恶性肿瘤患者的生存均有重要影响。选择 CD19 不仅因为其在 B 细胞恶性肿瘤中有着较高的表达频率和表达水平，也因为其在正常组织中很少表达。因此 CD19 被认为是治疗 B 细胞恶性肿瘤的靶点，给予 CD19 特异性 CAR-T 细胞治疗便是基于此原理。

BCMA 又被称为 TNFRSF17 或 CD269，属于 TNFR 超家族的非酪氨酸激酶跨膜糖蛋白受体。BCMA 在初始 B 细胞、记忆 B 细胞及其他组织中几乎不表达，在浆细胞分化过程中选择性表达，在浆母细胞和浆细胞中广泛表达。BCMA 通过与 B 细胞激活因子（BAFF）结合来激活 NF-κB 和 MAPK/JNK 信号通路，从而调节浆细胞的存活并维持体液免疫；还可以与增殖诱导配体（APRIL）结合以促进多发性骨髓瘤细胞的增殖，因此 BCMA 是多发性骨髓瘤的治疗靶点之一。

针对 CD19 及 BCMA，目前在血液系统肿瘤中已有获批的 CAR-T 细胞治疗技术。目前中国和美国是全球开展 CAR-T 细胞治疗相关临床试验最多的国家。tisagenlecleucel 是美国 FDA 批准的第一个 CAR-T 细胞药物，基于临床试验 ELIANA 的数据在 2017 年被批准适用于急性淋巴细胞白血病（acute lymphoblastic leukemia，ALL）儿童和年轻成年患者，又基于临床试验 ELARA 在 2022 年获批用于复发或难治性滤泡性淋巴瘤患者。基于 ZUMA-1 及 ZUMA-7 的结果，axicabtagene 分别在 2017 年和 2021 年在美国获批用于复发或难治性大 B 细胞淋巴瘤及复发性或难治性滤泡性淋巴瘤患者。该产品在 2021 年在我国获批用于治疗复发性或难治性滤泡性淋巴瘤患者，是我国首个批准上市的细胞治疗类产品。lisocabtagene maraleucel 由制备纯化的 $CD8^+$和 $CD4^+T$ 细胞以特定比例（1∶1）组成，便于更好地控制细胞疗法的毒副作用，FDA 曾授予该产品再生医学先进疗法认定（RMAT）、“孤儿药”和“突破疗法”的称号。在 2021 年美国 FDA 批准了 idecabtagene vicleucel 用于治疗既往接受四线或以上治疗的复发/难治性多发性骨髓瘤成年患者，这是 FDA 批准的首个针对多发性骨髓瘤的 CAR-T 细胞疗法。2021 年 9 月，药明巨诺的瑞基奥仑赛注射液（relmacabtagene autoleucel）正式获批，成为在我国第二个上市的 CAR-T 细胞疗法类产品，用于治疗经过二线或以上系统性治疗后成年患者的复发或难治性大 B 细胞淋巴瘤。

在血液系统肿瘤中，除了 CD19 及 BCMA 这两个靶点以外，还有其他具有应用潜力的靶点。针对多发性骨髓瘤（MM），如 CD38 是一种单链Ⅱ型跨膜糖蛋白，在骨髓瘤细胞表面几乎都有表达，抗 CD38 IgG1 单克隆抗体，已经被批准用于临床治疗 MM，这提示 CD38 可作为 MM 的 CAR-T 细胞免疫疗法的潜在靶抗原；CD138 在骨髓瘤细胞中高度表达，可以作为诊断分子，也具有作为 CAR-T 细胞治疗靶点的潜力。另外还有针对霍奇金淋巴瘤的 CD30 及针对急性髓系白血病的 CD123、CD33 等 CAR-T 细胞治疗的临床前或临床试验数据的报道[1]。

5　CAR-T 细胞治疗技术在实体肿瘤中的研究现状

CAR-T 细胞治疗技术在血液系统肿瘤中的应用具有客观缓解率高、缓解时间长、相对成熟的特点，这些特点归因于血液系统肿瘤靶点稳定、CAR-T 细胞输入人体后与血液中的靶细胞接触容易。虽然实体肿瘤中暂无获批的 CAR-T 细胞疗法且面临着缺乏较为明确的靶点、免疫细胞难以穿透、肿瘤免疫微环境相对复杂等挑战，但近年来发布的临床数据提示有些靶点的 CAR-T 细胞治疗技术已有崭露头角的趋势。目前实体肿瘤中的 CAR-T 细胞研究仍处于临床前或临床试验阶段，在此将已有临床试验数据发布的相关研究进行汇总与梳理。

5.1 Claudin18.2

Claudin 家族蛋白是一类存在于上皮和内皮紧密连接中的整合素膜蛋白，由 *CLDN* 基因编码，主要功能是通过不同细胞之间的 Claudin 蛋白多聚体实现紧密连接。Claudin 的异常表达可能导致在某些肿瘤中蛋白的定位与功能异常，进而促进肿瘤的侵袭和转移能力。在 Claudin 家族中对 Claudin18 的研究最为广泛，有 Claudin18.1 及 Claudin18.2 两种剪切变体。Claudin18.1 主要表达于正常及肺癌组织，Claudin18.2 主要表达于正常胃组织及胃癌、胰腺癌、食管癌中。虽然参与了细胞黏附的 Claudin18.2 表达下调或缺失后会促进肿瘤的发生和转移，但 Claudin18.2 依然可以作为治疗胃癌的靶点，因为在正常胃部组织中 Claudin18.2 主要存在于胃黏液细胞紧密连接的超巨分子中，而胃癌组织中 Claudin18.2 的表位会暴露出来从而可以与对应抗体结合。日本的一项研究提示 Claudin18.2 在胃癌的表达率为 51.5%[2]，南京大学医学院附属鼓楼医院肿瘤中心的研究提示在印戒细胞癌中，Claudin18.2 的表达率为 64.8%[3]。

目前在胃癌中针对 Claudin18.2 的治疗包括单抗、CAR-T 细胞、双抗、抗体偶联药物四大类。表 13-1 总结了已有数据发布相关的临床试验设计及结果。IMAB362/zolbetuximab 是第一个靶向 Claudin18.2 的单抗，在胃癌的后线及前线治疗中都已有相关数据报道，确立了该抗体的治疗作用[4]。CT041 是全球首个针对 Claudin18.2 的第二代 CAR-T 细胞治疗，37 例受试者（胃癌、胰腺癌）中有 36 例存在靶病灶，31 例患者的靶病灶出现不同程度的缩小，根据 RECIST1.1 标准，ORR 和疾病控制率（disease control rate，DCR）分别达到 49%（18/37）和 73%（27/37）。在既往接受过二线或以上治疗的胃癌患者中，18 例患者接受 2.5×10^8CAR-T 细胞治疗，约 40%患者既往接受过 PD-1 单抗治疗，中位随访时间为 7.6 个月，ORR 为 61.1%，DCR 为 83.3%，mPFS 为 5.6 个月，中位总生存期（mOS）为 9.5 个月，100%出现≥G3 血液毒性，无免疫相关神经毒性，无≥G3 细胞因子风暴[5]。

表 13-1 靶向 Claudin18.2 相关临床试验

	病种/线数	试验设计	疗效
NCT00909025 Ⅰ期[6]	胃/食管胃结合部癌/后线	IMAB362 单抗单药、剂量爬坡	确定Ⅱ期剂量，最常见的副作用是恶心、呕吐
NCT01197885 Ⅱa 期[7]	胃/食管胃结合部癌/后线	IMAB362 单抗单药	≥70%肿瘤细胞中/高表达 Claudin18.2 患者 ORR：14%
NCT01630083 Ⅱb 期[4]	胃/食管胃结合部癌/一线	队列 1：EOX	PFS：5.3 个月 vs 7.5 个月
		队列 2：EOX+IMAB362	OS：8.5 个月 vs 13 个月
NCT03505320 Ⅱ期[8]	胃/食管胃结合部癌/一线	队列 2：mFOLFOX+IMAB362	ORR：63.2%
NCT03874897 Ⅰ期[5]	胃/食管胃结合部癌/后线	CT041	2.5×10^8CAR-T 胃癌组：ORR 61.1%

5.2 EGFRvⅢ

表皮生长因子受体（epidermal growth factor receptor，EGFR）在多种上皮来源的肿瘤中因基因扩增而高表达。EGFRvⅢ是指 EGFR 第 2～7 号外显子缺失，使得突变受体无法结合配体。EGFRvⅢ通过减少内化和下调，表现出低水平的组成性信号转导。EGFRvⅢ的紊乱信号通常促进了肿瘤的进展，并且与不良预后相关。EGFRvⅢ的独特之处在于只在肿瘤组织中表达，而在正常组织中不表达，因此被认为是肿瘤治疗的理想靶点。

EGFRvⅢ的表达率在不同的肿瘤中有所不同，在胶质母细胞瘤中的表达率为 24%～67%；EGFRvⅢ在肺鳞癌中的表达率为 11%，在腺癌中为 3.6%；EGFRvⅢ在头颈部鳞癌中的表达率为 42%，并且被认为与体内外肿瘤生长相关；其在乳腺癌中的表达率为 5%，可通过 Wnt 通路促进肿瘤干细胞转化；在前列腺癌中，EGFRvⅢ的表达率为 87%，并且其表达随着肿瘤级别的增高而增加[9]。

针对 EGFRvⅢ靶点，目前研究最多的当属 EGFRvⅢ特异性 CAR-T 细胞疗法在脑胶质瘤中的应用。2012 年，杜克大学学者利用抗 EGFRvⅢ抗体序列构建 CAR-T 细胞，可以靶向识别携带 EGFRvⅢ突变的胶质瘤细胞系，而对携带野生型 EGFR 的细胞没有作用；并且它可以产生效应因子、干扰素并裂解表达该突变抗原的靶细胞。以此为基础，展开了Ⅰ期临床试验 NCT01454596，在回输 EGFRvⅢ特异性 CAR-T 细胞前，患者会接受环磷酰胺和氟达拉滨清髓化疗，回输后予以静脉 IL-2。该研究完成了 18 例复发胶质母细胞瘤患者的 CAR-T 细胞回输，并设计半对数增量剂量爬坡（10^7 至＞10^{10} 个细胞），患者 mPFS 为 1.3 个月，无患者出现客观缓解，2 例患者治疗后出现了低氧血症，其中 1 例患者发生了治疗相关的死亡[10]。一项来自匹兹堡大学医学院的研究利用第三代 CAR 细胞治疗技术构建了 EGFRvⅢ特异性 CAR-T 细胞，将其与 miR-17-92 联合应用可以提高颅内胶质瘤小鼠的疗效，为后续开展新的治疗策略提供了思路。另外，来那度胺联合 EGFRvⅢ特异性 CAR-T 细胞也被认为可以提高疗效[11]。在侵袭性的小鼠脑胶质母细胞瘤模型中，EGFRvⅢ特异性 CAR-T 细胞可迁移到颅内的播散病灶，并且发挥杀伤肿瘤细胞的作用[12]。宾夕法尼亚大学的研究者也构建了 EGFRvⅢ特异性 CAR-T 细胞，并用于在宾夕法尼亚大学和加州大学旧金山分校开展的Ⅰ期临床试验中（NCT02209376）。这项研究评估了 CAR 共刺激区域的最佳构建模式，在体内外对第二代 CAR-T 细胞（4-1BB 和 CD3ζ）和第三代 CAR-T 细胞（CD28-4-1BB-CD3ζ）进行了比较。该研究体内实验表明第二代 CAR-T 细胞可以发挥更快速的抗肿瘤作用，因此后续实验均以第二代 CAR-T 细胞为基础[13]。NCT02209376 临床试验目前仅有长期生存的个案报道，尚无系统性结果分析发布。EGFRvⅢ特异性 CAR-T 细胞在胶质瘤中的临床数据提示整体获益有限，可能与治疗过程中抗原的表达下调或丢失、抑制性免疫细胞的浸润及新的突变产生相关。

5.3 IL13Rα2

IL13Rα2 在超过 50%的脑胶质母细胞瘤的患者中高表达，与患者较差预后相关。IL13Rα2 过表达与肿瘤细胞的间质表型密切相关，在干细胞样肿瘤细胞、肿瘤浸润巨噬细胞、MDSC 中也有表达，但在正常脑组织或大部分正常组织中不表达，因此被视为胶质母细胞瘤的治疗靶点。一项Ⅰ期临床试验（NCT00730613）纳入了3例复发胶质母细胞瘤患者，共计颅内回输12次靶向IL13Rα的CAR-T细胞（10^8个细胞），该治疗耐受性良好，2例患者出现肿瘤退缩，治疗后肿瘤组织IL13Rα表达下降。

5.4 HER2

HER2在多种肿瘤中高表达，与肿瘤患者的较差预后及肿瘤细胞较强的侵袭转移能力相关，其靶向药物已成为HER2阳性胃癌及乳腺癌患者的标准治疗手段之一。HER2-CAR-T细胞治疗的临床研究在起步阶段遇到了极大的挫折，1例患者在回输了10^8个三代HER2-CAR-T细胞（CD28、4-1BB、CD3ζ）15分钟后出现了呼吸窘迫，并在第五天死亡，血清中多个细胞因子包括IFN-γ、GM-CSF、TNF-α、IL-6及IL-10的检测提示了细胞因子风暴的发生[14]。故在后续的HER2-CAR-T细胞治疗临床研究中多采用了第二代CAR的设计且降低了细胞数量级。NCT00902044是第一个评估HER2-CAR-T细胞应用的临床试验，该试验进行了剂量爬坡（$1\times10^4/m^2$至$1\times10^8/m^2$），纳入了HER2阳性的肉瘤患者，入组的17例患者中4例患者SD超过12个月，其中3例患者肿瘤切除后发现超过90%是坏死组织[15]。该临床试验中有1例受试者在回输结束后20个月时依然是无疾病生存状态[16]。NCT01109095评估了HER2-CAR-T细胞治疗在HER2阳性胶质母细胞瘤患者中的临床应用，采用静脉给药的方式，进行了剂量爬坡（$1\times10^6/m^2$至$1\times10^8/m^2$），16例患者中1例患者达到了PR且PR维持超过9个月，7例患者SD，mOS为11.1个月[17]。NCT03500991纳入了青少年/儿童中枢神经系统肿瘤患者，将HER2-CAR-T细胞输注至瘤床或脑室内，可以在脑脊液中检测到免疫活化分子[18]，肿瘤疗效评价结果暂未披露。

5.5 GPC3

磷脂酰肌醇蛋白聚糖（glypican-3，GPC3）是一种硫酸乙酰肝素蛋白聚糖，通过糖基磷脂酰肌醇与细胞膜结合。生理情况下，GPC3在胎儿的肝脏及肾脏中表达，在成人中仅在胎盘组织表达而在其他组织几乎不表达。病理状态下，GPC3在多种肿瘤包括肝细胞癌（HCC）、黑色素瘤、肺鳞癌、肝母细胞瘤、卵巢透明细胞癌、肾母细胞瘤、卵黄囊瘤和一些儿童肿瘤中特异性表达。GPC3参与肿瘤细胞增殖、分化、迁移和凋亡，同时因其肿瘤特异性，被认为是极有前景的肿瘤治疗靶点[19]。国内学者在晚期肝癌患者中发起了全球首个靶向GPC3的CAR-T细胞的Ⅰ期临床研究，该研究中纳入了13例晚期肝癌患者，这些患者均为GPC3阳性，接受过手术治疗、局部治疗或全身性的系统治疗，都携带乙肝病毒。这13例患者完成了19.9×10^8GPC3-CAR-T细胞输注，2例患者PR，2例患者SD，其中1例SD的患者治疗后44.2个月时依然存活。无G3/4神经毒性发生，1例患者出现了5级发热[20]。2021年ASCO年会上我国学者公布了靶向GPC3的CAR-T细胞治疗复发/难治性肝细胞癌的临床研究数据（ChiCTR1900028121）：截至2021年3月10日，共11名患者接受了细胞输注，所有受试者均患有晚期肝细胞癌且标准治疗无效。9例可评估受试者中，4例达到PR，3例SD，2例出现PD，ORR为44%，DCR达到78%。11例患者中有9例出现细胞因子释放综合征（G1/2：7 例；G4：2 例），无神经毒性[21]。

5.6 GD2

糖脂抗原 GD2，由 5 个单糖组成，通过神经酰胺脂质锚定在质膜的脂质双层上，表达于神经外胚层起源的肿瘤，如神经母细胞瘤、神经胶质瘤及黑色素瘤等。地努妥昔单抗（dinutuximab）可以与 GD2 结合，在 2015 年 3 月被美国 FDA 批准应用于儿童高风险神经母细胞瘤。GD2 特异性的 CAR-T 细胞疗法已有临床试验结果发布。在 2011 年发布了一项使用 GD2 靶向的 CAR-T 细胞治疗神经母细胞瘤的 I 期临床试验（NCT00085930）的结果，该研究中 CAR 以两种不同的形式在 EBV 特异 CTL 和激活的胸腺细胞（ATC）中表达（CAR-CTL 和 CAR-ATC），11 例患者中有 3 例达到 CR；随访研究结果示输注后 4 年仍可在患者体内检测到低水平的 CAR-CTL 和 CAR-ATC，且这种持续存在状态和较长的生存时间密切相关[22]。随后该团队又设计了以 CD28 和 OX40 为基础的 GD2 特异性的第三代 CAR-T 细胞，发起了另外一项 I 期临床试验（NCT01822652），将入组患者分为三个队列：队列 1，CAR-T 细胞；队列 2，CAR-T 细胞+清淋化疗；队列 3，CAR-T 细胞+清淋化疗+PD-1。相较于队列 1，队列 2 中的细胞扩增和白细胞介素水平有所提高，但队列 3 中未观察到进一步提升。输注后 6 周第一次评价时 11 例神经母细胞瘤患者中 6 例 PD、5 例 SD，SD 的患者中经后续补充治疗 2 例获得 CR[23]。GD2 在 H3K27M 突变的胶质瘤细胞上高表达，GD2-CAR-T 细胞的临床前疗效良好，在此基础上美国斯坦福大学发起了一项 I 期临床研究（NCT04196413），2022 年发表在《自然》上的一篇文章报道了首批 4 名 H3K27M 突变型弥漫性中线胶质瘤（DMG）患者的临床经验，受试者接受了 GD2-CAR-T 细胞治疗，表现出临床获益的患者则可接受后续的 GD2-CAR-T 细胞输注。毒性主要与肿瘤位置相关，并可通过支持治疗得到恢复。4 名患者中 3 名表现出临床和影像学的改善，血浆和脑脊液中促炎症细胞因子增加[24]。来自我国的研究提示在黑色素瘤中 GD2 的表达率为 49.3%，并验证了 GD2 特异性的 CAR-T 细胞在体内外对黑色素瘤的杀伤作用[25]。

5.7 MSLN

MSLN（mesothelin，间皮素）是一种通过糖基磷脂酰肌醇锚定在细胞表面的糖蛋白，在多种癌症中过度表达，如间皮瘤、卵巢癌、肺癌、食管癌、胰腺癌及乳腺癌等。因肿瘤的不同，MSLN 表达的频率和分布不同[26]。MSLN 高表达调控多种细胞信号通路，参与肿瘤增殖、侵袭和不良预后。纪念斯隆·凯特琳癌症中心的研究人员设计了针对 MSLN 的第二代 CAR-T 细胞，在 I 期临床试验（NCT02414269）中 27 例恶性胸膜疾病的患者接受了该种 CAR-T 细胞的胸腔注入，治疗后超过 3 个月在 39%的患者外周血中仍可检测到 CAR-T 细胞，18 例恶性胸膜间皮瘤的患者也接受了帕博利珠单抗治疗。这些患者的 mOS 为 23.9 个月，1 年生存率为 83%，8 例患者疾病稳定超过半年，2 例患者完全缓解[27]。我国学者进一步对 MSLN-CAR-T 细胞进行了成功的改造，使其具有分泌 IL-7 及 CCL-19 的功能，展开了 I 期临床试验，1 例胰腺癌的患者获得了 CR[28]。

5.8 CEA

CEA（癌胚抗原）最初发现于结肠癌和胎儿肠组织中，后被发现广泛存在于内胚叶起源的消化系统肿瘤，如胃癌、肝癌、胰腺癌、结直肠癌等。一项Ⅰ期临床试验（NCT01373047）入组了6例肝转移患者，经皮肝动脉给予CEA-CAR-T细胞治疗，6例患者中5例因PD而死亡，1例患者治疗后23个月维持SD[29]。我国也开展了一项Ⅰ期临床研究（NCT0 2349724），CEA阳性的结直肠癌患者入组，10例患者中7例SD，2例患者维持SD超过30周[30]。

5.9 MUC1

MUC1（黏蛋白1）是第一个被识别的黏蛋白，也被称为肿瘤相关上皮膜抗原或CD227，是一种大的糖基化蛋白质，广泛过表达于胃癌、肝癌、胰腺癌等。我国有研究机构开展了应用MUC1-CAR-T细胞治疗精索细胞癌的Ⅰ期临床试验（NCT02587689），结果提示患者出现肿瘤缩小、瘤灶内坏死及血清中细胞因子反应，耐受性良好[31]。

5.10 EGFR

EGFR是受体酪氨酸激酶中表皮生长因子受体（HER）家族中的一员，是一类重要的跨膜受体，在多种肿瘤中高表达，与肿瘤细胞的增殖、血管生成、肿瘤侵袭、转移及细胞凋亡的抑制相关。40%～89%的非小细胞肺癌患者存在EGFR高表达，因此EGFR是治疗非小细胞肺癌的靶点[32]。我国解放军总医院在国内率先开展靶向EGFR的CAR-T细胞疗法，纳入EGFR表达强阳性（EGFR表达超过50%）的晚期难治性的非小细胞肺癌患者，14例可评估的患者中，4例PR持续2～4个月，8例SD维持2～4个月[33]。上海孟超肿瘤医院的团队利用PiggyBac转座子技术，构建EGFR特异性CAR-T细胞，并开展Ⅰ期临床试验（NCT03182816），该研究入组9例晚期EGFR阳性的非小细胞肺癌患者，1例患者达到PR且维持时间超过13个月，6例SD，2例PD[32]。

实体瘤十大靶点相关临床试验总结见表13-2。

表13-2 实体瘤十大靶点相关临床试验总结

靶点	临床试验	设计	入组患者	疗效	毒副作用
Claudin18.2	NCT03874897[5]	第二代	胃癌/胰腺癌、后线	2.5×10^8CAR-T 细胞胃癌组：ORR 61.1%	100%出现≥G3血液毒性，无免疫相关神经毒性，无≥G3细胞因子风暴
EGFRvⅢ	NCT01454596[10]	第三代	复发胶质母细胞瘤	mPFS为1.3个月，无患者出现客观缓解	2例患者治疗后出现了低氧血症，其中1例患者发生了治疗相关的死亡

续表

靶点	临床试验	设计	入组患者	疗效	毒副作用
IL13Rα2	NCT00730613[34]	第二代	复发胶质母细胞瘤	3例患者中2例患者出现肿瘤退缩	耐受性良好
HER2	NCT01109095[17]	第二代	HER2 阳性胶质母细胞瘤	16 例患者中 1 例 PR，7 例 SD，8 例 PD	耐受性良好
	NCT01935843[35]	NA	HER2 阳性胰腺癌或胆管癌	11 例患者中 1 例 PR，5 例 SD	发热、转氨酶升高
	NCT00902044[15]	第二代	HER2 阳性肉瘤	17 例患者中 4 例患者 SD 超过 12 个月，其中 3 例患者肿瘤切除后发现超过 90%是坏死组织	耐受性良好
	NCT03500991[18]	第二代	中枢神经系统肿瘤	脑脊液中监测到免疫活化分子	耐受性良好
GPC3	NCT02395250；NCT03146234[20]	第二代	晚期肝癌	13 例患者中 2 例患者 PR，2 例患者 SD	1 例患者出现了 5 级发热
	ChiCTR1900028121[21]	NA	晚期肝癌	9 例可评估受试者中，4 例达到 PR，3 例 SD，2 例 PD，ORR 为 44%，DCR 达到 78%	11 例患者中有 9 例出现 CRS（G1/2：7 例；G4：2 例），无神经毒性
GD2	NCT00085930[22]	第一代	神经母细胞瘤	11 例患者中 3 例达到 CR	耐受性良好
	NCT01822652[23]	第三代	神经母细胞瘤	11 例神经母细胞瘤患者中 6 例 PD，5 例 SD，SD 的患者中经后续补充治疗 2 例获得 CR	耐受性良好
	NCT02761915[36]	第二代	神经母细胞瘤	12 例患者未观察到临床缓解	2 例患者 G2～3 CRS
	NCT04196413[24]	第二代	H3K27M 突变型弥漫性中线胶质瘤	4 例患者中 3 例表现出临床和影像学改善，血浆和脑脊液中促炎症细胞因子增加	耐受性良好
MSLN	NCT02414269[27]	第二代	恶性胸膜疾病（胸腔给药）	mOS 为 23.9 个月，1 年生存率为 83%，8 例患者 SD 超过半年，2 例患者 CR	耐受性良好
	NCT02159716[37]	第二代	恶性胸膜间皮瘤（静脉给药）	15 例患者中 11 例 SD，7/10 患者可在肿瘤活检中检测到 CAR-T 细胞	1 例 G4 败血症
	NCT03608618[38]	NA	卵巢癌、腹腔间皮瘤（腹腔给药）	11 例患者中 4 例 SD	耐受性良好
	NCT03198546[28]	NA	肝癌、胰腺癌、卵巢癌	6 例患者中 1 例为胰腺癌，治疗后达到 CR	NA
CEA	NCT01373047[29]	第二代	CEA+肝转移（经皮肝动脉注射）	6 例患者中 5 例因 PD 而死亡，1 例患者治疗后 23 个月维持 SD	治疗毒性考虑与 IL-2 应用相关
	NCT02349724[30]	第二代	CEA+结直肠癌	10 例患者中 7 例 SD，2 例患者维持 SD 超过 30 周	耐受性良好

续表

靶点	临床试验	设计	入组患者	疗效	毒副作用
MUC1	NCT02587689[31]	NA	精索细胞癌	患者出现肿瘤缩小、瘤灶内坏死及血清中细胞因子反应	耐受性良好
EGFR	NCT01869166[33]	NA	EGFR 阳性晚期胰腺癌	14 例可评估的患者中，4 例 PR 持续 2～4 个月，8 例 SD 维持 2～4 个月	可逆的 ≥G3 发热、恶心呕吐等
	NCT03182816[32]	第二代	EGFR 阳性非小细胞肺癌	1 例患者达到 PR 且维持时间超过 13 个月，6 例 SD，2 例 PD	G1～3 发热

6　CAR 的安全性

6.1　非肿瘤靶向毒性

CAR-T 细胞的应用中，最令人担心的是其非肿瘤靶向毒性，即表达特定抗原的正常组织受损。在 B 细胞恶性肿瘤中，CD19 分子是 CD19 特异性 CAR-T 细胞发挥功效的标志物，并且还是 CAR-T 细胞功能持久性的有效标志物。为了避免毒性的发生，选择高度肿瘤特异性抗原分子作为靶标及在回输治疗前进行相应的预处理都是十分必要的。

6.2　细胞因子释放综合征

CAR-T 细胞疗法的另一特征性毒副作用是细胞因子释放综合征（cytokine release syndrome，CRS）。大量激活的 T 细胞可以产生细胞因子释放，临床表现为高热、低血压、缺氧、器官衰竭及少见的肺水肿或神经精神症状（如谵妄）。与器官衰竭相关的促炎因子包括 IL-6、TNF-α 和 IFN-γ。有研究表明 C 反应蛋白（CRP）可以作为严重 CRS 的指标，且能指导预后。现在，IL-6 受体拮抗剂托珠单抗可用于对严重 CRS 的控制，因其并不影响 CAR-T 细胞本身的抗原特异性，故而不会减弱 T 细胞的功效。除了使用细胞因子阻断药物外，一些研究已经在使用类固醇药物治疗 CRS。CRS 的严重性可能与输注 CAR-T 细胞时的肿瘤负荷直接相关，这里的肿瘤负荷是指癌症组织的总质量或恶性肿瘤细胞的数量；越高的肿瘤负荷似乎越容易引起更强烈的免疫反应。CAR-T 细胞治疗相关的死亡主要集中在成年人，这些人中部分存在严重的潜在健康问题，另一些则可能有未被确诊的感染。相比成人，儿童似乎对严重 CRS 更有抗性，发病后也更容易得到控制。在病程中较早进行 CAR-T 细胞输注、使用免疫调变化疗与高强度化疗联合以减少肿瘤负荷都被认为可以显著降低严重 CRS 的风险。

7　总结与展望

CAR-T 细胞技术在 B 细胞恶性肿瘤、急性淋巴细胞白血病中都取得了惊人的疗效，其在血液系统肿瘤中的作用远远超过了实体瘤，但其治疗相关的副作用也需密切关注。实体瘤中开展的 CAR-T 细胞技术临床试验多处于Ⅰ～Ⅱ期阶段，同时如何提高 CAR-T 细胞技术在实体瘤中的疗效是未来研究的热点和难点之一。这里从以下几方面做出展望。①优化 CAR 的设计：共刺激区域的改造带来了第二代和第三代 CAR-T 细胞，提高了 CAR-T 细胞技术的效能，在未来发掘新的共刺激分子来优化 CAR 的设计也许是提高 CAR-T 细胞治疗技术疗效的潜在途径。②增强 CAR-T 细胞的肿瘤趋化性：CAR-T 细胞的肿瘤穿透性欠佳是限制 CAR-T 细胞技术在实体瘤中应用的重要原因，在 CAR 中加入细胞因子的表达基因带来了第四代 CAR-T 细胞技术，也许在 CAR 中加入促进 CAR-T 细胞迁移能力和肿瘤趋化作用的基因可改良 CAR 的设计，有望提高其在实体肿瘤中的疗效。③寻找肿瘤新抗原：无论 CD19 特异性 CAR-T 细胞还是 EGFRvⅢ特异性 CAR-T 细胞的设计都基于肿瘤相关抗原，近年来肿瘤突变肽的研究提示个体化的肿瘤新抗原可以成为 CAR-T 细胞设计的新思路；寻找高度特异性的肿瘤抗原可以在提高疗效的同时降低不良反应及脱靶效应的发生率，是未来值得努力的方向。④CAR-T 细胞治疗技术与其他治疗方式的联合应用：已有文献证实将特异性 CAR-T 细胞与靶向药物、免疫检查点抑制剂等联合应用可提高疗效。⑤在其他免疫细胞中转导 CAR：经 CAR 改造的 NK 细胞被证实具有靶向杀伤肿瘤的作用，提示我们不仅可以改造 T 细胞还可改造其他免疫细胞，未来可根据不同肿瘤设计出经 CAR 改造过的特定免疫细胞，实现个体化的免疫治疗。

参 考 文 献

[1] Leick MB，Maus MV. CAR-T cells beyond CD19，UnCAR-Ted territory. Am J Hematol，2019，94（S1）：S34-S41.

[2] Rohde C，Yamaguchi R，Mukhina S，et al. Comparison of Claudin18. 2 expression in primary tumors and lymph node metastases in Japanese patients with gastric adenocarcinoma. Jpn J Clin Oncol，2019，49（9）：870-876.

[3] Xu B，Liu F，Liu Q，et al. Highly expressed Claudin18. 2 as a potential therapeutic target in advanced gastric signet-ring cell carcinoma（SRCC）. J Gastrointest Oncol，2020，11（6）：1431-1439.

[4] Sahin U，Tureci O，Manikhas G，et al. FAST：a randomised phase Ⅱ study of zolbetuximab（IMAB362）plus EOX versus EOX alone for first-line treatment of advanced CLDN18.2-positive gastric and gastro-oesophageal adenocarcinoma. Ann Oncol，2021，32（5）：609-619.

[5] Qi C，Gong J，Li J，et a. Claudin18.2-specific CAR T cells in gastrointestinal cancers：phase 1 trial interim results. Nat Med，2022，28（6）：1189-1198.

[6] Sahin U，Schuler M，Richly H，et al. A phase Ⅰ dose-escalation study of IMAB362（Zolbetuximab）in patients with advanced gastric and gastro-oesophageal junction cancer. Eur J Cancer，2018，100：17-26.

[7] Tureci O，Sahin U，Schulze-Bergkamen H，et al. A multicentre，phase Ⅱa study of zolbetuximab as a single agent in patients with recurrent or refractory advanced adenocarcinoma of the stomach or lower oesophagus：the MONO study. Ann Oncol，2019，30（9）：1487-1495.

[8] Klempner SJ，Lee KW，Metges JP，et al. Phase 2 study of zolbetuximab plus mFOLFOX6 in claudin18.2-positive locally advanced or metastatic gastric or gastroesophageal junction adenocarcinoma（G/GEJ）：ILUSTRO cohort 2. J Clin Oncol，2021，39（15_suppl）：e16063.

[9] Del Vecchio CA，Jensen KC，Nitta RT，et al. Epidermal growth factor receptor variant Ⅲ contributes to cancer stem cell phenotypes in invasive breast carcinoma. Cancer Res，2012，72（10）：2657-2671.

[10] Goff SL，Morgan RA，Yang JC，et al. Pilot trial of adoptive transfer of chimeric antigen receptor-transduced T cells targeting EGFRvⅢ in patients with glioblastoma. J Immunother，2019，42（4）：126-135.

[11] Ohno M，Ohkuri T，Kosaka A，et al. Expression of miR-17-92 enhances anti-tumor activity of T-cells transduced with the anti-EGFRvⅢ chimeric antigen receptor in mice bearing human GBM xenografts. J Immunother Cancer，2013，1：21.

[12] Kuramitsu S，Ohno M，Ohka F，et al. Lenalidomide enhances the function of chimeric antigen receptor T cells against the epidermal growth factor receptor variant Ⅲ by enhancing immune synapses. Cancer Gene Ther，2015，22（10）：487-495.

[13] Miao H，Choi BD，Suryadevara CM，et al. EGFRvⅢ-specific chimeric antigen receptor T cells migrate to and kill tumor deposits infiltrating the brain parenchyma in an invasive xenograft model of glioblastoma. PLoS One，2014，9（4）：e94281.

[14] Morgan RA，Yang JC，Kitano M，et al. Case report of a serious adverse event following the administration of T cells transduced with a chimeric antigen receptor recognizing ERBB2. Mol Ther，2010，18（4）：843-851.

[15] Ahmed N，Brawley VS，Hegde M，et al. Human epidermal growth factor receptor 2（HER2）-specific chimeric antigen receptor-modified T cells for the immunotherapy of HER2-positive sarcoma. J Clin Oncol，2015，33（15）：1688-1696.

[16] Hegde M，Joseph SK，Pashankar F，et al. Tumor response and endogenous immune reactivity after administration of HER2 CAR T cells in a child with metastatic rhabdomyosarcoma. Nat Commun，2020，11（1）：3549.

[17] Ahmed N，Brawley V，Hegde M，et al. HER2-specific chimeric antigen receptor-modified virus-specific T cells for progressive glioblastoma：a phase 1 dose-escalation trial. JAMA Oncol 2017，3（8）：1094-1101.

[18] Vitanza NA，Johnson AJ，Wilson AL，et al. Locoregional infusion of HER2-specific CAR T cells in children and young adults with recurrent or refractory CNS tumors：an interim analysis. Nat Med，2021，27（9）：1544-1552.

[19] Nishida T，Kataoka H. Glypican 3-targeted therapy in hepatocellular carcinoma. Cancers（Basel），2019，11（9）：1339.

[20] Shi D，Shi Y，Kaseb AO，et al. Chimeric antigen receptor-glypican-3 T-cell therapy for advanced hepatocellular carcinoma：results of phase Ⅰ trials. Clin Cancer Res，2020，26（15）：3979-3989.

[21] Zhao Z，Guo W，Fang S，et al. An armored GPC3-directed CAR-T for refractory or relapsed hepatocellular carcinoma in China：a phase Ⅰ trial. J Clin Oncol，2021，39（15_suppl）：4095.

[22] Louis CU，Savoldo B，Dotti G，et al. Antitumor activity and long-term fate of chimeric antigen receptor-positive T cells in patients with neuroblastoma. Blood，2011，118（23）：6050-6056.

[23] Heczey A，Louis CU，Savoldo B，et al. CAR T cells administered in combination with lymphodepletion and PD-1 inhibition to patients with neuroblastoma. Mol Ther，2017，25（9）：2214-2224.

[24] Majzner RG，Ramakrishna S，Yeom KW，et al. GD2-CAR T cell therapy for H3K27M-mutated diffuse midline gliomas. Nature，2022，603（7903）：934-941.

[25] Yu J，Wu X，Yan J，et al. Anti-GD2/4-1BB chimeric antigen receptor T cell therapy for the treatment of Chinese melanoma patients. J Hematol Oncol，2018，11（1）：1.

[26] Morello A, Sadelain M, Adusumilli PS. Mesothelin-targeted CARs: driving T cells to solid tumors. Cancer Discov, 2016, 6 (2): 133-146.

[27] Adusumilli PS, Zauderer MG, Riviere I, et al. A phase Ⅰ trial of regional mesothelin-targeted CAR T-cell therapy in patients with malignant pleural disease, in combination with the anti-PD-1 agent pembrolizumab. Cancer Discov, 2021, 11 (11): 2748-2763.

[28] Pang N, Shi J, Qin L, et al. IL-7 and CCL19-secreting CAR-T cell therapy for tumors with positive glypican-3 or mesothelin. J Hematol Oncol, 2021, 14 (1): 118.

[29] Katz SC, Burga RA, McCormack E, et al. Phase Ⅰ hepatic immunotherapy for metastases study of intra-arterial chimeric antigen receptor-modified T-cell Therapy for CEA^+ liver metastases. Clin Cancer Res, 2015, 21 (14): 3149-3159.

[30] Zhang C, Wang Z, Yang Z, et al. Phase Ⅰ escalating-dose trial of CAR-T therapy targeting CEA (+) metastatic colorectal cancers. Mol Ther, 2017, 25 (5): 1248-1258.

[31] You F, Jiang L, Zhang B, et al. Phase 1 clinical trial demonstrated that MUC1 positive metastatic seminal vesicle cancer can be effectively eradicated by modified anti-MUC1 chimeric antigen receptor transduced T cells. Sci China Life Sci, 2016, 59 (4): 386-397.

[32] Zhang Y, Zhang Z, Ding Y, et al. Phase Ⅰ clinical trial of EGFR-specific CAR-T cells generated by the piggyBac transposon system in advanced relapsed/refractory non-small cell lung cancer patients. J Cancer Res Clin Oncol, 2021, 147 (12): 3725-3734.

[33] Liu Y, Guo Y, Wu Z, et al. Anti-EGFR chimeric antigen receptor-modified T cells in metastatic pancreatic carcinoma: a phase Ⅰ clinical trial. Cytotherapy, 2020, 22 (10): 573-580.

[34] Brown CE, Badie B, Barish ME, et al. Bioactivity and safety of IL13R alpha2-redirected chimeric antigen receptor $CD8^+$ T cells in patients with recurrent glioblastoma. Clin Cancer Res, 2015, 21 (18): 4062-4072.

[35] Feng K, Liu Y, Guo Y, et al. Phase Ⅰ study of chimeric antigen receptor modified T cells in treating HER2-positive advanced biliary tract cancers and pancreatic cancers. Protein Cell, 2018, 9 (10): 838-847.

[36] Straathof K, Flutter B, Wallace R, et al. Antitumor activity without on-target off-tumor toxicity of GD2-chimeric antigen receptor T cells in patients with neuroblastoma. Sci Transl Med, 2020, 12 (571): eabd6169.

[37] Haas AR, Tanyi JL, O'Hara MH, et al. Phase Ⅰ study of lentiviral-transduced chimeric antigen receptor-modified T cells recognizing mesothelin in advanced solid cancers. Mol Ther, 2019, 27 (11): 1919-1929.

[38] Annunziata CM, Ghobadi A, Pennella EJ, et al. Feasibility and preliminary safety and efficacy of first-in-human intraperitoneal delivery of MCY-M11, anti-human-mesothelin CAR mRNA transfected into peripheral blood mononuclear cells, for ovarian cancer and malignant peritoneal mesothelioma. J Clin Oncol, 2020, 38 (15_suppl): 3014.

第十四章　BiTE®免疫治疗技术

1　BiTE®的技术原理

BiTE®（bispecific T cell engager，双特异性 T 细胞衔接器）是指利用 DNA 重组技术将两种特异性单链抗体 scFv[由抗体的重链可变区（V_H）和轻链可变区（V_L）组成]通过连接肽相连形成的双特异性抗体。BiTE®具有 2 个抗原结合部位，其中一段 scFv 能特异性结合细胞表面的肿瘤相关抗原（tumor associated antigen，TAA），另一段 scFv 则通过 CD3ε 亚基与 T 细胞结合（图 14-1）。通过此方式将 T 细胞靶向到肿瘤组织，进一步使 T 细胞活化、增殖并杀伤肿瘤细胞[1]。

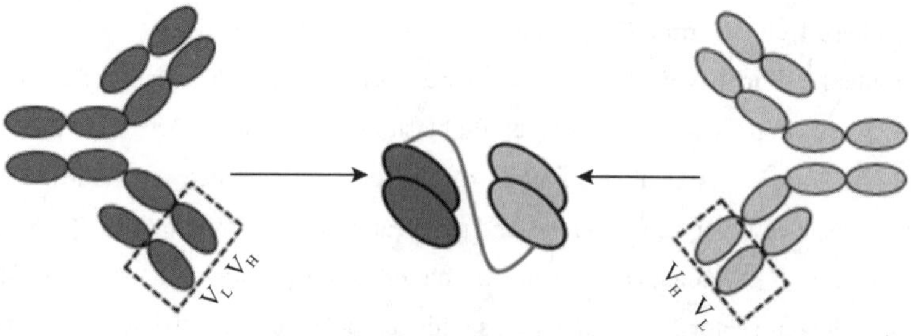

图 14-1　BiTE®结构示意图

BiTE®的作用机制：当 BiTE®与表达 TAA 的肿瘤细胞及 T 细胞同时结合时，CD3 scFv 通过 T 细胞表面 CD3 分子刺激 T 细胞活化和增殖。T 细胞活化首先表现为活化标志物分子 CD69、CD25 和黏附分子 LFA-1 等表达上调，随后 T 细胞分泌细胞因子 IL-6、IL-10、IFN-γ 等[2]，同时 CD3 刺激信号可引起 T 细胞的多克隆增殖。T 细胞对肿瘤细胞的杀伤作用与两者之间形成的免疫突触有关[3]，该免疫突触以 CD3-BiTE®-TAA 复合物及含有穿孔素和颗粒酶 B 的囊泡为中心，黏附分子如 LFA-1、CD11A 等则环形分布于免疫突触的外周。此免疫突触使肿瘤细胞及周围 T 细胞在空间距离上靠近，活化的 T 细胞释放穿孔素及颗粒酶进入突触间隙，从而起到杀伤肿瘤细胞的作用[4]，此外，还可以通过 Fas/FasL 信号通路启动肿瘤细胞凋亡。

BiTE®的作用过程有以下特点。①BiTE®只有与肿瘤抗原及 T 细胞同时结合时，才能引起 CD3 分子的交联和 T 细胞的活化、增殖及杀伤效应，与不表达相应抗原的肿瘤组织和正常组织结合时则没有以上作用。②BiTE®的作用强度主要取决于肿瘤组织中 TAA 的表达水平及 BiTE®的药物浓度，而不依赖于 TCR 与 pMHC 之间的特异性结合，即与 APC 及肿瘤细胞 MHC 的表达、T 细胞原有的抗原特异性均无关。③BiTE®对 T 细胞的活化作用不需要其他共刺激信号如 CD28 的参与，其可能机制：发挥杀伤效应的细胞主要为 $CD8^+CD45RO^+$ 记忆 T 细胞，而未接触过抗原的初始 T 细胞在 BiTE®的作用下可能处于无应答状态[5, 6]。④BiTE®可以诱导 T 细胞对其他肿瘤抗原的特异性免疫应答反应，即表位扩展效应[7]。⑤由于 BiTE®结构中不含有抗体的 Fc 段，缺乏 Fc 段介导的长循环效应，且 BiTE®本身分子质量小（约 55kDa），因此 BiTE®在体内的血浆半衰期较短，为 2～3 小时，在临床试验中 BiTE®主要采取持续静脉输注的给药方式。

2 BiTE®技术制备流程

BiTE®的基本 DNA 序列结构为 V_H1-linker-V_L1-linker-V_HCD3-linker-V_LCD3。目前应用最广泛的连接肽是由 1 个丝氨酸和 4 个甘氨酸组成的重复序列，即$(SGGGG)_n$（图 14-2）。其中甘氨酸是分子量最小、侧链最短的氨基酸，可增加侧链的柔韧性，丝氨酸是亲水性最强的氨基酸，可增加肽链的亲水性。两段 scFv 的 V_H 和 V_L 之间（V_H1-V_L1/V_HCD3-V_L CD3）的连接肽较长，通常由 3 组及以上的 SGGGG 重复序列组成，使 V_H 和 V_L 能有充分的折叠空间以形成特异性的抗原结合位点。两段 scFv 之间（V_L1-V_HCD3）的连接肽通常只由 1 组 SGGGG 的重复序列组成。此外，在该序列的上游需插入一段分泌蛋白信号肽序列，下游则需添加 His 标签（6 个组氨酸 HHHHHH）来进行表达后的纯化及鉴定。根据此序列表达出来的 BiTE®双特异性抗体分子质量约为 55kDa，长度约 11nm。

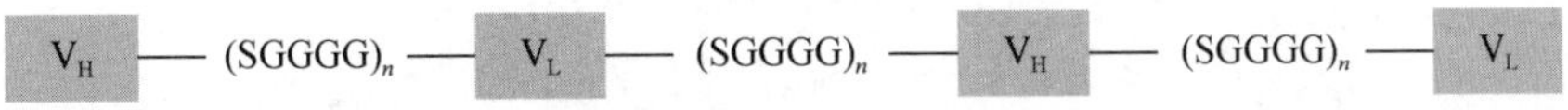

图 14-2 BiTE®的 DNA 序列示意图

目前 BiTE®双特异性抗体中选用的 CD3 scFv 通常来自鼠源性 CD3 抗体 L2K-07，常用表达载体为 pEF-DHFR（二氢叶酸还原酶），表达系统为 DHFR 缺陷型中国仓鼠细胞（CHO/DHFR-）真核表达系统。未成功转染载体的 CHO 细胞由于 DHFR 缺乏，在不含核苷的培养基中无法存活，同时可以在培养基中加入不同浓度甲氨蝶呤（MTX）进行加压筛选，以提高目的抗体的产量。表达出来的目的 BiTE®抗体在细胞上清液中收集，利用 His 标签通过镍柱亲和层析法来纯化目的抗体，并通过十二烷基硫酸钠聚丙烯酰胺凝胶电泳（SDS-PAGE）及蛋白质印迹法（Western blot）进行目的抗体的鉴定。

3 CD19/CD3 双特异性抗体

CD19 作为 B 细胞活化的共受体之一，除造血干细胞及成熟浆细胞外，在正常 B 细胞及恶变 B 细胞表面都有表达，且 CD19 在多种 B 细胞性血液系统肿瘤包括 ALL、非霍奇金淋巴瘤（NHL）及慢性淋巴细胞白血病（CLL）中呈高表达，是常用的免疫治疗靶点。

博纳吐单抗（blinatumomab，商品名 Blincyto），即 CD19/CD3 双特异性抗体。此抗体最早于 2000 年由德国 Micromet 公司研制，2012 年该公司被美国 Amgen 公司收购。blinatumomab 于 2014 年 9 月被美国 FDA 加速批准用于治疗成人复发或难治性费城染色体阴性前体 B 细胞 ALL（Philadelphia chromosome negative relapsed or refractory B cell progenitor acute lymphoblastic leukemia，Ph^-R/R B-ALL），2015 年 9 月被欧洲药品管理局（EMA）批准在欧洲上市，并于 2016 年和 2017 年相继获批用于治疗小儿和成人复发或难治性费城染色体阳性前体 B 细胞 ALL（Ph^+R/R B-ALL），是目前唯一获批上市的 BiTE®双特异性抗体。

blinatumomab 此次获得加速批准是基于 2012～2013 年的多中心、单臂、非盲Ⅱ期临床试验结果（NCT01466179）[8]。该研究共纳入 189 例 Ph^-R/R B-ALL 患者，采取连续静脉给药的方式，以 6 周为一个疗程，每个疗程包括 4 周治疗期和 2 周间歇期，2 个疗程结束后评价疗效。其中有 81 例（43%）的患者获得 CR（33%）或伴部分血液学恢复的完全缓解（CRh）（10%）。中位无复发生存期（RFS）为 5.9 个月（CR：6.9 个月；CRh：5 个月），中位 OS 为 6.1 个月。Ph^-R/R B-ALL 患者如果接受常规挽救治疗，只有 20%～30%的患者能获得 CR，中位 OS 也只有 3～6 个月。该临床试验中 3 级以上不良反应主要包括粒细胞减少性发热（25%）、粒细胞减少（16%）、贫血（14%），3 例（2%）患者发生细胞因子释放综合征，24 例（13%）患者发生 3～4 级神经系统不良反应，3 例患者由于感染而死亡。

此外，blinatumomab 联合化疗（NCT03023878）、靶向治疗（NCT02744768，NCT02997761 等）和免疫治疗（NCT03160079，NCT03605589 等）的多个临床试验也在血液系统肿瘤中积极开展。

4 BiTE®在实体瘤中的治疗进展

对包括 BiTE®在内的 CD3 双特异性抗体在实体瘤中的作用已开展了 10 余年的临床试验探索，但截至 2022 年至今未有抗体获批用于临床治疗（catumaxomab 于 2009 年上市，2017 年因商业原因退市）。目前关于 BiTE®对实体瘤作用的临床试验约 13 项，均为Ⅰ期研究，客观缓解率为 0～14%，覆盖前列腺癌、胃癌、肺癌、胶质瘤等常见病种（表 14-1）[9, 10]。

雄激素阻断治疗转移性去势抵抗性前列腺癌（mCRPC）：BiTE®用于治疗 mCRPC 的临床试验有 4 项，其中 3 项以前列腺特异性膜抗原（PMSA）为抗原靶点的研究已有结果报道，另外 1 项以 delta 样配体 3（DLL3）为靶点的研究尚在进行中。研究（NCT01723475）共纳入 16 例患者，19%（3 例）的患者血清 PSA 水平下降超过 50%，其中 1 例患者经 PSMA-PET/CT 评估，软组织转移灶完全退缩（CR），骨转移灶也退缩明显（nCR）[11]。AMG160 和 HPN424 在 AMG212 基础上分别通过结合 Fc 段和白蛋白延长了抗体的半衰期。接受 AMG160 治疗的 18 例患者中，1 例疗效评价为 PR，5 例疗效评价为 SD[12]。接受 HPN424 治疗的 19 例患者中，10.5%（2 例）的患者前列腺特异性抗原（PSA）水平下降超过 50%，11 例患者循环肿瘤细胞（CTC）数量减少。以上临床试验结果初步显示了 BiTE®双特异性抗体在实体瘤中的治疗潜力[13]。

胃肠道肿瘤：2 种分别以 MUC17（AMG199）和 CLDN18.2（AMG910）为抗原靶点

的 BiTE®正在进行胃癌临床试验，目前未见试验结果报道。CEA/CD3 BiTE®（AMG211）对胃肠道肿瘤作用的临床试验开展较早，但治疗效果却并不理想。NCT01284231 共纳入 39 例患者，最佳疗效评价为 SD（28%，11 例）[14]。而在另一项研究（NCT02291614）中，AMG211 具有较强的免疫原性，高剂量组中所有患者体内均可检测到抗 AMG211 抗体，从而导致剂量爬坡终止。在接受低剂量 AMG211 治疗的患者中，大部分患者（75%，33 例）出现了病情进展[15]。

肺癌及胶质瘤：2021 年世界肺癌大会报道了 DLL3/CD3 BiTE®（AMG757）用于小细胞肺癌（SCLC）治疗的Ⅰ期临床试验结果。在入组的 52 例患者中，7 例（14%）获得 PR，11 例（21%）疗效为 SD，且 AMG757 还没有达到最大耐受剂量。该研究的最终结果值得期待。在接受 EGFRvⅢ/CD3（AMG596）治疗的 8 例脑胶质瘤患者中，1 例（12.5%）获得 PR，2 例（25%）疗效为 SD。虽然以上中期分析结果显示 AMG596 疗效尚可，但该抗体已被终止开发[16]。

晚期实体瘤：还有 3 种分别靶向 EpCAM、GPC3 和前列腺干细胞抗原（PSCA）的 BiTE®双特异性抗体在晚期实体瘤中开展临床试验。EpCAM/CD3 BiTE®（AMG110）是继 blinatumomab 之后第二个进入临床试验的 BiTE®双特异性抗体，其用于治疗多种实体瘤的Ⅰ期临床试验（NCT00635596）已完成。该研究纳入了 51 例晚期肿瘤患者，包括肺癌、胃癌、结直肠癌、乳腺癌、前列腺癌及卵巢癌。37%的患者疗效评价为 SD，其中肿瘤标志物水平下降、CTC 数目减少及肿瘤组织坏死也显示出该抗体的抗肿瘤效果[17]。

表 14-1 BiTE®双特异性抗体在实体瘤中的临床研究进展

肿瘤类型	抗原靶点	抗体名称	研究编号	研究进度	研究结果
前列腺癌	PMSA	AMG212	NCT01723475（Ⅰ期）	已完成	PSA 指标下降超过 50%（3/16）
	PMSA	AMG160	NCT03792841（Ⅰ期）	已完成	1 例 PR，5 例 SD（18）
	PMSA	HPN424	NCT03577028（Ⅰ期）	已完成	PSA 指标下降超过 50%（2/19）
	DLL3	AMG757	NCT04702737（Ⅰ期）	进行中	—
胃癌	MUC17	AMG199	NCT04117958（Ⅰ期）	进行中	—
	CLDN18.2	AMG910	NCT04260191（Ⅰ期）	已完成	—
胃肠道肿瘤	CEA	AMG211	NCT01284231（Ⅰ期）	已完成	11 例 SD（39）
	CEA	AMG211	NCT02291614（Ⅰ期）	终止	33 例 PD（44）
实体瘤	EpCAM	AMG110	NCT00635596（Ⅰ期）	已完成	19 例 SD（51）
	GPC3	ERY974	NCT02748837（Ⅰ期）	已完成	—
	PSCA	GEM3PSCA	NCT03927573（Ⅰ期）	进行中	—
小细胞肺癌	DLL3	AMG757	NCT03319940（Ⅰ期）	已完成	7 例 PR，11 例 SD（52）
脑胶质瘤	EGFRvⅢ	AMG596	NCT03296696（Ⅰ期）	终止	1 例 PR，2 例 SD（8）

5 总结与展望

BiTE®双特异性抗体的疗效主要受限于肿瘤微环境的免疫抑制性和抗原靶点的肿瘤非

特异性。在 BiTE®作用下，T 细胞表面抑制性分子如 PD-1 和肿瘤细胞表面 PD-L1 的表达均增加，这与 T 细胞被 BiTE®活化后释放 IFN-γ 和 TNF-α 增多有关。克服免疫抑制性微环境的方法如下。①联合免疫检查点抑制剂。一项以 CD3ε 人源化小鼠为动物模型的研究证实，多种 BiTE®抗体联合 PD-1 抑制剂、CTLA-4 抑制剂或 4-1BB 激动剂都可以产生更好的抗肿瘤效果[18]。在 CEA/CD3 双特异性抗体联合 PD-L1 抑制剂治疗转移性结直肠癌患者的 I 期临床试验中，联合治疗组与单用 CEA/CD3 抗体治疗组相比，PR 从 5%提高到 20%，SD 从 11%提高到 50%[19]。②直接靶向 PD-L1。选取 PD-L1 作为抗原靶点不仅可以使 BiTE®靶向肿瘤组织，同时还可以解除 T 细胞的免疫抑制。2017 年即有文献报道 PD-L1/CD3 BiTE®可以介导 T 细胞和 NKT 细胞杀伤 $PD\text{-}L1^{+}$的肿瘤细胞[20]。2021 年《自然》期刊有研究证实 PD-L1/CD3 BiTE®并不结合肿瘤细胞表面的 PD-L1，而是主要靶向 $PD\text{-}L1^{+}CD103^{+}$的树突状细胞。PD-L1/CD3 BiTE®在通过 CD3 信号激活 T 细胞的同时，树突状细胞的 CD80/CD86 可以与 T 细胞表面的 CD28 结合，为 T 细胞活化提供第二信号，从而产生更强的抗肿瘤免疫应答[21]。此外，PD-L1/CD137、PD-L1/CTLA-4、PD-L1/LAG-3 等双特异性抗体的临床试验也正在开展。③CiTE 和 SMITE。CiTE（checkpoint-inhibitory T cell-engager，检查点抑制性 T 细胞衔接器）是指在 BiTE®结构基础上再连接 PD-1 分子的胞外结构域，从而封闭肿瘤细胞表面 PD-L1，阻断 PD-L1 与 T 细胞表面 PD-1 的结合。SMITE（simultaneous multiple interaction BiTE，同时多重相互作用 BiTE）则由 2 种 BiTE®双特异性抗体组成，其中一种为经典的 TAA/CD3 抗体，另一种主要是 PD-L1/CD28 抗体。CiTE 和 SMITE 的临床前研究均证实可以逆转 BiTE®治疗后的肿瘤免疫逃逸[22]。

目前 BiTE®双特异性抗体主要选择肿瘤相关抗原为作用靶点，这些肿瘤抗原除了在特定肿瘤组织中高表达外，在正常组织中也会有少量表达。为了提高 BiTE®作用于肿瘤组织的特异性，尽量减少治疗相关不良反应，在进行 BiTE®结构设计时，可以考虑以下 3 种类型的肿瘤抗原。①癌-睾丸抗原，是一类只在正常睾丸组织和多种肿瘤组织中表达的抗原。该类抗原以与 HLA 分子结合的形式表达在肿瘤细胞表面，即有 HLA 分型的限制性。癌-睾丸抗原按照组织的表达情况可以分为生殖细胞限制性抗原，如 NY-ESO-1、MAGE-A1、SSX2 等；生殖细胞/脑组织限制性抗原；生殖细胞选择性抗原，如 MAGE-A3 等[23]。结合抗原表达特异性、肿瘤组织表达率及 HLA 分型，较为理想的 BiTE®作用靶点为 NY-ESO-1157-165/HLA-A0201、MAGE-A1/HLA-A1，其相应的抗体已有文献报道。②新抗原，由肿瘤细胞突变产生，只存在于肿瘤组织中，而在任何正常组织均不表达，是 BiTE®抗体最为理想的抗原靶点，但设计中需考虑突变率、HLA 分型及抗体的制备问题，目前有文献报道的是 KRAS G12V/HLA-A2 和 EGFR L858R/HLA-A3 对应的抗体[24]。③病毒相关抗原，胃癌中约有 10%与 EBV 感染相关，EBV 感染只存在于胃癌肿瘤细胞中，而在正常及肠化生的胃黏膜组织中均检测不到。因此位于肿瘤表面的 LMP2A 也属于肿瘤特异性抗原。然而 LMP2A 只在约 50%的 EBV 相关胃癌中表达，其在胃癌中的总体表达率（5%）偏低[25]。

以 BiTE®为代表的双特异性抗体不仅在血液系统肿瘤中疗效显著，其用于实体瘤治疗的临床研究和临床前研究也在积极开展。并且随着抗体工程技术尤其是噬菌体展示技术的发展，双特异性抗体的开发进入了百花齐放的时代，相信能有更多的肿瘤患者从中获益。

参考文献

[1] Labrijn AF, Janmaat ML, Reichert JM, et al. Bispecific antibodies: a mechanistic review of the pipeline. Nat Rev Drug Discov, 2019, 18 (8): 585-608.

[2] Klinger M, Benjamin J, Kischel R, et al. Harnessing T cells to fight cancer with BiTE® antibody constructs–past developments and future directions. Immunol Rev, 2016, 270 (1): 193-208.

[3] Offner S, Hofmeister R, Romaniuk A, et al. Induction of regular cytolytic T cell synapses by bispecific single-chain antibody constructs on MHC class Ⅰ-negative tumor cells. Mol Immunol, 2006, 43 (6): 763-771.

[4] Huehls AM, Coupet TA, Sentman CL. Bispecific T-cell engagers for cancer immunotherapy. Immunol Cell Biol, 2015, 93 (3): 290-296.

[5] Dreier T, Lorenczewski G, Brandl C, et al. Extremely potent, rapid and costimulation-independent cytotoxic T-cell response against lymphoma cells catalyzed by a single-chain bispecific antibody. Int J Cancer, 2002, 100 (6): 690-697.

[6] Kischel R, Hausmann S, Baeuerle P, et al. Effector memory T cells make a major contribution to redirected target cell lysis by T cell-engaging BiTE antibody MT110. Cancer Res, 2009, 69: 3252.

[7] Dao T, Pankov D, Scott A, et al. Therapeutic bispecific T-cell engager antibody targeting the intracellular oncoprotein WT1. Nat Biotechnol, 2015, 33 (10): 1079-1086.

[8] Topp MS, Gökbuget N, Stein AS, et al. Safety and activity of blinatumomab for adult patients with relapsed or refractory B-precursor acute lymphoblastic leukaemia: a multicentre, single-arm, phase 2 study. Lancet Oncol, 2015, 16 (1): 57-66.

[9] Goebeler ME, Bargou RC. T cell-engaging therapies-BiTEs and beyond. Nat Rev Clin Oncol, 2020, 17 (7): 418-434.

[10] Zhou SJ, Liu MG, Ren F, et al. The landscape of bispecific T cell engager in cancer treatment. Biomark Res, 2021, 9 (1): 38.

[11] Hummel HD, Kufer P, Grullich C, et al. Phase Ⅰ study of pasotuxizumab (AMG 212/BAY 2010112), a PSMA-targeting BiTE (bispecific T-cell engager) immune therapy for metastatic castration-resistant prostate cancer (mCRPC). J Clin Oncol, 2020, 38 (6): 124.

[12] Tran B, Horvath L, Dorff T, et al. Results from a phase Ⅰ study of AMG 160, a half-life extended (HLE), PSMA-targeted, bispecific T-cell engager (BiTE®) immune therapy for metastatic castration-resistant prostate cancer (mCRPC). Ann Oncol, 2020, 31 (supple_4): S507.

[13] Bendell JC, Fong L, Stein MN, et al. First-in-human phase Ⅰ study of HPN424, a tri-specific half-life extended PSMA-targeting T-cell engager in patients with metastatic castration-resistant prostate cancer (mCRPC). J Clin Oncol, 2020, 38 (15): 5552.

[14] Pishvaian M, Morse MA, McDevitt J, et al. Phase 1 dose escalation study of MEDI-565, a bispecific T-cell engager that targets human carcinoembryonic antigen, in patients with advanced gastrointestinal adenocarcinomas. Clin Colorectal Canc, 2016, 15 (4): 345-351.

[15] Moek KL, Fiedler WM, von Einem JC, et al. Phase Ⅰ study of AMG 211/MEDI-565 administered as continuous intravenous infusion (cIV) for relapsed/refractory gastrointestinal (GI) adenocarcinoma. Ann Oncol, 2018, 29 (supple_8): 139-140.

[16] Koneru M, Purdon TJ, Spriggs D, et al. IL-12 secreting tumor-targeted chimeric antigen receptor T cells eradicate ovarian tumors *in vivo*. Oncoimmunology, 2015, 4 (3): e994446.

[17] Fiedler WM，Wolf M，Kebenko M，et al. A phase Ⅰ study of EpCAM/CD3-bispecific antibody（MT110）in patients with advanced solid tumors. J Clin Oncol，2012，30（15）：2504.

[18] Belmontes B，Sawant DV，Zhong W，et al. Immunotherapy combinations overcome resistance to bispecific T cell engager treatment in T cell-cold solid tumors. Sci Transl Med，2021，13（608）：eabd1524.

[19] Wagner J，Wickman E，DeRenzo C，et al. CAR T cell therapy for solid tumors：bright future or dark reality? Mol Ther，2020，28（11）：2320-2339.

[20] Horn LA，Ciavattone NG，Atkinson R，et al. CD3xPDL1 bi-specific T cell engager（BiTE）simultaneously activates T cells and NKT cells，kills PDL1（+）tumor cells，and extends the survival of tumor-bearing humanized mice. Oncotarget，2017，8（35）：57964-57980.

[21] Liu LC，Chen JH，Bae J，et al. Rejuvenation of tumour-specific T cells through bispecific antibodies targeting PD-L1 on dendritic cells. Nat Biomed Eng，2021，5（11）：1261-1273.

[22] Correnti CE，Laszlo GS，de van der Schueren WJ，et al. Simultaneous multiple interaction T-cell engaging（SMITE）bispecific antibodies overcome bispecific T-cell engager（BiTE）resistance via CD28 co-stimulation. Leukemia，2018，32（5）：1239-1243.

[23] Hofmann O，Caballero OL，Stevenson BJ，et al. Genome-wide analysis of cancer/testis gene expression. Proc Natl Acad Sci U S A，2008，105（51）：20422-20427.

[24] Skora AD，Douglass J，Hwang MS，et al. Generation of MANA bodies specific to HLA-restricted epitopes encoded by somatically mutated genes. Proc Natl Acad Sci U S A，2015，112（32）：9967-9972.

[25] Elgui de Oliveira D，Muller-Coan BG，Pagano JS. Viral carcinogenesis beyond malignant transformation：EBV in the progression of human cancers. Trends Microbiol，2016，26（8）：649-664.

第十五章　基因定点编辑技术

近年来随着分子生物学技术的快速进步与临床需求的不断提高，对工程化 T 细胞（engineered T cell）如 TCR-T、CAR-T 细胞的研究日趋增加。然而工程化 T 细胞治疗疗效的稳定发挥受到以下不利因素的影响：①体内肿瘤组织血管结构功能缺陷且含大量细胞外基质，免疫细胞进入肿瘤深部较为困难；②肿瘤缺乏表达于细胞表面的特异性标志物，靶点的选择存在很大难度；③抗原特异性 T 细胞在活化的同时免疫检查点抑制剂如 PD-1 等分子水平上调，从而抑制细胞疗效的发挥；④细胞产品的制备受到个体差异的影响，在编辑效率上差异较大，很难取得统一的评价标准。因而，在增强 T 细胞抗原识别能力的同时促进其效应的发挥、促进其在肿瘤实质的浸润、解除免疫抑制微环境的制约等显得尤为重要。基因定点编辑技术是一种能够对生物体基因组进行定点敲除和定点整合的技术。其原理主要是通过对基因特定位点的识别，引起 DNA 的断裂、修复，进而实现对特定位点的删除、突变或引入新的基因序列。在肿瘤免疫治疗中的应用包括以下几个重要领域：通过干预其中免疫抑制基因的表达替代抗体等外源性物质的体内应用，以减少带来的全身毒副作用；通过增强效应基因的作用增强免疫细胞的迁移、浸润、杀伤能力；通过抑制内源性 TCR 的表达减少移植细胞对宿主的攻击，从而制备标准统一的异基因细胞治疗产品，最大限度地避免治疗的不良反应。这里将从肿瘤免疫细胞治疗的角度出发，重点从以上所述几方面介绍目前应用最为广泛、最具临床转化价值的 CRISPR/Cas9 技术，并对其在各类免疫细胞治疗中的应用进行介绍。

1　基因定点编辑技术概述

1.1　CRISPR/Cas9 技术原理

CRISPR/Cas9 技术是第三代基因编辑技术，是基于蛋白质-RNA 的识别模式。该技术兴起于 2012 年初，其突出的优势使得其逐步取代前两代基因编辑技术的地位，得到越来越广泛的应用。在 2013 年《科学》期刊评选的十大科技进展中该技术位列第二，在 2015 年《科学》期刊最新评选出的十大科技进展中位列第一。CRISPR/Cas 系统是在 1987 年由日本大阪大学学者研究细菌的一个碱性磷酸酶时发现的，这个基因编码区附近存在一段重复序列，重复序列旁还有一段特有序列，称为 CRISPR（clustered regularly interspaced short palindromic repeat，规律间隔性成簇短回文重复序列）。Cas9 蛋白是一种能够降解 DNA 分子的核酸酶，其中含有两个酶切活性位点，每一个位点负责切割 DNA 双螺旋中的一条链。CRISPR 在大约 40%的细菌和 90%的古细菌的基因组中均存在，通过对入侵的病毒和核酸进行特异性识别，并利用 Cas 蛋白进行切割，从而达到自身适应性免疫（图 15-1）。CRISPR/Cas 系统需要多种蛋白的参与，但是在很多细菌的胞内都只需要一种内切酶——Cas9 酶，这种依赖于 Cas9 酶的 CRISPR/Cas 系统也称作 2 型系统。如果要形成一个有功能的 DNA 切割复合体，还需要另外两个 RNA 分子的帮助，它们是 CRISPR RNA（crRNA）和反式作用 CRISPR RNA（trans-acting CRISPR RNA，tracrRNA）。利用这一细菌适应性免疫的工作原理，加州大学的生化学家 Jennifer Doudna 研究团队将 tracrRNA 和间隔 RNA（spacer RNA）组合起来，形成一个单链指导 RNA 分子（single-guide RNA，sgRNA），将其与 Cas9 蛋白混合，成功对特定的 DNA 位点进行了切割。

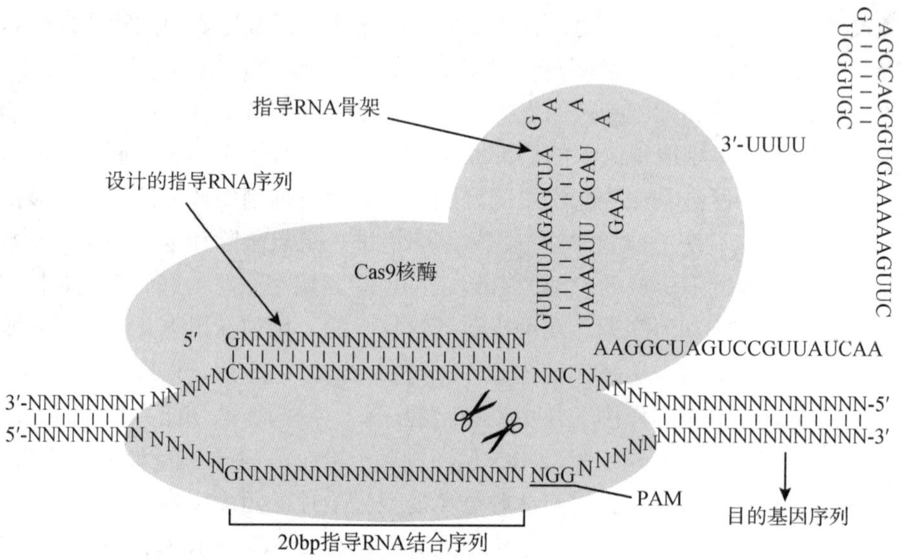

图 15-1　CRISPR/Cas9 识别目标基因组 DNA[1]

1.2　CRISPR/Cas9 技术优势

CRISPR/Cas9 技术较第一代锌指核酸酶（ZFN）及第二代转录激活因子样效应物核酸酶（TALEN）敲除系统有着很大优势：①无基因序列及物种限制，可同时对多个位点进行剪切；②实验设计简单准确，实验周期短，成本低，其中适合于 sgRNA 识别的目标序列在基因组上广泛特异存在；③成功率高，毒性低，使用带点突变的 Cas9（D10A）可避免脱靶效应；④活性明显高于人工构建的 ZFN 和 TALEN 活性；⑤操作较前简便；⑥在 DNA 水平进行基因敲除，将暂时性的基因敲除 RNA 干扰转变为永久性的基因敲除，建立稳定的可传代的细胞系或突变体系。在多种类型的细胞和生物体内，这种 RNA 介导的 Cas9 酶切作用能够正常地行使功能，在完整基因组上的特定位点完成切割反应。CRISPR/Cas9 技术用于肿瘤免疫细胞治疗目前还处于早期探索阶段。2015 年起最早有研究报道了采用

CRISPR/Cas9 技术在 T 细胞领域的抗肿瘤应用。近 5 年来更有越来越多的报道将该技术用于肿瘤免疫细胞的编辑领域，具有一定的临床转化潜力，在以下部分将具体阐述。

2 CRISPR/Cas9 技术在肿瘤细胞免疫治疗中对免疫检查点的干预

2.1 免疫细胞治疗中对免疫检查点的干预策略

抗原特异性 T 细胞在活化的同时，往往伴随着免疫检查点分子的表达上调，这种免疫耐受机制的形成使得 T 细胞对肿瘤的靶向杀伤能力受到一定程度的制约。如果能够在 T 细胞具备抗原特异性的同时抑制其免疫检查点抑制剂分子的功能，就能使得 T 细胞免疫耐受得到一定程度的解除。目前 PD-1 单抗阻断治疗在部分肿瘤中已经成为标准一、二线治疗方式，研究表明，免疫检查点抑制剂如 PD-1 单抗与细胞免疫治疗联合应用能够增强免疫细胞的抗肿瘤能力。尽管这样的联合策略有着较好的理论基础，但在临床实践中，一方面，这些作用于免疫活性细胞的免疫单抗或小分子药物可能需要长期的、系统性给药，才能达到调节细胞功能、逆转免疫耐受的作用，而这种长期的、全身性的应用不可避免地会带来全身副作用；另一方面，免疫细胞功能的调控不是由某个单一的分子或信号通路调节的，往往伴随多个靶点的激活和调节，因而多个靶点抑制剂的联合应用才能有望达到最佳的治疗效果。然而与此同时，联合应用后毒副作用也会相应增加。因而，对 T 细胞进行基因编辑，调控其免疫调控点分子的表达有望克服这一缺陷，这是一个很有临床应用价值的领域。

2.2 用于基因敲除的免疫检查点的选择

对 T 细胞进行免疫检查点基因编辑，其靶点的选择需要尽可能满足以下条件：第一，这些具有免疫抑制功能的分子的作用机制必须严格受限于细胞内途径；第二，这些分子是与效应 T 细胞相关的，而不是初始 T 细胞；第三，选取的这些分子不仅在抗肿瘤免疫中具有负性调控的功能，在维持免疫自稳、预防自身免疫性疾病的发生方面也起到一定的作用。换言之，其全身应用有可能会造成严重的毒副作用[2]。

那么哪些分子有望成为最佳的治疗靶点呢？总体来说，根据 T 细胞活化受抑制的共刺激分子靶点及信号通路（图 15-2），大体可分为以下几类。

2.2.1 T 细胞表达的共刺激受体分子

这一类分子通常表达在免疫细胞表面，伴随着细胞的活化，尤其是抗原受体介导的通路活化而上调表达。从目前临床证据来看，首选 PD-1 分子。PD-1 主要表达在活化的 T 细胞、B 细胞和巨噬细胞表面，能够抑制 T 细胞的活化，促进 Treg 细胞的功能，从而抑制

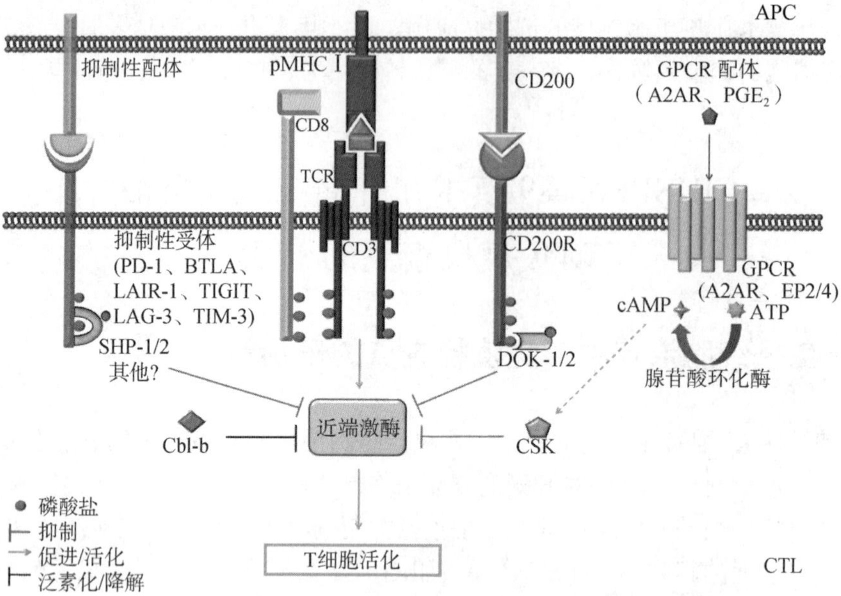

图 15-2 T 细胞活化抑制的共刺激分子靶点和信号通路示意图[2]

A2AR：腺苷 A2A 受体；BTLA：B/T 细胞抑制分子；LAIR-1：白细胞相关免疫球蛋白样受体 1；TIGIT：Ig 及 ITIM 域蛋白 T 细胞免疫受体重组蛋白；LAG-3：淋巴细胞活化蛋白 3；TIM-3：T 细胞免疫球蛋白黏蛋白 3；DOK-1/2：对接蛋白-1/2；SHP-1/2：蛋白酪氨酸磷酸酶-1/2；Cbl-b：E3 泛素化配体；CSK：C-src 酪氨酸激酶

自身免疫性疾病的发生。除此之外，其他的一些伴随 TCR 通路激活的免疫抑制分子也被认为是进行基因编辑的有效靶点，包括 TIM-3、LAG-3、BTLA、食欲素 2 受体（OX2R）、TIGIT 等。其中，TIM-3、LAG-3、TIGIT 的阻断性抗体都已进入临床试验阶段。PD-1 与 TIM-3 或 LAG-3 抗体的联合应用在临床前研究中取得了良好的协同抗肿瘤效果。因而，利用基因编辑技术对这几个分子进行联合干预可能会是更好的策略。

2.2.2 可溶性免疫负性调控分子受体

这类分子的受体常常以可溶性分子的形式表达于细胞外，如腺苷 A2A 受体（A2AR），表达于 T 细胞上，属于 G 蛋白偶联受体（GPCR）家族的成员之一。A2AR 被证实通过 cAMP-PKA-CSK 通路抑制 T 细胞的活化。在实体肿瘤微环境中，伴随组织的缺氧，产生大量的腺苷分泌到细胞外。有临床前研究证实，*A2AR* 基因敲除或拮抗可以明显增强过继回输的 T 细胞的抗肿瘤作用[3]。因此靶向 T 细胞的 A2AR 抑制腺苷介导的免疫耐受理论上可行。但是，腺苷受体还广泛作用于人体各项生理活动过程，尤其是在神经传导的过程中起到重要作用，其拮抗剂的系统性应用很有可能会带来各种毒副反应。因而，对过继回输前的 T 细胞进行该基因的干预可以一定程度上规避这一不安全因素。此外，PGE_2 可以通过 cAMP 通路直接抑制效应性及记忆性 $CD8^+$T 细胞的活化。PGE_2 的受体 EP2、EP4 表达于 T 细胞上，与肿瘤细胞分泌表达的 PGE_2 作用后会抑制 T 细胞免疫应答[4]。因而，对 T 细胞基因组的 EP2、EP4 进行干预也能有效逆转免疫抑制，增强 T 细胞的抗肿瘤应答。

2.2.3 传递细胞内免疫抑制信号的分子

很多的免疫共刺激分子其免疫抑制功能的发挥都依赖于“胞内检查点分子”如蛋白酪氨酸磷酸酶（SHP）-1或SHP-2起作用，抑制SHP-1/2可以同时阻断多条免疫抑制通路的作用。有研究者报道，采用敲除*SHP-1*基因后的活化的$CD8^+T$细胞给予荷瘤小鼠过继治疗，其效应性$CD8^+T$细胞的功能及对肿瘤的抑制能力明显增强[5]。被称为“胞内检查点分子”的核孤儿受体家族的NR2F6，主要通过影响胞内转录因子而发挥作用。研究发现，*NR2F6*基因缺失小鼠肿瘤中，伴有明显的T细胞活化增多及细胞因子IL-2、IFN-γ、TNF-α的分泌水平增高。NR2F6在静息状态下表达很弱，在受到$CD3^-CD28$信号活化后表达明显增强，研究者在将*NR2F6*基因缺失组小鼠的T细胞过继回输给正常小鼠后，T细胞抗肿瘤作用明显增强，其效果与加入PD-1/PD-L1抑制相比没有差异[6]。在细胞治疗方面联合这个基因的敲除很值得期待。

2.3 CRISPR/Cas9技术应用于T细胞*PD-1*基因敲除的早期临床探索

最早采用基因敲除技术敲除*PD-1*基因报道于2015年，研究者尝试用ZFN的方法敲除恶性黑色素瘤患者的肿瘤浸润性T细胞（TIL）的PD-1。采用CRISPR/Cas9技术对患者外周血T细胞的免疫检查点进行编辑在南京大学医学院附属鼓楼医院（简称南京鼓楼医院）肿瘤中心也得到首次尝试，其成功构建了靶向敲除人PD-1分子的hPD-1sgRNA/Cas9双质粒敲除系统，采用电转染的方法将hPD-1sgRNA及Cas9质粒共转染肿瘤患者的外周血淋巴细胞。结果证实转染成功，经验证基因敲除效率最高达60%以上。基因编辑后的T细胞受到肿瘤相关抗原体外再刺激后细胞免疫应答水平及肿瘤杀伤能力明显提高。该研究成果发表在《自然》子刊《科学报告》（*Scientific Reports*）上[7]。

南京鼓楼医院肿瘤中心在研究中还发现，EBV抗原特异性CTL在体外培养诱导扩增的过程中，伴有免疫抑制分子PD-1水平的明显升高；同时发现EBV相关肿瘤细胞系伴有IFN-γ诱导的PD-L1水平的升高，这种免疫耐受机制的形成使得EBV抗原特异性CTL对EBV阳性肿瘤细胞的抗肿瘤作用受到很大程度制约。采用上述CRISPR/Cas9技术敲除T细胞的*PD-1*基因后，EBV抗原特异性CTL有着更强的免疫应答水平，对EBV阳性的肿瘤细胞株有着更强的杀伤作用，且在动物实验中被证实体内安全性较好，有着更强的抑瘤作用[8]（图15-3）。在这些前期研究基础上，南京鼓楼医院肿瘤中心已开展针对EBV阳性的晚期胃癌、鼻咽癌、淋巴瘤患者一线药物治疗失败后采用*PD-1*基因敲除的CTL治疗的临床试验（NCT03044743），期待通过该新技术实现对体内残余肿瘤细胞的杀伤，延长晚期胃癌、鼻咽癌、淋巴瘤等患者的PFS并改善患者的免疫指标。希望能够通过对相关免疫指标的检测，筛选出从该治疗获益的优势人群，使免疫治疗更加个体化、精细化。

几乎与此同时，美国的一项研究同样采用CRISPR/Cas9技术针对人原代T细胞的PD-1进行编辑。研究者采用Cas9蛋白及靶点特异性的sgRNA在体外转录后的mRNA转染人原代T细胞，将T细胞基因组中的*PD-1*基因成功敲除，结果证实PD-1蛋白的表达明显下降[9]。CRISPR技术的第一个临床试验由宾夕法尼亚大学医学院提出，该临床试验主要针对骨髓瘤、黑色素瘤和肉瘤患者。研究人员利用CRISPR对T细胞的PD-1分子进行基因敲除，

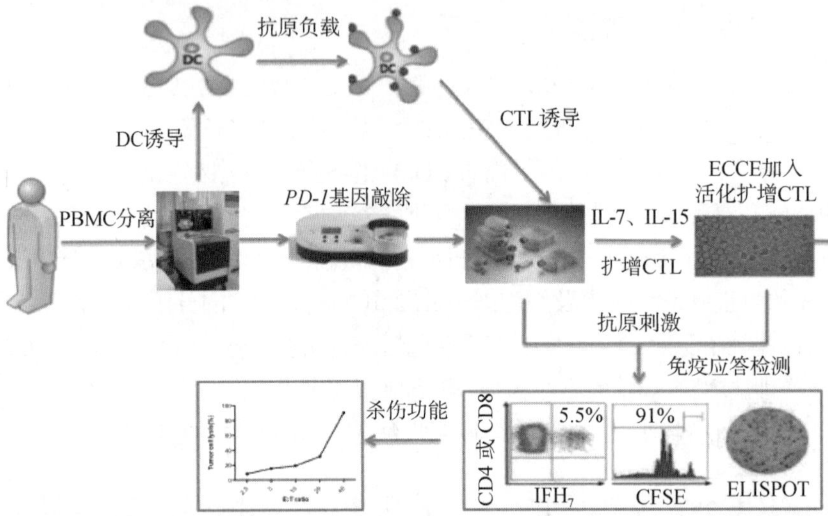

图 15-3 CRISPR/Cas9 介导的 *PD-1* 基因敲除 CTL 的制备及疗效验证

ECCE：共刺激分子增强的人工抗原提呈细胞（稳定表达 4-1BB 的 K562 细胞）

再将基因编辑后的 T 细胞回输患者以摧毁体内的肿瘤细胞。此外，自 2016 年起，美国的朱诺治疗公司、诺华公司等相继联手 CRISPR 技术的领跑者 Intellia 治疗公司率先研究基因敲除技术在 CAR-T 细胞治疗和造血干细胞治疗中的应用。在国内，除了笔者所在的南京大学临床肿瘤研究所，华西医科大学、北京大学、解放军总医院等多个医院的肿瘤中心也正在开展采用基因敲除技术进行 T 细胞免疫检查点编辑的临床试验。目前，基因定点编辑技术的应用不仅仅是针对人原代 T 细胞，还包括各类转基因免疫细胞及固有免疫细胞，包括 CAR-T 细胞、TCR-T 细胞、NK 细胞、CAR-NK 细胞、巨噬细胞等，后文将进一步介绍。

2.4 机遇与挑战

将基因编辑技术用于敲除免疫检查点分子以提高肿瘤反应性 T 细胞的抗肿瘤能力是充满前景的。但与此同时，在临床实践中还有很多问题必须解决。

第一，相比编辑抗原受体基因等，编辑抑制性免疫检查点基因需要尽可能更多地提高敲除效率。前者只需要转染成功一定比例的 T 细胞就可以达到治疗目的，或者可以通过分选后再扩增的方法使其纯度和数量都得到增加，而后者如果转染比例过少，就很难达到逆转免疫抑制的目的。因而，需要寻找合适的转染方式及优化转染条件使得效率最大化的同时又不影响后续的培养和扩增。

第二，外周血 T 细胞与 TIL 不同的是，其本身并没有或很少经历抗原的刺激，不具备抗原特异性或抗原特异性很弱，单纯的敲除抑制性免疫检查点分子只能逆转很少一部分具有抗肿瘤作用的 T 细胞的功能，很难产生临床疗效。因而需要与其他的免疫细胞疗法结合，如 DC-CTL、TCR-T 细胞、CAR-T 细胞技术等才能够解决 T 细胞具有肿瘤抗原特异性的问题。此外，要取得临床效应的最大化，不同免疫检查点的联合敲除可能是未来的发展方向。

第三，在应用免疫检查点抑制剂如 PD-1/PD-L1 阻断性单抗进行临床治疗时发现，尽管部分患者取得了很好疗效，但是有很大一部分患者效果不佳，如何在治疗前筛选出这部分受益人群也是治疗成功的关键。

总之，该领域充满了机遇和挑战，唯有在不断进行科研摸索和临床实践转化中前行。不过我们相信，伴随着分子生物学技术的不断改进，以及我们对机体抗肿瘤免疫机制认识的不断提升，其应用一定能够得以拓展，不久的将来能够在临床细胞治疗中占有一席之地。

3　CRISPR/Cas9 技术在异基因细胞治疗中的应用概述

3.1　异基因细胞免疫治疗的需求及面临的问题

患者自体细胞来源制备的 CAR-T 细胞、TCR-T 细胞尽管已经有初步临床疗效的报道，但仍然有很多因素制约着其大规模的临床应用：①制备的时间较长，通过患者采血分离到活化、细胞转染、扩增到所需的数量，都需要花费大量的时间；②制备的成本较高，自体来源的细胞需要对每一位患者单独执行一整套细胞制备程序，生产成本高昂；③受前期治疗的影响，患者由于前期的各种治疗包括化疗、放疗等，体内的淋巴细胞的数量和功能受到了一定的影响，并不是每一名患者的淋巴细胞接受基因改造后都能达到满意的表达效率和细胞数量；④患者的个体差异导致细胞成品的质量差异，使得治疗效果也不尽相同。基于存在的这些问题，细胞治疗亟待走向规模化、标准化、成品化，最好的方法是以异体来源的细胞如健康捐献者的细胞来替代患者的自体细胞作为原料，在符合药品生产质量管理规范（GMP）级别的细胞制备车间统一完成制备、扩增和鉴定。

然而，异基因细胞治疗面临的最大问题是如何能够有效避免异体细胞输注患者产生的移植物抗宿主病（graft-versus-host disease，GVHD），有以下一些策略可供参考（表 15-1）：①去除对受体细胞有反应的 T 细胞；②灭活对受体细胞有反应的 T 细胞；③对供者 T 细胞的 TCR 种类进行限制；④选用固有免疫细胞作为治疗用细胞的来源；⑤引入自杀基因，当针对受体细胞活化反应启动时使细胞执行自我清除；⑥对供者细胞的内源性 TCR 进行基因敲除。笔者认为最后一条策略能最大限度地避免异基因细胞回输后的不良反应，且具有较好的可操作性和临床应用价值，在下文中将对其进行重点介绍。

表 15-1　“成品化”细胞治疗避免 GVHD 的策略

策略	方法
去除自身反应性 T 细胞	去除 CD25、CD69、CD137 阳性细胞
抑制 TCR 介导的细胞活化	B7 阻断性抗体封闭 CD28 介导的细胞活化
减少 TCR 库的种类	采用记忆性细胞亚群
使用 TCR 特异性的 T 细胞	使用病毒或肿瘤特异性 T 细胞，γδT 细胞
使用固有免疫细胞	使用 γδT 细胞、NKT 细胞、NK 细胞及 T 细胞的前体细胞
引入自杀基因	引入 HSV1-TK、iCasp9 自杀基因
内源性 TCR 进行基因敲除	ZFN、TALEN、CRISPR/Cas9 等技术敲除 αβTCR 基因

注：HSV1-TK，单纯疱疹病毒 1 胸苷激酶；iCasp9，诱导型胱天蛋白酶 9。

3.2 CRISPR/Cas9 技术介导的异基因细胞治疗

从 2015 年起就有文献报道 CRISPR/Cas9 技术用于异基因细胞治疗的研究。异基因 αβT 细胞是介导 GVHD 和宿主抗移植物反应（HVGR）的关键因素，在 αβT 细胞中，TCRαβ 复合物与 CD3 和 ζ 蛋白形成 TCR-CD3 复合物。其中编码 β 链的基因包含两个可能的恒定区域，而编码 α 链的基因只有一个，因此认为破坏编码 T 细胞受体恒定 α 链（TRAC）的基因是敲除 TCRαβ 最直接和有效的方法[10]。采用基因定点编辑技术直接将内源性 TCRαβ 敲除，避免对受体细胞的识别是应用最多的方式。既往文献报道的 ZFN 技术以 mRNA 的投递方式对 α 亚基的敲除效率在 27%～37%，对 β 亚基的敲除效率只有 4%～15%，以病毒载体形式投递后对 α 亚基的敲除效率在 10%～50%，对 β 亚基的敲除效率在 5%～40%；TALEN 技术与之相比有所提高，以 mRNA 的投递方式对 α 亚基的敲除效率最高达到 60%，对 β 亚基的敲除效率最高达到 40%。研究者通过对不同基因敲除技术敲除内源性 TCR 的效率对比发现，CRISPR/Cas9 体系的敲除效率是最高的，可以达到 90%，平均在 60%以上。不仅如此，对细胞的毒性也最小，内源性 TCR 敲除后的细胞在体外培养过程中至少可以扩增 10 倍。当然，采用 CRISPR/Cas9 技术最大的优势在于其设计简单，在普通的分子生物实验室就可以完成整套载体的构建工作。相信随着该技术的深入研究和改进，能够在异基因细胞治疗领域发挥最主要的作用。以 TCR-T 细胞改造为例，针对 T 细胞进行内源性 TCR 敲除及目的 TCR 转染的流程如图 15-4 所示。下文将对其在各类免疫细胞中的研究进展进一步具体阐述。

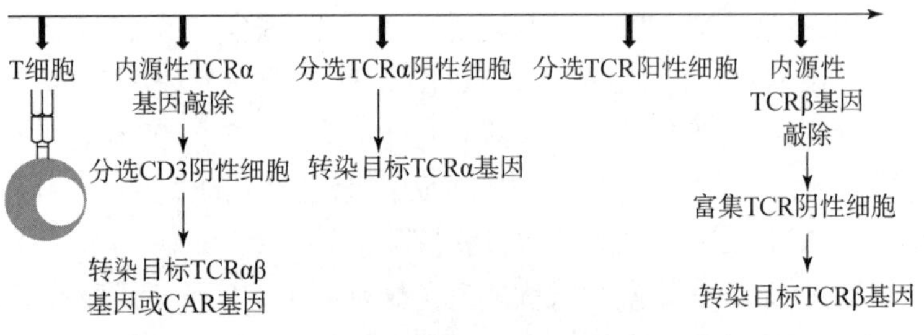

图 15-4　内源性 TCR 敲除的基因重编程细胞的制备流程示意图

3.3 机遇与挑战

基因定点编辑技术在异基因细胞治疗领域被看好，有很好的应用前景，但同时由于各种技术难度的限制，在临床的推广仍然是障碍重重，如转染效率的提高、脱靶效应的深入验证和规避、多次基因操作对细胞活性的影响如何降低等。期望在不久的将来，伴随基因定点编辑技术的不断改进，成品化的异基因细胞治疗产品能够服务于更多的肿瘤患者。

4　CRISPR/Cas9 技术用于各类抗肿瘤细胞免疫治疗的研究进展

4.1　基因定点编辑技术用于 CAR-T 细胞治疗

4.1.1　用于通用型 CAR-T 细胞的制备

目前大多数临床试验都使用从患者中分离的自体 T 细胞，通过基因编辑表达 CAR 结构，然后在体外扩增并注入患者体内。这种方法不仅成本高，而且患者 T 细胞数量和质量的差异可能会严重影响疗效。此外，目前自体 CAR-T 细胞治疗的准备过程约为 3 周，在一些急性白血病患者中，如急性早幼粒细胞白血病，在制备自体 CAR-T 细胞的过程中可能会发生疾病进展，从而失去最佳治疗机会。异基因 CAR-T 细胞在简化制备和降低成本方面具有巨大潜力。然而，如上文所述，异基因 CAR-T 细胞可以通过其自身 TCR 识别受体抗原，这可能导致严重的 GVHD。

Ren 等[11]使用 CRISPR/Cas9 技术制备出同时缺乏内源性 TCR、HLA Ⅰ 和 PD-1 的 CAR-T 细胞，其已经在体外和动物模型中显示出强大的抗肿瘤活性。Eyquem 等[12]没有直接敲除 TRAC，而是将 CD19 CAR 插入 TRAC 基因座的第 1 号外显子，不仅沉默 TRAC，而且建立 CAR 表达，从而产生 TCR 阴性的 CD19 CAR-T 细胞。这些 CAR-T 细胞（TRAC-CAR）不仅增强了 T 细胞的活性和 CAR 结构的表达，且与常规 CAR-T 细胞相比，PD-1、TIM-3 和 LAG-3 耗竭标记的表达显著降低[12]。此外，CRISPR/Cas9 可用于敲除供体 CAR-T 细胞的 β_2 微球蛋白（B2M）。采用 CRISPR/Cas9 同时靶向并敲除 TCR 和 B2M 已被证实能在白血病小鼠中产生强大的 CD19 CAR-T 细胞，且将 GVHD 风险降到最低[13]。Liu 等[14]制备了具有两个（TRAC 和 B2M）或三个（TRAC-B2M 和 PD-1）基因敲除的 CAR-T 细胞，将其与常规 CD19 CAR-T 细胞进行比较，初步证实三敲除（TKO）细胞与双敲除（DKO）细胞和标准 CAR-T 细胞相比产生更多的 IFN-γ，具有更高的抗肿瘤活性。

采用 CRISPR/Cas9 基因编辑系统制备通用型 CAR-T 细胞示意图如下（图 15-5）。

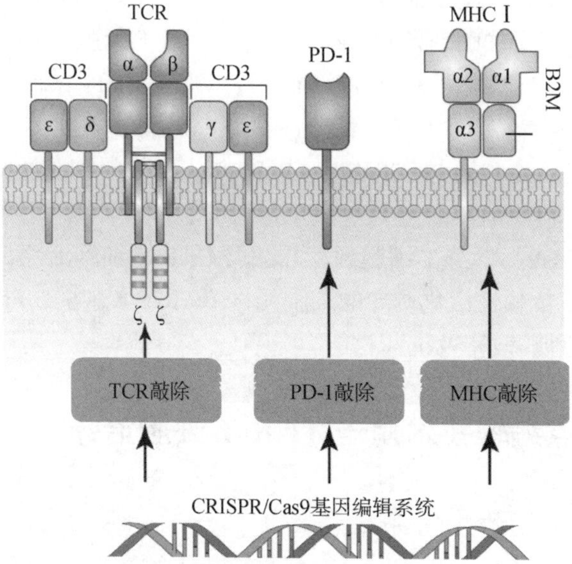

图 15-5　采用 CRISPR/Cas9 基因编辑系统制备通用型 CAR-T 细胞示意图[15]

4.1.2 用于敲除 CAR-T 细胞免疫检查点分子

PD-1、CTLA-4、LAG-3 和 TIGIT 等负性分子的调控作用是 CAR-T 细胞成功治疗实体瘤的主要障碍之一。然而，全身阻断免疫检查点抑制剂可能与全身免疫相关的不良反应有关，包括皮肤、肝脏、胃肠道、肺部反应等。CRISPR/Cas9 可以通过破坏 CAR-T 细胞的单个或多个免疫检查点抑制基因来克服这一困难，从而避免全身注射抗免疫检查点抗体带来的不良反应。

CRISPR/Cas9 介导的 PD-1 敲除被证明可以增强 CAR-T 细胞体外杀伤肿瘤细胞和体内清除 PD-L1$^+$肿瘤的能力。在 Rupp 等的研究中，标准抗 CD19 CAR-T 细胞与 PD-1$^+$/CD19$^+$K562 细胞共培养后，与 CD19$^+$K562 细胞相比，脱颗粒和特异性溶解减少。向荷瘤 NSG 小鼠输注标准抗 CD19 CAR-T 细胞后，PD-1$^+$/CD19$^+$组的死亡率明显高于 CD19$^+$组，进一步证明 PD-1 诱导了 CAR-T 细胞免疫耐受。接下来，研究者通过 Cas9 破坏了 CAR-T 细胞中的 PD-1 基因，结果显示与 PD-1$^+$/CD19$^+$细胞培养时这些细胞的脱颗粒和细胞溶解能力增加。在实体瘤方面，采用 CRISPR/Cas9 系统敲除 PD-1 的 CAR-T 细胞对肝细胞癌的抗肿瘤作用也有增强[16]。CRISPR/Cas9 技术还通过破坏 LAG3[17]增强 CAR-T 细胞的抗肿瘤作用。此外，前面提到 DKO 细胞（TRAC 和 B2M）和 TKO CAR-T 细胞（RAC、B2M 和 PD-1）相比，PD-1 敲除的 TKO CAR-T 细胞在胶质瘤临床前模型中显示出强大的抗肿瘤活性[15]，但还需要进一步的试验来验证这些细胞产品对人类的安全性和有效性。

4.1.3 增强 CAR-T 细胞抗肿瘤活性

通过强化 CAR-T 细胞的自身功能增强抗肿瘤活性也是基因改造的一个方向，其中包括通过促进或减少细胞因子的分泌降低细胞因子释放综合征（CRS）的风险、减少 CAR-T 细胞的衰竭和凋亡、抑制调节性 T 细胞的转化等。SRY 盒转录因子 4（SOX4）和 DNA 结合抑制因子 3（ID3）是 CAR-T 细胞衰竭的关键调节因子。CRISPR 介导的 *ID3* 和 *SOX4* 敲除可以延缓 CAR-T 细胞功能障碍，为增强 CAR-T 对实体瘤的杀伤作用奠定了理论基础[18]。二酰甘油激酶（DGK）是下调二酰甘油（DAG）的酶，二酰甘油是下游 TCR 激活形成的第二信使，Jung 等证明了 DGK 敲除的 EGFRvⅢ CAR-T 细胞 IFN-γ/IL-2 的分泌增多，体外细胞毒性增强[19]。此外，利用 CRISPR/Cas9 技术敲除 CAR-T 细胞中的内源性 TGF-β 受体Ⅱ（TGFβR2），可以减少 CAR-T 细胞的衰竭，提高体内外实体肿瘤的杀伤效果[20]。与野生型 CAR-T 细胞相比，通过 CRISPR/Cas9 方式敲除粒细胞-巨噬细胞集落刺激因子（GM-CSF）后的 CAR-T 细胞，产生较少的 GM-CSF，并在体内产生更好的抗肿瘤活性[21]。Fas 受体及其配体（FasL）参与 T 细胞凋亡并减弱 CAR-T 细胞活性，有研究显示，CAR-T 细胞活性被 Fas-FasL 依赖性活化诱导的细胞死亡（AICD）削弱，Fas 受体敲除的 CAR-T 细胞表现出增强的抗肿瘤效率及抗凋亡能力[22]。

4.2 基因定点编辑技术用于 TCR-T 细胞治疗

4.2.1 TCR-T 细胞治疗优势及局限性

TCR-T 细胞治疗在实体肿瘤治疗方面显示出巨大的潜力，但同时也面临极大的挑战，首先，设计识别靶向肿瘤相关抗原（TAA）的高亲和力特异性 TCR 对这项技术来说是一个挑战，因为胸腺中的负选择会删除 TAA 高亲和力特异性 T 细胞。而正常细胞上 TAA 的表达也可能导致与治疗相关的严重不良反应。因此，迫切需要开发副作用小、具有高增殖和抗肿瘤活性的 TCR-T 细胞。其中，限制 TCR-T 细胞临床应用的主要问题之一是受体 T 细胞上预先存在的内源性 TCR，一方面，内源性 TCR 与转基因 TCR 竞争 CD3 的识别和结合，从而限制肿瘤抗原的识别。另一方面，内源性和转基因 TCR 异源二聚体的形成，导致自身免疫性反应的出现，且内源性和转基因 TCR 之间的错配也可能导致 TCR 二聚体的形成，从而影响抗原的有效识别（图 15-6）。考虑到 TCR 引发急性或慢性 GVHD 的可能性，必须沉默工程化 T 细胞的内源性 TCR（TRAC 或 TRBC），以获得合适的异基因 T 细胞。TALEN、CRISPR/Cas9 等技术是消除内源性 TCR 表达的主要方法。研究结果显示，与 TALEN 技术相比，CRISPR/Cas9 能够产生更高纯度的 TCR/CD3 阴性细胞群体[23]。

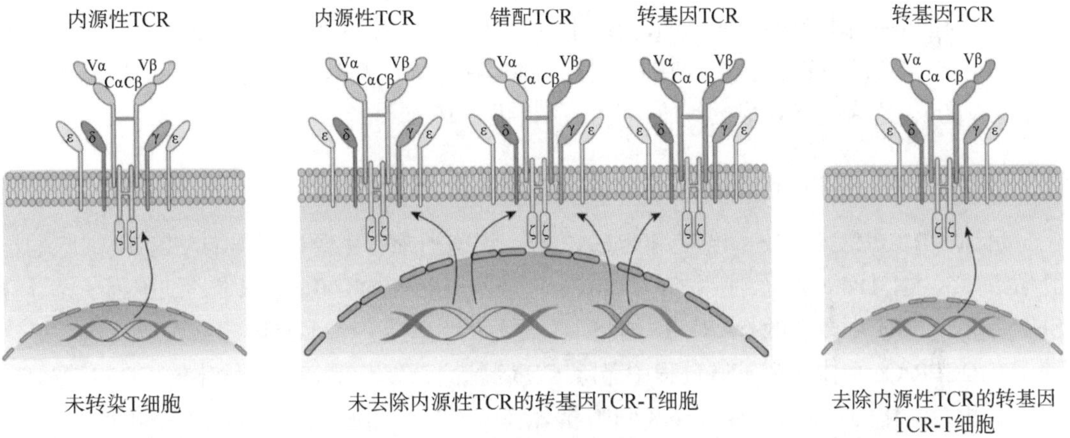

图 15-6　CRISPR/Cas9 系统敲除内源性 TCR 以避免混合 TCR 二聚体的形成并提高转导的 TCR 表达[23]

4.2.2　基因定点编辑技术用于 TCR-T 细胞治疗的策略

为了避免以上这些问题，有研究应用 CRISPR/Cas9 系统用人工肿瘤特异性 TCR 序列替换内源性 TCRα 和 β 基因[23]。与传统的 TCR-T 细胞相比，剔除内源性 TCR 可提高转基因 TCR 的表达和功能。为了降低误配风险，另一种策略是转导稳定的 Vα/Vβ 单链 TCR（Sc TCR）。据报道，Sc TCR 转导和 CRISPR 干扰的结合几乎完全消除了 TCR 错位的可能性[24]。2020 年首次报道了临床试验 NCT03399448，验证了 CRISPR/Cas9 编辑 TCR-T 细胞在难治性肿瘤患者中的安全性和可行性[25]。该临床试验通过慢病毒转染患者的自体 T 细胞，表达 NY-ESO-1 特异性 TCR，然后，采用 CRISPR/Cas9 系统敲除内源性 *TCR* 和 *PD-1* 基因。基因编辑后的 TCR-T 细胞在体外扩增成功并重新回输至三名患者，其中两名患者病情稳定，总体显示出较好的安全性和抗肿瘤活性。注入患者体内的工程化 T 细胞可在体内存活长达 9 个月，初步表明 TCR 转染和基因组编辑相结合可能会开发出更有效、更安全的肿瘤免疫疗法。

4.3 基因定点编辑技术用于 CAR-NK 细胞治疗

4.3.1 NK 细胞作为工程化细胞的优势

NK 细胞是固有免疫细胞中一类重要效应淋巴细胞，其抗肿瘤作用已得到广泛认可，NK 细胞作为过继治疗的理想替代细胞，其优势从以下几方面体现：①与 T 细胞不同，NK 细胞可以直接对肿瘤细胞发挥杀伤作用，具有天然细胞溶解、抗病毒和抗肿瘤功能，无须事先经抗原致敏，因而对抗原提呈能力低下或抗原提呈能力受损的肿瘤细胞具有一定的杀伤力；②与 CAR-T 细胞相比，NK 细胞潜在的副作用更少、成本更低；③NK 细胞缺乏 TCR，而 TCR 可能导致 GVHD；④CRS 发生较 CAR-T 细胞等更少。

CRS 是 CAR-T 细胞治疗中最严重的毒副作用之一，其原因是 CAR-T 细胞活化和增殖产生一系列促炎性细胞因子，包括 TNF-α、IL-1 和 IL-6 等。而 NK 细胞可以在不识别肿瘤特异性抗原的情况下直接杀死肿瘤细胞。NK 细胞产生的细胞因子主要由 IFN-γ 和 GM-CSF 组成，转移到肿瘤患者体内的 CAR-NK 细胞在几周内不会明显扩增。因而，与 CAR-T 细胞治疗相比，CAR-NK 细胞治疗在安全性方面具有优势。且 NK 细胞在异基因环境下不会引起 GVHD，这为生产现成的细胞治疗产品提供了基础[26]。

4.3.2 基因定点编辑技术用于 CAR-NK 细胞治疗

目前 CRISPR/Cas9 技术已应用于 CAR-NK 细胞治疗，主要以增强 CAR-NK 细胞的抗肿瘤活性为主。Daher 等[27]使用 CRISPR/Cas9 技术敲除 CAR-NK 细胞中的细胞因子诱导含 SH2 蛋白（CISH），改良的 CAR-NK 细胞具有更好的代谢适应性和抗肿瘤活性。Gurney 等[28]使用 CRISPR/Cas9 技术在扩增过程中敲除 *CD38* 基因，以获得亲和力优化的 CD38 CAR，表达亲和力优化的CD38 CAR的NK细胞显著减少了NK细胞自我杀伤。此外，CRISPR/Cas9 系统也用于制备靶向各种肿瘤抗原的 CAR-NK 细胞，其中包括 EGFRvⅢ-CAR-NK、HER2-CAR-NK 等[29, 30]。

肿瘤抗原的丢失是基于 CAR 的免疫细胞治疗的一个难点。NK 细胞可以被泛特异性 CAR 分子“武装”起来，通过多个配体提高肿瘤识别率，与单一的配体靶点相比，可以诱导更好的抗肿瘤反应。将 T 细胞或 NK 细胞上的完整 NKG2D 蛋白作为 CAR 设计的一部分，能明显增强对 NKG2D-配体阳性肿瘤的抗肿瘤作用。不仅如此，靶向肿瘤的同时，这种泛特异性 CAR-NK 细胞还可以靶向 NKG2D 配体阳性 MDSC 和 Treg 细胞，从而克服免疫抑制性免疫微环境[31]。

4.3.3 基因定点编辑技术靶向 NK 细胞免疫抑制途径

与 CAR-T 细胞、TCR-T 细胞等相似，免疫检查点受体信号的负性调节也被认为是介导肿瘤中的 NK 细胞功能衰竭的主要原因之一。阻断 NK 细胞表达抑制性受体如 CD96、TIGIT、LAG-3 及 CISH 等可增强 NK 细胞抗肿瘤免疫功能[32]。在一项研究中，CRISPR/Cas9 系统介导的检查点分子 *CISH* 敲除增强了体外原代人 NK 细胞对 Daudi B 淋巴瘤细胞的毒性[33]。CRISPR/Cas9 系统在基因组编辑方面显示出巨大的潜力，可以通过用 CAR 结构武装 NK 细胞、增强 NK 激活、促进 NK 浸润肿瘤及拮抗抑制途径等方式来增强 NK 细胞免疫治疗疗效。目前的一些研究大部分基于临床前研究，未来随着该系统的优化、效率提升及脱靶效应的改善，相信 CRISPR/Cas9 系统在 NK 细胞的改造方面有更大的应用价值。

4.4 基因定点编辑技术初步应用于巨噬细胞治疗

免疫逃逸在肿瘤生长中起着重要作用。免疫逃逸的机制之一是肿瘤细胞产生的“不要吃我”信号，以阻止巨噬细胞介导的吞噬作用。CD47 是一种在大多数肿瘤细胞上过度表达的细胞表面蛋白，是一种重要的“不要吃我”信号。存在吞噬信号时，CD47 和巨噬细胞信号调节蛋白 α（SIRPα）之间的相互作用介导了吞噬抑制，从而形成了免疫逃逸。已有研究应用抗 CD47 单克隆抗体阻止 CD47 和 SIRP-α 结合来关闭“不要吃我”信号[34]。

基因编辑技术也可以用来避免“不要吃我”的信号，增强巨噬细胞的功能。在一项研究中，CRISPR/Cas9 系统被用于敲除巨噬细胞中的 SIRPα，增强巨噬细胞吞噬肿瘤的能力[35]。利用 CRISPR/Cas9 系统敲除巨噬细胞中的特异性基因，最大限度地减少肿瘤微环境抑制的影响，提高抗肿瘤免疫反应，也是增强巨噬细胞免疫治疗疗效的发展方向之一。

5 CRISPR/Cas9 临床应用的局限性和挑战

尽管 CRISPR/Cas9 系统在提高过继性细胞免疫治疗的疗效方面显示出巨大潜力，但与安全性和疗效相关的几个问题仍然阻碍着其临床转化和应用，主要包括以下几个方面。

5.1 脱靶毒性

脱靶问题仍然是将 CRISPR/Cas9 系统转化为临床治疗应用的主要障碍之一。尽管已经有报道通过各种方法改进指导 RNA（gRNA）设计和提高 Cas 酶的特异性来减少脱靶问题，但非特异性切割和非靶点突变所导致的脱靶毒性依然是面临的主要问题。所幸在临床试验中，实际检测到的非靶点、染色体重排或长程缺失并不显著或少量。也有研究认为非目标靶点的突变频率随着时间的推移而下降[36]，但依然需要更多临床经验和更长的随访时间来进一步验证其安全性。

5.2 Cas9 相关免疫原性

人类对 Cas9 蛋白预先存在适应性免疫反应，使得在使用 CRISPR/Cas9 系统治疗患者时可能会产生不利影响。然而，截至目前的临床试验中没有发现明显的排斥反应，因而一些研究人员认为对 Cas9 蛋白预先存在的免疫反应似乎并不妨碍 CRISPR/Cas9 系统的临床应用。然而，在单次剂量的治疗中，抗体的积累可能不会造成威胁，但在重复治疗的情况下，有必要密切监测临床不良反应情况。目前减轻免疫原性的方法包括通过将抗原肽突变为人源化新抗原（表位掩蔽）来进行免疫豁免，以及通过调控 Cas9 的表达、诱导降解或促进免疫抑制来降低 Cas9 的免疫原性等[37]。

5.3 细胞因子风暴

还存在的问题包括当 CRISPR/Cas9 技术用于任何过继免疫细胞治疗（包括 CAR-T 细胞、TCR-T 细胞和 CAR-NK 细胞治疗）时，随着细胞免疫功能的不断增强，神经毒性和细胞因子释放综合征的风险都有可能增加。这就要求必须让训练有素的临床医生来管理可能发生的任何免疫相关不良反应，并一定确保在临床应用前对这些细胞治疗的有效性和体内安全性进行充分评估。

5.4 致瘤风险

研究还表明，CRISPR/Cas9 技术可能无意中导致肿瘤发生发展。已经发现，Cas9 RNP 递送在人类视网膜色素上皮细胞中诱导 p53 介导的 DNA 损伤反应。当在人类视网膜上皮细胞中检测到 Cas9 介导的 DNA 断裂时，p53 发出 DNA 损伤反应信号，并调节细胞周期[38]，供体模板的同源定向修复（HDR）重组速度加快，从而导致癌症风险增加。然而，目前在过继性细胞治疗的临床前及早期临床研究中尚未有此类致瘤风险报道，对此可能需要更长时间的随访来证实其安全性。

5.5 伦理问题

基因定点编辑技术除了应用于体细胞，还可以应用于生殖系细胞（如人类卵子、精子或胚胎细胞）。一方面，生殖系细胞中的遗传变化具有永久遗传的好处，在治疗遗传性疾病方面具有优势，另一方面，在生殖细胞尤其是胚胎细胞上对于基因的永久性删除或编辑给个体带来的影响也可能产生不平等和歧视，引发更多的社会问题。然而，对于抗肿瘤免疫治疗，尤其是过继性细胞免疫治疗基本不涉及以上方面的伦理问题，在此超出了探讨范围。

6 总结与展望

目前对于 CRISPR/Cas9 技术应用于肿瘤免疫细胞治疗的早期临床试验正在国内外进行，包括原代 T 细胞、CTL、TIL、CAR-T 细胞/UCAR-T 细胞及 TCR-T 细胞等各个类型，具体列举如下[39]（表 15-2）。绝大部分的研究刚刚开展并处于招募入组阶段，均以Ⅰ期或Ⅰ/Ⅱ期为主，广泛涉及血液系统肿瘤及各类实体瘤，其中，有三项临床试验已处于完成阶段并有文献对其技术可行性及初步安全性进行报道[25, 36]。基因定点编辑用于各类过继性免

表 15-2 CRISPR/Cas9 技术应用于过继性细胞治疗（ACT）的临床试验汇总

临床试验	转染方式	试验阶段	目的基因	肿瘤类型	细胞类型	研究单位	试验状态
NCT02793856	N/A	Ⅰ	*PDCD1*-KO	非小细胞肺癌	T 细胞	北京大学	完成
NCT02863913	N/A	Ⅰ	*PDCD1*-KO	膀胱癌	T 细胞	北京大学	撤回
NCT02867332	N/A	Ⅰ	*PDCD1*-KO	肾癌	T 细胞	北京大学	撤回
NCT02867345	N/A	Ⅰ	*PDCD1*-KO	前列腺癌	T 细胞	北京大学	撤回
NCT03044743	电转	Ⅰ/Ⅱ	*PDCD1*-KO	鼻咽癌、淋巴瘤、胃癌	EBV-CTL	南京大学医学院附属鼓楼医院	招募
NCT03081715	N/A	Ⅰ	*PDCD1*-KO	食管癌	T 细胞	杭州肿瘤医院	完成
NCT04417764	N/A	Ⅰ	*PDCD1*-KO	肝癌	T 细胞	中南大学湘雅医院	招募
NCT04426669	N/A	Ⅰ/Ⅱ	*CISH*-KO	消化道肿瘤	TIL	国家癌症研究所（美国）	招募
NCT03398967	N/A	Ⅰ/Ⅱ	*TRAC*、*CD52*- KO	B 细胞淋巴瘤	CD19/20-或 CD19/22-UCART	中国人民解放军总医院	未知
NCT03166878	慢病毒（CAR）电转（TCR/B2M）	Ⅰ/Ⅱ	*TRAC*、*TRBC*、*B2M*-KO	B 细胞淋巴瘤	CD19-UCART	中国人民解放军总医院	未知
NCT03690011	N/A	Ⅰ	*CD7*-KO	T 细胞恶性肿瘤	CD7-CAR-T 细胞	贝勒医学院（美国）	招募
NCT03747965	N/A	Ⅰ	*PDCD1*-KO	实体肿瘤	抗 MSLN UCART	中国人民解放军总医院	未知
NCT03545815	N/A	Ⅰ	*TRAC*、*PDCD1*-KO	实体肿瘤	抗 MSLN UCART	中国人民解放军总医院	未知
NCT04037566	慢病毒（CAR）电转（HPK1）	Ⅰ	*HPK1*-KO	B 细胞淋巴瘤	CD19-CAR-T 细胞	西安交通大学附属西京医院	招募
NCT05037669	N/A	Ⅰ	*B2M*、*CⅡTA*、*TRAC*-KO	淋巴瘤	CD19-CAR-T 细胞	宾夕法尼亚大学（美国）	撤回
NCT04557436	慢病毒	Ⅰ	*CD52*、*TRAC*-KO	急性 B 淋巴细胞白血病	CD19-CAR-T 细胞	大奥蒙德街儿童医院（英国）	招募
NCT04976218	N/A	Ⅰ	*TGFβR*-KO	胆管细胞癌	CAR-EGFR T 细胞	中国人民解放军总医院	招募
NCT03399448	慢病毒（TCR）电转 TCRα、TCRβ 和 PD-1	Ⅰ	*TRAC*、*TRBC*、*PDCD1*-KO	多发性骨髓瘤、黑色素瘤、滑膜肉瘤	NY-ESO-1-TCR-T 细胞	宾夕法尼亚大学（美国）	完成

注：KO，敲除；PDCD1，细胞程序性死亡蛋白 1；UCART，通用型 CAR-T；HPK1，造血干细胞激酶 1；CⅡTA，Ⅱ型反式激活蛋白。

数据更新至 2022 年 10 月 7 日，数据提取自 https：//clinicaltrials.gov/。

疫细胞的初步探索已显示可行，但其安全性和有效性还有待更多更大规模临床研究的进一步验证。伴随着 CRISPR/Cas9 技术的广泛应用，以及通用型细胞技术的建立、免疫抑制微环境的改善、靶点的进一步鉴定和优化、脱靶毒性的减少及制备成本的降低，相信会有更多的晚期肿瘤患者能够接受免疫细胞治疗技术并从中获益。

参 考 文 献

[1] Mali P，Esvelt KM，Church GM. Cas9 as a versatile tool for engineering biology. Nat Methods，2013，10（10）：957-963.

[2] Lloyd A，Vickery ON，Laugel B. Beyond the antigen receptor：editing the genome of T-cells for cancer adoptive cellular therapies. Front Immunol，2013，4：221.

[3] Ohta A, Gorelik E, Prasad SJ, et al. A2A adenosine receptor protects tumors from antitumor T cells. Proc Natl Acad Sci U S A, 2006 ,103(35):13132-13137.

[4] Mosenden R，Tasken K. Cyclic AMP-mediated immune regulation—overview of mechanisms of action in T cells. Cell Signal，2011，23（6）：1009-1016.

[5] Stromnes IM，Fowler C，Casamina CC，et al. Abrogation of SRC homology region 2 domain-containing phosphatase 1 in tumor-specific T cells improves efficacy of adoptive immunotherapy by enhancing the effector function and accumulation of short-lived effector T cells *in vivo*. J Immunol，2012，189（4）：1812-1825.

[6] Hermann-Kleiter N，Klepsch V，Wallner S，et al. The nuclear orphan receptor NR2F6 is a central checkpoint for cancer immune surveillance. Cell Rep，2015，12（12）：2072-2085.

[7] Su S，Hu B，Shao J，et al. CRISPR-Cas9 mediated efficient PD-1 disruption on human primary T cells from cancer patients. Sci Rep，2016，6：20070.

[8] Su S，Zou Z，Chen F，et al. CRISPR-Cas9-mediated disruption of PD-1 on human T cells for adoptive cellular therapies of EBV positive gastric cancer. Oncoimmunology，2017，6（1）：e1249558.

[9] Schumann K，Lin S，Boyer E，et al. Generation of knock-in primary human T cells using Cas9 ribonucleoproteins. Proc Natl Acad Sci U S A，2015，112（33）：10437-10442.

[10] Alcover A，Alarcon B，Di Bartolo V. Cell biology of T cell receptor expression and regulation. Annu Rev Immunol，2018，36：103-125.

[11] Ren J，Liu X，Fang C，et al. Multiplex genome editing to generate universal CAR T cells resistant to PD1 inhibition. Clin Cancer Res，2017，23（9）：2255-2266.

[12] Eyquem J，Mansilla-Soto J，Giavridis T，et al. Targeting a CAR to the TRAC locus with CRISPR/Cas9 enhances tumour rejection. Nature，2017，543（7643）：113-117.

[13] Ren J，Zhang X，Liu X，et al. A versatile system for rapid multiplex genome-edited CAR T cell generation. Oncotarget，2017，8（10）：17002-17011.

[14] Liu X，Zhang Y，Cheng C，et al. CRISPR-Cas9-mediated multiplex gene editing in CAR-T cells. Cell Res，2017，27（1）：154-157.

[15] Wang SW，Gao C，Zheng YM，et al. Current applications and future perspective of CRISPR/Cas9 gene editing in cancer. Mol Cancer，2022，21（1）：57.

[16] Guo X，Jiang H，Shi B，et al. Disruption of PD-1 enhanced the anti-tumor activity of chimeric antigen receptor t cells against hepatocellular carcinoma. Front Pharmacol，2018，9：1118.

[17] Zhang Y, Zhang X, Cheng C, et al. CRISPR-Cas9 mediated LAG-3 disruption in CAR-T cells. Front Med, 2017, 11 (4): 554-562.

[18] Good CR, Aznar MA, Kuramitsu S, et al. An NK-like CAR T cell transition in CAR T cell dysfunction. Cell, 2021, 184 (25): 6081-6100, e26.

[19] Jung IY, Kim YY, Yu HS, et al. CRISPR/Cas9-mediated knockout of DGK improves antitumor activities of human T cells. Cancer Res, 2018 ,78(16):4692-4703.

[20] Tang N, Cheng C, Zhang X, et al. TGF-beta inhibition via CRISPR promotes the long-term efficacy of CAR T cells against solid tumors. JCI Insight, 2020, 5 (4): e133977.

[21] Sterner RM, Cox MJ, Sakemura R, et al. Using CRISPR/Cas9 to knock out GM-CSF in CAR-T cells. J Vis Exp, 2019 (149). doi:10.3791/59629.

[22] Kunkele A, Johnson AJ, Rolczynski LS, et al. Functional tuning of CARs reveals signaling threshold above which $CD8^+$ CTL antitumor potency is attenuated due to cell Fas-FasL-dependent AICD. Cancer Immunol Res, 2015, 3 (4): 368-379.

[23] Ou X, Ma Q, Yin W, et al. CRISPR/Cas9 gene-editing in cancer immunotherapy: promoting the present revolution in cancer therapy and exploring more. Front Cell Dev Biol, 2021, 9: 674467.

[24] Xue SA, Chen Y, Voss RH, et al. Enhancing the expression and function of an EBV-TCR on engineered T cells by combining Sc-TCR design with CRISPR editing to prevent mispairing. Cell Mol Immunol, 2020, 17 (12): 1275-1277.

[25] Stadtmauer EA, Fraietta JA, Davis MM, et al. CRISPR-engineered T cells in patients with refractory cancer. Science, 2020, 367 (6481): eaba7365.

[26] Liu E, Marin D, Banerjee P, et al. Use of CAR-transduced natural killer cells in CD19-positive lymphoid tumors. N Engl J Med, 2020, 382 (6): 545-553.

[27] Daher M, Basar R, Gokdemir E, et al. Targeting a cytokine checkpoint enhances the fitness of armored cord blood CAR-NK cells. Blood, 2021, 137 (5): 624-636.

[28] Gurney M, Stikvoort A, Nolan E, et al. CD38 knockout natural killer cells expressing an affinity optimized CD38 chimeric antigen receptor successfully target acute myeloid leukemia with reduced effector cell fratricide. Haematologica, 2022, 107 (2): 437-445.

[29] Han J, Chu J, Keung Chan W, et al. CAR-engineered NK cells targeting wild-type EGFR and EGFRvⅢ enhance killing of glioblastoma and patient-derived glioblastoma stem cells. Sci Rep, 2015, 5: 11483.

[30] Kruschinski A, Moosmann A, Poschke I, et al. Engineering antigen-specific primary human NK cells against HER-2 positive carcinomas. Proc Natl Acad Sci U S A, 2008, 105 (45): 17481-17486.

[31] Raulet DH, Gasser S, Gowen BG, et al. Regulation of ligands for the NKG2D activating receptor. Annu Rev Immunol, 2013, 31: 413-441.

[32] Zhang Q, Bi J, Zheng X, et al. Blockade of the checkpoint receptor TIGIT prevents NK cell exhaustion and elicits potent anti-tumor immunity. Nat Immunol, 2018, 19 (7): 723-732.

[33] Rautela J, Surgenor E, Huntington ND. Drug target validation in primary human natural killer cells using CRISPR RNP. J Leukoc Biol, 2020, 108 (4): 1397-1408.

[34] Catalan R, Orozco-Morales M, Hernandez-Pedro NY, et al. CD47-SIRPalpha axis as a biomarker and therapeutic target in cancer: current perspectives and future challenges in nonsmall cell lung cancer. J Immunol Res, 2020, 2020: 9435030.

[35] Ray M, Lee YW, Hardie J, et al. CRISPRed macrophages for cell-based cancer immunotherapy. Bioconjug Chem，2018，29（2）：445-450.

[36] Lu Y，Xue J，Deng T，et al. Safety and feasibility of CRISPR-edited T cells in patients with refractory non-small-cell lung cancer. Nat Med，2020，26（5）：732-740.

[37] Chew WL. Immunity to CRISPR Cas9 and Cas12a therapeutics. Wiley Interdiscip Rev Syst Biol Med，2018，10（1）. doi：10.1002/wsbm.1408.

[38] Haapaniemi E，Botla S，Persson J，et al. CRISPR-Cas9 genome editing induces a p53-mediated DNA damage response. Nat Med，2018，24（7）：927-930.

[39] Ghaffari S, Khalili N, Rezaei N. CRISPR/Cas9 revitalizes adoptive T-cell therapy for cancer immunotherapy. J Exp Clin Cancer Res，2021，40（1）：269.

第十六章　原位疫苗概述

免疫治疗一直是肿瘤治疗领域重要的发展方向。近年来，肿瘤免疫治疗的新理论、新技术不断发展，其中免疫检查点抑制剂（immune checkpoint inhibitor，ICI）、工程化淋巴细胞治疗（engineered lymphocytes for adaptive cell therapy）和肿瘤治疗性疫苗（therapeutic cancer vaccine）技术均已经不同程度实现了临床应用。

随着生物技术的发展，肿瘤新抗原疫苗技术不断发展，逐渐走向临床应用（详见本书第十七章“新抗原肽疫苗”）。随着新抗原疫苗技术的临床应用，其在技术层面存在的问题也逐渐引起关注：大多数肿瘤缺乏可以产生新抗原的共性突变，因此新抗原疫苗存在高度异质性，需要基于每位患者的突变谱进行个性化定制，经济和时间成本高（全外显子组测序或 RNAseq 测序，抗原肽的个性化定制等）[1]，不仅如此，在治疗中肿瘤抗原表位也会不断发生变化，影响已经制备的新抗原疫苗的疗效。

肿瘤“原位疫苗”技术因其独特的优势，在免疫学发展迅速的今天受到了特别关注。所谓原位疫苗，即在肿瘤局部特异性地诱导和刺激抗肿瘤免疫反应[2]，利用肿瘤“自身”作为“抗原库”，通过释放肿瘤抗原、激活抗原提呈细胞的成熟及活化等多种途径增强肿瘤免疫原性，实现肿瘤“冷—热”转化，最终激活局部及全身的抗肿瘤免疫反应[3]。原位疫苗技术避免了肿瘤抗原检测需要消耗的时间和经济成本高，临床应用前景广泛。原位疫苗可以单独应用，还可以与其他抗肿瘤治疗手段联合，达到协同效果。

实现肿瘤原位疫苗主要有两种途径：瘤内免疫注射及放射治疗（radiotherapy，简称放疗）。对于一种理想的原位疫苗，其建立的关键步骤包括诱导免疫原性细胞死亡（immunogenic cell death，ICD），暴露肿瘤反应性抗原（tumor reactive antigen）以启动免疫反应，激活抗原提呈细胞（antigen presenting cell，APC）以实现大量的抗原提呈，活化 T 细胞，诱导强烈且持续的细胞毒性 T 细胞反应，最终激发抗肿瘤免疫效应[4, 5]。

放疗作为一种局部肿瘤治疗方法，能够将肿瘤转化为原位疫苗，诱导全身的抗肿瘤免疫。放疗可诱导 ICD，这是建立原位疫苗的启动步骤[6]，在此过程中钙网蛋白的“异位”质膜表达作为“吃我信号”，而 HMGB1 等损伤相关分子模式（damage associated molecular pattern，DAMP）的细胞外释放促进 DC 的激活、成熟及向肿瘤引流淋巴结的迁移[7, 8]。放疗还可以上调 MHC Ⅰ类分子、促炎性细胞因子、趋化因子、死亡受体和 NKG2D 配体等的表达[6, 7, 9]。此外，放疗会引起“远隔效应”[8]，即在未接受治疗部位的肿瘤也会出现消退的现象，但单纯的放疗引起“远隔效应”罕见。这说明仅进行放疗并不足以启动全身的抗肿瘤免疫[5]，将放疗与其他免疫疗法相联合可产生协同效应、增强抗肿瘤免疫[10]，更好地发挥其原位疫苗效应（相关内容详见第十九章“放疗与免疫治疗”）。

瘤内免疫注射即直接向肿瘤局部免疫注射来启动局部及全身的抗肿瘤免疫。可行免疫注射的注射剂种类很多，包括各类药物，如免疫调节性单克隆抗体、溶瘤病毒、模式识别受体激动剂、细胞因子等，还有病原体，如细菌、病毒，以及免疫细胞等[11-13]。

虽然放疗与瘤内免疫注射均有广泛的免疫效应，但其作用机制各不相同。由于抗肿瘤免疫循环的步骤复杂，将放疗与瘤内免疫注射技术合理联合，可以增强抗肿瘤效果，对于此已有很多相关的临床前及临床试验报道。不仅如此，将原位疫苗技术与全身免疫治疗协同应用的探索也有较好的前景。同时，随着原位疫苗技术的临床应用，一些问题也逐渐暴露出来，需要更多的研究和新技术来解决。本章将重点介绍原位免疫注射技术及原位疫苗技术的进展等。

1　原位免疫注射技术

1.1　原位免疫注射技术的优势

肿瘤免疫治疗最早可追溯到19世纪末的“Coley毒素”，这也是现代肿瘤非手术治疗的开端。实际上，Coley毒素注射就是一种原位免疫注射技术。近年来，随着肿瘤免疫研究的发展，发现绝大部分肿瘤患者对单一的免疫治疗不敏感，联合治疗逐渐成为提高免疫治疗疗效的重要手段。然而，多种免疫治疗的联合常常会增加不良反应率，这不仅限制了药物的使用剂量，使药物在肿瘤局部的浓度不足，难以达到治疗水平，还可能促使肿瘤发生免疫逃逸或耐受。而原位免疫注射技术有望解决这一困境。

与全身免疫治疗相比，原位免疫注射技术具有以下特征。

（1）减少药物的系统性暴露和减轻不良反应：瘤内免疫注射可使免疫性药物选择性地在肿瘤内富集，先在局部组织达到较高的初始浓度，随后进入体循环。这种局部缓慢吸收的方式，不仅能解决药物在病灶区域渗透不足的问题，还可凭借其由局部到全身的放大效应，在保证疗效的同时降低药物的使用剂量，进而减轻全身暴露所致的免疫相关不良反应，提高免疫治疗药物的安全性，改善剂量限制性药物的治疗效果。此外，瘤内或淋巴结内直接给药还能增加药物在肿瘤微环境和其引流淋巴结中的累积。

（2）增强肿瘤免疫原性：瘤内注射免疫药物，可以引起肿瘤细胞的损伤或死亡，并释放特异性抗原，同时激活肿瘤局部的抗原提呈，提高效应T细胞在病灶区域内的活化与浸润，激发机体有效而持久的系统性抗肿瘤免疫反应。

（3）瘤内免疫治疗所致的多表位肿瘤抗原释放，有助于解决肿瘤异质性和患者人白细胞抗原异质性对肿瘤免疫治疗的限制；对同一肿瘤患者采用多点注射，还能增强肿瘤细胞共有抗原间的多克隆应答效率。

（4）更高的临床转化价值：原位免疫注射技术避免了个体化的抗原检测、预测及抗原肽定制合成等步骤，应用更加简便；此外，由于瘤内免疫治疗的给药方式具有低毒性、高生物利用率的优势，为其与现有治疗手段联合使用、发挥协同作用提供了更大的应用空间。

1.2　瘤内免疫性药物注射

原位免疫注射制剂种类繁多，根据制剂种类可分为病原体（细菌、病毒），细胞，核酸，蛋白（抗体、小分子蛋白）等；根据作用机制可分为免疫检查点制剂、ICD 引发剂、肿瘤抗原、细胞因子、模式识别受体（pattern recognition receptor，PRR）激动剂等。目前采取最多的是各种具有免疫效应的药物。这些药物可单独应用，也可与其他抗肿瘤治疗手段共同应用。表 16-1 中列出了研究较为集中的原位免疫注射制剂（表 16-1）。

表 16-1　原位免疫注射制剂的分类

原位免疫注射制剂	分类
模式识别受体激动剂	TLR9：SD-101、CMP-001、f-3512676、CpG7909、MGN1703
	TLR4：G100、AMP-516/rintatolimod（Ampligen）、BO-112
	TLR3：poly-ICLC
	TLR7/8：咪喹莫特、MEDI9197
	cGAS-STING 激动剂：MIW815（ADU-S100）、MK-1454、Mn^{2+}、KL340399
蛋白与核酸类药物	免疫检查点抑制剂：PD-1、PD-L1、CTLA-4
	共刺激分子激动剂：OX40（MOXR0916）、抗 CD47 抗体（TTI-621）、抗 CD40 抗体（ABBV-927、APX005M）
	小分子蛋白：LL-37
	核酸类药物：DNA/RNA 疫苗
细胞因子	白细胞介素：IL-2、IL-12
	肿瘤坏死因子：TNFerade
	干扰素：IFN-α/β、IFN-γ

1.2.1　模式识别受体激动剂

PRR 是启动和维持固有免疫的核心分子，主要包括 TLR 家族、细胞质 RNA 解旋酶 RIG-Ⅰ样受体（retinoic acid-inducible gene-Ⅰ like receptor，RGR）家族及环状 GMP-AMP 合成酶（cGAS）-干扰素基因刺激物（STING）系统。PRR 激动剂可通过模拟免疫、非免疫细胞识别病原体相关分子模式（PAMP）的过程，激发机体 $CD8^+T$ 细胞反应，刺激 $CD4^+T$ 细胞产生 IFN-γ，诱导或增强肿瘤的局部炎症和免疫，目前大多作为免疫佐剂联合其他药物使用，发挥协同抗肿瘤疗效。研究最广泛的 PRR 激动剂主要是 TLR 激动剂，包括 TLR9、TLR4、TLR3、TLR7/TLR8 等，目前已有不少关于将其用于瘤内注射使用的临床前及临床研究。

1.2.1.1　TLR9 激动剂

TLR9 主要存在于髓细胞、B 细胞和浆细胞样树突状细胞（pDC）等免疫细胞内，能够识别细菌或病毒中非甲基化双链 DNA（dsDNA）中的连续 CpG 二核苷酸序列。有多个临床前模型研究对 TLR9 激动剂作为单一疗法及与化疗、放疗和免疫疗法等结合用于系统或局部治疗进行了探索，证实其能够与其他疗法发挥协同作用，抑制小鼠肿瘤生长，增强抗肿瘤活性[14]。

TLR9 激动剂作为单一疗法的临床试验表明，其在改善患者免疫抑制状态方面的疗效有待提升，联合治疗有望发挥更大的潜力。目前 TLR9 联合治疗的研究在与化疗、放疗和免疫治疗联合等方向均有报道。在一项 22 例晚期黑色素瘤患者的临床试验（NCT02521870）中，瘤内注射 SD-101（TLR9 激动剂）联合全身帕博利珠单抗（pembrolizumab）治疗的方案获得了 40%的客观缓解率及 64%的疾病控制率，在安全性方面瘤内免疫注射主要引起注射部位的反应，以及一过性轻中度流感样症状。CMP-001 也是一种 TLR9 激动剂，能够激活肿瘤局部浆细胞样树突状细胞，促进肿瘤抗原的提呈、诱导分泌 I 型干扰素及全身抗肿瘤 T 细胞反应[5]。近期完成的一项 Ⅰb 期临床试验（NCT03084640）结果表明，CMP-001 联合帕博利珠单抗治疗晚期黑色素瘤，可逆转其对抗 PD-1 单抗的耐药性，并能引起持久的治疗反应。

1.2.1.2 TLR4 激动剂

TLR4 主要在树突状细胞（DC）、单核细胞、巨噬细胞、T 细胞和 B 细胞及一些非免疫细胞的表面表达，能够识别细菌外膜脂多糖（LPS）。G100（TLR4 激动剂）作为一种合成的 LPS 类似物，在临床前模型中可诱导局部或全身抗肿瘤免疫反应，已在梅克尔细胞癌患者中进行了临床试验，证实了其安全性和有效性[15]。此外，近期的一项关于 G100 联合低剂量帕博利珠单抗或利妥昔单抗（rituximab）治疗滤泡性非霍奇金淋巴瘤的Ⅰ/Ⅱ期临床试验（NCT02501473）也取得了较为理想的结果，在 G100 20μg 组（n=18）的总体有效率为 33.3%，其中 72.2%的患者出现远处肿瘤消退，这项结果为 TLR4 激动剂作为疫苗佐剂与其他疗法联合使用提供了重要参考。

1.2.1.3 TLR3 激动剂

TLR3 能够识别病毒核酸[含有未甲基化 CpG 基序的 dsRNA、单链 RNA（ssRNA）和单链 DNA（ssDNA）]，主要表达在 DC、成纤维细胞、上皮细胞和肿瘤细胞的表面。聚肌苷酸胞苷酸（polyinosinic-polycytidylic acid，polyI：C）是一种 dsRNA 类似物，在临床前研究中，能够诱导血单核细胞产生 IFN-α/β，增强自然杀伤作用。目前已被用作肿瘤疫苗的佐剂，增强疫苗的抗肿瘤活性。2019 年，一项通过瘤内注射 FMS 样酪氨酸激酶 3 配体（Flt3L）和 poly-ICLC（TLR3 激动剂）并联合低剂量放疗治疗惰性非霍奇金淋巴瘤的临床试验（NCT01976585）结果显示，接受治疗的 11 例患者中有 8 例获得 CR 或 PR，提示了该治疗模式的应用潜力。

1.2.1.4 TLR7/8 激动剂

TLR7 和 TLR8 是内体受体，能够识别具有病毒特征的 ssRNA，其激动剂能够激活如 DC、单核细胞、巨噬细胞、成纤维细胞和人类角质细胞等，并伴随着促炎性细胞因子和趋化因子的分泌，从而改变肿瘤微环境，促进有效的抗肿瘤免疫反应[16]。

咪喹莫特是一种 TLR7 激动剂，其乳剂作为外用药治疗一些浅表性肿瘤如皮肤基底细胞癌，其已进入临床应用。

1.2.1.5　cGAS-STING 激动剂

cGAS-STING通路在肿瘤的发生和发展中具有复杂的调控作用。病原体感染、自体DNA损伤和肿瘤 DNA 等是诱导 cGAS-STING 通路激活的关键因素。DNA 受体环鸟嘌呤腺嘌呤合成酶（cyclic GMP-AMP synthase，cGAS）在与细胞质 DNA 结合时被激活，能够催化环鸟苷酸-腺苷酸（cyclic GMP-AMP，cGAMP）的合成，并与下游的干扰素基因刺激物（stimulator of interferon gene，STING）结合，激活 NF-κB 和干扰素调节因子 3（IRF3）转录途径，诱导Ⅰ型 IFN 的分泌，参与固有免疫反应。因此 cGAS-STING 通路的激活在促进癌细胞衰老，诱导癌细胞凋亡，并增加细胞毒性 T 细胞和 NK 细胞介导的细胞毒作用中发挥着重要作用，其激动剂在肿瘤的治疗中值得深入探索。此前的临床前结果显示其不仅可以诱导细胞因子的生成、活化靶向肿瘤的 T 细胞，还能够通过其活化的免疫系统提高肿瘤细胞对放疗的敏感性[17]。

近年来将 STING 激动剂如 MIW815（ADU-S100）、MK-1454 等作为疫苗进行瘤内注射的临床结果并不理想,大多因未观察到疗效而被终止(如 NCT03172936、NCT03010176 等)，新型的 STING 激动剂亦在研发中。例如，Mn^{2+}是一种有效的固有免疫刺激剂，能够在没有感染的情况下诱导Ⅰ型 IFN 和细胞因子的产生，作为新型的 STING 激动剂能够显著增强 cGAS 对 dsDNA 及其酶活性的敏感性，使 cGAS 能够在低浓度 dsDNA 存在的情况下产生二级信使 cGAMP。此外 Mn^{2+}还能通过增强 cGAMP-STING 结合亲和力来增强 STING 活性，其未来可能成为一种理想的原位疫苗成分。此外，新一代小分子 STING 激动剂 KL340399，已获得中国国家药品监督管理局（NMPA）批准，开展瘤内注射治疗晚期实体瘤的临床试验（NCT05549804）。

1.2.2　蛋白与核酸类药物

可用于瘤内注射的蛋白类药物包括大分子蛋白（绝大多数为单克隆抗体，还有一些细胞因子）和小分子蛋白（部分细胞因子，LL37 等），常见的包括 ICI，如抗 PD-1 及其配体 PD-L1、抗 CTLA-4 等，还有免疫共刺激分子激动剂如抗 OX40、抗 CD137、抗 CD47、抗 CD40 抗体等。

1.2.2.1　免疫检查点抑制剂

ICI 通过解除 T 细胞的免疫抑制状况来发挥作用，从而有效激活免疫系统并产生抗肿瘤免疫反应。相对于全身给药，瘤内注射 ICI 可以更好地靶向局部浸润肿瘤微环境（tumor microenvironment，TME）的免疫细胞，并诱导全身性免疫反应。在增加治疗指数的同时限制全身暴露和免疫相关不良事件（immune-related adverse event，irAE）。

研究发现，瘤内免疫治疗能通过在 TME 内产生固有免疫反应来治疗从 ICI 无法获益的一大部分患者，同时还能增强肿瘤局部 T 细胞的浸润[18]。

瘤内注射 ICI 也使其联合其他免疫治疗时安全性和疗效更好。在一项瘤内注射 CTLA-4 抑制剂伊匹木单抗（ipilimumab）联合全身 PD-1 抑制剂纳武单抗（nivolumab）治疗复发性胶质母细胞瘤患者的Ⅰ期临床试验（NCT03233152）中，最常见的 1～2 级不良事件（AE）为疲劳（63%）、瘙痒（26%）、皮疹（15%）、甲状腺功能减退（7%）和结节样反应（4%），且未见与研究治疗相关的 3 级以上 AE，其总生存期（overall survival，OS）中位数为 38（95%CI，27～49）周。目前许多伊匹木单抗的临床试验研究正在进行中，包括在转移性黑色素瘤患者中使用伊匹木单抗与联合使用全身性纳武单抗（NCT02857569），以及在卡波西肉瘤患者中使用瘤内纳武单抗（NCT03316274）。

1.2.2.2 共刺激分子激动剂

在免疫应答中，共刺激信号影响到 T 细胞和 B 细胞的活化，不可或缺。共刺激分子是参与共刺激信号传递的分子，也是目前瘤内免疫注射研究较多的方向。

OX40 是一种人源化 IgG1 激动剂单克隆抗体，是肿瘤坏死因子（tumor necrosis factor，TNF）受体超家族成员，在活化的免疫细胞中高度表达。其配体 OX40L 能特异性结合 OX40，两者相互作用，为 T 细胞和 B 细胞的激活提供了重要的共刺激信号。OX40/OX40L 信号可以通过 PI3K-PKB/AKT、活化 T 细胞核因子（nuclear factor of activated T cell，NFAT）和 NF-κB 等途径启动下游系列信号途径，OX40/OX40L 信号对这些途径的持续激活会导致一些抗凋亡 B 细胞淋巴瘤-2（B-cell lymphoma-2，BCL-2）家族成员及调节细胞分裂的分子上调，从而介导细胞因子及 T 细胞的活化和增殖，诱导长期 T 细胞应答[19]。

有研究表明，在抗 PD-1 耐药性肺肿瘤小鼠模型中，放疗后瘤内注射 OX40 激动剂抗体有效抑制了局部肿瘤生长，限制了肺转移，并改善了存活率[20]。另一项临床前研究，联合低剂量抗 CTLA-4、抗 CD137 和 OX40 激动性抗体注射到小鼠肿瘤或肿瘤近端引流淋巴结能诱导全身抗肿瘤作用[21]。

一项 OX40 激动剂 MOXR0916 静脉用于晚期实体瘤患者中的 I 期研究中[22]，大部分 AE 均为 1～2 级，且与 MOXR0916 的治疗有关，最常见的治疗相关 AE 有疲劳（17%）、腹泻（8%）、肌痛（7%）、恶心（6%）、食欲下降（6%）和输液相关反应（5%），但研究也同时发现，OX40 激动剂的单药有效率较低，DCR 为 33%。因此，OX40 瘤内给药是有望减轻不良反应、提高联合治疗应用的有效手段。

CD47 是一种广泛表达的细胞受体，通过与其配体，包括血小板应答蛋白-1（TSP-1）、信号调节蛋白 α（SIRPα）、整合素和含 SH2 结构域的蛋白酪氨酸磷酸酶底物-1（SHPS-1）相互作用，调节巨噬细胞的吞噬作用、中性粒细胞的迁移及 DC、T 细胞和 B 细胞的活化。阻断 CD47 抑制抗噬细胞信号，能诱导巨噬细胞吞噬肿瘤细胞。CD47 阻断还通过激活抗原提呈细胞（antigen-presenting cell，APC）或抑制肿瘤细胞上 CD47 与 T 细胞上基质蛋白血小板应答蛋白-1 之间的相互作用来引发抗肿瘤 T 细胞反应[23]。TTI-621 是一种靶向 CD47 的 SIRPα 融合蛋白，可通过诱导受体（SIRPα-Fc）阻断 CD47。一项瘤内注射 TTI-621 治疗复发或难治性真菌病性肉芽肿或塞扎里（Sézary）综合征患者的 I 期临床研究（NCT02890368）中无剂量限制性毒性（dose-limiting toxicity，DLT）发生，最常见的 AE 是寒战（29%）、注射部位疼痛（26%）、疲劳（23%），未见 3 级以上严重 AE，其显示出全身性和局部区域性的免疫治疗作用且耐受性良好。

CD40 为 TNF 受体超家族成员，在 APC（单核细胞和 DC）、B 细胞和上皮起源的肿瘤细胞膜上广泛表达[24]。ABBV-927 是一种靶向 CD40 的激动性单克隆抗体，正在 I 期试验（NCT02988960）中探索用于实体瘤患者，给药方式为瘤内注射。APX005M 是另一种用于瘤内注射的 CD40 激动单克隆抗体，正在与纳武单抗联合用于转移性黑色素瘤患者的Ⅰb 期临床试验（NCT02706353）。

1.2.2.3　小分子蛋白质

小分子蛋白质通常是指相对分子量小于 10 000 的蛋白。抗菌肽 LL-37 是一种内源性氨基　酸阳离子肽，是 cathelicidin 家族的一部分，对细菌、病毒、真菌和寄生虫具有抗菌活性。然而，它也能调节细胞功能，包括增殖、侵袭、凋亡、细胞周期阻滞和细胞因子释放，具有促肿瘤和抗肿瘤的双重作用。LL-37 的抗肿瘤潜力源于其在增强人 B 细胞和浆细胞样 DC 识别和结合 CpG 寡脱氧核苷酸的能力及随后导致 TLR9 活化方面的作用[25]。一项Ⅰ/Ⅱ期临床试验（NCT02225366）研究了 LL-37 作为黑色素瘤患者的瘤内注射制剂的安全性，共入组 3 例患者，未发现严重不良反应，常见不良反应包括骨髓抑制及胆红素异常。

1.2.2.4　核酸类药物

近年来，以质粒 DNA/RNA 疫苗为载体的基因治疗在肿瘤的预防和治疗方面有广阔的应用前景。用质粒 DNA/RNA 疫苗免疫能够在细胞内表达编码的免疫调节性细胞因子，并可诱导依赖 B 细胞和 T 细胞的体液和细胞免疫应答。

几种瘤内递送 DNA/RNA 疫苗的方法已被初步证明是安全有效的。一项Ⅰ期临床试验表明，肿瘤内导入编码 IL-12 的质粒 DNA 使两名患者的黑色素瘤完全消退，且全身毒性最小，其主要的不良反应为短暂性疼痛和治疗部位周围的出血，且均为 1～2 级[26]。另一项Ⅰ期临床试验结果表明，直接瘤内注射靶向抑微管装配蛋白 1（stathmin1）的双功能（BI）短发夹 RNA（shRNA）具有良好的耐受性，并能有效切割 stathmin1 的 mRNA[27]。

1.2.3　细胞因子

目前已用于肿瘤原位疫苗治疗领域的细胞因子主要包括白细胞介素（IL）、肿瘤坏死因子（TNF）、干扰素（IFN）等，这些细胞因子通过与膜表面的高亲和力受体结合后诱导改变特定的细胞功能，增强原有的抗肿瘤免疫反应。但是，静脉给药常出现剂量依赖性不良反应，如低血压、恶心、流感样症状、毛细血管渗漏综合征（capillary leak syndrome，CLS）等，偶发情况下，还会出现危及生命的相关综合征。因此，局部应用细胞因子是一种可减轻不良反应、增加临床可行性的有效策略。目前已用于瘤内免疫注射的细胞因子主要有以下几类。

1.2.3.1　IL-2

IL-2 介导了效应 T 细胞的活化，在抗肿瘤免疫中的作用至关重要，但 IL-2 半衰期短，全身给药时毒副反应较明显；另外，低剂量 IL-2 优先活化 Treg 细胞，反而抑制免疫反应。临床前研究中免疫细胞因子 hu14.18-IL2（人重组 IL-2 与人源化抗二碘神经节苷脂单克隆抗体融合）、抗 CTLA-4 抗体和靶向放射性核素治疗结合后，治疗转移性黑色素瘤或骨肉瘤的犬类，hu14.18-IL2 释放来自突变蛋白的抗原，诱发有效的癌症特异性免疫反应，肿瘤原发及转移灶均缩小，原发性肿瘤基因表达增加；同样其在鼠颅内黑色素瘤模型疗效显著，在肿瘤部位特异性累计时长达 72 小时。在临床研究中，静脉输注 hu14.18-IL2 治疗的高复发风险黑素瘤患者中观察到无瘤生存期延长。IL-2 还被用于联合瘤内注射。伊匹木单抗/IL-2 联合用药的Ⅰ期研究（NCT01672450）总有效率和临床获益率分别为 40%（95%CI，10%～70%）和 50%（95%CI，19%～81%），研究中 89%（95%CI，68%～100%）的黑色素瘤患者可观察到远隔效应，且耐受性良好。此外，在一项入组了 38 例既往未接受免疫治疗的晚期实体瘤患者中开展的临床研究（NCT02983045）中，bempegaldesleukin（聚乙二醇化 CD122 优先的 IL-2 途径激动剂，通过 IL2βγR 的优先 IL-2 途径信号转导驱动 $CD8^{+}T$ 和 NK 细胞的增殖和活化，而不会进行 Treg 细胞的扩增）与纳武单抗联用时 ORR 为 59.5%，CR 率为 18.9%。

1.2.3.2 IL-12

IL-12 是一种Ⅰ型可溶性细胞因子，参与固有免疫和适应性免疫，刺激 T 细胞和 NK 细胞的活性并诱导 IFN-γ 的产生，还有抗血管生成的作用。但 IL-12 全身应用时常因药物浓度高而产生严重毒性反应，治疗窗较窄，重组 IL-12 也因为被快速清除导致注射驻留时间短，抗肿瘤效果差。瘤内注射 Tavo（tavokinogene telseplasmide，编码 IL-12 亚单位的 DNA 质粒）配合电穿孔临床研究在恶性黑色素瘤、皮肤淋巴瘤、头颈部鳞癌和梅克尔细胞癌患者中观察到原发灶及远处病灶的消退（NCT01502293、NCT01579318、NCT02345330、NCT01440816），目前仍在进一步探索。同时瘤内注射 MEDI1191（IL-12 mRNA）联合度伐利尤单抗（durvalumab，PD-L1 单抗）的Ⅰ期临床研究也在招募中。

1.2.3.3 IFN

IFN 除抗病毒外，也是抗肿瘤免疫监测的关键要素，直接作用于癌细胞的同时，对免疫系统也产生间接作用，关于 IFN 的研究多集中于Ⅰ型 IFN（IFN-α/β）和Ⅱ型 IFN（IFN-γ），瘤内注射 IFN-γ 可使小鼠肿瘤体积显著缩小。在一项临床研究中 9 例黑色素瘤患者接受瘤内注射 IFN-γ 及 MHCⅠ类限制性黑色素瘤肽组成的疫苗注射后耐受性良好，IFN-γ 增加患者肿瘤中趋化因子 CXCL10、CXCL11 和 CCL5 的产生，诱导二次免疫调节，但不能促进免疫细胞浸润或诱导抗肿瘤免疫基因信号，联合其他治疗手段也许可以起到协同作用[28]。此外，许多临床研究表明 INF-α 和 INF-β 治疗皮肤鳞状细胞癌和基底细胞癌的治愈率可达 95%以上，且无瘤生存期延长[29]。

1.2.3.4 TNF

TNFerade 是缺陷腺病毒载体转导的转基因人类 TNF-α 蛋白，在肿瘤内注射时，全身分布的剂量很小，没有 TNF-α 相关的全身毒性。联合放化疗时表现出对多种肿瘤（食管癌、头颈部癌和直肠癌等）显著的杀伤活性和较好的耐受性[30]，可提高无病生存率和总生存率，延缓肿瘤进展等。但在联合局部晚期胰腺癌标准治疗方案的Ⅲ期临床试验中未能证明患者生存率显著增加[31]。TNF 也可与抗纤连蛋白结构域外 B（ED-B）的抗体片段（L19）融合形成 L19-TNF，与 L19-IL2（L19 与 IL-2 的重组融合蛋白）混合瘤内给药，在鼠纤维肉瘤模型中观察到肿瘤的完全消除，且小鼠耐受性良好[32]。上述免疫细胞因子的组合目前正在进行Ⅱ期临床试验（NCT02076633、NCT05329792、NCT04362722）。

1.3 免疫细胞瘤内注射技术

免疫细胞可以从患者自体或供体中分离获得，利用基因工程技术或改变体外培养条件进行扩增等操作，再次回输到患者体内发挥作用。与目前临床常用的静脉回输不同，瘤内注射免疫细胞可直接在肿瘤部位实现有效的免疫反应，更有利于改善肿瘤微环境，目前已经用于瘤内注射的免疫细胞主要为 DC、T 细胞和 NK 细胞等。原位免疫注射的免疫细胞和微生物的分类如表 16-2 所示。

表 16-2 原位免疫注射免疫细胞及微生物的分类

项目	分类
免疫细胞	DC：iPSC-DC
	BMDC
	PBMC 来源的 DC（Ad-CCL21-DC 疫苗）
	T 细胞：CAR-T 细胞（靶向 IL13Rα2、nectin4/FAP）
	TIL
	NK 细胞：LAK 细胞、EGFR-CAR 转导的 NK-92 和原代 NK 细胞
微生物	病毒：腺病毒、痘病毒、疱疹病毒及麻疹病毒
	细菌：机会致病菌（沙门菌、破伤风梭菌、霍乱弧菌等），非致病菌（双歧杆菌、嗜酸乳杆菌等）

注：iPSC，诱导多能干细胞；BMDC，骨髓来源的树突状细胞。

1.3.1 DC

由于 DC 并非免疫的最终效应细胞，DC 的瘤内注射多见于联合治疗，或采用工程化改造的 DC。由于 DC 是重要的抗原提呈细胞，因此与放疗的联合应用最多见。多能干细胞来源的 DC（iPSC-DC）结合局部放疗在小鼠模型中促进了肿瘤特异性 $CD8^+$ T 细胞的活化，抑制了原发灶及未放疗肿瘤进展的同时增加肿瘤相关巨噬细胞和 DC PD-L1 的表达，克服了免疫原性差的肿瘤对抗 PD-L1 治疗的耐药性[33]。骨髓来源的 DC（BMDC）联合放疗及抗 PD-L1 治疗也实现了局部肿瘤控制和全身性远隔效应，显著增加了 T 细胞增殖和 IFN-γ 的释放[34]。PBMC 来源的 DC 也取得了较大进展，用 Ad-CCL21-DC 疫苗（缺陷腺病毒载体转导的表达 CCL21 基因的 DC）瘤内注射治疗晚期非小细胞肺癌（NSCLC）患者的 Ⅰ 期临床研究也得到了类似临床前研究的结论，且 25%（4/16）的患者在第 56 天病情稳定，37.5%（6/16）的患者对肿瘤相关抗原有全身反应，54%（7/13）的患者观察到了肿瘤 $CD8^+$T 细胞的浸润[35]。同时瘤内注射 DC 和抗 PD-L1 药物，联合放疗治疗一例皮肤鳞状细胞癌患者时，发现了白细胞趋化性、T 细胞增殖正向调节、αβT 细胞的活化分化等超过 10 种高度显著富集的 T 细胞相关通路。在治疗后行 FDG PET 发现病灶的最大标准摄取值（SUV_{max}）显著降低约 42%[36]。

1.3.2 T细胞

与DC瘤内注射类似，用于瘤内注射的T细胞多为工程化改造的。例如，在CAR-T细胞领域，目前一些CAR-T细胞已经被批准用于白血病或淋巴瘤的全身治疗[37]，但由于缺乏理想的特异性靶点，以及脱靶效应等问题的存在，CAR-T 细胞在实体瘤中的发展相对滞后。由于目前特异性表达于肿瘤的靶点少见，局部应用 CAR-T 细胞成为实体瘤 CAR-T 细胞的应用方向之一。在一例脑胶质瘤母细胞瘤患者的瘤内注射靶向 IL13Rα2 的CAR-T细胞中观察到了所有颅内和脊柱肿瘤消退、脑脊液细胞因子和免疫细胞增加[38]，瘤内注射 CAR-T 细胞治疗脑胶质瘤患者及靶向 Nectin4/成纤维细胞活化蛋白（FAP）治疗恶性实体瘤患者的Ⅰ期临床试验（NCT03389230、NCT04077866、NCT04385173、NCT03932565）也在进一步招募中。肿瘤内注射改造的 TIL 也有相关报道，TIL 通过 mRNA 电穿孔瞬时表达 IL-12，与抗 CD137 单克隆抗体联合注射或通过 CD137 配体的瞬时联合表达进一步增强了疗效，在动物实验中实现了注射病灶及远处肿瘤病灶的完全根除[39]。

1.3.3 NK细胞

目前针对NK细胞瘤内注射的研究相对较少，但NK细胞是适合瘤内注射的免疫细胞。因为NK细胞一般不需要严格的HLA配对，应用范围较广。早在二十多年前就有了NK细胞瘤内注射的临床经验[40]，即颅内注射淋巴因子激活的杀伤细胞（LAK 细胞）配合 IL-2 治疗多形性胶质母细胞瘤（GBM）患者，在无严重并发症的基础上提高 GBM 患者的生存期。非原发灶的颅内肿瘤应用 EGFR-CAR 转导的 NK-92 和原代 NK 细胞也观察到了瘤体的缩小，其中NK-92细胞表现出了更强的细胞毒性并产生 IFN-γ，联合 oHSV-1（溶瘤单纯疱疹病毒-1）可进一步根除剩余的 EGFR 阴性或 EGFR 表达较低的肿瘤细胞[41]。目前关于NK 细胞治疗瘤内注射复发性高级别胶质瘤患儿的临床研究（NCT04254419）于 2022 年7月发起，正在进行中。

1.4 微生物瘤内免疫注射技术

炎症性免疫细胞的募集是肿瘤免疫治疗中的关键环节，但由于肿瘤细胞是由自身正常细胞发生遗传学改变导致的，普遍存在免疫耐受的问题。因此，如果诱导一种强免疫反应作为肿瘤免疫反应的增强剂，则有可能在一定程度上解决该问题。微生物疫苗作为一种外源抗原，能够增强肿瘤微环境中的免疫反应，早在19世纪末，Coley 毒素就已应用于肿瘤免疫治疗。近年来，以溶瘤病毒为代表的微生物，也在肿瘤免疫注射领域发挥着日益重要的作用（表16-2）。

1.4.1 病毒的原位注射

可选择性引起肿瘤细胞溶解死亡而在正常细胞中少量或不能复制的病毒，其在抗肿瘤治疗中发挥重要作用，常见的病毒包括腺病毒、痘病毒、疱疹病毒及麻疹病毒等。部分病毒已上市或进入Ⅲ期临床试验，临床应用时表现出良好的抗肿瘤活性，可实现全身抗肿瘤效应，对肿瘤的持久抑制形成免疫记忆，重塑肿瘤免疫微环境，与其他肿瘤治疗手段联用获益更大。CPMV（豇豆花叶来源的一种植物病毒）也在单药治疗和组合用药中表现出作为原位候选物的潜力，并且优于其他非相关植物病毒和病毒样颗粒（VLP）[42-44]。针对生成编码一个或多个肿瘤抗原的溶瘤病毒昂贵且耗时的问题，用 MHC Ⅰ肿瘤肽进行修饰包被是一个新的研究方向[45]。2020 年，Newman 等[46]报道了一项通过瘤内注射未加佐剂的季节性流感疫苗的策略，将免疫“冷”性肿瘤转化为免疫“热”性，进而产生系统性 $CD8^{+}$T 细胞介导的抗肿瘤免疫，并使耐药肿瘤对检查点阻断治疗更加敏感。目前临床应用最为广泛的是溶瘤病毒，已经获批用于临床，在研的溶瘤病毒临床试验也很多。此外，溶瘤分子等也与溶瘤病毒有着相似特性，可感染并破坏肿瘤细胞，将肿瘤微环境改造成 T 细胞炎症表型，达到抗肿瘤的作用[47]。

1.4.2　细菌和细菌毒素的原位注射

肿瘤微环境常常表现为免疫抑制性，传统放化疗介导的肿瘤抗原释放不能完全激活免疫应答。因而免疫应答如何进一步激活成为一大热点，细菌因其易扩增培养及改造的特点而引起关注，目前可将研究细菌分为机会致病菌（大肠杆菌、沙门菌、破伤风梭菌、霍乱弧菌等）及非致病菌（双歧杆菌、嗜酸乳杆菌等）两类。有研究发现，放疗后瘤内注射沙门菌菌株，利用其运动特性捕获肿瘤抗原并释放至肿瘤周边，进而增强 DC 活化，使全身性免疫应答启动变得相对容易。越来越多的非致病性菌株也作为免疫佐剂单一或联合其他治疗手段用于肿瘤的治疗，2021 年 Janku 等[48]对 24 例难治性实体瘤患者瘤内注射诺维氏梭状芽孢杆菌-NT（*Clostridium novyi* NT，缺乏 α 毒素的减毒的 Novyi 菌株）孢子后，有 9 例患者（41%）的肿瘤体积缩小，有 19 例患者（86%）病情稳定（NCT01924689）。帕博利珠单抗（pembrolizumab）联合瘤内注射诺维氏梭状芽孢杆菌-NT 治疗晚期实体瘤患者的临床试验（NCT03435952）及肿瘤内给药 SYNB1891[可产生环状双 AMP（CDA）的非致病性大肠杆菌]作为单一疗法用于晚期实体瘤或淋巴瘤患者的临床试验（NCT04167137）均在招募中。

2　原位疫苗技术的进展

原位疫苗技术的发展，主要依赖于三个方面：第一，新的抗肿瘤治疗手段，以及免疫药物和免疫治疗不断出现，其中有许多都可以用于原位免疫注射；第二，针对原位疫苗在临床应用中的不足，以及不能满足临床需要进行改进和发展；第三，结合肿瘤免疫治疗的机制与临床需求，设计合理的原位疫苗治疗范式。

2.1　肿瘤治疗新技术在原位疫苗领域的应用

近年来，许多局部治疗新技术的出现，以及现有技术的发展，都为原位疫苗技术的实现提供了更多的手段。放疗技术的发展，出现了射波刀、TOMO 放疗、质子放疗等一系列新技术，使放疗作为原位疫苗技术可以更加广泛地应用。此外，射频消融、微波消融、电化学疗法等均有不断的发展与进步。不仅如此，许多新的药物或免疫制剂的诞生，也为瘤内免疫注射提供了更多的应用可能。

2.1.1 光动力疗法

肿瘤的光动力疗法（photodynamic therapy，PDT）是一种利用光敏剂使其选择性地被肿瘤组织摄取，然后在一定波长光照下发生光动力反应并产生以活性氧物质（reactive oxygen species，ROS）为主的中间活性物质，从而杀伤肿瘤细胞的方法[49]。PDT 可以诱导 ICD，促进肿瘤抗原的释放，还可进一步增加抗原特异性 T 细胞的活化、增殖和浸润。此外，PDT 作为一种原位疫苗也可提高 PD-1/PD-L1 抗体的应答率。将 PDT、光热治疗（photothermal therapy，PTT）和声动力治疗（sonodynamic therapy，SDT）等多种微创治疗结合起来应用于抗肿瘤治疗也有相关报道[50]。

2.1.2 电化学疗法

电化学疗法（electrochemotherapy，ECT）属于一种局部消融疗法，通过对肿瘤施加电脉冲来增加化疗药物（如博来霉素或顺铂）的细胞毒性。研究表明，电化学疗法可诱导免疫原性细胞死亡[51]，可作为原位疫苗的实现手段。目前电化学疗法主要用于浅表肿瘤，如皮肤癌、恶性黑色素瘤等。

2.1.3 新型瘤内免疫注射剂

许多新型的免疫治疗制剂均可用于瘤内免疫注射，如新型的 CAR-T 细胞与 TCR-T 细胞、新型的免疫药物等。例如，Wagenaar 等采用瘤内注射编码 IL-23、IL-36γ 和 OX40L 的 mRNA，在动物模型上取得了理想的疗效，还有学者提出双特异性抗体（BiTE，详见本书第十四章）、抗体前药（probody）及融合抗体等，均可以单独或联合用于瘤内免疫注射[52]。

2.2 改进原位疫苗的新技术

2.2.1 改进原位疫苗的实施技术

许多原位疫苗的实现，如 PDT、原位免疫注射等，都需要近距离操作。随着各种内镜技术和影像引导技术的发展，目前，人体大多数部位的肿瘤都可以采用原位免疫注射技术。消化道内镜和支气管镜等腔镜技术的发展，使 PDT 及瘤内注射技术得以在消化道和支气管内实现。影像引导的各种穿刺技术，也使得原位疫苗可以用于各种体内病灶。南京大学医学院附属鼓楼医院肿瘤中心在 CT 引导下经皮穿刺瘤内注射方面开拓了一系列新技术（图 16-1），如防止气胸的“液性撤退法”[53]、提高进针准确性的“体位补偿法”[54]等，可以完成许多高难度病灶的穿刺，也提高了原位疫苗技术的可行性。南京大学医学院附属鼓楼医院肿瘤中心还发明了“阵列注射”技术，有助于瘤内注射制剂在病灶内的全覆盖，提高原位疫苗疗效。

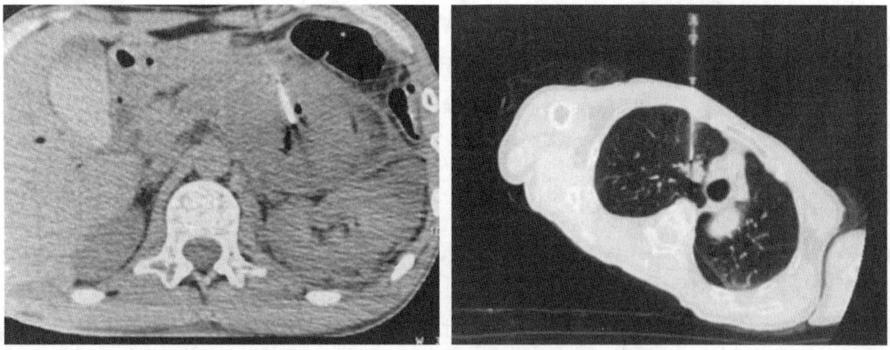

图 16-1　南京大学医学院附属鼓楼医院肿瘤中心完成的腹腔肠道覆盖的病灶穿刺（左）、肺部远离胸壁且靠近主动脉弓及气管的病灶穿刺（右）

2.2.2　改进瘤内注射药物的投递效率和滞留时间

原位免疫注射药物或细胞等在实际应用中存在的显著问题之一是肿瘤内的渗透受限及滞留时间短。对此，采用新型的药物递送系统，有可能解决该问题，主要包括纳米药物递送系统与原位免疫凝胶。

2.2.2.1　纳米药物递送系统

纳米药物递送系统主要指纳米粒子（nanoparticle，NP），是一类由天然或合成的高分子材料制成的纳米级颗粒。而使用纳米药物递送系统作为原位疫苗，不仅可以增加药物的水溶性，使药物缓慢释放，而且由于 NP 的尺寸、形状、表面电荷和生物相容性的可调性，以及较高的表面积体积比和物理性能，为调变肿瘤微环境（tumor microenvironment，TME）提供了机会。有研究表明，NP 可以直接刺激或释放 TME 内的免疫刺激分子，调节肿瘤抗原提呈，产生肿瘤识别效应 T 细胞。

用于瘤内免疫注射的纳米粒子包括化学合成 NP、生物合成 NP 等。其中化学合成 NP 可以分为有机 NP、无机 NP 或两者的混合物。有机 NP 中应用最为广泛的是脂质体。有研究将抗肿瘤药物和 TLR 激动剂结合，产生脂质-药物结合物，在水中共沉淀形成混合纳米聚集体，并将其作为一种潜在的原位抗肿瘤疫苗[55]。此外，聚合物和壳聚糖 NP-ISV 在近几年的免疫治疗研究中也日益得到广泛应用。无机 NP 由金、硅等非碳元素组成，不仅可单独用于原位免疫注射，金纳米粒子还常作为光敏剂应用到光热-原位疫苗领域。例如，Nam 等[56]开发出一种光热稳定且高效的金 NP-ISV，在瘤内注射并光照下，可调节 $CD8^{+}$T 细胞和 NK 细胞的瘤内浸润及其效应功能的激活，对局部和远处未治疗的肿瘤都显示出很强的抗肿瘤疗效。

生物合成的 NP-ISV 可以由病毒 NP 组成，也可以由细菌 NP 组成。其中，植物病毒 NP 不是溶细胞性的，可通过与模式识别受体（PRR）相互作用，局部刺激抗肿瘤反应。一种生物合成的 NP 来自于细菌，该细菌能分泌一种纳米大小的球形蛋白脂囊泡，被称作微细胞。细菌有 PAMP 成分，PAMP 是一类微生物中保守的小分子基序，可以被植物和动物的 TLR 及其他 PRR 识别。总之，细菌和病毒 NP 不仅可以负载原位疫苗制剂，其本身也具有原位疫苗效应。

2.2.2.2　原位免疫凝胶

水凝胶因具有良好的生物相容性、载药量大，且具有较长时间保持药物浓度的缓释能力，而被广泛应用于药物递送系统。被用于治疗性肿瘤疫苗的水凝胶大致有以下几类：肽或 DNA 衍生的低分子水凝胶、热敏水凝胶、低温凝胶。目前常用于原位疫苗注射的有多肽水凝胶和热敏水凝胶。水凝胶原位疫苗还可与局部光热疗法联用，显著激活抗肿瘤免疫效应，Zhang 等[57]将透明质酸功能化聚多巴胺纳米颗粒（HA-PDA NP）与免疫佐剂[咪喹莫特（IQ）]和多柔比星（DOX）整合到热敏水凝胶中，制备了一种新型的近红外原位肿瘤疫苗（HA-PDA@IQ/DOX HG），在 808nm（2W/cm^2，5 分钟）近红外光照射下原位注射到乳腺癌小鼠中，首先在 TME 和高温下，DOX 迅速释放杀死部分肿瘤细胞，接着 IQ 从凝胶中释放，聚多巴胺纳米颗粒在酸性环境下，通过 TLR7 信号通路激活 DC，结果显示凝胶包封药物的实验组 DC 成熟率最高，小鼠腹股沟淋巴结中记忆 T 细胞的比例也显著升高。南京大学医学院附属鼓楼医院肿瘤中心也基于由自体肿瘤细胞膜和草分枝杆菌膜提取物组成的双功能融合膜纳米粒子（FM-NP）构建了 DC 活化水凝胶。FM-NP 不仅提供肿瘤抗原，还可以激活 DC。将 FM-NP 与粒细胞-巨噬细胞集落刺激因子（GM-CSF）一起负载于可注射的藻酸盐水凝胶中，可促进肿瘤引流淋巴结中 DC 的成熟，并诱导足够的效应记忆 T 细胞迁移到肿瘤微环境中，将冷肿瘤转化为热肿瘤[58]（图 16-2）。

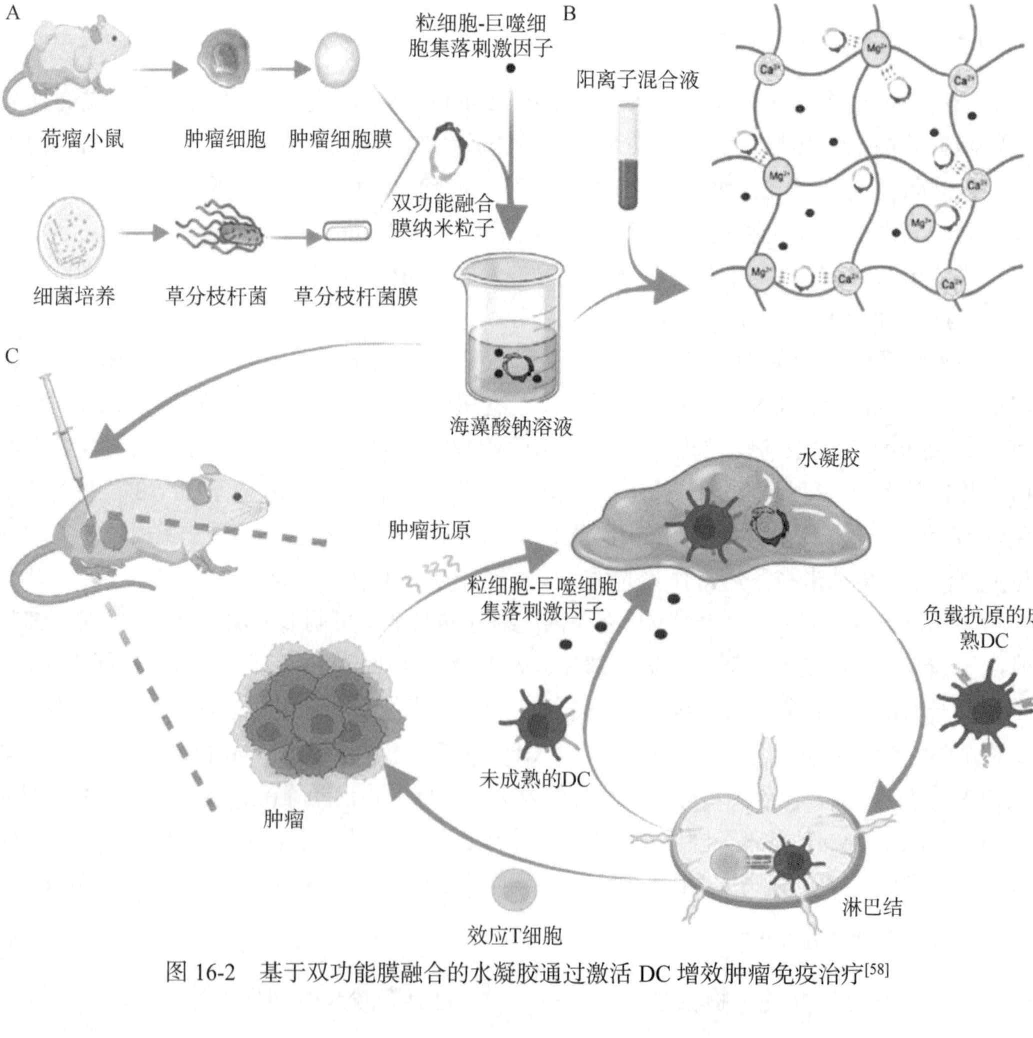

图 16-2 基于双功能膜融合的水凝胶通过激活 DC 增效肿瘤免疫治疗[58]

2.3　新型原位疫苗治疗范式的建立

由于肿瘤免疫应答过程的复杂性，免疫联合治疗成为免疫治疗公认的发展方向。对于原位疫苗而言，依据肿瘤的免疫特点，将原位疫苗与全身抗肿瘤治疗结合，或者将不同原位疫苗合理结合，是符合临床需求的发展方向。近年来，各种复合原位疫苗治疗模式不断被报道。较为常见的是将原位疫苗与全身免疫检查点抑制剂联合应用、瘤内多种免疫制剂注射，以及瘤内免疫注射与放疗结合等。例如，Hammerich 等[59]采用放疗联合 TLR3 激动剂、Flt3L 作为原位疫苗，发现其可以有效促进肿瘤内抗原交叉提呈，增加 $CD8^+$T 细胞的应答，在临床研究（NCT01976585）中该原位疫苗联合 PD-1 单抗，在淋巴瘤患者中获得了良好的疗效[59]。

南京大学医学院附属鼓楼医院肿瘤中心在前期工作中也发现，TLR7 激动剂与激动性 OX40 抗体组成的瘤内原位疫苗可以产生显著的协同抗肿瘤作用。TLR7 与其激动剂结合后，可产生炎症因子、趋化因子及 I 型干扰素，并可促进 DC 的成熟和激活。不仅如此，TLR7 激动剂 R837 可显著上调 T 细胞表面的 OX40 表达，增加抗原特异性 T 细胞及记忆 T 细胞的比例。该团队在动物模型上应用 RO 制剂，获得了理想的局部抗肿瘤作用，并激发了远隔效应，使未注射原位疫苗的肿瘤也缩小。南京大学医学院附属鼓楼医院肿瘤中心将这种原位疫苗制剂与大分割放疗等联合组成“R-ISV-RO”原位疫苗技术（图 16-3），设计了自

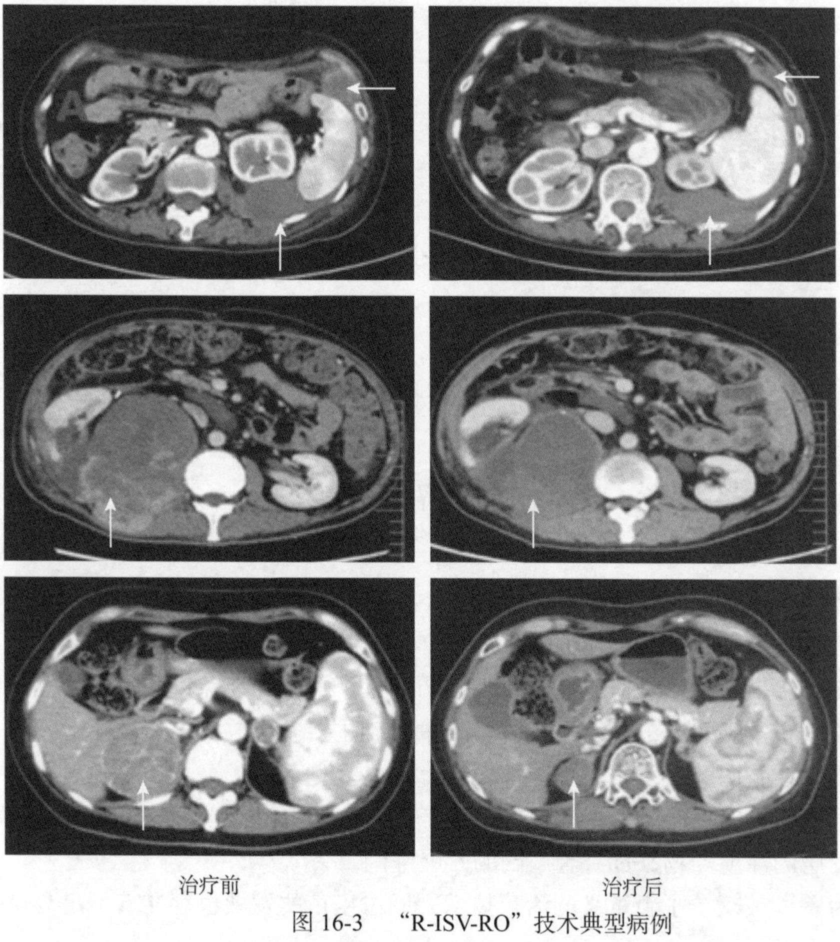

多线治疗失败的子宫平滑肌肉瘤

四次手术后复发的去分化脂肪肉瘤

多线治疗后失败的子宫内膜癌

治疗前　　治疗后

图 16-3　“R-ISV-RO”技术典型病例

主发起的临床研究（ChiCTR2100053870），将该技术联合放疗及免疫检查点治疗应用于常规治疗失败的晚期肿瘤患者，初步取得了良好的效果。

南京大学医学院附属鼓楼医院肿瘤中心还构建了 Flt3L-OX40 融合蛋白，并采用益生菌乳酸乳球菌表达该蛋白，采用 Flt3L、OX40 激动剂、细菌三种成分，构成“FOLactis”原位疫苗系统（图 16-4）。临床前研究提示该系统可以有效激活 NK、DC 及 T 细胞，并有效提高免疫检查点治疗对肿瘤的疗效[60]，相关临床研究（ChiCTR2200060660）也正在进行中。

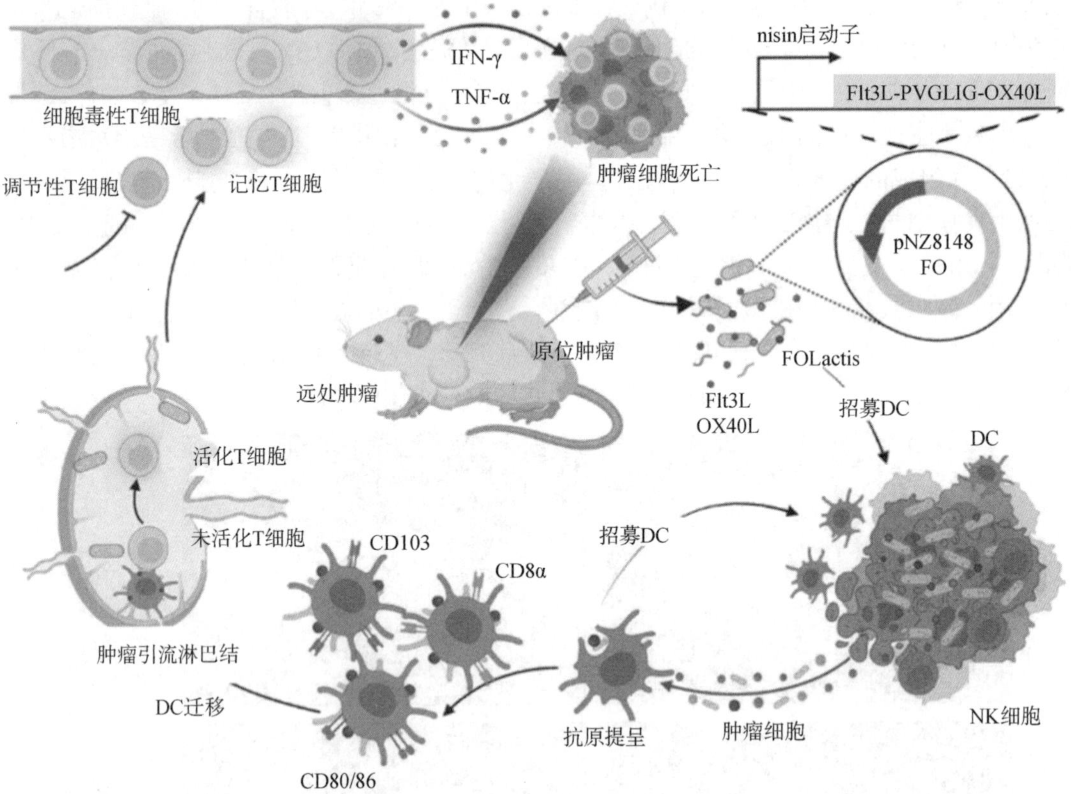

图 16-4 FOLactis 技术基本原理[60]

3 总结与展望

随着肿瘤免疫治疗的发展，新的药物和技术不断涌现。如何发展具有临床应用潜力的新型免疫治疗技术是目前临床最迫切的需求。一种有临床实际价值的技术，需要兼顾疗效、治疗费用、可操作性等各种因素。肿瘤原位疫苗历经三个世纪，在免疫治疗迅速发展的今天，成为一个被赋予了新意义的技术平台。其技术基础主要基于放疗与瘤内注射技术，上述两类技术都可以在我国的大多数三级医院开展，且由于放疗、超声、CT 等项目均被纳入医保，患者的经济负担也较低。另外，基于原位疫苗的技术平台，如何合理应用治疗模式、如何选择及研发瘤内注射药物，都有着广阔的发展空间。

然而，作为一种被赋予了新意义的治疗技术，原位疫苗的发展也存在着不足与挑战，主要体现在以下几方面。第一，如何建立有效的原位疫苗。原位疫苗技术的发展体现出“技术爆炸”的特点，近年来涌现了许多新的药物、治疗方法，如何将这些方法有机组合，结合肿瘤免疫学的原理与临床肿瘤学的需求，建立有效、实用、可推广的范式，还需要更多的临床前研究与临床实践。第二，如何完善原位疫苗的疗效评估标准。对于晚期实体瘤患者，瘤内免疫治疗会带来“治疗病灶”和“非治疗病灶”疗效的区别，这也是既往免疫治疗疗效评价中未曾遇到的问题。现有的 iRECIST 并不适用于客观评价瘤内免疫治疗的疗效。2020 年，Goldmacher 等提出了关于实体瘤的瘤内免疫治疗疗效评价标准（itRECIST）的共识，将病变部位的测量、病灶的分类选择、注射的先后顺序及治疗期间的疗效评估方式和周期等都纳入了考察范围，并据此做出了一系列初步规定[60]，但由于原位疫苗治疗方式的复杂性，其疗效评价方法还有待完善。第三，如何规范具体实施流程。原位疫苗虽然具有鲜明的临床可行性，但实际应用时也面临着一些问题。首先是治疗方案的制订：由于每位患者的肿瘤数、部位、深度，以及全身的疾病情况和身体状况等均存在明显的个体特异，这需要通过多学科讨论为患者制订个体化治疗方案。其次是瘤内注射技术的具体实施：早期的瘤内注射多应用于浅表性肿瘤，随着影像引导技术、腔镜技术、外科手术技术和相关的麻醉技术等的发展，瘤内免疫治疗在操作技术上的挑战正在逐渐减少，但仍需要进行推广和相关治疗团队的培训。这不仅需要团队成员长时间磨炼配合，还需要具备足够的人力、技术资源，配置专业的人员和完善的设施，显然构建这样一个团队需要有较多的时间和技术经验的积累。

总之，原位疫苗技术兼具了临床应用价值和前沿发展潜力，是一种值得进行临床转化和临床前探索的技术，未来其必将在不断发展中越来越广泛地应用到现代肿瘤免疫治疗中。

参 考 文 献

[1] Fritsch EF，Burkhardt UE，Hacohen N，et al. Personal neoantigen cancer vaccines：a road not fully paved. Cancer Immunol Res，2020，8（12）：1465-1469.

[2] Hammerich L，Binder A，Brody JD. *In situ* vaccination：cancer immunotherapy both personalized and off-the-shelf. Mol Oncol，2015，9（10）：1966-1981.

[3] Melero I，Castanon E，Alvarez M，et al. Intratumoural administration and tumour tissue targeting of cancer immunotherapies. Nat Rev Clin Oncol，2021，18（9）：558-576.

[4] Saxena M，van der Burg SH，Melief CJM，et al. Therapeutic cancer vaccines. Nat Rev Cancer，2021，21（6）：360-378.

[5] Lurje I，Werner W，Mohr R，et al. *In situ* vaccination as a strategy to modulate the immune microenvironment of hepatocellular carcinoma. Front Immunol，2021，12：650486.

[6] Golden EB，Marciscano AE，Formenti SC. Radiation therapy and the *in situ* vaccination approach. Int J Radiat Oncol Biol Phys，2020，108（4）：891-898.

[7] Pierce RH，Campbell JS，Pai SI，et al. *In-situ* tumor vaccination：bringing the fight to the tumor. Hum Vaccin Immunother，2015，11（8）：1901-1909.

[8] Vatner RE，Cooper BT，Vanpouille-Box C，et al. Combinations of immunotherapy and radiation in cancer therapy. Front Oncol，2014，4：325.

[9] Vanpouille-Box C，Pilones KA，Wennerberg E，et al. *In situ* vaccination by radiotherapy to improve responses to anti-CTLA-4 treatment. Vaccine，2015，33（51）：7415-7422.

[10] Twyman-Saint Victor C，Rech AJ，Maity A，et al. Radiation and dual checkpoint blockade activate non-redundant immune mechanisms in cancer. Nature，2015，520（7547）：373-377.

[11] Jagodinsky JC，Morris ZS. Priming and propagating anti-tumor immunity：focal hypofractionated radiation for *in situ* vaccination and systemic targeted radionuclide theranostics for immunomodulation of tumor microenvironments. Semin Radiat Oncol，2020，30（2）：181-186.

[12] Mazzolini G，Alfaro C，Sangro B，et al. Intratumoral injection of dendritic cells engineered to secrete interleukin-12 by recombinant adenovirus in patients with metastatic gastrointestinal carcinomas. J Clin Oncol，2005，23（5）：999-1010.

[13] Rehman H，Silk AW，Kane MP，et al. Into the clinic：talimogene laherparepvec（T-VEC），a first-in-class intratumoral oncolytic viral therapy. J Immunother Cancer，2016，4：53.

[14] Damiano V，Caputo R，Bianco R，et al. Novel toll-like receptor 9 agonist induces epidermal growth factor receptor（EGFR）inhibition and synergistic antitumor activity with EGFR inhibitors. Clin Cancer Res，2006，12（2）：577-583.

[15] Bhatia S，Miller NJ，Lu H，et al. Intratumoral G100，a TLR4 agonist，induces antitumor immune responses and tumor regression in patients with merkel cell carcinoma. Clin Cancer Res，2019，25（4）：1185-1195.

[16] Smits EL，Ponsaerts P，Berneman ZN，et al. The use of TLR7 and TLR8 ligands for the enhancement of cancer immunotherapy. Oncologist，2008，13（8）：859-875.

[17] Du H，Xu T，Cui M. cGAS-STING signaling in cancer immunity and immunotherapy. Biomed Pharmacother，2021，133：110972.

[18] De Lombaerde E，De Wever O，De Geest BG. Delivery routes matter：safety and efficacy of intratumoral immunotherapy. Biochim Biophys Acta Rev Cancer，2021，1875（2）：188526.

[19] Gramaglia I，Jember A，Pippig SD，et al. The OX40 costimulatory receptor determines the development of CD4 memory by regulating primary clonal expansion. J Immunol，2000，165（6）：3043-3050.

[20] Niknam S，Barsoumian HB，Schoenhals JE，et al. Radiation followed by OX40 stimulation drives local and abscopal antitumor effects in an anti-PD1-resistant lung tumor model. Clin Cancer Res，2018，24（22）：5735-5743.

[21] Hebb JPO，Mosley AR，Vences-Catalan F，et al. Administration of low-dose combination anti-CTLA4，anti-CD137，and anti-OX40 into murine tumor or proximal to the tumor draining lymph node induces systemic tumor regression. Cancer Immunol Immunother，2018，67（1）：47-60.

[22] Kim TW，Burris HA，de Miguel Luken MJ，et al. First-in-human phase Ⅰ study of the OX40 agonist MOXR0916 in patients with advanced solid tumors. Clin Cancer Res，2022，28（16）：3452-3463.

[23] Wang C，Steinmetz NF. CD47 Blockade and cowpea mosaic virus nanoparticle *in situ* vaccination triggers phagocytosis and tumor killing. Adv Healthc Mater，2019，8（8）：e1801288.

[24] Johnson P，Challis R，Chowdhury F，et al. Clinical and biological effects of an agonist anti-CD40 antibody：a Cancer Research UK phase Ⅰ study. Clin Cancer Res，2015，21（6）：1321-1328.

[25] Hurtado P，Peh CA. LL-37 promotes rapid sensing of CpG oligodeoxynucleotides by B lymphocytes and plasmacytoid dendritic cells. J Immunol，2010，184（3）：1425-1435.

[26] Guerrero-Cázares H，Tzeng SY，Young NP，et al. Biodegradable polymeric nanoparticles show high efficacy and specificity at DNA delivery to human glioblastoma *in vitro* and *in vivo*. ACS Nano，2014，8（5）：5141-5153.

[27] Barve M, Wang Z, Kumar P, et al. Phase 1 trial of Bi-shRNA STMN1 BIV in refractory cancer. Mol Ther, 2015, 23 (6): 1123-1130.

[28] Mauldin IS, Wages NA, Stowman AM, et al. Intratumoral interferon-gamma increases chemokine production but fails to increase T cell infiltration of human melanoma metastases. Cancer Immunol Immunother, 2016, 65 (10): 1189-1199.

[29] Oh CK, Son HS, Lee JB, et al. Intralesional interferon alfa-2b treatment of keratoacanthomas. J Am Acad Dermatol, 2004, 51 (5 Suppl): S177-S180.

[30] Seiwert TY, Darga T, Haraf D, et al. A phase Ⅰ dose escalation study of Ad GV. EGR. TNF. 11D(TNFerade Biologic) with concurrent chemoradiotherapy in patients with recurrent head and neck cancer undergoing reirradiation. Ann Oncol, 2013, 24 (3): 769-776.

[31] Herman JM, Wild AT, Wang H, et al. Randomized phase Ⅲ multi-institutional study of TNFerade biologic with fluorouracil and radiotherapy for locally advanced pancreatic cancer: final results. J Clin Oncol, 2013, 31 (7): 886-894.

[32] Pretto F, Elia G, Castioni N, et al. Preclinical evaluation of IL2-based immunocytokines supports their use in combination with dacarbazine, paclitaxel and TNF-based immunotherapy. Cancer Immunol Immunother, 2014, 63 (9): 901-910.

[33] Oba T, Makino K, Kajihara R, et al. *In situ* delivery of iPSC-derived dendritic cells with local radiotherapy generates systemic antitumor immunity and potentiates PD-L1 blockade in preclinical poorly immunogenic tumor models. J Immunother Cancer, 2021, 9 (5): e002432.

[34] Wang Y, Zenkoh J, Gerelchuluun A, et al. Administration of dendritic cells and anti-PD-1 antibody converts X-ray irradiated tumors into effective *in situ* vaccines. Int J Radiat Oncol Biol Phys, 2019, 103 (4): 958-969.

[35] Lee JM, Lee MH, Garon E, et al. Phase Ⅰ trial of intratumoral injection of CCL21 gene-modified dendritic cells in lung cancer elicits tumor-specific immune responses and CD8 (+) T-cell infiltration. Clin Cancer Res, 2017, 23 (16): 4556-4568.

[36] Huang JW, Kuo CL, Wang LT, et al. Case report: *in situ* vaccination by autologous CD16 (+) dendritic cells and anti-PD-L1 antibody synergized with radiotherapy to boost T cells-mediated antitumor efficacy in a psoriatic patient with cutaneous squamous cell carcinoma. Front Immunol, 2021, 12: 752563.

[37] Ma S, Li X, Wang X, et al. Current progress in CAR-T cell therapy for solid tumors. Int J Biol Sci, 2019, 15 (12): 2548-2560.

[38] Brown CE, Alizadeh D, Starr R, et al. Regression of glioblastoma after chimeric antigen receptor T-cell therapy. N Engl J Med, 2016, 375 (26): 2561-2569.

[39] Etxeberria I, Bolanos E, Quetglas JI, et al. Intratumor adoptive transfer of IL-12 mRNA transiently engineered antitumor CD8 (+) T cells. Cancer Cell, 2019, 36 (6): 613-629, e7.

[40] Hayes RL, Koslow M, Hiesiger EM, et al. Improved long term survival after intracavitary interleukin-2 and lymphokine-activated killer cells for adults with recurrent malignant glioma. Cancer, 1995, 76 (5): 840-852.

[41] Chen X, Han J, Chu J, et al. A combinational therapy of EGFR-CAR NK cells and oncolytic herpes simplex virus 1 for breast cancer brain metastases. Oncotarget, 2016, 7 (19): 27764-27777.

[42] Koellhoffer EC, Steinmetz NF. Cowpea mosaic virus and natural killer cell agonism for *in situ* cancer vaccination. Nano Lett, 2022, 22 (13): 5348-5356.

[43] Beiss V，Mao C，Fiering SN，et al. Cowpea mosaic virus outperforms other members of the secoviridae as *in situ* vaccine for cancer immunotherapy. Mol Pharm，2022，19（5）：1573-1585.

[44] Koellhoffer EC，Mao C，Beiss V，et al. Inactivated cowpea mosaic virus in combination with OX40 agonist primes potent antitumor immunity in a bilateral melanoma mouse model. Mol Pharm，2022，19（2）：592-601.

[45] Feola S，Russo S，Martins B，et al. Peptides-coated oncolytic vaccines for cancer personalized medicine. Front Immunol，2022，13：826164.

[46] Newman JH，Chesson CB，Herzog NL，et al. Intratumoral injection of the seasonal flu shot converts immunologically cold tumors to hot and serves as an immunotherapy for cancer. Proc Natl Acad Sci U S A，2020，117（2）：1119-1128.

[47] Tornesello AL，Borrelli A，Buonaguro L，et al. Antimicrobial peptides as anticancer agents：functional properties and biological activities. Molecules，2020，25（12）：2850.

[48] Janku F，Zhang HH，Pezeshki A，et al. Intratumoral injection of clostridium novyi-NT spores in patients with treatment-refractory advanced solid tumors . Clin Cancer Res，2021，27（1）：96-106.

[49] Hopper C. Photodynamic therapy：a clinical reality in the treatment of cancer. Lancet Oncol，2000，1：212-219.

[50] Liu Z，Li J，Chen W，et al. Light and sound to trigger the Pandora' s box against breast cancer：a combination strategy of sonodynamic，photodynamic and photothermal therapies. Biomaterials，2020，232：119685.

[51] Brock RM，Beitel-White N，Davalos RV，et al. Starting a fire without flame：the induction of cell death and inflammation in electroporation-based tumor ablation strategies. Front Oncol，2020，10：1235.

[52] Gogoi H，Mansouri S，Jin L. The age of cyclic dinucleotide vaccine adjuvants. Vaccines（Basel），2020，8（3）：453.

[53] 李茹恬，任伟，孔炜伟，等. 液性撤退法联合同轴法减少 CT 引导下经皮肺穿刺活检气胸并发症. 现代肿瘤医学，2016，24（4）：558-561.

[54] 任伟，李茹恬，闫婧，等. 改良 CT 和激光双引导经皮肺穿刺活检在肺癌精确诊断中应用. 中华肿瘤防治杂志，2017，24（19）：1373-1377.

[55] Zheng Y，Li Q，Xu Q，et al. Interface-sensitized prodrug nanoaggregate as an effective *in situ* antitumor vaccine. Eur J Pharm Sci，2021，164：105910.

[56] Nam J，Son S，Ochyl LJ，et al. Chemo-photothermal therapy combination elicits anti-tumor immunity against advanced metastatic cancer. Nat Commun，2018，9（1）：1074.

[57] Zhang L，Zhang J，Xu L，et al. NIR responsive tumor vaccine *in situ* for photothermal ablation and chemotherapy to trigger robust antitumor immune responses. J Nanobiotechnology，2021，19（1）：142.

[58] Ke Y，Zhu J，Chu Y，et al. Bifunctional fusion membrane-based hydrogel enhances antitumor potency of autologous cancer vaccines by activating dendritic cells. Adv Funct Materials，2022，32（29）：2201306.1-2201306. 8.

[59] Hammerich L，Marron TU，Upadhyay R，et al. Systemic clinical tumor regressions and potentiation of PD1 blockade with *in situ* vaccination. Nat Med，2019，25（5）：814-824.

[60] Zhu J，Ke Y，Liu Q，et al. Engineered *Lactococcus lactis* secreting Flt3L and OX40 ligand for *in situ* vaccination-based cancer immunotherapy. Nat Commun，2022，13：7466.

第十七章　新抗原肽疫苗

用于预防传染病的疫苗是20世纪最伟大的医学进步之一，并且随着基础免疫学的迅速发展，疫苗的概念已经远远超出预防的范畴，用于治疗感染和恶性肿瘤的疫苗成为可能。目前认为肿瘤治疗性疫苗是通过主动免疫来扩大肿瘤特异性T细胞反应的一种手段，它能够诱导和扩增针对靶抗原的免疫反应，形成长期的免疫记忆。

肿瘤治疗性疫苗最早可以追溯到20世纪10年代，William Coley对晚期肉瘤患者注射灭活的链球菌和沙雷菌使得肿瘤消退[1]，以及50年代Lloyd Old用卡介苗治疗直肠癌患者，在150名患者中显示出一定的疗效[2]。此后由于缺乏对肿瘤抗原的了解，疫苗的研发十分缓慢。直到20世纪90年代早期，研究者才通过cDNA文库筛选出了第一个肿瘤抗原：黑色素瘤相关抗原1（MAGE1）[3]。在抗原筛选技术进步的同时，人们也对树突状细胞（dendritic cell，DC）强大的抗原提呈能力有了进一步的认知[4]。2010年，负载前列腺癌相关抗原前列腺酸性磷酸酶的自体DC疫苗Provenge（sipuleucel-T）成为目前首个也是唯一获美国FDA批准的治疗性疫苗[5]。2020年ASCO泌尿生殖系统癌症研讨会上公布了Provenge的真实世界研究数据，显示6000多名前列腺癌患者在口服化疗过程中的任何时候加入Provenge治疗，患者的死亡率降低了45%，总生存期延长了14.5个月。

2022年《自然·癌症》（*Nature Cancer*）发表综述称肿瘤疫苗是下一个免疫治疗前沿，目前在ClinicalTrials网站注册的肿瘤疫苗相关的临床试验已超1000项，各类治疗性疫苗发展呈蓬勃之势。本章将聚焦肿瘤治疗性疫苗的最前沿——新抗原肽疫苗，介绍其免疫原理及优势、临床研究进展、临床转化挑战及未来的发展方向。

1　新抗原肽疫苗的免疫原理及优势

肿瘤疫苗通常具有三个关键组成部分：肿瘤抗原、免疫佐剂和疫苗形式/载体。肿瘤抗原通常可以分为肿瘤相关抗原和肿瘤特异性抗原。肿瘤相关抗原又包括过表达抗原、组织分化抗原和前面提到过的癌-睾丸抗原，虽然它们在肿瘤细胞中高表达，但都因正常组织有少量表达而免疫原性不够强，并且对肿瘤缺乏完全的特异性。肿瘤特异性抗原包括致癌病毒抗原和体细胞突变产生的新抗原（neoantigen）。

新抗原的概念是最近几年来随着高通量基因测序和大数据分析技术的兴起与应用，衍生出来的肿瘤突变抗原的新概念。在肿瘤的形成、生长和发展过程中发生了很多突变，如单核苷酸变异所致的错义突变、插入/缺失（in/del）所致的移码突变、融合、终止密码子丢失等可导致基因组阅读框架序列的改变，从而改变氨基酸编码序列，使得肿瘤细胞表达新生突变蛋白[6]。新生突变蛋白经泛素化和蛋白酶体降解后被处理成 8～11 个氨基酸的多肽后，在细胞质/内质网内氨肽酶和羧肽酶、抗原加工相关转运体、高尔基复合体等物质的参与下，以 MHC-多肽复合物的形式提呈到肿瘤细胞表面，从而被 T 细胞识别并触发免疫应答。新抗原肿瘤特异性强，与 T 细胞受体（T cell receptor，TCR）亲和力高，更容易被 T 细胞识别，没有经过胸腺筛选，免疫活性强。由此推测，新抗原疫苗能发挥出疫苗对免疫系统的最大激活能力。

然而，在 20 世纪 90 年代至 21 世纪初，尚未达到开发“个人”靶标进行治疗的技术水平，患者共享的未突变的肿瘤相关抗原被用于癌症疫苗开发的结果令人失望[7]。因此，个体化、精准化是肿瘤治疗发展的必由之路。多项研究证实新抗原是产生有效抗肿瘤免疫应答的重要靶点[8]。对 TCGA 数据库中 18 种实体瘤的上千例样本的 RNA 测序显示，新抗原的数目与 T 细胞活性相关基因的表达呈正相关，与患者生存期的延长呈正相关[9]。新抗原诱导产生抗原特异性 $CD4^+$和 $CD8^+$T 细胞，免疫活性强，是患者长期生存的主要原因。有研究表明回输新抗原特异的 $CD4^+$T 细胞使晚期胆管癌患者肿瘤退缩，患者可以长期存活[10]。新抗原数量与 PD-1/PD-L1 抗体的疗效具有相关性，对免疫检查点抑制剂有响应的恶性黑色素瘤和非小细胞肺癌患者中可以检测到新抗原特异性 T 细胞的扩增[11, 12]。

疫苗的形式/载体不仅决定了其制备的难易程度、时间长短，也很大程度上影响疫苗的疗效。目前疫苗的形式/载体多样，大致包括肽/蛋白、RNA 质粒、DNA 质粒、病毒载体、工程菌、负载抗原的 DC 或其他细胞和纳米材料等[13]。相对于其他的形式/载体，肽疫苗有独特的优势：生产过程简便、快捷，易实现大规模生产（无细胞生产、自动肽合成）；临床试验已证实新抗原长肽的疗效；在体内可完全降解，安全性高。其劣势也同样在于体内易降解的抗原肽，难以到达次级淋巴器官（机体免疫应答主要发生的部位），被抗原提呈细胞（APC）摄取，激活 T 细胞，发挥激活机体免疫应答的作用。然而可喜的是，肽的体外加工技术日臻成熟，未来可搭配多样化的载体（纳米材料、细菌等），弥补其不足。

新抗原肽疫苗接种后可迅速激活固有免疫反应、APC 摄取抗原，然后启动淋巴结中的 T 细胞反应，包括抗原特异性 $CD4^+$T 细胞和 $CD8^+$T 细胞。抗原特异性 T 细胞应答先经历扩增阶段，浸润到肿瘤病灶清除表达目标抗原的肿瘤细胞。随着肿瘤细胞死亡而释放的肿瘤抗原有助于表位扩散，从而增强了肿瘤特异性 T 细胞反应。肿瘤细胞清除后，效应 T 细胞亚群减少，而记忆 T 细胞亚群持续存在。目前已报道个体化肽疫苗具有诱导中央记忆 T 细胞（central memory T cell，T_{CM} 细胞）和效应记忆 T 细胞（effective memory T cell，T_{EM} 细胞）的潜力，能否诱导组织驻留记忆 T 细胞（tissue-resident memory T cell，T_{RM} 细胞）或周围记忆 T 细胞（peripheral memory T cell，T_{PM} 细胞）仍未知（图 17-1）[14]。

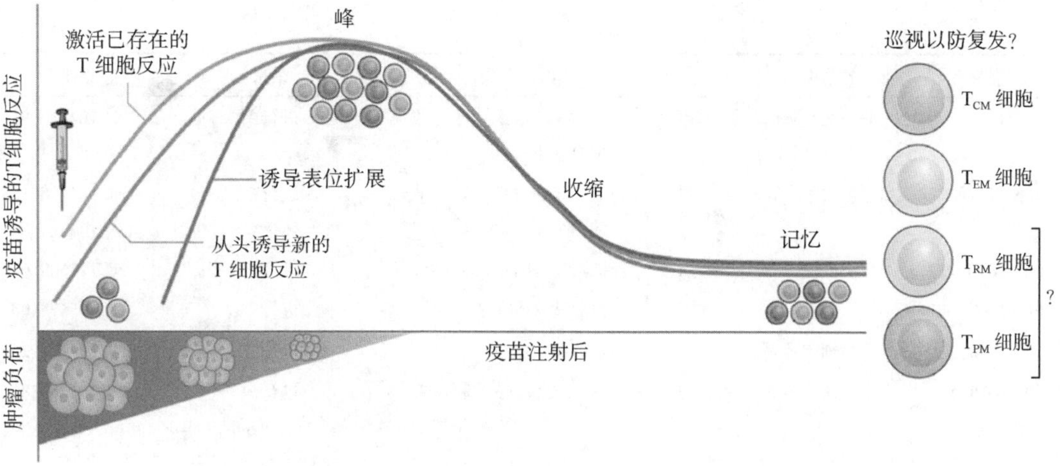

图 17-1　个体化肽疫苗原理[14]

2　新抗原肽疫苗的临床研究进展

近年来新抗原肽疫苗临床试验总结于表 17-1。

表 17-1　近年来新抗原肽疫苗临床试验总结

疫苗	肿瘤类型	分期	治疗方式	结果	NCT 号
NeoVax	黑色素瘤	Ⅰ	20 个新抗原长肽+poly-ICLC	新抗原肽疫苗可诱导 $CD4^+T$ 细胞和 $CD8^+T$ 细胞应答，并可与 ICI 联合使用	NCT01970358
	脑胶质瘤	Ⅰb	20 个新抗原长肽+poly-ICLC	新抗原特异性 T 细胞在颅内及循环中均存在	NCT02287428
	肾细胞癌	预试验	7～20 个新抗原长肽+poly-ICLC+局部注射伊匹木单抗	进行中	NCT02950766
	黑色素瘤	Ⅰb	7～20 个新抗原长肽+poly-ICLC+纳武单抗+局部注射伊匹木单抗	进行中	NCT03929029
GAPVAC	脑胶质瘤	Ⅰ	新抗原+共享抗原双疫苗+poly-ICLC+GM-CSF	新抗原可以在低突变负荷的冷肿瘤中诱导 $CD4^+T$ 细胞和 $CD8^+T$ 细胞应答	NCT02149225
GEN-009	黑色素瘤、非小细胞肺癌、头颈部鳞癌、肾细胞癌、尿路上皮癌	Ⅱa	7～20 个新抗原长肽+poly-ICLC+纳武单抗或帕博利珠单抗	进行中	NCT03633110
PGV001	晚期实体瘤	Ⅰ	10 个新抗原长肽+poly-ICLC	进行中	NCT02721043
AutoSynVax（ASV）	晚期实体瘤	Ⅰa	24 个新抗原长肽+HSP70+QS-21	进行中	NCT02992977
N/A	胰腺癌	Ⅰ	新抗原肽+poly-ICLC	进行中	NCT03956056

续表

疫苗	肿瘤类型	分期	治疗方式	结果	NCT 号
N/A	非小细胞肺癌	I	新抗原肽+EGFR-TKI 或抗血管生成	进行中	NCT04487093
PNV21-001	黑色素瘤、乳腺癌	I	新抗原肽+poly-ICLC+纳武单抗	进行中	NCT05098210
PEP-NEO-001	肿瘤	I	新抗原肽+Montanide ISA51	进行中	NCT04509167
PEP-NEO-002	肿瘤	I	新抗原肽+GM-CSF	进行中	NCT05475106
HJ-N-001	非小细胞肺癌	I	新抗原肽	进行中	NCT04397926
PNeoVCA	中晚期实体瘤	I	新抗原长肽+帕博利珠单抗+环磷酰胺+沙格司亭（sargramostim）	进行中	NCT05269381
iNeo-Vac-P01	胰腺癌	I	新抗原肽+GM-CSF	进行中	NCT03645148
	晚期实体瘤	I	新抗原肽+GM-CSF	进行中	NCT03662815

注：TKI. 酪氨酸激酶抑制剂。

首个以新抗原为基础的疫苗临床研究始于 2008 年，Carreno 等[15]合成了负载新抗原肽的 DC 疫苗，扩展了肿瘤特异性 T 细胞反应的广度和多样性，有效控制了 3 例既往伊匹木单抗治疗失败的晚期黑色素瘤患者的病情。美国 Dana-Farber 癌症研究院 2017 年 7 月在《自然》期刊上宣布针对肿瘤突变的个性化新抗原疫苗在恶性黑色素瘤患者治疗中获得了惊人效果[16]。Dana-Farber 癌症研究院团队结合全外显子组测序和 RNA 测序为每例患者接种了 20 条长肽新抗原疫苗和佐剂，新抗原疫苗诱导产生了免疫活性强的抗原特异性 T 细胞，接种新抗原疫苗的 6 名黑色素瘤患者，4 名患者的肿瘤完全消退，且 32 个月内无复发。德国美因茨大学团队也在同一时间公布了新抗原 RNA 疫苗有效治疗恶性黑色素瘤的临床试验结果[17]。2019 年这两个团队在《自然》期刊上再次报道了新抗原疫苗在脑胶质瘤患者上进行的 I 期临床试验取得成功[18, 19]，即使肿瘤突变负荷低的脑胶质瘤患者也能从新抗原疫苗治疗中获益，显著延迟肿瘤复发，他们的论文发表后引起了学术界的巨大反响。2016 年来自中国天津的团队将新抗原疫苗接种于多线治疗失败的晚期肺癌患者，肺部病情得到迅速缓解[20]。2020 年福建医科大学孟超肝胆医院团队报道了对一例晚期集合管癌（DCC）患者行基于新抗原的疫苗接种和 T 细胞免疫治疗后，该患者的疾病稳定，骨痛得到明显缓解[21]。2020 年 5 月，浙江大学医学院附属邵逸夫医院与杭州纽安津生物科技有限公司通过临床合作，在《临床癌症研究》（*Clinical Cancer Research*）期刊上发表了新抗原个体化多肽疫苗单药治疗泛癌种晚期实体瘤患者的临床试验，最好缩瘤率为 16.7%，疾病控制率为 71.4%（15/21），且没有 CR 和 PR 的患者[22]。

在大多数晚期恶性肿瘤的临床研究中，疫苗虽然产生了特异性的免疫反应，但这种免疫反应，只是“星星之火”，如果不联合其他手段往往难以达到理想的抗肿瘤效果。2020 年 7 月 29 日，来自德国的科学家团队在《自然》期刊上公布了一种基于肿瘤相关抗原的黑色素瘤 RNA 疫苗首个 I 期临床试验的中期结果[23]，这款名为 FixVac 的疫苗能够诱导针对 TAA 的效应 T 细胞响应，一些转移性黑色素瘤患者在抗 PD-1 疗法治疗失败后再次使用 FixVac 和抗 PD-1 疗法联合治疗，肿瘤消退率超过 35%，提示疫苗可以逆转免疫检查点抑制剂的耐药。在新抗原疫苗临床研究中，个别患者复发后联合 PD-1 抗体，病情又可获得 CR。Sahin 等[17]报道了接受新抗原疫苗联合抗 PD-1 抗体治疗的患者肿瘤病灶完全消退，疫苗治疗后的肿瘤病灶 PD-L1 上调，且疫苗激活的记忆型新抗原特异性 T 细胞为 PD-1 阳性。美国 Neon Therapeutics 公司开展的 NT-001 临床研究旨在评估新抗原疫苗联合抗 PD-1 抗体治疗晚期转移性实体瘤的疗效和安全性[24]。该研究入组了 16 名晚期非小细胞肺癌、恶性黑色素瘤及膀胱癌患者，在新抗原长肽疫苗接种前 12 周开始使用抗 PD-1 抗体治疗，12 名患者肿瘤获得明显缓解，8 名患者初始就从抗 PD-1 抗体治疗中受益，但 4 名患者是在接种疫苗后肿瘤才明显退缩。新抗原疫苗与抗 PD-1 抗体联合治疗在无进展生存期方面表现出延长和持续改善，对黑色素瘤、非小细胞肺癌和膀胱癌的 ORR 分别为 59%（39%～78%）、39%（17%～64%）、27%（8%～55%），与基于历史基准数据的检查点抑制剂单药治疗相比具有优势。

3　新抗原肽疫苗的临床转化挑战

综合现有的临床数据来看，虽然之前五十多年关于治疗性疫苗的研究中有很多失败，但随着二代测序技术及生物信息学的发展，使个体化的新抗原肽筛选成为可能，肿瘤疫苗的开发逐渐步入正轨。目前已十分明确的有以下两点：①患者的内源性 T 细胞可以被肿瘤抗原激活，且激活以后可使肿瘤消退；②内源性 T 细胞的激活需要最佳的抗原提呈模式。

最佳的抗原提呈需要 APC 在次级淋巴器官将肿瘤抗原成功提呈给 T 细胞。如前所述，免疫原性及肿瘤特异性强的新抗原优于在某些正常组织也有一定表达量的肿瘤相关抗原，是目前肿瘤疫苗抗原选择的最优解。研究显示 DC 亚群中 cDC1 是最佳的交叉提呈[25]，如何使在体内易降解的新抗原肽靶向该细胞，被其成功摄取，是疫苗面临的第一个挑战。超声引导下淋巴结注射疫苗、设计淋巴结靶向的纳米载体或其他载体等均是可解决问题的思路。纳米材料对负载药物的保护作用使得肿瘤疫苗可利用的抗原类型更为丰富，如肽、RNA 或 DNA 都可负载，且由于靶向淋巴结和 APC 的能力，相比于传统疫苗，需要的抗原更少且激活的免疫反应更强。常规情况下，免疫系统利用 MHC Ⅱ类途径消除细胞外可溶性非自身抗原，细胞外非自身蛋白在 APC 胞吞途径中降解，然后与 MHC Ⅱ结合转运至 APC 表面并将表位提呈给 $CD4^+$T 细胞[26]。与细胞外可溶性抗原不同，细胞外纳米颗粒上的抗原被 APC 摄取后经历的是交叉提呈的过程，纳米粒子上的抗原在细胞内被处理后会装载到 MHC Ⅰ上，提呈给 $CD8^+$T 细胞[27]。南京大学医学院附属鼓楼医院肿瘤中心建立了高效靶向淋巴结的新抗原肽纳米疫苗新技术，通过靶向淋巴结，可提高抗原提呈细胞数量，激活特异性免疫细胞的程度提高了十倍，动物实验和临床试验中新抗原肽纳米疫苗均展现出强效的抑瘤效果及可靠的安全性[28, 29]。

不存在炎症和（或）微生物刺激的情况下，未成熟 DC 提呈的抗原会诱导免疫耐受而不是免疫激活，这表明单独的抗原是适应性免疫的弱诱导剂，因此有效的疫苗接种需要附加免疫佐剂。可以通过模仿微生物刺激来诱发炎症反应的 TLR 激动剂已成为一类有效的疫苗佐剂[30]。还有一种广泛使用的提高疫苗免疫原性的策略是在注射局部产生炎症反应，吸引 APC 聚集到注射部位。乳剂和铝盐都可能会在注射部位驻留，导致炎症并逐渐释放抗原。目前肿瘤疫苗临床试验中更常使用的是水包油乳剂，如 Montanide™ ISA720 和 Montanide™ ISA51[31-33]。在一项高危外阴上皮内瘤样变（癌前病变）的临床试验中，HPV E6、E7 的长肽和佐剂 Montanide ISA51 一起接种，诱导出靶向这两个抗原的 $CD4^+$和 $CD8^+$T 细胞反应，且 47%的患者有完全临床反应。此外，靶向 DC 的单克隆抗体、ISCOMATRIX、GM-CSF、STING 激动剂等都是很有潜力的免疫佐剂。如何选择佐剂使抗原提呈效率最大化是疫苗面临的第二个挑战。

在肿瘤疫苗施加的巨大免疫压力下，肿瘤细胞可能通过各种机制来实现免疫逃逸，包括下调其表面的 MHC Ⅰ类分子表达以丢失抗原表位[34]，调控复杂的肿瘤免疫抑制微环境阻挡效应 T 细胞的浸润或使其失活等。最为常见的是肿瘤微环境中免疫抑制细胞的积累，如 Treg 细胞、MDSC、癌症相关的成纤维细胞和肿瘤相关中性粒细胞 N2[35]。这些细胞可以通过抑制性受体[如 PD-1 和（或）CTLA-4]的表达来干扰 T 细胞的活化、增殖和效应功能；可以产生免疫抑制性细胞因子（IL-10、TGF-β 和 VEGF）[36]；抑制 DC 的活化及 T 细胞的局部和全身激活[37]；诱导局部 $CD4^+$T 细胞、中性粒细胞和单核细胞向肿瘤相关表型极化等[38]。尽可能减少免疫逃逸对疫苗疗效的影响是第三个挑战。使用多个优选的表位肽、联合其他可改善肿瘤免疫微环境的治疗方式（如前所述的免疫检查点抑制剂治疗）等或可用于克服免疫逃逸。

最后，保障体内安全性也是疫苗临床转化的重中之重。

4　总结与展望

纵观肿瘤治疗性疫苗缓慢曲折的发展历程，新抗原筛选技术的进步和推广，打破了疫苗研发的瓶颈。大量的动物实验及早期临床试验结果真切地展现了令人兴奋的结果：疫苗使得肿瘤消退、延长患者生存期。尽管在未来的临床转化上，还面临着疫苗设计、佐剂选择、克服免疫逃逸、保障安全性等诸多挑战，新抗原肽疫苗俨然具有极大的潜力，以期为肿瘤患者带来生存获益。

联合治疗作为未来肿瘤治疗的一大趋势，也将一定程度上能够帮助解决新抗原肽疫苗临床转化面临的难题。可与疫苗联合的治疗方式包括且不限于其他肿瘤免疫治疗手段（过继性细胞治疗、免疫检查点抑制剂等），肿瘤传统治疗手段（放疗、化疗等），纳米技术，合成生物学技术等。如何把握联合治疗的时机、怎样的设计可以达到“1+1＞2”的临床获益，将是研究者不断探索的方向。

参 考 文 献

[1] DeMaria PJ，Bilusic M. Cancer vaccines. Hematol Oncol Clin North Am，2019，33（2）：199-214.

[2] Old LJ，Clarke DA，Benacerraf B. Effect of Bacillus Calmette-Guerin infection on transplanted tumours in the mouse. Nature，1959，184（Suppl 5）：291-292.

[3] van der Bruggen P，Traversari C，Chomez P，et al. A gene encoding an antigen recognized by cytolytic T lymphocytes on a human melanoma. Science，1991，254（5038）：1643-1647.

[4] Steinman RM，Cohn ZA. Identification of a novel cell type in peripheral lymphoid organs of mice. Ⅰ. Morphology，quantitation，tissue distribution. J Exp Med，1973，137（5）：1142-1162.

[5] Kantoff PW，Higano CS，Shore ND，et al. Sipuleucel-T immunotherapy for castration-resistant prostate cancer. N Engl J Med，2010，363（5）：411-422.

[6] Braunlein E，Krackhardt AM. Identification and characterization of neoantigens as well as respective immune responses in cancer patients. Front Immunol，2017，8：1702.

[7] Butts C，Socinski MA，Mitchell PL，et al. Tecemotide（L-BLP25）versus placebo after chemoradiotherapy for stage Ⅲ non-small-cell lung cancer（START）：a randomised，double-blind，phase 3 trial. Lancet Oncol，2014，15（1）：59-68.

[8] Hu Z，Ott PA，Wu CJ. Towards personalized，tumour-specific，therapeutic vaccines for cancer. Nat Rev Immunol，2018，18（3）：168-182.

[9] Rooney MS，Shukla SA，Wu CJ，et al. Molecular and genetic properties of tumors associated with local immune cytolytic activity. Cell，2015，160（1-2）：48-61.

[10] Tran E，Turcotte S，Gros A，et al. Cancer immunotherapy based on mutation-specific $CD4^+$ T cells in a patient with epithelial cancer. Science，2014，344（6184）：641-645.

[11] Howitt BE，Shukla SA，Sholl LM，et al. Association of polymerase e-mutated and microsatellite-instable endometrial cancers with neoantigen load，number of tumor-infiltrating lymphocytes，and expression of PD-1 and PD-L1. JAMA Oncol，2015，1（9）：1319-1323.

[12] Van Allen EM，Miao D，Schilling B，et al. Genomic correlates of response to CTLA-4 blockade in metastatic melanoma. Science，2015，350（6257）：207-211.

[13] Sahin U，Tureci O. Personalized vaccines for cancer immunotherapy. Science，2018，359（6382）：1355-1360.

[14] Blass E，Ott PA. Advances in the development of personalized neoantigen-based therapeutic cancer vaccines. Nat Rev Clin Oncol，2021，18（4）：215-229.

[15] Carreno BM，Magrini V，Becker-Hapak M，et al.Cancer immunotherapy. A dendritic cell vaccine increases the breadth and diversity of melanoma neoantigen-specific T cells. Science，2015，348（6236）：803-808.

[16] Ott PA，Hu Z，Keskin DB，et al. An immunogenic personal neoantigen vaccine for patients with melanoma. Nature，2017，547（7662）：217-221.

[17] Sahin U，Derhovanessian E，Miller M，et al. Personalized RNA mutanome vaccines mobilize poly-specific therapeutic immunity against cancer. Nature，2017，547（7662）：222-226.

[18] Hilf N，Kuttruff-Coqui S，Frenzel K，et al. Actively personalized vaccination trial for newly diagnosed glioblastoma. Nature，2019，565（7738）：240-245.

[19] Keskin DB，Anandappa AJ，Sun J，et al. Neoantigen vaccine generates intratumoral T cell responses in phase Ib glioblastoma trial. Nature，2019，565（7738）：234-239.

[20] Li F，Chen C，Ju T，et al. Rapid tumor regression in an Asian lung cancer patient following personalized neo-epitope peptide vaccination. Oncoimmunology，2016，5（12）：e1238539.

[21] Zeng Y，Zhang W，Li Z，et al. Personalized neoantigen-based immunotherapy for advanced collecting duct carcinoma：case report. J Immunother Cancer，2020，8（1）：e000217.

[22] Fang Y，Mo F，Shou J，et al. A pan-cancer clinical study of personalized neoantigen vaccine monotherapy

in treating patients with various types of advanced solid tumors. Clin Cancer Res，2020，26（17）：4511-4520.

[23] Sahin U，Oehm P，Derhovanessian E，et al. An RNA vaccine drives immunity in checkpoint-inhibitor-treated melanoma. Nature，2020，585（7823）：107-112.

[24] Ott PA，Hu-Lieskovan S，Chmielowski B，et al. A phase Ⅰb trial of personalized neoantigen therapy plus anti-PD-1 in patients with advanced melanoma，non-small cell lung cancer，or bladder cancer. Cell，2020，183（2）：347-362，e324.

[25] Ferris ST，Durai V，Wu R，et al. cDC1 prime and are licensed by CD4（+）T cells to induce anti-tumour immunity. Nature，2020，584（7822）：624-629.

[26] Mellman I，Steinman RM. Dendritic cells：specialized and regulated antigen processing machines. Cell，2001，106（3）：255-258.

[27] Burgdorf S，Scholz C，Kautz A，et al. Spatial and mechanistic separation of cross-presentation and endogenous antigen presentation. Nat Immunol，2008，9（5）：558-566.

[28] Chu Y，Qian L，Ke Y，et al. Lymph node-targeted neoantigen nanovaccines potentiate anti-tumor immune responses of post-surgical melanoma. J Nanobiotechnol，2022，20（1）：190.

[29] Liu Q，Chu Y，Shao J，et al. Benefits of an immunogenic personalized neoantigen nanovaccine in patients with high-risk gastric/gastroesophageal junction cancer. Adv Sci（Weinh），2022，10（1）：e2203298.

[30] Maisonneuve C，Bertholet S，Philpott DJ，et al. Unleashing the potential of NOD- and Toll-like agonists as vaccine adjuvants. Proc Natl Acad Sci U S A，2014，111（34）：12294-12299.

[31] Kenter GG，Welters MJ，Valentijn AR，et al. Vaccination against HPV-16 oncoproteins for vulvar intraepithelial neoplasia. N Engl J Med，2009，361（19）：1838-1847.

[32] Aucouturier J，Dupuis L，Deville S，et al. Montanide ISA 720 and 51：a new generation of water in oil emulsions as adjuvants for human vaccines. Expert Rev Vaccines，2002，1（1）：111-118.

[33] Fenstermaker RA，Ciesielski MJ，Qiu J，et al. Clinical study of a survivin long peptide vaccine（SurVaxM）in patients with recurrent malignant glioma. Cancer Immunol Immunother，2016，65（11）：1339-1352.

[34] van Esch EM，Tummers B，Baartmans V，et al. Alterations in classical and nonclassical HLA expression in recurrent and progressive HPV-induced usual vulvar intraepithelial neoplasia and implications for immunotherapy. Int J Cancer，2014，135（4）：830-842.

[35] Welters MJ，van der Sluis TC，van Meir H，et al. Vaccination during myeloid cell depletion by cancer chemotherapy fosters robust T cell responses. Sci Transl Med，2016，8（334）：334ra52.

[36] Mariathasan S，Turley SJ，Nickles D，et al. TGFbeta attenuates tumour response to PD-L1 blockade by contributing to exclusion of T cells. Nature，2018，554（7693）：544-548.

[37] Singel KL，Emmons TR，Khan ANH，et al. Mature neutrophils suppress T cell immunity in ovarian cancer microenvironment. JCI Insight，2019，4（5））：e122311.

[38] Flavell RA，Sanjabi S，Wrzesinski SH，et al. The polarization of immune cells in the tumour environment by TGFbeta. Nat Rev Immunol，2010，10（8）：554-567.

第十八章　新抗原 mRNA 疫苗

新抗原 mRNA 疫苗是指将编码肿瘤新抗原序列的 mRNA，通过不同方式递送至人体细胞内直接进行翻译，表达产生相应的新抗原多肽/蛋白，从而诱导机体产生特异性抗肿瘤免疫应答的疫苗产品。1961 年，Brenner 等[1]首次发现 mRNA，并确认 mRNA 作为信息传递媒介，负责将基因的编码信息携带至核糖体进行蛋白质合成。随后 30 年间，mRNA 的结构得到解析，体外转录得以实现[2]。1990 年，Wolff 等[3]首次使用体外转录的 mRNA 进行动物实验，证实其在小鼠体内可被成功翻译成所编码的蛋白质，并首次提出了 mRNA 疫苗的概念。1995 年，Conry 等[4]使用 mRNA 编码 CEA 蛋白质，制备了首个 mRNA 肿瘤疫苗，并成功诱导抗肿瘤免疫反应。2002 年，mRNA 肿瘤疫苗进入临床试验。Heiser 等[5]使用编码前列腺特异性抗原（prostate-specific antigen, PSA）的 mRNA 转染患者自体树突状细胞（DC）制备疫苗并回输，所有患者体内均可持续检测到 PSA 特异性的 T 细胞反应，且无明显毒副作用。然而，体外转录的 mRNA 稳定性差、免疫原性较高、体内转染效率较低，阻碍了其在疫苗领域的进一步使用。2005 年，Karikó 等[6]发现核苷修饰可有效降低体外转录 mRNA 的免疫原性，极大促进了 mRNA 疫苗的临床转化。此外，测序和计算机预测技术的进步使新抗原作为仅在肿瘤组织表达的高度特异性肿瘤抗原日益受到重视。2015 年，Kreiter 等[7]证实新抗原 mRNA 疫苗能激发强烈的抗肿瘤免疫反应，使肿瘤完全消退。2017 年，Sahin 等[8]报道了首个针对黑色素瘤的新抗原 mRNA 疫苗 I 期临床试验结果。40%患者出现了客观缓解，疫苗联合使用 PD-1 抗体能使患者获得完全缓解。新冠疫情期间，mRNA 疫苗在全球得到验证，在遏制疫情大流行中发挥作用，至此 mRNA 疫苗迎来了发展新风口。随着 mRNA 制备与纯化工艺不断优化，递送系统进一步完善，新抗原 mRNA 疫苗也逐渐成为肿瘤治疗中冉冉升起的一颗新星。

1　新抗原 mRNA 疫苗的结构与作用原理

个体化新抗原肿瘤疫苗的常见形式包括肽疫苗、DNA 疫苗和 mRNA 疫苗等。其中，DNA 疫苗必须进入细胞核才能产生抗原，而 mRNA 疫苗进入细胞质后即可翻译为蛋白质，避免了基因插入导致突变的风险。多肽疫苗通常长度有限，且不同的新抗原表位肽需要分别合成，而 mRNA 疫苗则允许多个抗原表位串联表达于一条 mRNA 链上，mRNA 还能编码免疫调节分子，较多肽疫苗更容易实现高通量、多表位的免疫治疗。因此，mRNA 疫苗以其独特优势日益受到关注。

1.1 新抗原 mRNA 疫苗的结构

根据结构的不同，新抗原 mRNA 疫苗可以分为非复制型 mRNA 疫苗（non-replicating mRNA vaccine）和自扩增 mRNA 疫苗（self-amplifying mRNA vaccine, SAM vaccine）。

非复制型 mRNA 疫苗的基本结构如图 18-1A 所示。①5′端帽子（5′cap）：是 mRNA 转录过程中发生修饰所形成的位于 mRNA 5′端的一个特殊结构，与 mRNA 的起始翻译密切相关。5′端帽子可招募并结合多种翻译起始因子，其中，起始翻译因子 eIF4 的亚基 eIF4G 可与 3′端多聚腺苷酸尾（poly A）结合的多聚腺苷酸结合蛋白（polyA binding protein, PABP）相互作用，使 mRNA 链形成一个头尾相接的假性环状结构，此结构可促进核糖体的蛋白翻译，并确保 mRNA 全长均被完整翻译。此外，5′端帽子还可防止 5′→3′核酸外切酶对 mRNA 的降解，起到一定保护作用。②5′端非翻译区（5′ untranslated region，5′UTR）和 3′端非翻译区（3′ untranslated region，3′UTR）：5′UTR 是核糖体结合和识别的区域，并能抑制核酸外切酶对 mRNA 的降解。3′UTR 除了能抑制核酸外切酶对 mRNA 的降解以外，还可与 polyA 尾协同作用提高 mRNA 疫苗的稳定性和翻译效率。③开放阅读框（open reading frame，ORF）：非复制型 mRNA 疫苗仅有一个 ORF 区域，用于编码目的蛋白。④3′端多聚腺苷酸尾（3′polyA tail）：通常由 10～250 个腺嘌呤核糖核苷酸组成。polyA 尾可结合 PABP 蛋白，稳定 mRNA 结构，并与上述 5′端帽子形成假性闭环结构，刺激翻译，提高起始翻译效率。此外，polyA 尾还能降低 RNA 核酸外切酶的切割速度，延长 mRNA 在体内的半衰期。在不同的细胞中 polyA 尾的最适长度不同，对 polyA 尾应设计的最佳长度目前尚无统一结论。

SAM 疫苗的基本结构与非复制型 mRNA 疫苗相似，但 SAM 疫苗包含两个 ORF 区域，并在两者之间增加了 26S 亚基启动子（图 18-1B）。其中，靠近 5′端的 ORF1 区域编码源自甲病毒的四种非结构蛋白 NSP1、NSP2、NSP3、NSP4，靠近 3′端的 ORF2 区域编码目的蛋白。NSP1～4 可形成 RNA 依赖性 RNA 聚合酶（RNA-dependent RNA polymerase, RdRp）复合物，通过与 26S 亚基启动子的相互作用促进下游编码目的蛋白的 RNA 发生自我复制，并被直接翻译[9]。SAM 疫苗模仿了甲病毒的自我复制行为，因此相比于非复制的 mRNA 疫苗，低剂量的 SAM 疫苗即可产生大量肿瘤抗原，是较为理想的疫苗形式。

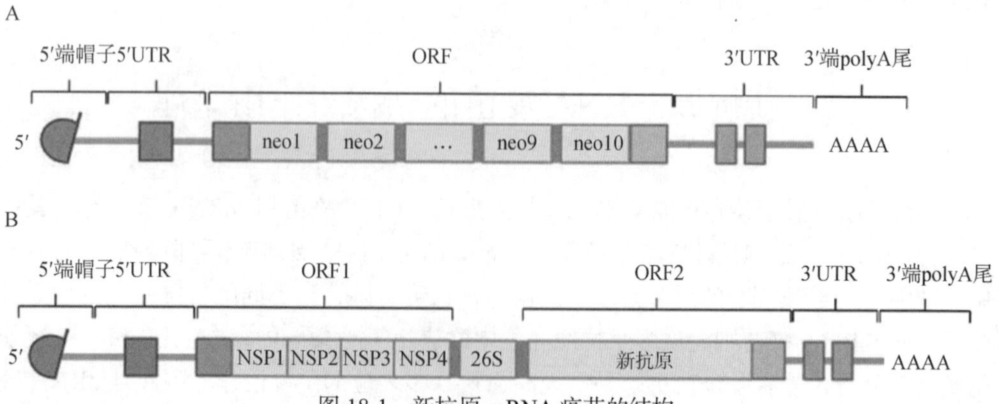

图 18-1 新抗原 mRNA 疫苗的结构

1.2　新抗原 mRNA 疫苗的合成与作用原理

新抗原 mRNA 疫苗的制备流程可以分为肿瘤新抗原的筛选预测与 mRNA 疫苗的合成两部分。关于新抗原的筛选预测可以参考本书前面的章节，本部分将重点阐述 mRNA 疫苗的合成与作用原理。

mRNA 疫苗的合成包括化学固相合成与酶法合成两种方法。化学固相合成是以树脂等固体作为反应基质，将目的寡核苷酸链 3′端的核苷固定其上，通过不断添加核苷或单核苷酸等反应原料延长寡核苷酸链，当达到目标长度后，将寡核苷酸链从固相载体上切落下来并脱去保护基，经过分离纯化得到所需最后产物的方法。这种方法仅适用于一些短链 RNA 的合成（50～100nt），因为随着 RNA 的长度增加，化学固相合成的 RNA 产量和纯度会下降。相比于化学合成，酶法合成则更加温和、高效，适用于较长的 mRNA 序列，也是目前的主流合成方法。酶法合成是指使用各种酶在无细胞系统中进行体外转录制备 mRNA 的过程。体外转录以含有目的基因的线性 DNA 为模板，以核苷酸为原料，由 T7、T3 或 SP6 RNA 聚合酶催化完成。5′端帽子和 3′端 polyA 尾可以在体外转录后酶促添加。值得注意的是，酶促添加的 polyA 尾难以精准控制长度，因此最好设计在 DNA 模板中一并进行转录。转录完成后，使用 DNA 酶降解多余的 DNA 模板链，使用磷酸酶降解未加帽的 mRNA 链，随后通过层析的方法去除副产物双链 RNA（double-stranded RNA, dsRNA），回收目的产物单链 RNA（single-stranded RNA，ssRNA）。

体外转录的新抗原 mRNA 疫苗可通过静脉注射、肌内注射等不同的方式给药，随后在巨胞饮等作用介导下、经内体途径进入给药局部的 DC 内。不同载体递送的新抗原 mRNA 疫苗可通过不同机制从内体逃逸至细胞质，并被核糖体识别、启动抗原蛋白翻译。其中，5′端帽子和 3′端 polyA 尾介导形成闭合环状结构是 mRNA 翻译的限速步骤。在细胞内的脱帽酶及核糖核酸外切酶等多种酶的作用下，外源性的 mRNA 可被逐渐降解，从而终止翻译。而细胞质中已翻译的新抗原蛋白则被蛋白酶体切割成多个表位肽段加载于 MHC Ⅰ类分子上，并提呈于细胞表面，激活抗原特异性 $CD8^+$ T 细胞；另一些新抗原蛋白则通过自分泌、旁分泌等机制被释放到胞外，随后被其他抗原提呈细胞（APC）摄取、处理，作为外源性蛋白加载于 MHC Ⅱ类分子表面，激活抗原特异性 $CD4^+$ T 细胞。$CD4^+$ T 细胞不仅能通过细胞毒作用直接杀伤肿瘤，还能作为“指挥中枢”调动多种免疫细胞，从而更大限度地发挥 mRNA 疫苗的抗肿瘤作用（图 18-2）。

2　新抗原 mRNA 疫苗的常用递送策略

尽管裸 mRNA 疫苗直接注射在动物实验和临床试验中均展现出了免疫激活作用，但总体疗效未达预期，究其原因：一是 mRNA 不稳定，容易被细胞外核酸内切酶降解；二是 mRNA 分子量较大且带负电荷，难以被动扩散的方式通过同样带有负电荷的细胞膜进入细胞质发挥作用。因此，寻找合适的疫苗递送系统是设计新抗原 mRNA 疫苗的关键，也是差异性的集中体现。对于 mRNA 疫苗，递送系统在确保生物安全性的前提下，需实现三大职

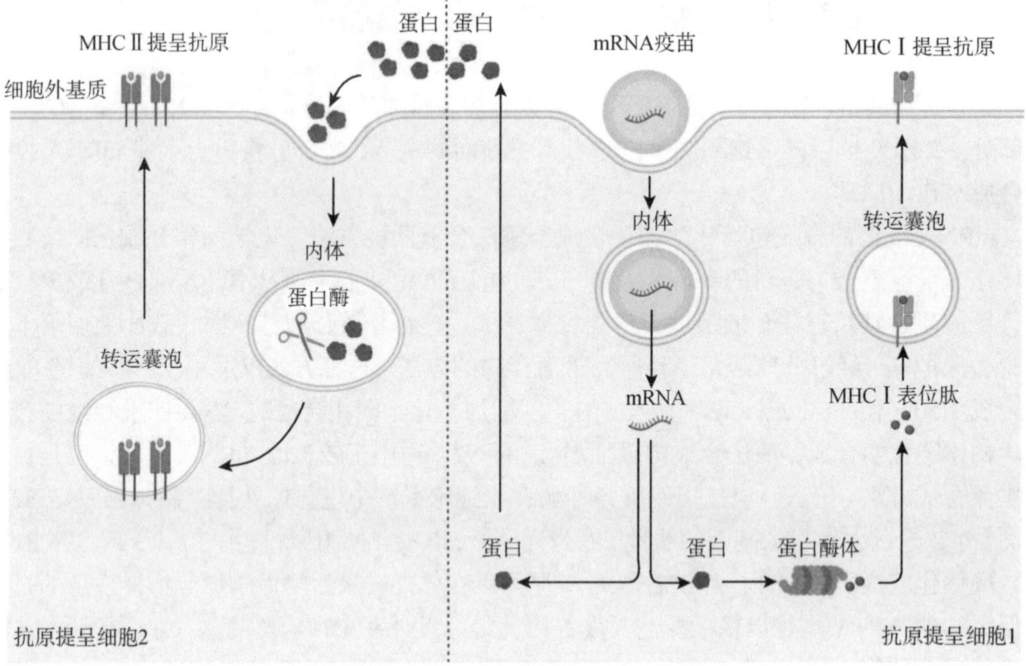

图 18-2　新抗原 mRNA 疫苗的作用原理

责：一是有效包裹和保护 mRNA 在进入靶细胞前不被降解；二是协助 mRNA 有效进入细胞；三是在 mRNA 到达溶酶体前将其释放入细胞质中。目前常用的新抗原 mRNA 疫苗递送载体包括 DC、鱼精蛋白、多聚物及脂质纳米颗粒（lipid nanoparticle, LNP）等。

2.1　LNP 递送系统

目前获得 FDA 批准上市的两种新冠 mRNA 疫苗 BNT162b2 和 mRNA-1273 均采用了 LNP 递送系统；此外，首款获批上市的 siRNA 药物 Onpattro 也同样使用了 LNP 作为 RNA 载体。LNP 是目前研究最多、热度最高的新抗原 mRNA 疫苗递送系统。

LNP 通常有四种组分：阳离子脂质、胆固醇、中性辅助磷脂和 PEG 化脂质。其中，阳离子脂质是 mRNA 递送和转染效率的决定性因素。阳离子脂质可与带阴离子的 mRNA 稳定结合，由于其含有烷基化季铵盐基团，在不同 pH 下均可保持阳离子性质，因而表现出比中性脂质更强的核酸包封能力。然而，带永久性正电荷的阳离子脂质会引起细胞膜损伤和血清蛋白吸附，临床应用受限，因此目前多采用可电离脂质。可电离脂质在亲水头部含有一个或多个可电离氨基，在生理条件下（pH≈7）呈非电离状态而保持中性，从而避免在未进入细胞时的系统毒性；在酸性环境下（pH=5）电离而携带正电荷，用于制备过程中负载 mRNA，以及进入细胞后介导 mRNA 从酸性内体环境中的逃逸。常见的可电离脂质包括 MC3、SM-02 及 ALC-0315 等。中性辅助磷脂形成脂质层包裹与 mRNA 结合的阳离子脂质，并介导 LNP 与细胞膜、内体膜的融合；胆固醇负责稳定 LNP 的结构；PEG 化脂质则可减少 LNP 与血浆蛋白的相互作用，延长 LNP 的体内半衰期。

LNP 的常见制备方法包括移液枪混合法、涡流混合法和微流控混合法。移液枪混合法和涡流混合法分别指使用移液枪或涡旋振荡的方法将含有脂质的乙醇相溶液与含有 mRNA 的水相溶液快速混合，以形成负载 mRNA 的脂质纳米颗粒，是普通实验室制备中的常用方法。移液枪混合法适用于 6/18～30/90（μl/μl，乙醇相/水相）的小规模 LNP 制备，涡流混合法适用于 20/60～40/120（μl/μl，乙醇相/水相）的中等规模 LNP 制备。微流控法使用微流控混合器使脂质与 mRNA 充分、快速混合，形成粒径均一的 LNP，可实现高通量、自动化生产，重复性好，适用于大规模 LNP 制备。研究表明，递送 mRNA 疫苗的 LNP 最佳粒径在 100nm 左右，一般小于 200nm。在此粒径下，LNP 能自由引流至淋巴结，也更容易穿越血管内皮细胞，进入细胞外基质，到达靶细胞。而大于 200nm 的 LNP 则需被 APC 吞噬后方可转运至淋巴结发挥免疫激活作用。通过调整 PEG 化脂质的比例、乙醇相与水相混合比例及混合流速等参数可以实现 LNP 粒径的改变。

与上述其他类型的 mRNA 载体相比，LNP 总体表现出了更高的转染效率。Douka 等[10]分别比较了 3 种多聚体纳米颗粒（PEI、P_5D_{39}、pHPMA-DEAE）和 3 种 LNP（可电离脂质分别为 C24、Lipid 5、SM-102），针对 NK 细胞的转染效率，3 种多聚体纳米颗粒的转染效率分别为 0%、0.5%、0.5%，而 3 种 LNP 的转染效率分别为 3%、48%和 70%。将 Lipid 5-LNP 中的胆固醇替换为 β-谷甾醇能进一步提升 LNP 对 NK 细胞和 T 细胞的转染效率至接近 100%。

2.2　多聚物递送系统

类似于阳离子脂质，阳离子多聚物也可以通过静电吸附作用与 mRNA 结合，并制备成纳米颗粒。与 LNP 相比，基于阳离子多聚物的递送系统由于其多分散性，往往纯度更低；其分子量更大，因此体内循环时间更长；此外，其电荷密度较高，系统毒性比 LNP 更大。因此，基于多聚物的 mRNA 疫苗递送系统的临床转化速度不如 LNP。

聚乙烯亚胺（polyethyleneimine，PEI）是常用的阳离子聚合物之一。然而，转染效率较高的 PEI 往往分子量较大、电荷密度较高，且生物降解性较差，毒性也随之增大，而低分子量 PEI 则转染效率较低，导致 PEI 载体在临床场景中使用受限。Li 等[11]使用氟烷烃修饰的 PEI（fluoroalkane-grafted polyethylenimine，F-PEI）作为载体递送新抗原 mRNA 疫苗。氟烷烃修饰可协助 PEI 透过细胞膜及内体膜，从而提升低分子量 PEI 的转染效率。研究者选择分子质量为 1.8kDa 的 PEI 分子修饰氟烷烃后负载编码新抗原的 mRNA，在 MC38 热肿瘤模型及 B16F10 冷肿瘤模型中均观察到了显著的抗肿瘤作用。

壳聚糖作为一种聚多糖，具有良好的生物相容性和生物降解性，且本身具有一定的免疫激活作用，也被广泛运用于 mRNA 疫苗的递送。McCullough 等[12]使用壳聚糖负载 SAM 疫苗，皮下注射小鼠后可成功检测到抗原表达。甘露聚糖、葡聚糖等也是常用的聚多糖载体。

聚多酯如聚（β-氨基酯）[poly（β-amino）ester，PBAE]、氨基聚酯（amino polyester，APE）及聚（胺基共酯）[poly（amine-co-ester），PACE]也可实现生物降解并用于 mRNA 递送，但是这些材料大多是将 DNA 或 siRNA 的递送系统直接用于 mRNA 的给药，往往导致 mRNA 释放效率低下。电荷可变可释放转运体（charge-altering releasable transporter，

CART）系统是斯坦福大学的研究团队开发的一种专门针对 mRNA 运输的新型可降解递送系统，其本质是低聚（碳酸酯-b-α-氨基酯）。在体外，CART 系统的分子间依靠非共价键结合，在细胞外带正电荷，可与带负电的 mRNA 结合，进入细胞内 CART 的氨基由带正电变成不带电状态，导致整体解构并随后被降解，同时直接在细胞质中释放 mRNA 进行翻译。该团队以卵清蛋白（OVA）作为模式抗原，使用 CART 系统负载编码 OVA 的 mRNA 及 CpG 作为佐剂，皮下注射荷瘤小鼠，可显著抑制肿瘤生长，延长小鼠生存期。使用编码 CD80 和 CD86 的 mRNA 作为佐剂并与抗原 mRNA 共同负载于 CART，同样可以观察到良好的抑瘤效果[13]。

2.3 鱼精蛋白递送系统

鱼精蛋白是一种小分子量蛋白（5.5～13kDa），由于序列中富含精氨酸和赖氨酸，因此在生理 pH 下带正电，可通过静电吸附作用与 mRNA 结合。此外，鱼精蛋白本身具有 Toll 样受体 7/8（Toll-like receptor 7/8，TLR7/8）激动剂的作用，既可以充当 mRNA 的载体，又可以作为免疫佐剂，且具有良好的生物安全性。CureVac 公司基于鱼精蛋白递送系统开发了 RNActive 疫苗平台。然而，由于鱼精蛋白递送系统整体转染效率偏低，从目前已经公布的针对肿瘤相关抗原（tumor-associated antigen，TAA）的临床试验结果来看，患者的总生存期（overall survival，OS）并没有达到预期，与对照组无明显差异[14]。

2.4 DC 递送系统

除了使用纳米颗粒技术和阳离子多肽作为疫苗载体外，也可以在体外直接将 mRNA 疫苗转染至患者自体 DC 内并回输，构成以 DC 为载体的 mRNA 疫苗递送策略。患者自体 DC 可通过外周血分离单核细胞，随后用粒细胞-巨噬细胞集落刺激因子（GM-CSF）和白细胞介素-4（interleukin-4，IL-4）诱导分化获得。体外 mRNA 转染主要依靠电穿孔、脂质转染及超声等方式实现。DC 递送系统是最早开展临床试验的 mRNA 疫苗递送系统[5]，目前仍有多项临床试验（NCT01686334、NCT02649582、NCT04335890 等）正在进行中，但其编码的肿瘤抗原都以 TAA 和癌-睾丸抗原为主，尚未有使用新抗原 mRNA 转染 DC 制备疫苗的临床试验报道。体外转染 DC 并回输是一种耗时且劳动密集的给药方式。虽然能在回输患者体内观察到 T 细胞免疫反应，但是总体临床疗效并未达到预期，可能需要进一步联合其他治疗方式以达到最大获益[15]。

3 新抗原 mRNA 疫苗的临床试验

2017 年，BioNTech 公司报道了首个肿瘤新抗原 mRNA 疫苗的临床试验结果[8]。该试验共纳入 13 例恶性黑色素瘤切除术后患者。对肿瘤组织分别进行全外显子组和 RNA 测序后，与正常组织的基因组序列对比，可以筛选出肿瘤组织中的非同义体细胞突变；使用预测算法综合分析新抗原表位与 HLA 分子的亲和力及编码新抗原 mRNA 的表达水平等参数，进一步对突变进行筛选鉴定，最终选择 10 个排序最高的新抗原表位制备疫苗。其中，每个新抗原表位包含 27 个氨基酸，使突变位点位于第 14 位，每 5 个表位串联于一条 mRNA 链上。疫苗制备的平均时间为 68 天。本试验采用超声引导下经皮淋巴结内直接注射裸 mRNA 疫苗，每人每次给予疫苗 0.5～1mg，试验过程中，确保每位患者至少接种 8 次疫苗，最多不超过 20 次。所有患者体内均可检测到至少针对 3 种新抗原的特异性 T 细胞反应。在 13 名入组患者中，5 名在疫苗制备的过程中出现复发，随后给予标准化疗，但接受第一针疫苗时仍有病灶。其中 1 人获得完全缓解（complete response，CR），至随访 26 个月时仍未复发；1 人部分缓解（partial response，PR），腹部淋巴结转移病灶较治疗和接种疫苗前有所消退；1 人在联合 PD-1 单抗后获得 CR；1 人病情稳定（stable disease，SD）；1 人缓慢进展。其余 8 人在接种疫苗时体内尚无病灶，在疫苗治疗后 12～23 个月的随访期内始终没有复发。本试验的积极结果极大地鼓舞了新抗原 mRNA 疫苗的发展。

2023 年，BioNTech 公司与纪念斯隆·凯特琳癌症中心、Genetech 合作，进一步优化新抗原 mRNA 疫苗设计，并报道了 BNT122 在胰腺导管癌（pancreatic ductal adenocarcinoma，PDAC）术后患者中的Ⅰ期临床试验结果，论文发表于国际顶尖学术期刊《自然》[16]。手术是目前治疗 PDAC 的主要方式，但近 90%患者在术后 7～9 个月出现复发，PDAC 患者 5 年总生存率低于 10%。即使在术后接受辅助化疗，仍有 80%患者在 14 个月时出现复发。此外，PDAC 对免疫检查点抑制剂几乎完全不敏感，应答率小于 5%。BNT122 使用 mRNA 串联表达 20 个新抗原表位，通过 LNP 负载 mRNA 疫苗后静脉注射给药。患者手术后先给予 1 次 PD-L1 抗体治疗，随后每 1～2 周静脉注射 BNT122，共计 8 针；疫苗接种结束 4 周后给予亚叶酸、氟尿嘧啶、伊立替康和奥沙利铂四药化疗；第 46 周再次给予 BNT122 强化免疫。最终共计 15 名患者完成全部流程，其中 50%的患者对至少 1 种新抗原产生了特异性 T 细胞应答。这些 T 细胞大多为功能性 T 细胞，可分泌颗粒霉素 B、穿孔素和 γ 干扰素，并有长期免疫记忆效应，在化疗 2 年后依然能检测到新抗原反应性 T 细胞的存在。在平均 18 个月的随访中，无响应者的中位无复发生存期（relapse free survival，RFS）为 13.4 个月，而未到达疫苗响应者的中位 OS 和中位 RFS，提示新抗原 mRNA 疫苗联合免疫检查点抑制剂和化疗可显著延长 PDAC 患者生存，使 PDAC 术后患者获益。目前 BNT122 针对恶性黑色素瘤和结直肠癌的临床试验已经进入Ⅱ期（表 18-1，NCT04486378、NCT03815058）。

Moderna 公司推出的 mRNA-4157 编码 34 个串联新抗原表位，使用 LNP 负载疫苗后肌内注射给药。KEYNOTE-942/mRNA-4157-P201 是 Moderna 和默沙东合作的一项随机、开放标签的Ⅱb 期临床试验，该试验纳入 157 名经手术切除的高风险黑色素瘤（Ⅲ/Ⅳ期）患者，将其按照 2∶1 的比例随机分配，分别给予 mRNA-4157（每 3 周 1mg，共 9 剂）和帕博利珠单抗（每 3 周 200 mg，最多 18 个周期）的组合疗法或单独使用帕博利珠单抗治疗。结果显示，mRNA-4157 联合帕博利珠单抗的 18 个月 RFS 为 78.6%（95% CI，69.0%～85.6%），而单独使用帕博利珠单抗的 18 个月中无复发生存率为 62.2%（95% CI，46.9%～74.3%），mRNA 疫苗联合治疗组的 RFS 改善有统计学意义，其将黑色素瘤疾病复发或死亡风险降低了 44%（HR = 0.561；95% CI，0.309～1.017；单侧 P=0.026）。详细数据在 2023 年美国临床肿瘤学会（American Society of Clinical Oncology，ASCO）上报告，文章尚未发表[17]。据此，美国 FDA 和欧洲药品管理局（European Medicines Agency, EMA）分别授予 mRNA-4157 与帕博利珠单抗组合突破性疗法认定（breakthrough therapy designation，BTD）和 PRIME 资格，作为辅助疗法用于治疗完全切除后的高风险黑色素瘤患者。2023 年 7 月，Moderna 公司宣布 mRNA-4157 进入Ⅲ期临床试验（NCT05933577），计划在 25 个国家的 165 个试验中心招募 1089 名ⅡB～Ⅳ期恶性黑色素瘤切除术后患者。mRNA-4157 成为目前进展最快的新抗原 mRNA 疫苗。

表 18-1　新抗原 mRNA 疫苗临床试验（数据来自 ClinicalTrials.gov）

NCT 编号	名称	适应证	阶段	给药方式	联合疗法	递送系统
NCT03948763	mRNA-5671	非小细胞肺癌、胰腺癌、结直肠癌	Ⅰ期	肌内注射	帕博利珠单抗	脂质纳米粒子
NCT03313778	mRNA-4157	实体瘤术后	Ⅰ期	肌内注射	帕博利珠单抗	
NCT03897881	mRNA-4157	恶性黑色素瘤	Ⅱ期	肌内注射	帕博利珠单抗	
NCT05933577	mRNA-4157	恶性黑色素瘤	Ⅲ期	肌内注射	帕博利珠单抗	
NCT05456165	GRT-C901/GRT-R902	结直肠癌	Ⅱ期	肌内注射	伊匹木单抗	
NCT02316457	BNT114	三阴性乳腺癌	Ⅰ期	静脉注射	化疗	脂质复合体
NCT04161755	BNT122	胰腺癌	Ⅰ期	静脉注射	—	
NCT03289962	BNT122	实体瘤	Ⅰ期	静脉注射	阿替利珠单抗	
NCT04486378	BNT122	结直肠癌	Ⅱ期	静脉注射	—	
NCT03815058	BNT122	进展期恶性黑色素瘤	Ⅱ期	静脉注射	帕博利珠单抗	
NCT02035956	IVAC MUTANOME	恶性黑色素瘤	Ⅰ期	淋巴结内注射	RBL001/RBL002	裸 mRNA
NCT05916248	MRNA-0217/S001	实体瘤	Ⅰ期	NR	帕博利珠单抗	NR
NCT06026800	iNeo-Vac-R01	消化道肿瘤	Ⅰ期	皮下注射	—	
NCT06026774	iNeo-Vac-R01	消化道肿瘤	Ⅰ期	皮下注射	新辅助治疗	
NCT06019702	iNeo-Vac-R01	消化道肿瘤	Ⅰ期	皮下注射	—	
NCT05198752	SW1115C3	实体瘤	Ⅰ期	皮下注射	—	
NCT05579275	JCXH-212	恶性黑色素瘤	Ⅰ/Ⅱ期	NR	—	
NCT05359354	PGV002	实体瘤	NA	NR	PD-1 抗体	
NCT05192460	PGV002	胃癌、食管癌、肝癌	NA	NR	PD-1/L1 抗体	
NCT05227378	—	胃癌	NA	NR	PD-1/L1 抗体	
NCT05761717	—	肝癌	NA	皮下注射	信迪利单抗	
NCT05949775	—	实体瘤	NA	皮下注射	信迪利单抗	
NCT03908671	—	食管癌、非小细胞肺癌	NA	皮下注射	—	
NCT03468244	—	消化道肿瘤	NA	皮下注射	—	
NCT05981066	—	肝癌	NA	肌内注射	—	

注：NA：（not applicable），不适用；NR（not reported），未报道。

此外，Gritstone Bio 公司也公布了一项个体化、异源黑猩猩腺病毒疫苗（ChAd68，又称 GRT-C901）联合自扩增 mRNA 疫苗（samRNA，又称 GRT-R902）治疗晚期实体瘤患者的Ⅰ/Ⅱ期临床试验（NCT03639714）。结果提示，生物疫苗与 mRNA 疫苗联合使用可有效改善晚期实体瘤患者总生存，论文发表于国际顶尖医学期刊《自然医学》[18]。腺病毒是常见的生物疫苗载体之一。使用黑猩猩腺病毒，而非人腺病毒，可以有效避免血清预存的腺病毒中和抗体干扰疗效。此外，研究者敲除了病毒的 E1、E3 蛋白，以避免病毒在体内无限复制，同时降低病毒毒力。将新抗原序列与病毒蛋白串联，使用 HEK293 表达系统融合表达，即可构建基于黑猩猩腺病毒的新抗原疫苗。自扩增 mRNA 疫苗的结构可见本章 1.1。自扩增疫苗将编码 RNA 聚合酶的序列与目标抗原包装于同一 mRNA 序列中，在体内可自主产生 RNA 聚合酶以对目标抗原的 mRNA 序列进行大量复制，有效解决了 mRNA 容易降解的难题，从而实现了在较低注射剂量下的抗原高表达。自扩增 mRNA 疫苗编码 20 个串联的新抗原表位，每个表位包含 25 个氨基酸，使用 LNP 系统递送，肌内注射给药。该试验共计入组 14 名晚期实体瘤患者，采用一针腺病毒生物疫苗刺激+多针自扩增 mRNA 疫苗加强的策略，同时联合免疫检查点抑制剂。结果表明，此方案患者耐受性良好，无剂量限制性毒性。接种疫苗后可在患者体内检测到新抗原特异性 T 细胞，此 T 细胞的细胞因子分泌和杀伤功能得到显著增强，并具有超过 52 周的免疫记忆效应。在部分患者中，可观察到疫苗注射后病灶显著缩小、消退；部分微卫星稳定性结直肠癌患者 OS 延长。此外，探索性生物标志物分析显示，OS 延长的患者循环肿瘤 DNA 水平降低。推荐的Ⅱ期临床试验剂量为 10^{12} 个病毒颗粒的生物疫苗和 30μg 的自扩增 mRNA 疫苗（NCT05456165）。这一成果为降低 mRNA 疫苗的剂量和提高有效性指明了方向。

新抗原 mRNA 疫苗临床试验的总体结果令人鼓舞，但也有零星报道提示疗效未达预期。Cafri 等[19]针对 4 名晚期消化道肿瘤患者肌内注射编码 20 个新抗原的 mRNA 疫苗进行治疗，尽管在 75%的患者体内均可检测到新抗原特异性 T 细胞反应，但研究者并未观察到临床应答。这可能与该试验的给药剂量较小、给药间隔较长及未使用合理的递送系统等因素有关，同时也提示目前的新抗原 mRNA 疫苗仍需进一步优化才能使患者获益最大化。

4 新抗原 mRNA 疫苗的优化策略

4.1 结构优化策略

mRNA 疫苗具有天然的免疫原性，能通过 TLR 等途径激活固有免疫应答。这种激活作用一方面有利于获得更强的免疫应答，另一方面也加速了外源性 mRNA 的清除，导致抗原表达量下降。通过优化 mRNA 的结构可以有效降低其免疫原性、增强疗效。mRNA 疫苗的基本结构包括 5′端帽子和 3′端 polyA 尾、编码目标蛋白的 ORF 及分别位于 ORF 两侧的 5′UTR 和 3′UTR（见本章 1）。目前已发展出多种策略针对各不同组件分别进行优化，有效改善了 mRNA 疫苗的稳定性。

5′端帽子包含一个 7-甲基鸟苷（7-methylated guanosine，m^7G）和三磷酸桥结构，即 m^7Gppp 结构。5′端帽子与起始翻译因子的结合主要依靠 m^7G 的疏水阳离子-π 相互作用和三磷酸桥的负电荷，此外，三磷酸桥也是 mRNA 降解时多种脱帽酶的主要作用位点。因此，对 m^7G 和三磷酸桥进行修饰改造可以增强 mRNA 对翻译起始因子的亲和力，提高翻译效率，同时有助于抵抗脱帽酶的降解，延长 mRNA 半衰期。研究表明，用 7-苄基化取代 7-甲基化鸟苷，或通过四磷酸盐桥将两个 m^7G 相连可有效促进蛋白表达；对三磷酸桥进行二硫代二磷酸化修饰，或将磷酸基团之间的氧原子替换为亚甲基（即将 m^7Gppp 改造成 m^7GpCH_2ppG 或 m^7GppCH_2pG 结构）可以显著减弱脱帽酶的作用[20]。

早期研究表明，polyA 尾长度与翻译效率呈正相关，polyA 尾至少需要 20nt 才能进行有效翻译。但近年的研究提示，编码 β-actin 的 mRNA polyA 尾长度不足 20nt。在人原代 T 细胞中，具有 425nt 和 525nt polyA 尾的 mRNA 翻译效率远低于具有 120nt polyA 尾的 mRNA[21]。目前对于 polyA 尾的最适长度尚无定论。

5′UTR 与核糖体结合、起始密码子识别有关；3′UTR 主要与 mRNA 稳定性有关。使用高表达蛋白如 α-珠蛋白和 β-珠蛋白的 5′UTR、3′UTR 有助于提高蛋白表达。在 5′UTR 中增加 Kozak 序列，能够增强核糖体对翻译起始位点识别的准确性，增强 mRNA 疫苗翻译效率。将两个 β-珠蛋白的 3′UTR 串联制备 mRNA，在成熟 DC 中表现出了更好的稳定性，但在未成熟 DC 中则作用有限。此外，还可以借鉴细胞色素 b-245 α 链等较为稳定的 mRNA 的 3′UTR 进行设计。

针对 ORF 可以通过密码子优化、增加 GC 含量等方法促进蛋白表达。Kreiter 等在 mRNA 上同时编码 MHC Ⅰ类分子的分泌信号肽和跨膜结构域，将抗原肽的提呈效率提高了近 10 倍。同时编码 β-微球蛋白和 DC 溶酶体相关膜蛋白也有类似效果[22]。

4.2 纯化工艺优化策略

体外转录合成 mRNA 疫苗后，体系中仍包含 DNA 模板、游离核苷酸、dsRNA 等杂质。这些杂质往往也具有较高免疫原性，需要进一步纯化。在实验室的制备过程中，通常使用 DNA 酶降解 DNA 模板，随后通过氯化锂沉淀法分离 mRNA，但 dsRNA 和短链 RNA 副产物也会随之沉淀，难以分离。Karikó 等[23]报道使用反相高效液相色谱（reversed-phase high performance liquid chromatography，RP-HPLC）进行纯化，能有效去除 dsRNA、降低免疫原性，将蛋白表达提升 1000 倍。纤维素柱层析法利用 dsRNA 在乙醇溶液中能与纤维素结合的特性，也可获得超过 90%的 dsRNA 去除率[24]。此外，polyA 尾可以作为"纯化标签"，使用脱氧胸苷单链序列（oligo dT）作为配体结合 mRNA 进行纯化。固定有 oligo dT 的 mRNA 分离珠可以精准捕获粗样品中的 mRNA 分子，DNA 模板、游离核苷酸等杂质则被洗脱，适用于较大量的 mRNA 纯化，可快速温和地获得完整 mRNA 纯品[8]。

4.3 递送系统优化策略

在 mRNA 疫苗中，LNP 递送系统开发程度较高、技术相对成熟，但 LNP 的理化性质与极低密度脂蛋白（very low density lipoprotein，VLDL）十分类似，且容易与血浆中的载脂蛋白 E 结合，因此 LNP 容易在肝脏富集并被清除，难以靶向其他部位，限制了其作为药物载体的使用。Wang 等[25]构建了一种选择性器官靶向的 LNP（selective organ-targeting lipid nanoparticle，SORT-LNP）递送系统，有助于加强肝外组织的药物递送。传统的 LNP 主要包括可电离脂质、两亲性磷脂、PEG 化脂质和胆固醇四种组分。SORT-LNP 技术在此体系中创造性地引入了第五种脂质组分，称为 SORT 分子，其可与不同的血清蛋白发生作用，从而将 mRNA 或基因编辑系统靶向递送至特定组织。研究者使用 4A3-SC8 作为可电离脂质，DOPE 作为两亲性磷脂，DMG-PEG 作为 PEG 化脂质，以及胆固醇构成基础的四组分 LNP 结构。在此基础上，加入总脂质 20%摩尔比的 DODAP 可以提高肝脏靶向能力；加入总脂质 50%摩尔比的 DOTAP 可以提高肺部靶向能力；加入总脂质 10%摩尔比的 18PA 可以提高纳米粒子在脾脏中的聚集能力。以上材料均已商品化，有利于后续进一步开发和应用。SORT-LNP 递送系统被《自然》评为“2022 年值得关注的七项技术”之一[25]。

然而，LNP 包裹的 mRNA 疫苗对冷链运输有较高要求，以及复杂的专利关系导致的知识产权纠纷让不少研发团队转而寻找除 LNP 以外的新型纳米颗粒递送平台。上海交通大学蔡宇伽团队自主研发了一种新型病毒样颗粒（virus-like particle，VLP）mRNA 递送平台。VLP 是指仅保留病毒蛋白衣壳结构而不含病毒核酸，无法进行自主复制但与病毒结构类似的颗粒物质。该团队利用 MS2 噬菌体衣壳蛋白能结合 RNA 的特点，对 HIV-1 来源的慢病毒载体进行改造构建了 VLP-mRNA 技术平台。MS2 噬菌体是一种单链 RNA 病毒，其基因组中由19个碱基形成的茎环结构（称为包装位点）可与噬菌体衣壳蛋白（MS2 capsid protein，MS2C）结合，启动噬菌体的自我包装。在慢病毒衣壳蛋白表达质粒的 N 端插入 *MS2C* 基因，同时在目的 mRNA 中插入多个与 MS2C 结合的茎环结构，即可将 mRNA 包装于慢病毒颗粒中。MS2C 与慢病毒衣壳蛋白之间通过 SQNYPIVQ 短肽连接，结合 mRNA、包装完成后可被慢病毒蛋白酶切割，MS2C 与 mRNA 一起游离于病毒颗粒内部。利用慢病毒自身特性可以完成对目标细胞的高效转染及核酸释放。在动物模型中，使用 VLP 递送 CRISPR 实现了高达 44%的 *VEGFα* 基因敲除，可有效治疗老年性黄斑变性[26]。

麻省理工学院的张锋团队也开发了一种基于 VLP 的选择性内源性衣壳化的细胞递送系统（selective endogenous encapsidation for cellular delivery, SEND），文章发表于国际顶尖学术期刊《科学》。SEND 系统的核心成分是逆转录病毒样蛋白 PEG10。在进化过程中，不断有逆转录病毒基因组信息整合进入人类基因组，因此在人体内可以找到与逆转录病毒蛋白具有类似功能的蛋白质。PEG10 包含多个功能性亚基，可以分别发挥类似于病毒衣壳蛋白的包装和膜结合作用，并具有蛋白酶和逆转录酶活性。PEG10 可结合编码自身蛋白的 mRNA，并将其包裹形成囊状颗粒，其主要结合位点是 3′UTR 的 500 个碱基。将此 500 个碱基插入到目的 mRNA 中，即可促进 PEG10 对外源 mRNA 的负载和包装。使用水疱性口炎病毒包膜蛋白(vesicular stomatitis virus envelope protein, VSVg)修饰该颗粒，可进一步加强 PEG10 颗粒的膜融合能力。使用 SEND 系统在 N2a 细胞中的药物递送效率可达 60%[27]。

Li 等[28]以细菌外膜囊泡为载体，表面修饰 RNA 结合蛋白 L7Ae 负责结合 mRNA 疫苗，修饰李斯特菌溶血素 O 作为溶酶体逃逸蛋白，免疫荷瘤小鼠能显著抑制冷肿瘤生长并诱发长期免疫记忆效应。此外，针对外泌体及无机纳米材料的新型递送平台也在开发中[29]。

5 总结与展望

本次在对抗新冠疫情中，mRNA 疫苗的成功引起了全世界的关注，自新冠病毒序列公布到 FDA 批准紧急授权使用新冠 mRNA 疫苗仅用时约 11 个月，凸显了 mRNA 疫苗在临床转化中的速度优势。在肿瘤治疗中，新抗原 mRNA 疫苗也初露头角，表现出了积极正面的效果，但仍需在结构、制备工艺及递送系统等多方面进行优化。此外，还需要大样本的临床试验探究其最佳给药方式和联合用药方案。BioNTech 公司将 mRNA 疫苗与 CAR-T 细胞联合使用。利用 mRNA 编码肿瘤抗原 CLDN6 并选择性递送至淋巴结、促进 APC 提呈抗原，同时回输 CLDN6 靶向的 CAR-T 细胞，可在患者体内有效激发 CAR-T 细胞的扩增从而增强疗效，在实体瘤中获得了 95%的疾病控制率[30]。期待有一天新抗原 mRNA 疫苗能为肿瘤治疗打开新纪元。

参 考 文 献

[1] Brenner S, Jacob F, Meselson M. An unstable intermediate carrying information from genes to ribosomes for protein synthesis. Nature，1961，190：576-581.

[2] Gurdon JB, Lane CD, Woodland HR, et al. Use of frog eggs and oocytes for the study of messenger RNA and its translation in living cells. Nature，1971，233（5316）：177-182.

[3] Wolff JA，Malone RW，Williams P，et al. Direct gene transfer into mouse muscle *in vivo*. Science，1990，247（4949 Pt 1）：1465-1468.

[4] Conry RM，LoBuglio AF，Wright M，et al. Characterization of a messenger RNA polynucleotide vaccine vector. Cancer Res，1995，55（7）：1397-1400.

[5] Heiser A，Coleman D，Dannull J，et al. Autologous dendritic cells transfected with prostate-specific antigen RNA stimulate CTL responses against metastatic prostate tumors. J Clin Invest，2002，109（3）：409-417.

[6] Karikó K，Buckstein M，Ni H，et al. Suppression of RNA recognition by Toll-like receptors：the impact of nucleoside modification and the evolutionary origin of RNA. Immunity，2005，23（2）：165-175.

[7] Kreiter S，Vormehr M，van de Roemer N，et al. Mutant MHC class Ⅱ epitopes drive therapeutic immune responses to cancer. Nature，2015，520（7549）：692-696.

[8] Sahin U，Derhovanessian E，Miller M，et al. Personalized RNA mutanome vaccines mobilize poly-specific therapeutic immunity against cancer. Nature，2017，547（7662）：222-226.

[9] Pourseif MM，Masoudi-Sobhanzadeh Y，Azari E，et al. Self-amplifying mRNA vaccines：mode of action，design，development and optimization. Drug Discov Today，2022，27（11）：103341.

[10] Douka S, Brandenburg LE, Casadidio C, et al. Lipid nanoparticle-mediated messenger RNA delivery for *ex vivo* engineering of natural killer cells. J Control Release，2023，361：455-469.

[11] Li J, Wu Y, Xiang J, et al. Fluoroalkane modified cationic polymers for personalized mRNA cancer vaccines.

Chem Eng J，2023，456：140930.

[12] McCullough KC，Milona P，Thomann-Harwood L，et al. Self-amplifying replicon RNA vaccine delivery to dendritic cells by synthetic nanoparticles. Vaccines （Basel），2014，2（4）：735-754.

[13] Haabeth OAW，Blake TR，McKinlay CJ，et al. mRNA vaccination with charge-altering releasable transporters elicits human T cell responses and cures established tumors in mice. Proc Natl Acad Sci U S A，2018，115（39）：E9153-E9161.

[14] Papachristofilou A，Hipp MM，Klinkhardt U，et al. Phase Ⅰb evaluation of a self-adjuvanted protamine formulated mRNA-based active cancer immunotherapy，BI1361849 （CV9202），combined with local radiation treatment in patients with stage Ⅳ non-small cell lung cancer. J Immunother Cancer，2019，7（1）：38.

[15] Lorentzen CL，Haanen JB，Met Ö，et al. Clinical advances and ongoing trials on mRNA vaccines for cancer treatment. Lancet Oncol，2022，23（10）：e450-e458.

[16] Rojas LA，Sethna Z，Soares KC，et al. Personalized RNA neoantigen vaccines stimulate T cells in pancreatic cancer. Nature，2023，618（7963）：144-150.

[17] Khattak A，Weber JS，Meniawy T，et al. Distant metastasis-free survival results from the randomized，phase 2 mRNA-4157-P201/KEYNOTE-942 trial. J Clin Oncol，2023，41（17_suppl）：LBA9503.

[18] Palmer CD，Rappaport AR，Davis MJ，et al. Individualized，heterologous chimpanzee adenovirus and self-amplifying mRNA neoantigen vaccine for advanced metastatic solid tumors：phase 1 trial interim results. Nat Med，2022，28（8）：1619-1629.

[19] Cafri G，Gartner JJ，Zaks T，et al. mRNA vaccine-induced neoantigen-specific T cell immunity in patients with gastrointestinal cancer. J Clin Invest，2020，130（11）：5976-5988.

[20] Kalek M，Jemielity J，Grudzien E，et al. Synthesis and biochemical properties of novel mRNA 5′cap analogs resistant to enzymatic hydrolysis. Nucleosides Nucleotides Nucleic Acids，2005，24（5-7）：615-621.

[21] Grier AE，Burleigh S，Sahni J，et al. pEVL：a linear plasmid for generating mRNA IVT templates with extended encoded poly（A）sequences. Mol Ther Nucleic Acids，2016，5（4）：e306.

[22] Anguille S，Van de Velde AL，Smits EL，et al. Dendritic cell vaccination as postremission treatment to prevent or delay relapse in acute myeloid leukemia. Blood，2017，130（15）：1713-1721.

[23] Karikó K，Muramatsu H，Ludwig J，et al. Generating the optimal mRNA for therapy：HPLC purification eliminates immune activation and improves translation of nucleoside-modified，protein-encoding mRNA. Nucleic Acids Res，2011，39（21）：e142.

[24] Baiersdörfer M，Boros G，Muramatsu H，et al. A facile method for the removal of dsRNA contaminant from *in vitro*-transcribed mRNA. Mol Ther Nucleic Acids，2019，15：26-35.

[25] Wang X，Liu S，Sun Y，et al. Preparation of selective organ-targeting （SORT） lipid nanoparticles（LNPs） using multiple technical methods for tissue-specific mRNA delivery. Nat Protoc，2023，18（1）：265-291.

[26] Ling S，Yang S，Hu X，et al. Lentiviral delivery of co-packaged Cas9 mRNA and a Vegfa-targeting guide RNA prevents wet age-related macular degeneration in mice. Nat Biomed Eng，2021，5（2）：144-156.

[27] Segel M，Lash B，Song J，et al. Mammalian retrovirus-like protein PEG10 packages its own mRNA and can be pseudotyped for mRNA delivery. Science，2021，373（6557）：882-889.

[28] Li Y，Ma X，Yue Y，et al. Rapid surface display of mRNA antigens by bacteria-derived outer membrane vesicles for a personalized tumor vaccine. Adv Mater，2022，34（20）：e2109984.

[29] Liu X，Huang P，Yang R，et al. mRNA cancer vaccines：construction and boosting strategies. ACS Nano，2023，17（20）：19550-19580.

[30] Mackensen A，Haanen J，Koenecke C，et al. CLDN6-specific CAR-T cells plus amplifying RNA vaccine in relapsed or refractory solid tumors：the phase 1 BNT211-01 trial. Nat Med，2023，29（11）：2844-2853.

第十九章　放疗联合免疫治疗

1953 年，Mole[1]首次报道了放疗不仅可以治疗射野内肿瘤，还可发挥射野外的全身抗肿瘤疗效，并提出了放疗的“远位效应”（abscopal effect）这一概念。后有学者陆续发表多个临床案例，证实该效应存在于不同类型和部位的肿瘤中[2]。直至近 10 年，随着免疫治疗理念的更新，放疗远位效应的本质得以揭示，即放疗通过诱导产生原位疫苗、调变肿瘤微环境激活宿主免疫反应来产生全身抗肿瘤效应。但临床上单纯放疗导致的远位效应罕见，原因可能在于单纯放疗虽存在一定程度的免疫激活效应，但不足以解除机体对肿瘤的免疫耐受，仍需联合其他免疫治疗策略以增强远位抗肿瘤效应[3]。

放疗和免疫相关研究由来已久，早期有学者报道 T 细胞对于辐射诱导的肿瘤有抑制作用[4]，而后进一步证实了放疗能够诱导 T 细胞对外源性小鼠移植瘤抗原的免疫反应[5]。2012 年，Postow 等[6]在《新英格兰医学杂志》报道的一例放疗激活免疫系统成功治疗晚期肿瘤的病例，正式拉开了放疗联合免疫治疗的序幕。该病例为一名晚期黑色素瘤患者，使用 CTLA-4 抑制剂伊匹木单抗（ipilimumab）期间出现了疾病进展（PD），但在联合胸部放疗后，多处转移灶缩小，直至达到完全缓解（CR），血液学指标分析提示联合放疗后外周血中抗原提呈细胞（APC）数量较前明显升高，而髓系抑制性细胞（myeloid-derived suppressor cell，MDSC）数量较前降低，结果表明，局部放疗与免疫检查点抑制剂可能存在协同作用，诱发了全身抗肿瘤免疫反应。该报道为放疗联合免疫治疗提供了新的临床研究思路，即将放疗作为免疫治疗的“助燃剂”，以期显著提高免疫治疗的疗效。本章将从放疗联合免疫治疗的理论基础、临床前和临床研究、关键问题等方面进行综述。

1　放疗联合免疫治疗的理论基础

1.1　放疗远位效应和免疫性放疗的概念更迭

肿瘤放疗出现一个多世纪以来，一直作为一种局部治疗手段深入人心；近十余年，人们开始以崭新的全身治疗的视角来重新审视放疗这一经典的治疗模式。乘着免疫治疗的时代“东风”，放疗联合免疫治疗，即免疫性放疗（combination of radiotherapy and immunotherapy，iRT）的概念逐渐兴起，相关研究亦成为一个新的热点领域。在真实世界的临床实践中，单纯的放疗诱发的远位效应罕见，而同样单纯的免疫治疗因有效率较低亦难以满足临床需求，自从 Postow 等关于远位效应的报道后，人们认识到放疗具有免疫调变作用，随后的众多研究也证实，放疗联合免疫治疗，可以放大和增强远位效应，故而放疗联合免疫治疗的 iRT 模式已成为一种新的系统性抗肿瘤模式[7]。但 iRT 仍有许多亟待深入研究和突破的方面：①放疗如何作用于宿主的免疫系统产生远位效应，其确切机制仍未研究清楚，单纯放疗产生的远位效应罕见，如何增强和扩大远位效应的受益人群仍在探索中；②iRT 的最佳联合模式尚未知，包括免疫治疗的类型、序贯还是同步、最佳放疗剂量、放疗分割模式、放疗靶病灶的筛选等，仍需进一步探索明确。

1.2 放疗诱导原位疫苗效应并激活全身免疫反应

放疗诱导免疫治疗的核心机制之一为放疗可诱导原位肿瘤疫苗形成，通过抗原提呈，激活肿瘤特异性 T 细胞发挥抗肿瘤作用。放疗后的肿瘤细胞经历“免疫原性死亡”的过程，即死亡的肿瘤细胞有效地暴露或释放肿瘤抗原，形成原位疫苗并通过一系列途径激活机体的抗肿瘤免疫反应。在濒临死亡的细胞中，由钙网蛋白和二硫化物异构酶组成的内质网蛋白复合物向肿瘤细胞膜表面迁移（图 19-1），募集巨噬细胞和树突状细胞（DC）向其周边聚集并对其进行吞噬[8, 9]。钙网蛋白对吞噬行为有正向调控作用，而 CD47 对吞噬行为有负向调控作用，因此缺乏负性调节因子 CD47 表达的细胞更容易被吞噬[10]。钙网蛋白促进了 APC 内部炎症因子如 IL-6 及 TNF-α 的产生[11]。放疗杀伤的肿瘤细胞亦会释放损伤相关分子模式（DAMP），包括三磷酸腺苷（ATP）和高速泳动族蛋白 B1（HMGB1），这类分子通过信号转导通路，促进 DC 的成熟，使其具备更有效提呈抗原的能力[12, 13]。HMGB1 与 DC 的 TLR4 结合，在髓样分化因子 88（MyD88）的协同下完成死亡肿瘤细胞的抗原加工和提呈过程[14]。P2X7 是一种嘌呤受体，ATP 与其相互作用，进而通过核苷酸结合寡聚化结构

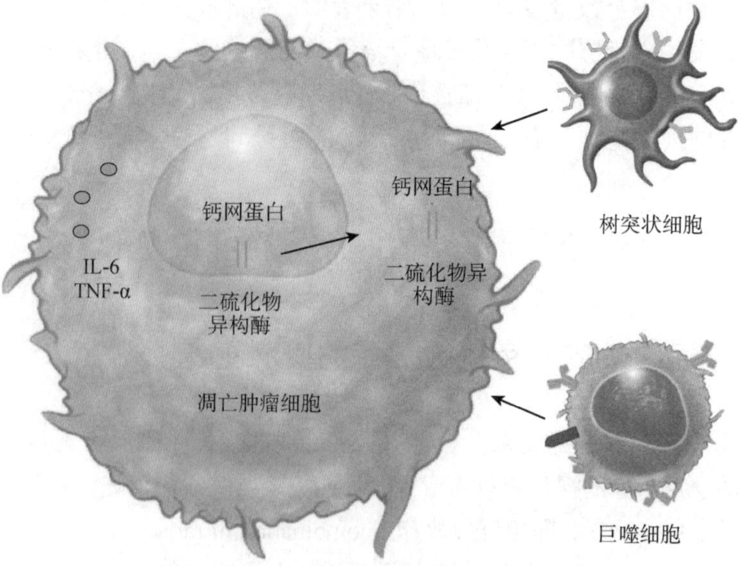

图 19-1 内质网蛋白复合物向肿瘤细胞膜表面迁移

域样受体蛋白 3（NLRP3）依赖的 caspase-1 促进 IL-1β 的释放（图 19-2）。DC 成熟后向局部引流淋巴结迁移，DC 将肿瘤特异性抗原通过 MHC Ⅰ途径提呈给 $CD8^+T$ 细胞，使之致敏活化后成为细胞毒性 T 细胞（cytotoxic T lymphocyte，CTL）。这些肿瘤特异性 CTL 增殖活化进入血液循环并归巢于肿瘤，可以特异性地识别所有表达相似抗原的细胞，并通过穿孔素、颗粒酶等途径介导靶细胞死亡，进而清除放疗野内和放疗野外的肿瘤，最终引发全身抗肿瘤免疫反应，即远位效应[15]。

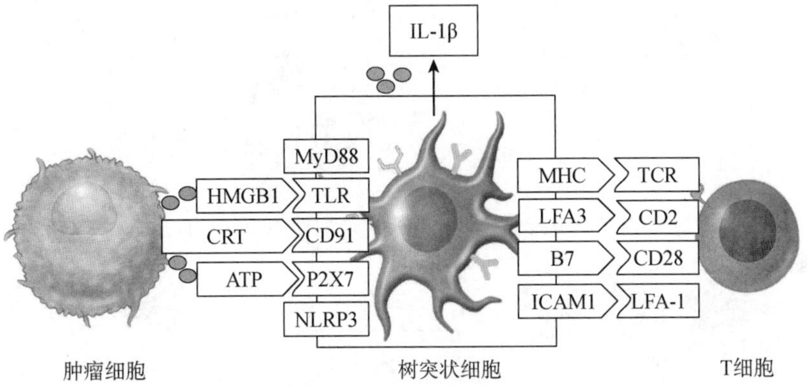

图 19-2　与抗原提呈及 T 细胞活化相关的信号分子

1.3　放疗重塑肿瘤免疫微环境

肿瘤通过多种机制来逃避宿主免疫系统的监视，包括下调肿瘤抗原及 MHC Ⅰ类分子的表达、分泌免疫负性因子如 TGF-β、招募免疫抑制性细胞如 Treg 细胞和 MDSC 等。放疗协同免疫治疗的核心机制还表现为放疗通过重塑肿瘤微环境，打破肿瘤微环境的免疫抑制状态，协同免疫系统克服肿瘤免疫耐受壁垒，当机体的免疫激活效应超过免疫抑制效应并占据主导地位时，就有可能产生远位效应（图 19-3、图 19-4）。电离辐射诱导趋化因子的产生，募集效应 T 细胞，使肿瘤组织局部转变为炎症组织，即从“冷”肿瘤转变为“热”肿瘤。而放疗亦可作用于血管内皮细胞，促使其表达 ICAM1 等因子，引发内皮炎症，从而促使 T 细胞从炎症部位通过血管屏障，到达肿瘤组织发挥作用[16]。巨噬细胞分为 M1 和 M2 型，M1 型巨噬细胞可分泌各种细胞因子，密切参与固有免疫和适应性免疫过程，从而增强抗肿瘤免疫反应，而 M2 型细胞的功能则恰恰相反。肿瘤相关巨噬细胞（TAM）大部分为 M2 型巨噬细胞，这就导致了肿瘤免疫抑制的微环境，从而促使肿瘤生长和转移[17]。而低剂量放疗可以改变 TAM 构成，使其大部分极化为 M1 型巨噬细胞。Treg 细胞在肿瘤免疫耐受中起到重要作用[18, 19]，放疗和 Treg 细胞的关系目前还未明确，但可能与剂量相关。部分研究发现，放疗后的 Treg 细胞呈现衰减表型，而放疗可以抑制 Treg 细胞的生成，特别是放疗剂量在 0.94Gy 时[18]。另外，大剂量放疗可以增加肿瘤细胞表面 MHC Ⅰ类分子及新抗原的暴露，强化抗原提呈，并使其更容易受到 T 细胞攻击。基于以上机制，放疗协同免疫系统能更好地克服肿瘤免疫耐受壁垒。

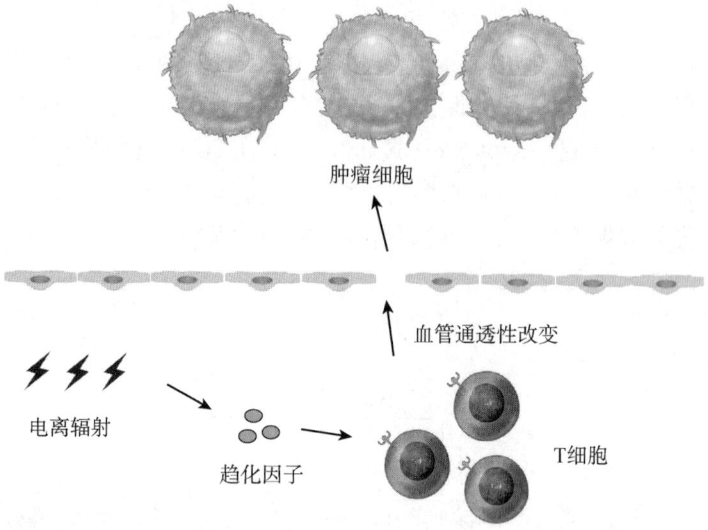

图 19-3　趋化因子释放及血管内皮通透性增加促使 T 细胞向肿瘤局部迁移

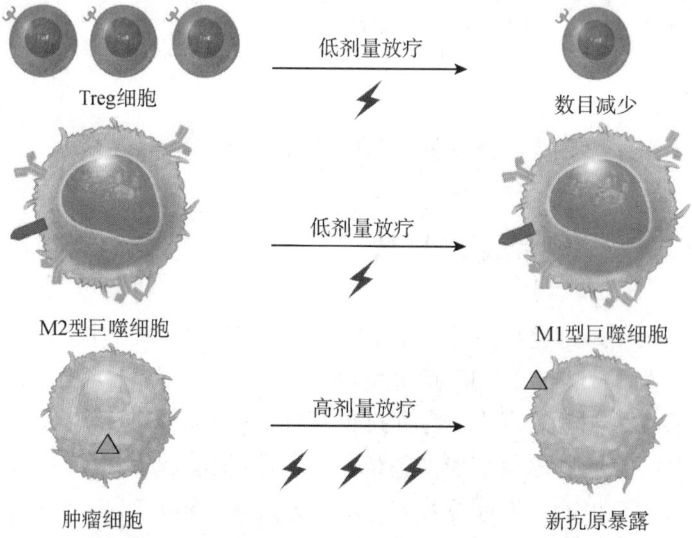

图 19-4　不同的放疗剂量对肿瘤微环境的影响

2　放疗联合免疫治疗的研究

2.1　放疗联合细胞因子

放疗可以促进 DC 对肿瘤抗原的提呈，靶向 DC 的免疫调节剂可放大此效应，从而促进产生远位效应。FMS 样酪氨酸激酶 3 配体（FMS-like tyrosine kinase 3 ligand，Flt3L）和粒细胞-巨噬细胞集落刺激因子（granulocyte macrophage colony-stimulating factor，GM-CSF）均是促进 DC 生长和成熟的因子。有研究建立了小鼠自发性肺转移模型，并对原发肿瘤进行放疗 60Gy/次×1 次，联合 Flt3L 治疗，结果表明原发肿瘤及肺转移灶的生长均受到抑制；即使在免疫原性较差的小鼠乳腺癌模型中，同样的联合治疗方案也使小鼠的远位病灶生长缓慢[15]。

2015 年，在一项放疗联合细胞因子免疫治疗诱导远位效应的报道中，大分割放疗联合 GM-CSF 治疗，可在 22%（4/18）的非小细胞肺癌、36%（5/14）的乳腺癌患者中观察到远位效应，并且发生远位效应组的中位生存期（median overall survival，mOS）为 20.98 个月，较未发生远位效应组 8.33 个月的 mOS 有显著延长，后者死亡风险约为前者的两倍；与此同时，该研究也观察到发生远位效应者中 90.9%的患者均具有 3～6 个病灶，而病灶数量＞6 个的肿瘤负荷过大的患者没有观察到任何远位效应。此研究提示，GM-CSF 放大并增强了大分割放疗后机体的非特异性及特异性免疫反应，导致远位效应的发生，最终延长了患者的总生存期。目前国内亦有相关临床试验正在进行中，如一项体部立体定向放疗（stereotactic body radiation therapy，SBRT）联合 GM-CSF 治疗二线化疗失败的晚期非小细胞肺癌的研究（NCT02623595）等[20]。

另外一项 I 期临床试验探究了 SBRT 和 IL-2 联合应用的安全性和疗效，受试对象为未接受治疗的晚期转移性恶性黑色素瘤和肾癌患者。研究发现，71.4%的恶性黑色素瘤患者疗效为 PR 或 CR，60%的肾癌患者达到了 PR，对比同类型同期肿瘤标准治疗的历史数据，总缓解率有明显提高。放疗与 IL-2 的协同作用，有待后续Ⅲ期的临床研究。

2016 年，有研究在小鼠模型上探究了放疗后肿瘤早期的免疫反应，发现放疗可以诱发肿瘤局部的无菌性炎症和中性粒细胞的局部浸润，这些中性粒细胞促进了活性氧的产生，以及肿瘤特异性 T 细胞的募集，最终导致肿瘤细胞的凋亡，而粒细胞集落刺激因子（G-CSF）可以激活并增强这一过程。结合目前发现，后续或可进一步探究 G-CSF 是否有放疗增敏效果，以协助提高大体积乏氧型肿瘤放疗的局部疗效或潜在的全身效果。

TGF-β 是一种强大的免疫抑制性细胞因子，亦被认为是抑制远位效应产生的关键因素之一，放疗可促进肿瘤微环境内 TGF-β 的释放，而 TGF-β 会抑制 DC 活化、CTL 增殖及其功能。在一项小鼠自发性肺转移和双腿转移瘤模型的研究中，发现放疗联合 TGF-β 抑制剂可产生远位效应，这可能与 TGF-β 被抑制后，可促进 DC 激活及增强 T 细胞对肿瘤特异性抗原的免疫应答反应有关。Z-100 是从含有多糖的人类结核杆菌中萃取的产物，是一种免疫调节剂。一项Ⅱb～Ⅳa 宫颈癌患者放疗中应用或不应用免疫调节剂 Z-100 的安慰剂对照的随机双盲Ⅲ期临床研究显示，研究组的 5 年总生存率为 75.7%，显著优于对照组的 65.8%（P=0.007）。研究组中无论是进行放化疗还是单纯放疗者，均可观察到生存获益，不良反应无明显差别，但研究者认为，两组超出预期的较长 OS 可能会影响统计学结果，故 Z-100 的免疫调节作用是否使患者获益仍待商榷[21]。

2.2 放疗联合免疫检查点抑制剂的相关研究

2012 年《新英格兰医学杂志》报道了一例放疗联合伊匹木单抗引发远位效应的经典案例，揭开了放疗联合免疫检查点（CTLA-4 和 PD-1/PD-L1 等）抑制剂临床研究的序幕。近年来，研究者认识到，单纯放疗在具有局部疗效的同时，亦具有全身免疫激活效应，临床能观察到的远位效应却极少，尤其对于免疫原性较弱的肿瘤而言，原因可能为单纯放疗产生的免疫激活效应尚未达到克服肿瘤的免疫耐受；而单纯免疫检查点抑制剂治疗实体瘤的有效率也仅为 20%～30%，有可能为免疫检查点抑制剂虽然解除了免疫反应的抑制，但却没有足够的肿瘤新抗原刺激机体产生免疫反应，而局部放疗可以诱导肿瘤细胞免疫原性死亡、暴露肿瘤抗原成为原位瘤苗，同时放疗还可以打破肿瘤微环境的免疫抑制状态，促进机体抗肿瘤免疫反应。鉴于以上原因，联合使用放疗和免疫检查点抑制剂，发挥两者的协同增效作用成为新的希望[6]。

鉴于放疗联合免疫检查点抑制剂的临床前研究取得令人鼓舞的结果，目前大量临床研究正在进行中，部分已有初步结果。CTLA-4 是表达在活化的 T 细胞表面的免疫检查点之一，作用于免疫反应的启动阶段，与 B7 分子结合后可抑制 T 细胞的免疫活性。一项Ⅲ期临床试验旨在研究放疗联合伊匹木单抗对比安慰剂对于多西他赛化疗进展后的转移性去势抵抗性前列腺癌患者的疗效。研究中共 799 例入组，其中联合治疗组 400 例。结果显示，虽然两组患者的 mOS 无明显差异（11.2 个月 vs 10 个月），但放疗联合伊匹木单抗组有生存延长的趋势（P=0.053）；进一步的亚组分析提示，对于骨转移的患者，放疗联合伊匹木单抗组的 OS 有统计学优势。另一项Ⅰ期临床试验研究旨在研究转移性黑色素瘤患者局部 SBRT 后给予伊匹木单抗治疗的疗效，初步结果显示试验组 18%患者出现射野外肿瘤退缩，还有 18%患者出现射野外肿瘤维持稳定，而中位无进展生存期（median progression free survival，mPFS）和 mOS 分别为 3.8 个月和 10.7 个月，近期反应率及生存时间与单用伊匹木单抗类似。因此，部分学者猜想，若要使放疗与免疫检查点抑制剂的协同作用转化为实质性的临床获益，放疗剂量、分割方式及免疫治疗的介入时机应该结合目前已有的临床前研究数据、临床个案报道的经验及现有临床研究结果谨慎制订[22]。

表达在 T 细胞上的 PD-1 与其配体 PD-L1 结合后可诱导活化的 T 细胞失活，从而抑制抗肿瘤免疫效应。在 PD-1 基因敲除的小鼠黑色素瘤和肾细胞癌模型中，局部放疗（15Gy×1 次）可产生明显的远位效应，并延长小鼠的生存期。一项由荷兰开展的Ⅱ期多中心随机对照研究 Pembro-RT 中，78 例Ⅳ期 NSCLC 患者的治疗被随机分为两组，一组患者进行帕博利珠单抗单纯治疗，另一组患者先选取一个病灶行 8Gy×3 次的免疫性放疗，放疗结束 1 周内再开始进行帕博利珠单抗治疗。结果加入一个病灶的放疗后，总客观缓解率（ORR）由 18%提升至 36%，亚组分析显示，对于 PD-L1 阳性的患者两组 ORR 基本相同，PD-L1 阴性（＜1%）患者的 ORR 由 4%提升至 22%，在长期生存方面，加入放疗有延长生存的趋势，mPFS 由 1.9 个月提升至 6.6 个月，OS 由 7.6 个月提升至 15.9 个月。尽管这项研究样本量不大，但在 PD-1 抑制剂治疗前，仅针对一个病灶加入 8Gy×3 次的放疗就带来显著获益。有研究进一步将 Pembro-RT 和 MDACC 的同类研究进行汇总分析，仍得出相同结论：转移性 NSCLC 免疫治疗中联合放疗，可显著提高 ORR 和延长 OS。正因为研究者开始重新审视放疗作为免疫治疗“助燃剂”，所以研究其潜在协同作用的临床试验数量呈指数级增长（表 19-1）[23]。

表 19-1 放疗联合免疫检查点抑制剂的部分临床研究

登记号	研究机构	年份	研究分期	癌症种类	剂量（Gy）/分割次数（Fx）	免疫检查点抑制剂名称
NCT02239900	美国 MD 癌症中心	2014	Ⅰ/Ⅱ	肝癌、肺癌	50/4，60/10	伊匹木单抗
NCT02298946	美国国立卫生研究院（NIH）/国家癌症研究所（NCI）	2014	Ⅰ	结直肠癌	8/1，24/3	AMP-224（PD-1 抑制）
NCT02303366	澳大利亚彼得·麦克卡勒姆癌症中心	2014	Ⅰ	寡转移性乳腺癌	20～100/1～5	帕博利珠单抗

续表

登记号	研究机构	年份	研究分期	癌症种类	剂量（Gy）/分割次数（Fx）	免疫检查点抑制剂名称
NCT02303990	美国宾夕法尼亚大学 Abramson 癌症中心	2014	Ⅰ	转移性肿瘤	没有具体说明	帕博利珠单抗
NCT02336165	美国路德维希癌症研究所、癌症研究所（纽约）、澳大利亚治愈脑癌基金会，与美国 MedImmune 合作	2015	Ⅱ	胶质母细胞瘤	没有具体说明	度伐利尤单抗（抗 PD-L1 抗体）
NCT02383212	瑞士再生元制药公司	2015	Ⅰ	进展期恶性肿瘤	没有具体说明	REGN2810（PD-1 抑制剂）
NCT02400814	美国加利福尼亚大学戴维斯分校，与 NCI 和 Genentech 合作	2015	Ⅰ	Ⅳ期非小细胞肺癌	没有具体说明	阿替利珠单抗（抗 PD-L1 抗体）
NCT02407171	美国耶鲁大学	2015	Ⅰ/Ⅱ	转移性恶性黑色素瘤、非小细胞肺癌	30/3～5	帕博利珠单抗
NCT02434081	欧洲胸部肿瘤学平台，与 BMS 和 Frontier 科学基金会合作	2015	Ⅱ	Ⅲ期非小细胞肺癌	没有具体说明	纳武单抗（PD-1 抑制剂）
NCT02444741	美国 MD 安德森癌症中心	2015	Ⅰ/Ⅱ	肺癌	50/4	帕博利珠单抗
NCT02463994	美国密歇根大学癌症中心，与华盛顿大学合作	2015	0	转移性非小细胞肺癌	没有具体说明	阿替利珠单抗（抗 PD-L1 单抗）
NCT02525757	美国 MD 安德森癌症中心，与 Genentech 合作	2015	Ⅱ	肺癌包括小细胞肺癌	60～66/30～33	阿替利珠单抗（抗 PD-L1 单抗）
NCT02560636	英国皇家马斯登医院国立卫生服务基金会、癌症研究所、英国国家卫生研究院（NIHR），与默沙东（MSD）合作	2015	Ⅰ	膀胱癌	没有具体说明	帕博利珠单抗
NCT02584829	美国弗雷德·哈钦森癌症研究中心和 NCI，与 EMD Serono 合作	2015	Ⅰ/Ⅱ	转移性梅克尔细胞癌	没有具体说明	阿维单抗（抗 PD-L1 抗体）
NCT02587455	英国皇家马斯登国立卫生服务基金会、癌症研究所、NIHR，与默沙东（MSD）合作	2015	Ⅰ	肺癌	没有具体说明	帕博利珠单抗
NCT02599779	加拿大桑尼布鲁克健康科学中心，与 MSD 和 Ozmosis Research 合作	2015	Ⅱ	转移性肾细胞癌	没有具体说明	帕博利珠单抗
NCT02608385	美国芝加哥大学	2015	Ⅰ	非小细胞肺癌、进展期实体瘤	没有具体说明	帕博利珠单抗
NCT02621398	美国新泽西州罗格斯大学癌症研究所，与 NCI 合作	2015	Ⅰ	非小细胞肺癌	没有具体说明	帕博利珠单抗
NCT02642809	美国华盛顿大学医学院，与 MSD 合作	2015	Ⅰ	转移性食管癌	16/2	帕博利珠单抗

2.3 放疗联合肿瘤疫苗的相关研究

一项Ⅰ期临床研究入组了 11 例 HLA-A2402 阳性的不可切除的食管癌患者，采用标准同步放化疗联合包含 5 种肽的肿瘤疫苗疗法。第 8 次疫苗注射后评估，6 例患者疗效为 CR，5 例患者疗效为 PD，其间无严重的毒副作用，并观察到放化疗后多肽特异性 CTL 的响应。疗效为 CR 的 6 名患者继续行疫苗疗法维持治疗，其中 4 例患者获得了超过 2 年的无病生存期（DFS）。另外一项Ⅱ期临床研究入组了 24 例胶质母细胞瘤患者，常规放疗联合口服替莫唑胺化疗后，以替莫唑胺口服化疗及自体肿瘤疫苗维持治疗，结果显示，患者耐受性良好，mPFS 及 mOS 分别为 8.2 个月及 22.2 个月，迟发型超敏反应(delayed type hypersensitivity，DTH) 实验反应较强者显示了更长的 PFS。由此可见，肿瘤疫苗疗法用于恶性肿瘤常规放化疗后的维持治疗时，有助于获得更长的 DFS 或 PFS，具有潜在的临床应用前景[24]。

3 放疗联合免疫治疗的关键问题探讨

3.1 对于转移性肿瘤 iRT 是否有特殊优势

免疫治疗尤其是免疫检查点抑制剂，是继手术、放化疗、靶向药物治疗后又一有效的肿瘤治疗手段，已获批用于治疗全身几乎所有的恶性肿瘤。基于大量临床证据，放疗联合免疫治疗，即 iRT 这一新型模式，可发挥明显的协同作用，其在晚期转移性肿瘤中的应用前景值得期待。2012 年《新英格兰医学杂志》上的一例病案报道，揭开了 iRT 治疗晚期转移性肿瘤的序幕，该例恶性黑色素瘤患者接受 CTLA-4 单抗（伊匹木单抗）治疗后疾病出现进展，但在给予脊柱旁转移病灶 9.5Gy×3 次剂量的 SBRT 后，在放射野外观察到了远位效应，即未接受过放疗的肺门旁淋巴结和脾脏转移灶也出现了缩小，实验室检测提示联合放疗后患者外周血中 APC 数量较前显著升高，而 MDSC 则较前降低。该案例提示在晚期转移性肿瘤中，大分割低分次放疗可产生原位肿瘤疫苗效应，促进肿瘤抗原提呈，同时可逆转肿瘤抑制性免疫微环境，从而与免疫检查点抑制剂发挥协同作用，诱导全身抗肿瘤免疫反应，产生远位效应。因此，iRT 对于晚期转移性肿瘤，是一种有潜力的获得长期缓解及生存获益的全新治疗模式[6]。

同本章前文“放疗联合免疫治疗的研究”部分所述，目前有大量 iRT 临床试验正在开展，其中包括 CTLA-4 单抗（伊匹木单抗）联合 SBRT 治疗转移性黑色素瘤，PD-1 单抗（帕博利珠单抗）和纳武单抗联合 SBRT 治疗转移性黑色素瘤、非小细胞肺癌、寡转移乳腺癌，PD-L1 单抗（阿替利珠单抗）联合 SBRT 治疗转移性非小细胞肺癌等，长期结果令人期待。

3.2 对于早期肿瘤是否有望进一步提高治愈率

有研究结果显示，立体定向消融放疗（stereotactic ablative radiotherapy，SABR）或

手术治疗早期肺癌，SABR 组的长期 OS 与手术组并无明显差异。虽然有学者对研究细节提出质疑，但不可否认，SABR 已成为无法或不愿手术的Ⅰ期 NSCLC 的标准治疗推荐，也是可手术Ⅰ期 NSCLC 的治疗选择之一。SABR 后失败主要是因远处转移及区域淋巴结转移。因此研究者进一步设想，SABR 杀伤的肿瘤细胞可作为原位肿瘤特异性疫苗，促进抗原提呈，并产生全身特异性抗肿瘤免疫效应，因而免疫治疗与 SABR 联合有望进一步提高早期 NSCLC 的治愈率。后续正在进行一项Ⅱ期临床研究，比较 SABR 联合免疫治疗（I-SABR）与单用 SABR 治疗Ⅰ期或复发的孤立 NSCLC 病灶的疗效，该研究的长期生存及复发模式的随访结果令人期待。

3.3 关于免疫响应的“冷”与“热”

部分肿瘤对于单纯的免疫检查点抑制剂治疗并不敏感，研究显示产生这种情况的原因之一是肿瘤组织缺乏足够的 T 细胞浸润，即缺乏足够的预先存在的免疫响应。而这种预先存在的免疫响应是免疫检查点抑制剂治疗起效的先决条件。在淋巴细胞浸润型肿瘤（热肿瘤）中，免疫检查点抑制剂能够恢复抗肿瘤 T 细胞的活性。相反，冷肿瘤因缺乏淋巴细胞浸润，免疫检查点抑制剂疗法对此类肿瘤不能发挥作用。临床前数据表明，放疗可以通过招募抗肿瘤 T 细胞使冷肿瘤转化为热肿瘤，从而启动及强化免疫检查点抑制剂的疗效。

既往研究发现胰腺癌细胞对肿瘤疫苗及免疫检查点抑制剂等免疫疗法并不敏感，胰腺癌免疫学特征及其与生存预后相关性研究发现，缺乏 $CD8^+T$ 细胞浸润，且 PD-L1 高表达（$CD8^+T^{lo}PD\text{-}L1^{hi}$）的胰腺癌细胞预后最差。基于此，研究者建立了一种可模拟人类 $CD8^+T^{lo}PD\text{-}L1^{hi}$ 胰腺癌的含有可追踪模型抗原肿瘤片段的小鼠模型，该类型胰腺癌组织中浸润性 $CD8^+T$ 细胞极少，表现为冷肿瘤特征，对免疫检查点抑制剂、肿瘤疫苗及放疗均不敏感。动物实验发现，放疗与肿瘤疫苗联合组，肿瘤组织中 CXCL10 和 CCL5 趋化因子上调，可显著增加 $CD8^+T$ 细胞在肿瘤中的浸润，使肿瘤向热肿瘤转变，同时提高肿瘤中 $CD8^+T$ 细胞与 Treg 细胞的比值，从而提高抗肿瘤疗效；而放疗、疫苗和 PD-L1 抗体联合治疗组肿瘤退缩最佳、生存时间最长，原因是免疫检查点抑制剂的加入可解除抑制性免疫微环境，恢复肿瘤内 $CD8^+T$ 细胞的功能。因此，按照一定次序联合使用放疗、肿瘤疫苗和免疫检查点抑制剂后，放疗可促进疫苗启动的 $CD8^+T$ 细胞向肿瘤内浸润，使冷肿瘤向热肿瘤转化，免疫检查点抑制剂可解除抑制性微环境对 $CD8^+T$ 细胞功能的抑制作用，发挥三种治疗模式的协同作用，从而达到显著提高冷肿瘤免疫治疗疗效的作用[25]。

3.4 放疗联合免疫治疗的最佳放疗分割模式和时机的选择

临床实践中，放疗广泛采用每次 1.8～2.0Gy/d，每周 5 次的常规分割模式，但由于机体免疫细胞属于放射线高度敏感性细胞，反复多次放疗足以杀灭机体内产生的免疫效应细胞。研究发现，对脑部肿瘤进行 2Gy 单次局部放疗可导致 5%的循环细胞受到 0.5Gy 的剂量照射，而当 30 次放疗完成后，99%的循环细胞均接受了不低于 0.5Gy 的辐射剂量。放疗的细胞毒作用，可能会破坏已存在和正在进行的细胞免疫反应，而放疗带来的免疫活化时间较为短暂，故放疗和免疫治疗结合的合适时机仍需探讨，放疗和免疫治疗应该序贯使用还是同步使用，不同组合模式均有临床试验在进行中。通过分析 KEYNOTE-01 临床研究中患者放疗史和免疫治疗后 OS 的相关性，证实既往接受过放疗者 OS 和 PFS 明显延长。PACIFIC 研究中，放疗结束后 14 天以内进行免疫治疗者，相比 14 天以后者，OS 明显更长。通过动物实验提示分割放疗结束 7 天以后，肿瘤 PD-L1 表达会下降，同时肿瘤反应性 T 细胞失活。一些研究如 Pembro-RT 等，免疫治疗均在放疗结束后 7 天以内开始实施。还有一些临床试验在放疗前和放疗时使用免疫治疗，但迄今能够最大限度发挥两者协同作用的最佳治疗时序尚未知，参考以上研究在放疗结束后的 1 周内序贯免疫治疗仍代表现阶段 iRT 潜在共识[26]。

放疗对免疫反应的调节，在一定范围内也有剂量依赖性。有研究表明大分割放疗能增加小鼠结肠癌 MHC Ⅰ类分子的表达，诱导 DC 成熟，释放大量 CXCL16，诱导活化的 $CD8^+$CTL 在肿瘤局部和淋巴结聚集。SABR 是指单次大剂量（≥5Gy）、低分割（1～5 次）的放疗方式，SABR 相较于常规分割放疗，可引起更多的肿瘤细胞免疫原性死亡，促进更多的肿瘤抗原释放及提呈，从而可引起更强的系统性抗肿瘤免疫效应。基础实验表明，在相同的生物等效剂量下，与 36Gy/9f 相比，23Gy/2f 减少了 MDSC，降低了血管内皮生长因子浓度，增强了免疫检查点抑制剂的抗肿瘤效应[27]。Bernstein 等[28]首次将免疫治疗联合 SABR 命名为 I-SABR。但免疫治疗联合放疗时，放疗剂量不是越高越好，有研究采用乳腺癌和结肠癌动物模型，尝试不同的放疗分割模式联合 CTLA-4 抑制剂，包括 20Gy×1f、8Gy×3f 和 6Gy×5f，发现 8Gy×3f 和 6Gy×5f 两种放疗分割模式可引起远位效应。另有研究发现 8Gy×3f 联合 CTLA-4 抑制剂可诱发远位效应，而超过 12～18Gy/f 分割剂量的阈值后则未见明显远位效应。机制研究揭示，超过 12～18Gy/f 以上分割剂量的放疗可诱导 DNA 外切酶 Trex1 上调表达，Trex1 可降解掉放疗后进入肿瘤胞质中的 DNA，从而降低其免疫原性。8Gy×3f 分割放疗并不会引起 Trex1 上调表达，使胞质中聚集的 DNA 可顺利激活 cGAS-STING 信号通路，分泌 IFN-β，募集 Batf-3 依赖性 DC，启动 $CD8^+$T 细胞活化，产生远位效应。因此，目前认为放疗联合免疫时最佳分割剂量不应超过 12～18Gy/f 的阈值，以避免 Trex1 上调[29]。综上，目前许多研究均认为，SABR 联合免疫治疗，无论是对于局部肿瘤控制还是远位效应的产生，都更具有理论基础与应用前景。

James Welsh 教授和于金明院士团队根据大量的理论和实验研究，提出了远位效应的一个全新视角，即将放疗后的远位效应分为宏观、分子和基因三个层面，即宏观层面远位肿瘤不一定缩小，但放疗几乎必然会导致远位肿瘤分子或基因层面的改变，并认为与根治性、高剂量放疗不同，低剂量放疗不以杀死癌细胞为目标，但有利于调节免疫微环境，转化肿瘤内抑制性免疫微环境，可促进巨噬细胞 M1 型极化、增强 NK 细胞浸润、降低 TGF-β 水平，从而增强远位效应的产生，并将低剂量放疗这种独特免疫效应命名为放疗远位效应（radscopal effect），继而提出大分割低分次放疗（SBRT/SABR）和低剂量放疗一起联合免疫治疗的三联模式，将是未来潜在有助于进一步提高远位效应的新模式。目前已设计

SBRT/SABR 放疗单个病灶、联合低剂量放疗多个远位病灶、再配合免疫检查点抑制剂的临床试验，以期最大限度诱导和放大远位效应[30]。

总之，选择最佳的免疫治疗介入时机，选择最合适的放疗分割模式和剂量，以最大限度地提高反应率，延长 PFS 及 OS，是今后 iRT 临床研究的主要方向。

4 总结与展望

放疗可通过释放原位肿瘤疫苗、重塑肿瘤微环境等机制，诱导全身特异性抗肿瘤免疫反应，此为 iRT 的主要理论基础。而目前 iRT 的国内外临床研究，大部分集中在放疗联合细胞因子、放疗联合免疫检查点抑制剂，以及放疗联合肿瘤疫苗等方向。未来 iRT 的临床研究将涵盖如下不同视角的设计思路：①在标准的大分割放疗寡转移性肿瘤疗程中，加入免疫治疗，通过形成肿瘤原位疫苗并诱发全身的免疫反应，减少远处转移的发生；②在标准的同步放化疗疗程中，加入免疫治疗，通过放疗、免疫治疗、化疗三者的协同作用，提高疗效；③在标准的免疫治疗疗程中，加入放疗，通过局部放疗的免疫启动及免疫强化作用最大化免疫治疗效果。总之，对于不同部位、不同类型及不同分期的肿瘤，根据其特点个体化地设计放疗联合免疫治疗的方案，将是 iRT 发展的趋势之一。

参考文献

[1] Mole RH. Whole body irradiation；radiobiology or medicine? Br J Radiol，1953，26（305）：234-241.

[2] Ohba K，Omagari K，Nakamura T，et al. Abscopal regression of hepatocellular carcinoma after radiotherapy for bone metastasis. Gut，1998，43（4）：575-577.

[3] Kaminski JM，Shinohara E，Summers JB，et al. The controversial abscopal effect. Cancer Treat Rev，2005，31（3）：159-172.

[4] Stone HB，Peters LJ，Milas L. Effect of host immune capability on radiocurability and subsequent transplantability of a murine fibrosarcoma. J Natl Cancer Inst，1979，63（5）：1229-1235.

[5] Lugade AA，Moran JP，Gerber SA，et al. Local radiation therapy of B16 melanoma tumors increases the generation of tumor antigen-specific effector cells that traffic to the tumor. J Immunol，2005，174（12）：7516-7523.

[6] Postow MA，Callahan MK，Barker CA，et al. Immunologic correlates of the abscopal effect in a patient with melanoma. N Engl J Med，2012，366（10）：925-931.

[7] Zhang Z，Liu X，Chen D，et al. Radiotherapy combined with immunotherapy：the dawn of cancer treatment. Signal Transduct Target Ther，2022，7（1）：258.

[8] Obeid M，Tesniere A，Ghiringhelli F，et al. Calreticulin exposure dictates the immunogenicity of cancer cell death. Nat Med，2007，13（1）：54-61.

[9] Panaretakis T，Kepp O，Brockmeier U，et al. Mechanisms of pre-apoptotic calreticulin exposure in immunogenic cell death. EMBO J，2009，28（5）：578-590.

[10] Gardai SJ，McPhillips KA，Frasch SC，et al. Cell-surface calreticulin initiates clearance of viable or

apoptotic cells through trans-activation of LRP on the phagocyte. Cell，2005，123（2）：321-334.

[11] Surace L，Lysenko V，Fontana AO，et al. Complement is a central mediator of radiotherapy-induced tumor-specific immunity and clinical response. Immunity，2015，42（4）：767-777.

[12] Shi Y，Evans JE，Rock KL. Molecular identification of a danger signal that alerts the immune system to dying cells. Nature，2003，425（6957）：516-521.

[13] Lotze MT，Zeh HJ，Rubartelli A，et al. The grateful dead：damage-associated molecular pattern molecules and reduction/oxidation regulate immunity. Immunol Rev，2007，220：60-81.

[14] Suzuki Y，Mimura K，Yoshimoto Y，et al. Immunogenic tumor cell death induced by chemoradiotherapy in patients with esophageal squamous cell carcinoma. Cancer Res，2012，72（16）：3967-3976.

[15] Herrera FG，Bourhis J，Coukos G. Radiotherapy combination opportunities leveraging immunity for the next oncology practice. CA Cancer J Clin，2017，67（1）：65-85.

[16] Matsumura S，Wang B，Kawashima N，et al. Radiation-induced CXCL16 release by breast cancer cells attracts effector T cells. J Immunol，2008，181（5）：3099-3107.

[17] De Palma M，Lewis CE. Macrophage regulation of tumor responses to anticancer therapies. Cancer Cell，2013，23（3）：277-286.

[18] Klug F，Prakash H，Huber PE，et al. Low-dose irradiation programs macrophage differentiation to an iNOS（+）/M1 phenotype that orchestrates effective T cell immunotherapy. Cancer Cell，2013，24（5）：589-602.

[19] Curiel TJ，Coukos G，Zou L，et al. Specific recruitment of regulatory T cells in ovarian carcinoma fosters immune privilege and predicts reduced survival. Nat Med，2004，10（9）：942-949.

[20] Golden EB，Chhabra A，Chachoua A，et al. Local radiotherapy and granulocyte-macrophage colony-stimulating factor to generate abscopal responses in patients with metastatic solid tumours：a proof-of-principle trial. Lancet Oncol，2015，16（7）：795-803.

[21] Vanpouille-Box C，Diamond JM，Pilones KA，et al. TGFbeta is a master regulator of radiation therapy-induced antitumor immunity. Cancer Res，2015，75（11）：2232-2242.

[22] Twyman-Saint Victor C，Rech AJ，Maity A，et al. Radiation and dual checkpoint blockade activate non-redundant immune mechanisms in cancer. Nature，2015，520（7547）：373-377.

[23] Theelen W，Chen D，Verma V，et al. Pembrolizumab with or without radiotherapy for metastatic non-small-cell lung cancer：a pooled analysis of two randomised trials. Lancet Respir Med，2021，9（5）：467-475.

[24] Iinuma H，Fukushima R，Inaba T，et al. Phase Ⅰ clinical study of multiple epitope peptide vaccine combined with chemoradiation therapy in esophageal cancer patients. J Transl Med，2014，12：84.

[25] Demaria S，Coleman CN，Formenti SC. Radiotherapy：changing the game in immunotherapy. Trends Cancer，2016，2（6）：286-294.

[26] Hui R，Ozguroglu M，Villegas A，et al. Patient-reported outcomes with durvalumab after chemoradiotherapy in stage Ⅲ，unresectable non-small-cell lung cancer（PACIFIC）：a randomised，controlled，phase 3 study. Lancet Oncol，2019，20（12）：1670-1680.

[27] Lan J，Li R，Yin LM，et al. Targeting myeloid-derived suppressor cells and programmed death ligand 1 confers therapeutic advantage of ablative hypofractionated radiation therapy compared with conventional fractionated radiation therapy. Int J Radiat Oncol Biol Phys，2018，101（1）：74-87.

[28] Bernstein MB，Krishnan S，Hodge JW，et al. Immunotherapy and stereotactic ablative radiotherapy（ISABR）：a curative approach? Nat Rev Clin Oncol，2016，13（8）：516-524.

[29] Vanpouille-Box C, Alard A, Aryankalayil MJ, et al. DNA exonuclease Trex1 regulates radiotherapy-induced tumour immunogenicity. Nat Commun，2017，8：15618.

[30] Barsoumian HB，Ramapriyan R，Younes AI，et al. Low-dose radiation treatment enhances systemic antitumor immune responses by overcoming the inhibitory stroma. J Immunother Cancer，2020，8（2）：e000537.

第二十章　免疫检查点抑制剂

T 细胞是抗肿瘤免疫的核心执行者，其活化不仅需要抗原提呈细胞（APC）提供的第一信号的刺激，还需协同刺激分子提供的第二信号的刺激。免疫检查点（immune checkpoint）是一组介导免疫调节的重要分子，是免疫系统固有的维持自身免疫耐受和机体免疫稳态、避免机体组织损伤和适度调节外周免疫应答的众多抑制性分子，是机体免疫系统在长期进化过程中逐步建立的调节机制，是机体共刺激或抑制信号转换的开关，能控制 T 细胞应答的幅度和持续时间，在免疫应答的适时中止中发挥极为重要的作用。

免疫检查点的重要成员可异常表达于诸多人类肿瘤组织及肿瘤浸润的免疫细胞中，参与肿瘤免疫逃逸，是肿瘤微环境的重要组成部分，并与患者的临床病理参数及预后密切相关。它们一方面可以负性调控 T 细胞介导的抗肿瘤应答，另一方面还可以调节肿瘤细胞自身的生物学行为，共同参与肿瘤的发生与发展（图 20-1）。

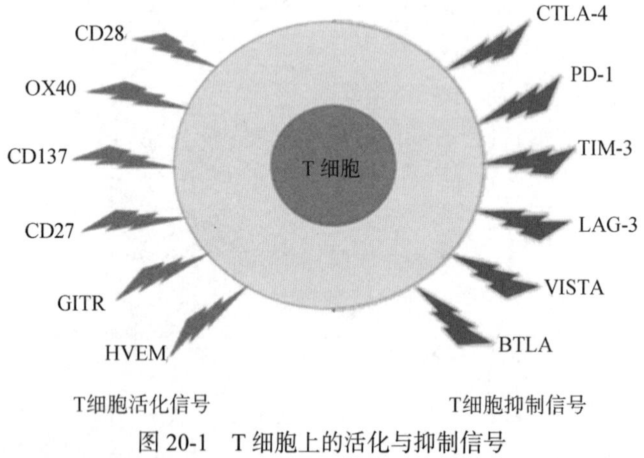

图 20-1　T 细胞上的活化与抑制信号

OX40，又称 CD134；GITR，糖皮质激素诱导的肿瘤坏死因子受体；HVEM，疱疹病毒进入中介体；CTLA-4，细胞毒性 T 细胞相关抗原 4；PD-1，程序性死亡蛋白 1；TIM-3，T 细胞免疫球蛋白黏蛋白 3；LAG-3，淋巴细胞活化基因 3；VISTA，T 细胞活化的免疫球蛋白抑制 V 形结构域；BTLA，B 细胞和 T 细胞衰减器

由于许多免疫检查点分子需要与配体/受体结合后才能活化，所以可以用抗体阻断调控其信号途径，使肿瘤组织微环境重新获得抗肿瘤的免疫力。鉴于此，抗免疫检查点如 CTLA-4、PD-1 及 PD-L1 的单抗在多种类型肿瘤治疗中显示出了卓著疗效。另外，它们的联合阻断显示出了更强的抗肿瘤效应。免疫检查点途径干预在临床肿瘤免疫治疗中取得了前所未有的疗效，推动了肿瘤免疫治疗，也使免疫治疗成为最有发展前景、最具治疗价值的肿瘤治疗策略，正

在改变着某些肿瘤的治疗模式。表 20-1 就目前常见的免疫检查点抑制剂的临床研究及应用进行概述。

表 20-1　免疫检查点抑制剂临床研究的现状

类型	药物			目前的临床研究阶段/是否已获批上市	获批适应证
	英文名	中文通用名	中文商品名		
CTLA-4 单抗	ipilimumab	伊匹木单抗	逸沃	已获批上市	黑色素瘤、晚期肾细胞癌、转移性 MSI-H/dMMR 结直肠癌
	tremelimumab	曲美木单抗		已获批上市	恶性间皮瘤、肝细胞癌
	IBI310			Ⅲ期临床研究	
PD-1 单抗	nivolumab	纳武单抗	欧狄沃	已获批上市	黑色素瘤、非小细胞肺癌、肝细胞癌、尿路上皮癌、食管鳞癌、头颈部鳞癌、MSI-H/dMMR 结直肠癌、肾细胞癌
	pembrolizumab	帕博利珠单抗	可瑞达	已获批上市	黑色素瘤、非小细胞肺癌、宫颈癌、MSI-H/dMMR 结直肠癌
	sintilimab	信迪利单抗	达伯舒	已获批上市	霍奇金淋巴瘤、非小细胞肺癌
	tislelizumab	替雷利珠单抗	百泽安	已获批上市	霍奇金淋巴瘤、尿路上皮癌、肝细胞癌、食管鳞癌、MSI-H/dMMR 实体瘤、非小细胞肺癌
	camrelizumab	卡瑞利珠单抗	艾瑞卡	已获批上市	霍奇金淋巴瘤、鼻咽癌、食管癌、非小细胞肺癌、鼻咽癌
	toripalimab	特瑞普利单抗	拓益	已获批上市	黑色素瘤、鼻咽癌、尿路上皮癌
	penpulimab	派安普利单抗	安尼可	已获批上市	霍奇金淋巴瘤
	serplulimab	斯鲁利单抗	汉斯状	已获批上市	MSI-H/dMMR 实体瘤
PD-L1 单抗	atezolizumab	阿替利珠单抗	泰圣奇	已获批上市	尿路上皮癌、非小细胞肺癌、小细胞肺癌、三阴性乳腺癌、肝细胞癌
	durvalumab	度伐利尤单抗	英飞凡	已获批上市	小细胞肺癌、非小细胞肺癌
	envafolimab	恩沃利单抗	恩维达	已获批上市	MSI-H/dMMR 晚期实体瘤
	sugemalimab	舒格利单抗	泽捷美	已获批上市	非小细胞肺癌
CTLA-4/PD-1 双抗	cadonilimab	卡度尼利单抗	开坦尼	已获批上市	宫颈癌
	MEDI5752			Ⅰ期临床研究	

1　CTLA-4 抗体

细胞毒性 T 细胞相关抗原 4（cytotoxic T lymphocyte-associated antigen 4，CTLA-4）又名 CD152，是一种白细胞分化抗原，是 T 细胞上的一种跨膜受体，主要表达于活化的 T 细胞表面，与 T 细胞表面的协同刺激分子受体（CD28）具有高度的同源性，共同享有 B7 分子配体。但与 CD28 的功能相反，CTLA-4 与 B7 分子结合后抑制 T 细胞活化，诱导 T 细胞无反应性，参与免疫反应的负调节。

CTLA-4 抗体的抗肿瘤作用机制主要包括以下两种：①调节肿瘤特异性免疫效应细胞如 CD8⁺细胞，促进其克隆扩增。②去除肿瘤诱导的免疫抑制性 T 细胞（Treg 细胞），解除对肿瘤相关免疫反应的抑制（图 20-2）。

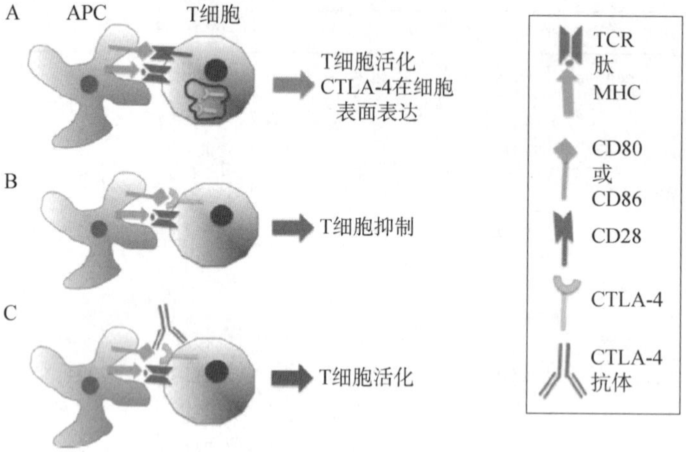

图 20-2　T 细胞活化与 CTLA-4 抗体

目前已有两种靶向 CTLA-4 的抗体——伊匹木单抗和曲美木单抗被美国 FDA 批准上市，用于治疗黑色素瘤、肾癌、肺癌、恶性间皮瘤等。临床研究显示，这两种抗体无论是单用还是联合 IL-2、gp100 疫苗或化疗、放疗、分子靶向药物治疗均显示出一定疗效。

1.1　伊匹木单抗

伊匹木单抗（ipilimumab，商品名：逸沃）是靶向作用于 CTLA-4 的全人源化单克隆抗体，通过作用于 APC 与 T 细胞的活化途径而间接活化抗肿瘤免疫反应，达到清除癌细胞的目的。2011 年被美国 FDA 批准用于晚期恶性黑色素瘤。伊匹木单抗的药物半衰期为 15.4 天，对黑色素瘤患者的推荐给药剂量为 3mg/kg。

首个成功的免疫检查点抑制剂的随机对照Ⅲ期临床研究是关于伊匹木单抗治疗黑色素瘤的临床试验。该研究显示，伊匹木单抗可以延长转移性黑色素瘤患者的总生存期，单用伊匹木单抗或与 gp100 肽疫苗联合应用比单用 gp100 肽疫苗的总生存期明显延长，分别为 10.1 个月、10 个月和 6.4 个月。大部分不良反应通过适当的治疗可以逆转[1]。

伊匹木单抗目前获批的适应证：①治疗无法切除或转移性黑色素瘤的成人和 12 岁或以上的儿童患者；②皮肤黑色素瘤（病理累及淋巴结超过 1mm 的患者且已经手术切除，包括总淋巴切除）的辅助治疗；③伊匹木单抗与纳武单抗联合治疗此前未曾治疗过的中低风险的晚期肾细胞癌患者；④伊匹木单抗与纳武单抗联合治疗在氟嘧啶、奥沙利铂、伊立替康等药物治疗后进展的 MSI-H 或 dMMR 转移性结直肠癌的成人和 12 岁或以上的儿童患者。

一项Ⅲ期临床研究（EORTC18071）评估了伊匹木单抗作为恶性黑色素瘤辅助治疗的

有效性，结果显示相较于安慰剂组，伊匹木单抗治疗显著改善了无复发生存期（26.1 个月 vs 17.1 个月），3 年无复发生存率也显著提高（46.5% vs 34.8%）[2]，随后被美国 FDA 批准用于Ⅲ期黑色素瘤辅助治疗。同时，有研究比较了伊匹木单抗联合纳武单抗治疗术后Ⅳ期黑色素瘤患者的疗效与安全性，结果表明伊匹木单抗组和联合纳武单抗治疗组均较安慰剂组显著延长无复发生存期，且联合纳武单抗治疗组患者的 OS 较纳武单抗单独治疗组显著提高，未增加不良反应[3]。

随机对照研究（CheckMate214）入组了 1096 名晚期肾癌患者，将其随机分为伊匹木单抗+纳武单抗治疗组及舒尼替尼治疗组，中位随访时间为 55 个月，最终结果表明伊匹木单抗+纳武单抗治疗组患者 OS 及 ORR 均较舒尼替尼组显著升高（OS：NR vs 38.4 个月；ORR：39.1 个月 vs 32.4 个月[4]）。

1.2 曲美木单抗

曲美木单抗（tremelimumab），是一种人源化 CTLA-4 的免疫球蛋白 G2 抗体。2015 年美国 FDA 已授予曲美木单抗治疗恶性间皮瘤（malignant mesothelioma，MM）的孤儿药称号。

2020 年 FDA 授予曲美木单抗+度伐利尤单抗治疗肝细胞癌的孤儿药称号。2022 年 ASCO 公布了Ⅲ期临床研究 HIMALAYA 的研究结果，曲美木单抗+度伐利尤单抗治疗组相较于索拉非尼单药治疗组的 OS 明显延长（16.4 个月 vs 13.8 个月），且 3 年生存率提高近 50%，是首个获得阳性结果的双免疫联合一线治疗不可切除肝癌的Ⅲ期研究。曲美木单抗+度伐利尤单抗治疗在 NSCLC 中的研究也在开展，期待能同样取得令人鼓舞的结果（NCT02542293、NCT04625699）。

1.3 IBI310

IBI310 是一种抗 CTLA-4 的人源化 IgG1 单克隆抗体，通过抑制 CTLA-4 与 APC 上的 $CD80^+/CD86^+$细胞结合解除其对 T 细胞激活的抑制，促进 T 细胞的激活与扩增而提高抗肿瘤作用。

IBI310 单药或联合信迪利单抗治疗晚期恶性黑色素瘤患者的Ⅰ期临床试验（NCT0354597）初步显示了其有效性及安全性。目前，IBI310 联合信迪利单抗治疗晚期肝细胞癌、晚期宫颈癌的多项国内外临床试验（NCT04401813、NCT04720716、CTR20202017）正在进行中。

2 PD-1 抗体

程序性死亡蛋白 1（programmed death 1，PD-1）是 T 细胞上的一种抑制性受体。PD-1 与 CTLA-4 同属于免疫抑制性受体。PD-1 主要表达在活化的 T 细胞和 B 细胞表面，是激活型T细胞的一种表面受体，PD-1有两个配体，分别是PD-L1（B7-H1）和PD-L2（B7-DC）。

PD-1与PD-L1结合后可产生多种生物学效应：①能促进上皮细胞间质化而促进肿瘤发生；②通过与CD28-B7途径的拮抗作用阻碍T细胞的增殖，最终使T细胞功能衰竭甚至凋亡，能够抑制$CD4^+$T细胞向Th1和Th17细胞分化、抑制炎性细胞因子的释放，这些都是免疫负调控的作用；③通过抑制TIL细胞活化、影响Th细胞分化、抑制效应细胞因子产生、促进抑制性细胞因子分泌、增加TIL凋亡等方式抑制TIL的功能，从而导致肿瘤免疫逃逸的发生；④可促进Treg细胞的分化及功能。

PD-1抗体和PD-L1抗体通过阻断PD-1与PD-L1的结合，恢复T细胞活性，从而发挥抗肿瘤作用。需要注意的是，PD-1与CTLA-4虽然都是免疫抑制性受体，但CTLA-4主要在淋巴结内APC诱导T细胞活化阶段发挥作用，而PD-1是在肿瘤部位T细胞的效应阶段发挥作用，因此PD-1/PD-L1抗体的抗肿瘤活性可能优于CTLA-4抗体，且毒副作用更小（图20-3）。

现已研发并进入临床试验的PD-1抗体主要有纳武单抗、帕博利珠单抗、信迪利单抗、替雷利珠单抗、卡瑞利珠单抗、特瑞普利单抗、派安普利单抗及斯鲁利单抗等。

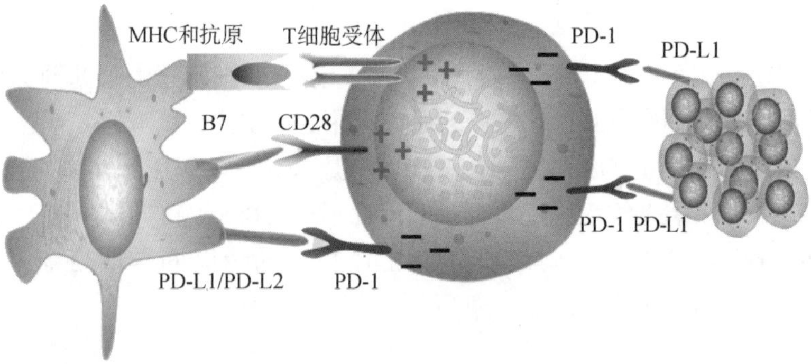

图20-3 PD-1与PD-L1结合抑制T细胞活性

2.1 纳武单抗

纳武单抗（nivolumab，商品名：欧狄沃）是一种抑制PD-1受体的人源化IgG4型单克隆抗体，通过阻断PD-1和PD-L1及PD-L2之间的相互作用，阻断PD-1通路介导的免疫抑制反应。2014年被美国FDA批准用于治疗不可切除的或转移性黑色素瘤，以及伊匹木单抗或维莫非尼（vemurafenib，一种BRAF激酶抑制剂，用于治疗*BRAF*^{V600}突变的患者）治疗后疾病仍进展的黑色素瘤患者，2015年被FDA扩展批准用于治疗正在或接受过铂类为基础的化疗后仍进展的晚期鳞状非小细胞肺癌患者。2018年FDA批准纳武单抗与伊匹木单抗联合用于治疗12岁及以上MSI-H或dMMR转移性结直肠癌（mCRC）且使用氟尿嘧啶、奥沙利铂和伊立替康治疗后进展的患者。2020年批准纳武单抗联合伊匹木单抗用于既往接受过索拉非尼治疗的HCC患者。2021年FDA批准纳武单抗用于接受根治性切除术后复发风险高的尿路上皮癌（UC）患者的辅助治疗，并且批准联合卡博替尼（cabozantinib）

用于晚期肾细胞癌一线治疗。2022 年欧盟委员会批准纳武单抗与氟尿嘧啶和铂的化疗联合用于一线治疗 PD-L1 表达为 1%或更高的食管鳞癌患者。

一项关于纳武单抗治疗黑色素瘤的Ⅲ期临床试验研究中，评估了纳武单抗用于未经治疗的 BRAF 野生型晚期黑色素瘤患者的一线治疗的效果，并与传统化疗药物达卡巴嗪（dacarbazine，DTIC）进行了对比。结果表明，纳武单抗组与 DTIC 组的 1 年生存率分别为 73%和 42%。ORR 分别为 40%和 14%，PFS 分别为 5.1 个月和 2.2 个月，3/4 级不良事件发生率纳武单抗组少于 DTIC 组（11.7% vs 17.6%）[5]，这是 PD-1 抑制剂首次在Ⅲ期临床一线治疗中显示出良好疗效，且不良反应低于化疗。

在一项针对晚期肺鳞癌的随机、开放的Ⅲ期临床试验中，共入组 272 例正在或既往接受过铂类为基础的化疗仍进展的患者，按 1∶1 比例分别接受纳武单抗或多西他赛治疗，结果显示纳武单抗的疗效优于多西他赛，纳武单抗组的中位总生存期为 9.2 个月，而多西他赛组仅为 6 个月，接受纳武单抗治疗的患者比多西他赛组的患者生存时间延长 3.2 个月，且纳武单抗治疗组的生存曲线在 10 个月以后就变得非常平坦，说明治疗有效的患者可以达到长期有效[6]。

纳武单抗除了在黑色素瘤和非小细胞肺癌治疗中有令人满意的疗效外，在其他恶性肿瘤的临床研究数据也同样显示出良好疗效。一项多中心的平行研究 CheckMate142 纳入了 82 例有 MSI-H 或 dMMR 且接受过氟尿嘧啶、奥沙利铂和伊立替康治疗后进展的结直肠癌患者，给予纳武单抗单药治疗，ORR 达 46%，3 例完全缓解（CR），35 例部分缓解（PR）[7]。Ⅲ期临床研究 CheckMate648 评估了联合纳武单抗一线治疗食管鳞癌的疗效与安全性，与单独化疗相比，在化疗中加入纳武单抗可显著延长总生存期（OS），联合治疗组 OS 为 15.44 个月，单独化疗组 OS 为 9.07 个月，且未增加不良事件的发生[8]。

2.2　帕博利珠单抗

帕博利珠单抗（pembrolizumab，商品名：可瑞达）是另一种高度选择性拮抗 PD-1 的人源性 IgG4-κ 同型性抗体，可以抑制 PD-1/PD-L1 信号通路的形成。最早于 2014 年被美国 FDA 批准用于伊匹木单抗治疗后疾病进展的不可切除的或转移性黑色素瘤患者的治疗。

KEYNOTE-021 临床研究观察帕博利珠单抗联合紫杉醇+卡铂方案及帕博利珠单抗联合培美曲塞一线治疗晚期 NSCLC 的疗效，两组的 ORR 分别为 30%和 58%[9]，提示帕博利珠单抗与不同的化疗方案联合可能存在疗效上的差异。另外，帕博利珠单抗与靶向治疗的联合应用为多种实体瘤的治疗带来了新的选择和希望。经典的“可乐组合”帕博利珠单抗联合仑伐替尼（lenvatinib）在子宫内膜癌、胃癌及 NSCLC 等相关临床研究中均显示出良好的疗效。

此外，FDA 已批准帕博利珠单抗与化疗联合治疗 MSI-H/dMMR 实体瘤。Ⅲ期临床研究 KEYNOTE-177 评估了帕博利珠单抗与标准化疗±贝伐珠单抗或西妥昔单抗作为 MSI-H/dMMR 转移性结直肠癌患者一线治疗的疗效和安全性，结果显示帕博利珠单抗组的 mPFS 显著长于化疗组（16.5 个月 vs 8.2 个月），且 2～3 级不良事件发生率更低[10]。KEYNOTE-158 研究旨在评估帕博利珠单抗治疗多种类型 MSI-H/dMMR 晚期实体肿瘤患者的疗效，现已报道了在经治晚期 MSI-H/dMMR 子宫内膜癌患者中的疗效，在 79 例可评估疗效患者中，ORR 达 48%，DCR 达 66%，中位 PFS 为 13.1 个月，中位 OS 尚未达到[11]。

2.3 信迪利单抗

信迪利单抗（sintilimab，商品名：达伯舒）是一种全人源化 IgG4 单抗，靶向结合 PD-1，最早用于霍奇金淋巴瘤的治疗。最早的一项Ⅱ期临床研究 ORIENT-1 结果显示：信迪利单抗治疗复发或难治性霍奇金淋巴瘤的 ORR 达 80.4%，DCR 达 97.8%，6 个月无进展生存率达 77.6%，且安全性和耐受性良好[12]。

目前，信迪利单抗已获批于非小细胞肺癌（NSCLC）及晚期肝癌的治疗。一项对比信迪利单抗联合铂类和吉西他滨治疗晚期鳞状 NSCLC 的随机对照试验（ORIENT-12）结果表明，相比于安慰剂组，联合信迪利单抗治疗组的 mPFS（5.5 个月 vs 4.9 个月）及 12 个月的中位无进展生存率（22.3% vs 3.1%）均显著提高，且未发生严重不良事件[13]。

Ⅱ/Ⅲ期 ORIENT-32 临床研究比较评估了信迪利单抗联合贝伐珠单抗与索拉非尼在治疗不可切除肝细胞癌的疗效与安全性，在中位随访时间为 10 个月进行评估时，信迪利单抗组 mPFS 较索拉非尼组显著延长（4.6 个月 vs 2.8 个月，$P<0.0001$）；第一次 OS 评估时信迪利单抗组也显著改善（NR vs 10.4 个月，$P<0.0001$），其不良事件的发生并未较索拉非尼组增加，信迪利单抗为晚期肝细胞癌患者的诊治提供了新的治疗选择[14]。

此外，信迪利单抗在治疗转移性结直肠癌、卵巢癌及胃癌等多种实体瘤的临床研究中均显示出了有效性及良好的耐受性。

2.4 替雷利珠单抗

替雷利珠单抗（tislelizumab，商品名：百泽安）也是一种人源化 IgG4 抗 PD-1 单克隆抗体，其 Fc 段经过基因工程的改造，与巨噬细胞的 Fcγ 受体结合时，能够消除抗体依赖性细胞介导的吞噬作用（ADCP 效应），从而降低 T 细胞的耗竭而增强抗肿瘤效应；且其 Fab 段与 PD-1 分子结合的亲和力非常强，解离慢、半衰期长，使得 T 细胞能较充分发挥杀伤肿瘤效应。目前替雷利珠单抗已获批用于多种实体瘤治疗，包括 NSCLC、尿路上皮癌、肝癌及食管癌等。

一项开放性的全球Ⅲ期临床研究正在评估单用替雷利珠单抗对比索拉非尼一线治疗不可切除肝细胞癌的疗效，现有结果提示了单用替雷利珠单抗治疗的非劣效性，其应用值得进一步研究（NCT03412773）。

2.5 卡瑞利珠单抗

卡瑞利珠单抗（camrelizumab，商品名：艾瑞卡）是一种人源化 IgG4 抗 PD-1 单克隆抗体，与替雷利珠单抗相似，与 PD-1 分子具有较高的亲和力，目前主要适用于霍奇金淋巴瘤、HCC、NSCLC 及食管鳞癌的治疗。同时，其与化疗联用治疗晚期胃癌的疗效显著且安全可控[15]。Ⅲ期临床研究 ESCORT 是一项探索卡瑞利珠单抗二线治疗晚期食管癌疗效的研究，其结果表明卡瑞利珠单抗治疗组的 OS 及 ORR 均优于化疗组[16]。

2.6　特瑞普利单抗

特瑞普利单抗（toripalimab，商品名：拓益）是首个国产抗肿瘤 PD-1 单抗，是一种靶向 PD-1 的选择性人源化 IgG4 单克隆抗体，能够与 PD-1 结合并阻断与其配体相互作用。特瑞普利单抗具有强效抗肿瘤作用，主要用于黑色素瘤、肺癌、肝胆和胰腺肿瘤、神经内分泌肿瘤、鼻咽癌和尿路上皮癌等的治疗研究。

POLARIS-01 是在中国晚期黑色素瘤患者中评价特瑞普利单抗疗效及安全性的Ⅱ期临床研究，研究结果表明特瑞普利单抗的疗效完全不亚于国外同类产品，其 mOS 达到 23.2 个月（优于 KEYNOTE-151 研究的 12.1 个月），ORR 为 17.3%，DCR 为 57.5%[17]。一项多中心的Ⅲ期临床研究（JUPITER-06）对比了特瑞普利单抗联合化疗与单独化疗一线治疗晚期食管鳞癌的生存获益情况，结果显示联合特瑞普利单抗治疗组的 1 年无进展生存率显著提高（27.8% vs 6.1%），中位 OS 也明显改善（17 个月 vs 11 个月）[18]。2022 年 ASCO 大会报道了 RC48-ADC 联合特瑞普利单抗在局部进展或转移性尿路上皮癌患者中的Ⅰb/Ⅱ期研究的初步结果，39 例至少有两次肿瘤疗效评估的患者中，确认客观缓解率（cORR）为 71.8%，mPFS 为 9.2 个月，mOS 尚未达到[19]。此外，特瑞普利单抗在鼻咽癌、晚期胃癌及肺癌等多种实体瘤的治疗中均显示出不错的疗效。

2.7　派安普利单抗

派安普利单抗（penpulimab，商品名：安尼可）是采用 IgG1 亚型并进行 Fc 段改造的 PD-1 单抗，其选择结构稳定的 IgG1 亚型，生产过程中更易纯化，减少了宿主蛋白残留及发热和输注不良反应。目前获批用于治疗至少经过二线系统化疗的复发或难治性经典型霍奇金淋巴瘤（cHL）患者。在中国 R/R cHL 患者中开展的Ⅰ/Ⅱ期单臂 AK105-201 研究中，ORR 达 89.4%，18 个月总生存率达 100%，明显高于历史对照[20]。

一项Ⅱ期临床研究评估了派安普利单抗联合安罗替尼二线治疗转移性头颈部鳞癌的有效性，其结果显示治疗人群中 ORR 达 34.21%，DCR 达 76.32%，mPFS 达 8.35 个月，mOS 尚未达到[21]。另有研究评估了派安普利单抗联合安罗替尼一线治疗不可切除的 HCC 患者的疗效与安全性，研究分析了 31 例患者，ORR 达 31%，mPFS 达 8.8 个月，mOS 尚未达到，且只有 6 名患者出现 3 级以上不良事件，提示该治疗方案在晚期肝癌治疗中具有较大的潜力[22]。

2.8　斯鲁利单抗

斯鲁利单抗（serplulimab，商品名：汉斯状）是一种新型人源化单克隆抗 PD-1 抗体，获美国 FDA 授予的小细胞肺癌孤儿药资格。在国内主要用于单药治疗经标准治疗失败后不可切除的转移性 MSI-H 实体瘤患者。

国际性多中心Ⅲ期临床研究（ASTRUM-005）入组分析了全球 585 例广泛期小细胞肺癌（ES-SCLC）患者，随机分为斯鲁利单抗联合化疗组及单独化疗组，研究结果显示斯鲁利单抗组的 OS 显著延长（15.4 个月 vs 10.9 个月），PFS 也明显长于安慰剂组（5.7 个月 vs 4.3 个月）[23]。目前，斯鲁利单抗相关的多项临床研究正在申请及招募中（NCT05443646、NCT05444374、NCT05501340），期待能有更多令人鼓舞的研究结果。

3 PD-L1 抗体

现已研发并进入临床试验或被批准上市的 PD-L1 抗体有阿替利珠单抗(MPDL3280A)、度伐利尤单抗（MEDI4736）、恩沃利单抗和舒格利单抗等。

3.1 阿替利珠单抗

阿替利珠单抗（atezolizumab，商品名：泰圣奇）是一种人源化 PD-L1 单克隆 IgG4 抗体，可提高 $CD8^+T$ 细胞的抗肿瘤免疫应答，不具备抗体依赖的经由细胞传导的细胞毒作用，因而不仅可以避免对活化的 T 细胞产生毒害作用，还可以在肿瘤患者的治疗过程中表现出较好的药物耐受性和较低的不良反应发生率。目前已被美国 FDA 批准用于在含铂类化疗中或后，出现疾病进展（PD）的局部晚期或转移性尿路上皮癌及进展的转移性 NSCLC。阿替利珠单抗是第一个被批准用于肺癌的 PD-L1 抗体。在黑色素瘤、肾癌、胃癌、乳腺癌和头颈部肿瘤中也有治疗效果。肿瘤浸润免疫细胞的 PD-L1 的表达情况是阿替利珠单抗有效性的预测因素[24]。

阿替利珠单抗作为单一疗法适用于以下情况。①治疗局部晚期或转移性尿路上皮癌（UC）的成年患者：在先前的含铂类化疗后，或被认为不适合顺铂且其肿瘤的 PD-L1 表达≥5%。②完全切除和铂类化疗后的辅助治疗，具有高复发风险且在≥50%的肿瘤细胞（TC）上具有 PD-L1 表达且没有 EGFR 突变的成年 NSCLC 患者或 ALK 阳性 NSCLC 患者。③一线治疗转移性 NSCLC 成年患者，这些患者的肿瘤≥50%的 TC 上具有 PD-L1 表达或肿瘤浸润性免疫细胞≥10%，并且没有 EGFR 突变或 ALK 阳性 NSCLC。④治疗既往化疗后局部晚期或转移性 NSCLC 的成年患者。EGFR 突变或 ALK 阳性 NSCLC 患者在接受阿替利珠单抗之前也应该接受过靶向治疗。

一项多中心Ⅲ期临床试验（IMpower010）入组了 1280 例Ⅰb 期（肿瘤≥4cm）至Ⅲa 期完全切除的 NSCLC 患者，随机分为阿替利珠单抗辅助治疗组及最佳支持治疗组，最终结果分析提示阿替利珠单抗组 DFS 显著延长（46.6 个月 vs 34 个月），在 PD-L1 表达≥50% 的Ⅱ～Ⅲa 期患者中，阿替利珠单抗组死亡风险降低 57%[25]。基于此研究结果，阿替利珠单抗成为首个获批 NSCLC 辅助治疗的癌症免疫疗法药物。

此外，阿替利珠单抗联合化疗或靶向治疗也获批用于多种恶性肿瘤的治疗：①阿替利珠单抗与贝伐珠单抗、紫杉醇和卡铂联合用于转移性非鳞状 NSCLC 成年患者的一线治疗。在 EGFR 突变或 ALK 阳性 NSCLC 患者中，阿替利珠单抗与贝伐珠单抗、紫杉醇和卡铂联合使用，仅在适当的靶向治疗失败后才适用。②阿替利珠单抗与白蛋白结合型紫杉醇和卡铂联用，适用于没有 EGFR 突变或 ALK 阳性 NSCLC 的转移性非鳞状 NSCLC 成年患者的一线治疗。③阿替利珠单抗与卡铂和依托泊苷联合用于成年 ES-SCLC 患者的一线治疗。④阿替利珠单抗与白蛋白结合型紫杉醇（nab-paclitaxel）联合用于治疗无法切除的局部晚期或转移性三阴性乳腺癌（TNBC）的成年患者，这些患者的肿瘤细胞 PD-L1 表达占比≥1%，并且之前未接受过转移性疾病的化疗。⑤阿替利珠单抗与贝伐珠单抗联合用于治疗既往未接受过全身治疗的晚期或不可切除 HCC 的成年患者。

阿替利珠单抗与化疗联合应用作为Ⅰb～Ⅲa 期 NSCLC 的新辅助治疗策略也在目前的临床研究中显示出巨大的潜力。有研究将阿替利珠单抗联合卡铂和紫杉醇作为 NSCLC 的新辅助疗法，最终入组 30 例患者，29 例（97%）进行了手术，26 例（87%）达到 R0 切除，且有 10 例达到 pCR[26]。

3.2　度伐利尤单抗

度伐利尤单抗（durvalumab，商品名：英飞凡）是一种靶向 PD-L1 的全人源化 IgG1 单克隆抗体。PD-L1 表达可使肿瘤通过在细胞毒性 T 细胞上与 PD-1 结合而逃避免疫系统的侦识。Ventana SP263 检测显示，PD-L1 的表达与对度伐利尤单抗单药治疗的应答有相关性。PD-L1 高表达的标准为，采用 Ventana SP263 诊断检测进行评估显示肿瘤细胞（TC）或免疫细胞（IC）中 PD-L1 染色达 25%或以上。度伐利尤单抗可同时阻断 PD-L1 在 T 细胞上与 PD-1 和 CD80 的相互作用，化解肿瘤细胞的免疫逃避“伎俩”，2016 年被美国 FDA 批准用于治疗 PD-L1 阳性的无法手术或转移性尿路上皮膀胱癌。现 FDA 也批准度伐利尤单抗二线治疗含铂化疗中或化疗后进展的局部晚期或转移性尿路上皮癌及 12 个月内新辅助或辅助含铂化疗进展的局部晚期或转移性尿路上皮癌。

目前 FDA 批准度伐利尤单抗用于不可手术切除的Ⅲ期非小细胞肺癌患者在同步放化疗后的维持治疗，是国际公认的Ⅲ期不可手术非小细胞肺癌患者的最优治疗方式。PACIFIC 临床研究结果显示[27]，接受度伐利尤单抗维持治疗组的患者中位 PFS 达到 16.8 个月，安慰剂组仅 5.6 个月，延长了 11.2 个月。度伐利尤单抗组 ORR 为 28.4%，安慰剂组为 16%。安慰剂组 OS 只达到 28.7 个月，而度伐利尤单抗维持组存活患者较多，数据尚无统计。

在 study1108 研究中，采用度伐利尤单抗治疗初治或经治的晚期非小细胞肺癌患者，整体有效率为 25%。其中，度伐利尤单抗一线治疗 PD-L1 阳性患者的有效率为 29%，二线治疗 PD-L1 阳性患者的有效率为 26%，三线及以上治疗 PD-L1 阳性患者的有效率为 22%。在 Atlantic 研究中[28]，采用度伐利尤单抗治疗既往两种治疗方案失败后的晚期非小细胞肺癌患者，在亚组分析中，对于 EGFR/ALK 阳性且 PDL1 阳性的患者，三线治疗的有效率仍能达到 12.2%。在 ABOUND.2L 研究中[29]，度伐利尤单抗联合白蛋白结合型紫杉醇作为 NSCLC 患者的二线及以上治疗，整体有效率为 27%，1 例患者达到 CR，疾病控制率为 71%。

此外，FDA 已批准度伐利尤单抗与吉西他滨和顺铂联合用于患有局部晚期或转移性胆管癌（BTC）的成年患者。此获批基于一项Ⅱ期安慰剂对照试验（TOPAZ-1），共 685 例患者参与研究，患者被随机分为度伐利尤单抗治疗组和安慰剂治疗组。最终，度伐利尤单抗治疗组和安慰剂治疗组的 mOS 分别为 12.8 个月和 11.5 个月；mPFS 分别为 7.2 个月和 5.7 个月；总体有效率为 27%和 19%。结果表明，接受度伐利尤单抗治疗后患者的 OS 有改善，患者的死亡风险降低了 20%。

度伐利尤单抗最常见的不良事件（报告≥15%的患者）是疲劳、肌肉骨骼疼痛、便秘、食欲降低、恶心、外周水肿和尿路感染，极低概率会出现自身免疫性炎症反应，包括自身免疫性肺炎、肝炎、结肠炎、甲状腺炎、肾炎等，具有致畸性，可危害胎儿。

3.3 恩沃利单抗

恩沃利单抗（envafolimab，商品名：恩维达）是全球首个进入临床开发的 PD-L1 纳米抗体，由 PD-L1 结构域与人 IgG1 抗体的 Fc 片段融合而成，其分子量小、水溶性高，且是目前唯一可皮下注射给药的 PD-L1 单抗。恩沃利单抗是一种泛瘤种的 PD-L1 单抗，其主要治疗 MSI-H/dMMR 经治的晚期实体瘤患者。

一项Ⅱ期临床研究结果显示恩沃利单抗治疗 MSI-H/dMMR 晚期实体瘤患者疗效客观且具有较好的安全性，该疗法适用人群的 ORR 达 42.7%，PFS 为 11.1 个月，12 个月总生存率达 74.6%[30]。另有一项Ⅱ期研究评估了其在晚期胃癌及食管胃结合部癌的治疗效果，结果同样令人鼓舞，ORR 达 60%，PFS 达 6.8 个月[31]。除了单药治疗外，恩沃利单抗联合化疗（NCT05237349）、抗血管生成治疗（NCT05112991）及 HDAC 抑制剂治疗（NCT05068427）的多项相关临床试验正在积极开展，期待出现更多可喜的结果。

3.4 舒格利单抗

舒格利单抗（sugemalimab，商品名：泽捷美）是一种全长、全人源 IgG4 抗 PD-L1 单克隆抗体，可同时激活 T 细胞杀伤肿瘤并通过抗体 Fc 段结合巨噬细胞表面的 FcγR，激活 ADCP 作用，诱导巨噬细胞进一步杀伤肿瘤。

Ⅲ期随机对照试验 GEMSTONE-301 的最新结果显示舒格利单抗治疗晚期 NSCLC 患者显著延长 PFS，相较于安慰剂组 5.8 个月的 PFS，联合舒格利单抗治疗组的 PFS 达 9 个月，12 个月总生存率达 89%，而两组的不良事件发生率相近，这为Ⅲ期 NSCLC 患者的治疗提供了一个新的选择[32]。

4 CTLA-4/PD-1 抗体

4.1 卡度尼利单抗

除了上述的各种单克隆性抗体，全球首款 PD-1/CTLA-4 双特异性抗体卡度尼利单抗（AK104，cadonilimab，商品名：开坦尼）已获批上市。卡度尼利单抗可同时与 PD-1 及 CTLA-4

结合，介导 PD-1 和 CTLA-4 的内化，该内化活性有助于降低 T 细胞膜 PD-1 和 CTLA-4 的表达水平，从而有助于逆转 T 细胞耗竭，恢复 T 细胞效应功能，实现对肿瘤细胞的免疫杀伤。同时，卡度尼利单抗通过 Fc 段结构改造，完全去除 ADCC、ADCP 和 CDC 效应，避免 Fc 介导免疫细胞活化引起的效应 T 细胞损耗和免疫不良反应，提高了疗效与安全性。

卡度尼利单抗联合化疗±贝伐珠单抗一线治疗晚期宫颈癌的临床结果显示 10mg/kg 治疗剂量组的 ORR 达 79.3%，DCR 达 96.6%[33]。此外，其在肝癌、胃癌、肺癌等多种实体瘤的研究结果都在进行中，且已公布的结果均提示其在实体瘤中具有较高的治疗价值。

4.2 MEDI5752

另一款同时靶向 PD-1、CTLA-4 的单价双特异性人 IgG1 单克隆抗体 MEDI5752 相关Ⅰ期临床研究（NCT03530397）也在进行中。

5 免疫检查点抑制剂的联合应用

由于 CTLA-4 作用于 T 细胞活化的初期阶段，而 PD-1/PD-L1 作用于组织和肿瘤内 T 细胞活化的后期阶段，因此 CTLA-4 和 PD-1/PD-L1 的联合阻断可以显示出更强的抗肿瘤效应，在临床研究中也得到了证实。另外，免疫检查点抑制剂与放化疗、分子靶向治疗、肿瘤疫苗及双特异性抗体联合应用的临床研究也在不断开展，且部分联合治疗已被写入指南中（表 20-2）。

表 20-2 免疫检查点抑制剂联合应用的临床研究现状

联合模式	药物名称	联合应用	研究病种	目前临床研究阶段
联合免疫检查点抑制剂	依诺妥珠单抗（enoblituzumab）	MGA012	头颈部癌	Ⅱ/Ⅲ期
	瑞拉利单抗（relatlimab）	relatlimab	恶性黑色素瘤	Ⅱ期
	欧司珀利单抗（ociperlimab）	替雷利珠单抗	晚期肿瘤	Ⅱ期
	PDR001	MBG453	晚期肿瘤	Ⅰb/Ⅱ期
	帕博利珠单抗	MK-4166	实体瘤	Ⅰ期
	Sym021	Sym022/Sym023	实体瘤/淋巴瘤	Ⅰ期
联合化疗	阿替利珠单抗	培美曲塞+卡铂	非小细胞肺癌	Ⅱ期
联合靶向治疗	卡瑞利珠单抗	阿帕替尼（apatinib）	肝癌	Ⅱ期
	阿替利珠单抗	贝伐珠单抗	非小细胞肺癌	Ⅱ期
	帕博利珠单抗	奥拉帕尼	小细胞肺癌	Ⅱ期
	伊匹木单抗	贝伐珠单抗	恶性黑色素瘤	Ⅱ期
联合放疗	信迪利单抗	放化疗	直肠癌	Ⅱ/Ⅲ期
	帕博利珠单抗	放疗	头颈部癌	Ⅲ期
	帕博利珠单抗	放疗	软组织肉瘤	Ⅱ期
	纳武单抗	放疗	膀胱癌	Ⅱ期

续表

联合模式	药物名称	联合应用	研究病种	目前临床研究阶段
联合肿瘤疫苗	阿替利珠单抗+伊匹木单抗	GRT-C901/GRT-R902	结直肠癌	Ⅱ/Ⅲ期
	纳武单抗+伊匹木单抗	UV1	恶性黑色素瘤	Ⅱ期
	帕博利珠单抗	V941	非小细胞肺癌/胰腺癌等	Ⅰ期
联合瘤内治疗	帕博利珠单抗	ADU-S100	头颈部癌	Ⅱ期
	纳武单抗	NKTR-262+bempegaldesleukin		Ⅰ/Ⅱ期
	帕博利珠单抗	talimogene laherparepvec	肝癌/肝转移	Ⅰb/Ⅱ期
	西米普利单抗	SAR441000	转移瘤	Ⅰ期
联合细胞治疗	帕博利珠单抗	EGFR CAR-T 细胞	胶质母细胞瘤	Ⅰ期
	帕博利珠单抗/纳武单抗	HER2 CAR-T 细胞	肉瘤	Ⅰ期
	帕博利珠单抗/纳武单抗	CD30 CAR-T 细胞	霍奇金淋巴瘤	Ⅰ期
	度伐利尤单抗	CD19 CAR-T 细胞	弥漫大 B 细胞淋巴瘤	Ⅰ期
	度伐利尤单抗	JCAR017	淋巴瘤	Ⅰ/Ⅱ期
	阿替利珠单抗	KTE-C19	弥漫大 B 细胞淋巴瘤	Ⅰ/Ⅱ期
联合双特异性抗体	帕博利珠单抗	博纳吐单抗（blinatumomab）	弥漫大 B 细胞淋巴瘤	Ⅰ期
	阿替利珠单抗	RO6958688	实体瘤	Ⅰ期
	西米普利单抗	REGN1979	淋巴瘤	Ⅰ期

纳武单抗和伊匹木单抗联合应用（O+Y）是 FDA 唯一批准的双免疫疗法，其相关Ⅲ期临床研究 CheckMate648 共招募了 970 名晚期食管鳞状细胞癌患者，以 1∶1∶1 的比例随机分为三组分别接受单独化疗、化疗联合纳武单抗治疗及纳武单抗联合伊匹木单抗治疗，结果显示，在 PD-L1 表达率为 1%及以上的患者中，双免疫疗法的 mOS 达 13.7 个月而单用化疗组为 9.7 个月，3～4 级不良事件发生率无明显差异[8]。

另有临床研究 KEYNOTE-021 的 G 队列评估了帕博利珠单抗联合培美曲塞+卡铂与单用培美曲塞+卡铂一线治疗晚期非小细胞肺癌的疗效，中位随访期 23.9 个月时联合帕博利珠单抗治疗组 ORR 达 56.7%，而单用化疗组为 30.2%，PFS 也显著延长[34]。此外，免疫检查点抑制剂联合靶向治疗也是目前热门的治疗选择。其中，帕博利珠单抗联合仑伐替尼（“可乐组合”）在多种实体瘤的治疗中显示了不错的疗效。KEYNOTE-146/Study 111 研究评估了“可乐组合”在肾细胞癌、子宫内膜癌、黑色素瘤及非小细胞肺癌等晚期实体瘤中的疗效，整个队列的 ORR 达 25%～70%，其中肾癌患者中 ORR 为 70%，且最新研究提示该组合对于晚期肝癌的治疗具有较大的价值，KEYNOTE-524 研究结果显示不可切除肝细胞癌患者经该方案治疗后 ORR 达 46%[35]。

放疗可以诱导肿瘤细胞以细胞凋亡、坏死或自噬等方式死亡，促进肿瘤相关抗原的释放，增加细胞因子的产生而改变肿瘤微环境，激活机体的抗肿瘤免疫应答。因此，将免疫检查点抑制剂与放疗联用可以进一步提高抗肿瘤作用（详见第十九章）。一项Ⅰ期临床研究比较了既往是否接受过放疗的非小细胞肺癌患者接受帕博利珠单抗治疗的疗效，结果发现既往接受过放疗患者再接受帕博利珠单抗治疗的 OS 及 PFS 均明显延长（OS：10.7 个月 vs 5.3 个月；PFS：4.4 个月 vs 2.1 个月）[36]。

除上述联合治疗外，免疫检查点抑制剂联合溶瘤病毒（NCT03069378）、肿瘤疫苗（NCT03948763）、CAR-T 细胞（NCT03310619）及双特异性抗体（NCT02879695）治疗的多项临床试验正在进行中，期望有更多令人可喜的结果。

多种肿瘤治疗方法或药物的联合应用往往具有协同效应，在降低药物不良反应的同时，增强抗肿瘤活性，因此“免疫治疗+”的模式也越来越受到人们的重视，成为未来肿瘤治疗的方向。目前生存期延长 2.5～6 个月才能被认为是有临床意义的，何种药物组合可以达到这个新标准还有待继续研究。

6 总结与展望

靶向 CTLA-4 和 PD-1/PD-L1 的免疫检查点抑制剂已在许多类型的恶性肿瘤治疗中显示了令人鼓舞的疗效。但是仍存在许多问题，例如如何更好地控制免疫相关不良反应、如何制订更好的联合治疗策略等。未来有望从 CTLA-4 或 PD-1/PD-L1 的实践中探索出更新的免疫检查点药物。另外，肿瘤的免疫治疗起效慢，作用时间相对持久，当前的 RECIST 等疗效评价体系是否适用于免疫治疗领域及免疫检查点抑制剂在单药治疗、辅助治疗、新辅助治疗中及与化疗药物、放疗、分子靶向药物联合治疗的疗效与优化仍然需要更多的临床研究来提供依据。

参考文献

[1] Hodi FS，O' Day SJ，McDermott DF，et al. Improved survival with ipilimumab in patients with metastatic melanoma. N Engl J Med，2010，363（8）：711-723.

[2] Eggermont AMM，Chiarion-Sileni V，Grob JJ，et al. Adjuvant ipilimumab versus placebo after complete resection of stage Ⅲ melanoma：long-term follow-up results of the European Organisation for Research and Treatment of Cancer 18071 double-blind phase 3 randomised trial. Eur J Cancer，2019，119：1-10.

[3] Livingstone E，Zimmer L，Hassel JC，et al. Adjuvant nivolumab plus ipilimumab or nivolumab alone versus placebo in patients with resected stage Ⅳ melanoma with no evidence of disease（IMMUNED）：final results of a randomised，double-blind，phase 2 trial. Lancet，2022，400（10358）：1117-1129.

[4] Albiges L，Tannir NM，Burotto M，et al. Nivolumab plus ipilimumab versus sunitinib for first-line treatment of advanced renal cell carcinoma：extended 4-year follow-up of the phase Ⅲ CheckMate 214 trial. ESMO Open，2020，5（6）：e001079.

[5] Robert C，Long GV，Brady B，et al. Nivolumab in previously untreated melanoma without BRAF mutation. N Engl J Med，2015，372（4）：320-330.

[6] Ulmeanu R，Antohe I，Anisie E，et al. Nivolumab for advanced non-small cell lung cancer：an evaluation of a phase Ⅲ study. Expert Rev Anticancer Ther，2016，16（2）：165-167.

[7] Overman MJ，McDermott R，Leach JL，et al. Nivolumab in patients with metastatic DNA mismatch repair-deficient or microsatellite instability-high colorectal cancer（CheckMate 142）：an open-label，multicentre，phase 2 study. The Lancet Oncology，2017，18（9）：1182-1191.

[8] Doki Y，Ajani JA，Kato K，et al. Nivolumab combination therapy in advanced esophageal squamous-cell

carcinoma. N Engl J Med，2022，386（5）：449-462.

[9] Langer CJ，Gadgeel SM，Borghaei H，et al. Carboplatin and pemetrexed with or without pembrolizumab for advanced，non-squamous non-small-cell lung cancer：a randomised，phase 2 cohort of the open-label KEYNOTE-021 study. The Lancet Oncology，2016，17（11）：1497-1508.

[10] Diaz LA，Shiu KK，Kim TW，et al. Pembrolizumab versus chemotherapy for microsatellite instability-high or mismatch repair-deficient metastatic colorectal cancer（KEYNOTE-177）：final analysis of a randomised，open-label，phase 3 study. Lancet Oncol，2022，23（5）：659-670.

[11] O'Malley DM，Bariani GM，Cassier PA，et al. Pembrolizumab in patients with microsatellite instability-high advanced endometrial cancer：results from the KEYNOTE-158 study. J Clin Oncol，2022，40（7）：752-761.

[12] Shi Y，Su H，Song Y，et al. Safety and activity of sintilimab in patients with relapsed or refractory classical Hodgkin lymphoma（ORIENT-1）：a multicentre，single-arm，phase 2 trial. Lancet Haematol，2019，6（1）：e12-e19.

[13] Zhou C，Wu L，Fan Y，et al. Sintilimab plus platinum and gemcitabine as first-line treatment for advanced or metastatic squamous nsclc：results from a randomized，double-blind，phase 3 trial（ORIENT-12）. J Thorac Oncol，2021，16（9）：1501-1511.

[14] Ren Z，Xu J，Bai Y，et al. Sintilimab plus a bevacizumab biosimilar（IBI305）versus sorafenib in unresectable hepatocellular carcinoma（ORIENT-32）：a randomised，open-label，phase 2-3 study. Lancet Oncol，2021，22（7）：977-990.

[15] Jing C，Wang J，Zhu M，et al. Camrelizumab combined with apatinib and S-1 as second-line treatment for patients with advanced gastric or gastroesophageal junction adenocarcinoma：a phase 2，single-arm，prospective study. Cancer Immunol Immunother，2022，71（11）：2597-2608.

[16] Huang J，Xu J，Chen Y，et al. Camrelizumab versus investigator's choice of chemotherapy as second-line therapy for advanced or metastatic oesophageal squamous cell carcinoma（ESCORT）：a multicentre，randomised，open-label，phase 3 study. Lancet Oncol，2020，21（6）：832-842.

[17] Tang B，Chi Z，Chen Y，et al. Safety，efficacy，and biomarker analysis of toripalimab in previously treated advanced melanoma：results of the POLARIS-01 multicenter phase Ⅱ trial. Clin Cancer Res，2020，26（16）：4250-4259.

[18] Wang ZX，Cui C，Yao J，et al. Toripalimab plus chemotherapy in treatment-naive，advanced esophageal squamous cell carcinoma（JUPITER-06）：a multi-center phase 3 trial. Cancer Cell，2022，40（3）：277-288，e273.

[19] Sheng X，Zhou L，He Z，et al. Preliminary results of a phase Ⅰb/Ⅱ combination study of RC48-ADC，a novel humanized anti-HER2 antibody-drug conjugate（ADC）with toripalimab，a humanized IgG4 mAb against programmed death-1（PD-1）in patients with locally advanced or metastatic urothelial carcinoma. J Clin Oncol，2022，40（16_suppl）：4518.

[20] Song Y，Zhou K，Jin C，et al. Penpulimab for relapsed or refractory classical hodgkin lymphoma：a multicenter，single-arm，pivotal phase Ⅰ/Ⅱ trial（AK105-201）. Front Oncol，2022，12：925236.

[21] Zhang C，Gao L，Tian Y，et al. Penpulimab plus anlotinib in patients with recurrent or metastatic head and neck squamous cell carcinoma after the failure of first-line platinum-based chemotherapy：a single-arm，multicenter，phase 2 study. J Clin Oncol，2022，40.

[22] Han C，Ye S，Hu C，et al. Clinical activity and safety of penpulimab（anti-PD-1）with anlotinib as first-line therapy for unresectable hepatocellular carcinoma：an open-label，multicenter，phase Ⅰb/Ⅱ trial

（AK105-203）. Front Oncol，2021，11：684867.

[23] Cheng Y，Han L，Wu L，et al. Effect of first-line serplulimab vs placebo added to chemotherapy on survival in patients with extensive-stage small cell lung cancer：the ASTRUM-005 randomized clinical trial. JAMA，2022，328（12）：1223-1232.

[24] Anon. First-line atezolizumab effective in bladder cancer. Cancer Discov，2016，6（8）：OF7.

[25] Felip E，Altorki N，Zhou C，et al. Adjuvant atezolizumab after adjuvant chemotherapy in resected stage ⅠB-ⅢA non-small-cell lung cancer（IMpower010）：a randomised，multicentre，open-label，phase 3 trial. Lancet，2021，398（10308）：1344-1357.

[26] Shu CA，Gainor JF，Awad MM，et al. Neoadjuvant atezolizumab and chemotherapy in patients with resectable non-small-cell lung cancer：an open-label，multicentre，single-arm，phase 2 trial. Lancet Oncol，2020，21（6）：786-795.

[27] Antonia SJ，Villegas A，Daniel D，et al. Durvalumab after chemoradiotherapy in stage Ⅲ non-small-cell lung cancer. N Engl J Med，2017，377（20）：1919-1929.

[28] Garassino MC，Cho BC，Kim JH，et al. Final overall survival and safety update for durvalumab in third- or later-line advanced NSCLC：the phase Ⅱ ATLANTIC study. Lung Cancer，2020，147：137-142.

[29] Morgensztern D，Cobo M，Ponce AS，et al. ABOUND.2L+：a randomized phase 2 study of nanoparticle albumin-bound paclitaxel with or without CC-486 as second-line treatment for advanced nonsquamous non-small cell lung cancer（NSCLC）. Cancer，2018，124（24）：4667-4675.

[30] Li J，Deng Y，Zhang W，et al. Subcutaneous envafolimab monotherapy in patients with advanced defective mismatch repair/microsatellite instability high solid tumors. J Hematol Oncol，2021，14（1）：95.

[31] Yin X，Zhang Y，Deng Y，et al. Envafolimab plus chemotherapy in advanced gastric or gastroesophageal junction（G/GEJ）cancer. Journal of Clinical Oncology，2020，38（15_suppl）：e16585.

[32] Zhou Q，Chen M，Jiang O，et al. Sugemalimab versus placebo after concurrent or sequential chemoradiotherapy in patients with locally advanced，unresectable，stage Ⅲ non-small-cell lung cancer in China（GEMSTONE-301）：interim results of a randomised，double-blind，multicentre，phase 3 trial. Lancet Oncol，2022，23（2）：209-219.

[33] Wang J，Lou H，Cai HB，et al. A study of AK104（an anti-PD1 and anti-CTLA4 bispecific antibody）combined with standard therapy for the first-line treatment of persistent，recurrent，or metastatic cervical cancer（R/M CC）. Journal of Clinical Oncology，2022，40（16_suppl）：106.

[34] Borghaei H，Langer CJ，Gadgeel S，et al. 24-month overall survival from KEYNOTE-021 Cohort G：pemetrexed and carboplatin with or without pembrolizumab as first-line therapy for advanced nonsquamous non-small cell lung cancer. J Thorac Oncol，2019，14（1）：124-129.

[35] Finn RS，Ikeda M，Zhu AX，et al. Phase Ⅰb study of lenvatinib plus pembrolizumab in patients with unresectable hepatocellular carcinoma. J Clin Oncol，2020，38（26）：2960-2970.

[36] Shaverdian N，Lisberg AE，Bornazyan K，et al. Previous radiotherapy and the clinical activity and toxicity of pembrolizumab in the treatment of non-small-cell lung cancer：a secondary analysis of the KEYNOTE-001 phase 1 trial. Lancet Oncol，2017，18（7）：895-903.

第二十一章　纳米技术与免疫治疗

随着高分子纳米材料的迅速发展，纳米技术越来越多地被应用于医疗领域。纳米技术可以通过细胞特异性靶向、分子转运到特定细胞器等，帮助克服传统药物投递的局限性，提高疾病诊断和治疗的有效性。纳米载药系统的主要优势在于抗肿瘤药物的靶向输送、改善药物的体内分布和药物的溶解度、延长药物半衰期、提高生物利用度、降低全身毒副作用等[1]，其最终的目标在于提高所负载药物的抗肿瘤效果。纳米载药系统既可以装载各种小分子药物如传统化疗药物，也可以装载核酸、肽、蛋白质等各种新型生物大分子药物。同时，纳米载体本身可修饰各种抗体、配体、多肽等，用于靶向特定的位点，发挥更加精准有效的治疗作用。

在抗肿瘤免疫治疗领域，纳米技术的应用也逐渐成为人们关注的焦点。与负载抗肿瘤药物靶向肿瘤部位直接杀伤肿瘤细胞不同，纳米载体负载免疫活性药物靶向免疫细胞，通过免疫治疗效应发挥抗肿瘤作用。纳米技术在抗肿瘤免疫治疗领域具有以下优势[2]：由于纳米载体的自身特性及淋巴器官的结构特点，纳米粒子容易富集于淋巴结、脾脏等淋巴器官；经过精心构建的纳米载体具有良好的靶向性，可以将免疫激活类药物有效精准地递送给树突状细胞（DC）、T 细胞等特定的免疫细胞，减少运输过程的损耗，在肿瘤相关免疫应答的各个环节发挥作用，能够更有效地针对期望的肿瘤和（或）免疫细胞，减少不良反应；纳米载体可同时负载多种不同药物，在同一时空发挥协同作用，且具有药物缓释、控释、向肿瘤局部渗透等功能，在肿瘤抗原提呈、免疫细胞活化过程中具有其他技术无法替代的优势；与抗肿瘤药物疗效的剂量依赖性不同，在免疫治疗中，小部分的免疫细胞被活化，即可以产生强大的抗肿瘤作用；此外，免疫细胞会产生适应性免疫和免疫记忆，可以克服肿瘤的异质性及肿瘤的获得性耐药等导致治疗失败的关键难点。因此，纳米技术在抗肿瘤免疫治疗中具有广阔的应用前景（图 21-1）。

1　靶向肿瘤部位的纳米载药系统

纳米技术在免疫治疗领域的应用，起始于模仿纳米载药系统靶向投递抗肿瘤药物。将纳米载体负载细胞因子等多种免疫调节化合物，实现体内的靶向投递与缓释，减少药物体内降解和中和，控制免疫活性药物的脱靶毒性[3]。同时，纳米载体在特定情况下本身就具有免疫调节作用。

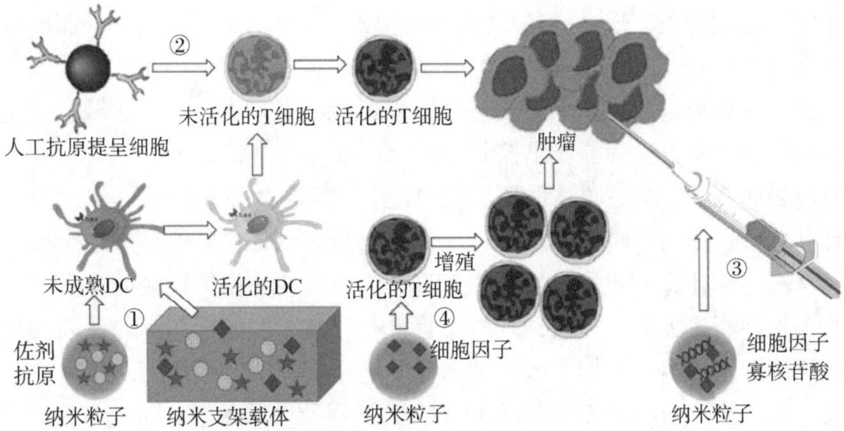

图 21-1　纳米技术在免疫治疗领域的应用

①纳米粒子和支架载体向 DC 提呈肿瘤抗原及佐剂，促进 DC 活化；②纳米粒子作为人工抗原提呈细胞直接激活 T 细胞；③局部注射纳米粒子和支架载体，将激活免疫系统的药物集中在肿瘤免疫抑制微环境中，调节免疫微环境；④纳米粒子持续性地向 T 细胞递送激活性化合物，维持活化 T 细胞的功能

1.1　靶向肿瘤部位的纳米载药系统参数选择

纳米载药系统可以由不同的材料制备，具有不同的尺寸、形状和表面性质。根据材料的不同，纳米制剂可以分为胶束、脂质体、乳剂及聚合物等[4]。即使在正常的生理条件下，物理和生物屏障也使得纳米粒子很难实现有效的生物分布和药物投递。剪切力、蛋白质吸附和快速清除等限制了纳米粒子到达目标治疗部位的比例，在疾病状态下，这些问题往往会发生变化。根据特定递送需要，可以控制和设计具有特定参数的纳米粒子。这些设计参数概述如下。

靶向肿瘤部位的第一代静脉纳米制剂的发展推动了对纳米载体体内分布和药代动力学等物理或化学性质的深入研究，为用于免疫治疗的下一代肿瘤靶向纳米制剂的开发奠定了基础。第一代静脉纳米制剂主要依赖实体瘤的高通透性和滞留效应（enhanced permeability and retention effect，EPR effect）向肿瘤部位递送药物[5]。只有当纳米载体在体内实现“长循环”，才能更好地发挥 EPR 效应。研究证实，纳米粒子呈中性或带负电，粒径在 8～200nm 时可以有效减少肾脏、肝脏和脾脏的清除[6]。然而，纳米粒子静脉给药时，在血液循环中因调理作用被血浆蛋白标记，继而被单核巨噬细胞系统清除[6]。因此，大量研究致力于开发规避单核巨噬细胞吞噬系统的长循环纳米制剂。通过用聚乙二醇（PEG）等“隐形剂”修饰纳米载体表面，可以实现更长的循环半衰期。由于 PEG 等材料仍存在如加速血液清除（accelerated blood clearance，ABC）效应等无法避免的缺点，人们仍在不断探索使纳米粒子长循环的方法，近年来的研究开始使用细胞膜覆盖在纳米粒子表面，可以达到生物相容性好、自然逃避宿主免疫防御的效果，并显著延长体内循环时间。

一种新型的仿生技术将天然生物细胞膜包裹在合成纳米载体上，使其成为纳米材料的功能化涂层[7]。这种载体既保留细胞的长循环优势，又拥有合成纳米粒子的缓释功能和稳定性。并且，部分真核细胞具有同源靶向性、肿瘤部位趋化作用，提供了主动靶向的能力。

研究最早开始于红细胞膜，现在已拓展至白细胞膜、间充质干细胞膜、肿瘤细胞膜和血小板膜。而对细胞膜的修饰也是增强纳米粒子特性的一种很有前景的方法。目前，功能化细胞膜修饰的纳米颗粒可以应用于药物投递、肿瘤成像、光动力治疗等领域，但是向临床转化还需要更加完善的制备过程、质量控制等。

纳米制剂如何从肿瘤血管进入肿瘤实质是继长循环之后的另一个关键问题。纳米粒子的外形是具有重要作用的影响因素之一，通常具有较高纵横比的非球形纳米粒子比球形纳米粒子更容易被边缘化，即更容易靠近血管壁[8]。一旦纳米粒子接触血管壁，便有机会从脉管系统外渗到肿瘤组织中。然而，肿瘤血管分布异常、肿瘤组织间隙较高的静水压、肿瘤细胞外液流动性差等因素阻挡了载药纳米粒子从血管到达肿瘤细胞。研究表明，将纳米粒子粒径减小到小于 100nm 有利于纳米粒子在肿瘤间质中的扩散，同时多种肿瘤细胞穿膜肽（cell-penetrating peptide，CPP）可将纳米载体带入肿瘤深部。纳米制剂的缓释和控释性能对提高疗效和降低毒性至关重要。对纳米粒子进行表面修饰，使其主动靶向肿瘤细胞表面表达的分子，可以提高肿瘤中纳米颗粒的滞留率[9]。主动靶向分子包括抗体、葡萄糖、转铁蛋白、叶酸、转运体和整合素配体，利用的是与靶细胞表面分子，如配体-受体、酶-底物或抗体-抗原介导的相互作用。

纳米粒子分布的物理屏障包括血脑屏障（静脉给药时）和胃肠道屏障（口服给药时）。为了让纳米粒子能穿过血脑屏障，到达中枢神经系统，转运途径必须利用受体介导的内吞作用。一些主动靶向分子如葡萄糖转运体、血管黏附分子 1 可帮助纳米粒子穿透血脑屏障。最近研究发现，金纳米粒子可以穿透血脑屏障，在穿透血脑屏障后金纳米粒子的冠状体组成发生了变化但仍保持稳定。具体的穿透机制还有待进一步研究探索。总体来说，血脑屏障依然是系统性给药的一个挑战。鼻腔给药途径可以绕过血脑屏障，因此，鼻腔给药是中枢系统靶向的一种选择。研究证实，最适合胃肠道给药的纳米粒子粒径在 100nm 左右。肠细胞运输需要的粒径在 20～100nm，M 细胞运输需要的粒径在 100～500nm，因此，100nm 的粒子可以同时满足肠细胞和 M 细胞的运输要求。相比于球状纳米粒子，棒状纳米粒子更能有效地内化到上皮细胞中。即使满足以上所有条件来优化转运，也只有一小部分纳米粒子能够通过被动扩散通过胃肠道屏障。结肠癌导致肠黏膜中转铁蛋白受体的过度表达，人们利用转铁蛋白等靶向分子的主动靶向可以提高胃肠道屏障通过率。

理想情况下，纳米粒子在到达肿瘤部位之前应尽可能少地释放药物。纳米载体的药物释放可以通过粒子的降解和扩散（如可生物降解的纳米制剂）、外部刺激（包括光、超声和磁场）及生理刺激（pH 梯度和氧化还原状态）等进行控制。

1.2 靶向肿瘤部位的纳米载药系统在免疫治疗中的应用

目前，已有至少 56 种纳米制剂被美国 FDA 批准用于临床使用，如化疗药物多柔比星脂质体、白蛋白结合型紫杉醇、α 干扰素、粒细胞-巨噬细胞集落刺激因子的纳米制剂和抗肿瘤坏死因子抗体的聚合物-蛋白质偶联物等[10, 11]，更多的药物尚处在临床研究阶段（表 21-1、表 21-2）。

表 21-1　FDA 批准用于实体瘤临床使用的纳米药物[10, 11]

商品名	纳米材料	批准适应证	批准年份
Doxil/Caelyx	多柔比星脂质体	卡波西肉瘤	1995
		卵巢癌	2005
		多发性骨髓瘤	2008
DaunoXome	柔红霉素脂质体	卡波西肉瘤	1996
Onivyde	伊立替康脂质体	胰腺癌	2015
Eligard	醋酸亮丙瑞林聚合物（PLGH，丙交酯乙交酯聚合物）	前列腺癌	2002
Abraxane/ABI-007	白蛋白结合型紫杉醇纳米粒子	乳腺癌	2005
		非小细胞肺癌	2012
Ontak	结合 IL-2 和白喉毒素的工程蛋白	皮肤 T 细胞淋巴瘤	1999
Nanotherm	纳米氧化铁	胶质母细胞瘤	2010

表 21-2　临床研究中的抗肿瘤纳米药物

药物名称	纳米材料	目标适应证
PROMITIL	丝裂霉素 C 聚乙二醇化脂质体	实体瘤
ThermoDox	多柔比星热敏脂质体	微波热疗、射频消融的乳腺和肝脏肿瘤等
米托蒽醌脂质体	米托蒽醌脂质体	淋巴瘤、乳腺癌
SGT-53	转铁蛋白靶向野生型 p53 阳离子脂质体	胶质瘤、实体瘤、胰腺癌
AZD2811	Aurora B 激酶抑制剂聚合物粒子	晚期实体瘤
Genexol-PM	紫杉醇胶束纳米粒子	头颈部癌、乳腺癌
NC-6004 Nanoplatin	顺铂、氨基酸、PEG 聚合物胶束	晚期实体瘤、肺癌、胆管癌、胰腺癌
Docetaxel-PM	多西他赛胶束	头颈部癌、晚期实体瘤
CriPec	多西他赛胶束	实体瘤、卵巢癌
CRLX101	喜树碱偶联物环糊精纳米粒子	卵巢癌、肾癌、小细胞肺癌、直肠癌
ABI-009	白蛋白结合型雷帕霉素	膀胱癌、血管周细胞瘤、肺动脉高压
AuroLase	聚乙二醇化的硅金纳米壳	晚期实体瘤热消融治疗
NBTXR3	氧化铪纳米粒子	局部晚期鳞癌放疗增敏
mRNA-4157	新抗原 mRNA 脂质体纳米粒子	实体瘤

1.2.1　向肿瘤部位递送细胞因子

细胞因子是抗肿瘤细胞免疫应答中有效的调节剂。肿瘤坏死因子、γ 干扰素和白细胞介素-2 等由于具有高度免疫激活特性，已被美国 FDA 批准用于治疗恶性黑色素瘤、肾细胞癌和白血病等。但由于细胞因子在体内代谢迅速且容易被酶降解，细胞因子全身治疗通常需要较高浓度才能获得较好的疗效，但副作用也随之增加，严重者可危及生命。近年来发现纳米粒子作为细胞因子的载体可能是较好的解决方案。脂质体和聚合物等纳米载药系统已被研究用于负载 γ 干扰素、肿瘤坏死因子、白细胞介素-2[12, 13]，以及其他具有临床价值的细胞因子，如白细胞介素-12、粒细胞-巨噬细胞集落刺激因子（GM-CSF）、白细胞介素-4 和白细胞介素-6 等[14, 15]。除了直接递送细胞因子，纳米粒子也可以递送编码细胞因子的质粒。同时将多种细胞因子装载到单个纳米粒子中，能够通过靶向多种免疫途径增强抗肿瘤的疗效。

1.2.2 向肿瘤部位递送表观遗传学调节剂

肿瘤细胞表观遗传的变化会导致抗原、MHC Ⅰ/Ⅱ分子、共刺激分子及参与抗原提呈途径的蛋白质表达减少。因而，表观遗传学抑制剂与肿瘤疫苗协同使用可以增强抗肿瘤的免疫应答。在针对各种实体瘤的临床试验中，如黑色素瘤、胰腺癌、前列腺癌、乳腺癌和结肠癌，表观遗传学抑制剂效果显著。但是表观遗传学抑制剂溶解度低、半衰期短、降解快、渗透性差及具有非特异性毒性等限制了其作为免疫调节剂的使用，因此需要设计有效的递送系统。有研究使用纳米载体递送伏立诺他，溶解度提升高达 40 倍，体内循环时间延长，体内清除减少，药代动力学得到改善[16]。此外，表观遗传药物也可以增加肿瘤对化疗药的敏感性。

1.2.3 靶向肿瘤免疫抑制微环境

在肿瘤免疫抑制微环境中，髓系抑制性细胞（myeloid-derived suppressor cell，MDSC）、调节性 T 细胞、肿瘤相关巨噬细胞（tumour-associated macrophage，TAM）及肿瘤细胞分泌可溶性介质，可以抑制 DC、T 细胞及 NK 细胞的功能。阻断这些介质的免疫抑制功能，可以提高肿瘤疫苗和其他免疫疗法的疗效[17]。

用纳米载药系统向肿瘤部位递送转化生长因子 β（transforming growth factor β，TGF-β）受体抑制剂可以增加肿瘤浸润性 $CD8^+$T 细胞、NK 细胞的数量，同时抑制肿瘤生长。最近的一项临床前研究报道了一种生物可降解的纳米胶，用于向肿瘤免疫抑制微环境同时和持续递送亲水性白细胞介素-2 和疏水性 TGF-β 的小分子抑制剂（SB505124），在恶性黑色素瘤模型中疗效显著。对于晚期恶性黑色素瘤，脂质体-鱼精蛋白-透明质酸纳米粒子负载酪氨酸相关蛋白-2（tyrosinase-related protein-2，Trp-2）肽和胞嘧啶-磷酸-鸟嘌呤寡脱氧核苷酸两种肿瘤疫苗效果较差，但同时负载 TGF-β 的 siRNA，使得 TGF-β 的水平降低 50%后，可以增加肿瘤浸润的 $CD8^+$T 细胞水平，降低调节性 T 细胞的水平，显著抑制肿瘤生长。

此外，利用纳米载药系统，可以靶向递送调节 MDSC、调节性 T 细胞、TAM 等细胞功能的小分子抑制剂等[18]。采用脂质体纳米粒子负载沉默 *STAT3* 和 *HIF-1α* 基因的 siRNA，可以靶向并调节肿瘤组织中的 TAM 向 M1 转化，并有显著的抑瘤作用。

2 靶向免疫细胞的纳米载药系统

2.1 靶向免疫细胞的纳米载药系统参数选择

靶向免疫细胞的纳米制剂是一个崭新的领域，其主要作用为向抗原提呈细胞递送抗原或向驻留在淋巴结中的免疫细胞递送药物并促进其活化。纳米载药系统的粒径、电荷及表面修饰等因素在靶向免疫细胞递送免疫相关药物的过程中发挥重要作用。

机体的抗肿瘤免疫应答主要在次级淋巴器官中发生，纳米制剂通过皮下、皮内、肌内、腹腔给药等途径，将其负载的疫苗等药物运输到引流淋巴结。纳米制剂的粒径在免疫应答的形成中起重要作用，不仅影响细胞摄取和胞内运输，也影响淋巴回流。粒径范围在 5～100nm 的纳米制剂，进入细胞外基质，通过传入淋巴管到引流淋巴结。粒径＞500nm 的粒子则停留在细胞外基质中[19]，由驻留在组织中的抗原提呈细胞摄取，然后由抗原提呈细胞转运到引流淋巴结中。纳米粒子到达淋巴结后，较大粒径的粒子将被巨噬细胞摄取，而较小粒径的粒子可以直接接触 T 细胞区域，也可以被存在于淋巴结内的未成熟 DC 摄取[19]。并且研究发现，在淋巴结中粒径较小的纳米粒子可以靶向更多的未成熟的 DC、B 细胞和 T 细胞。与皮内注射 100nm 的纳米制剂相比，20nm 和 4nm 的纳米制剂可以更多地到达淋巴结中并且在淋巴结中停留的时间更长，最长可达 5 天。一项临床试验使用粒径为 40nm 的纳米制剂成功诱导出具有活性的 $CD8^{+}$T 细胞，更进一步支持了上述观点。

纳米粒子的表面电荷也会影响淋巴回流及其在淋巴结中的停留时间。细胞外基质由胶原纤维和带负电荷的蛋白质（糖胺聚糖）组成。因此，带正电荷的纳米粒子易被捕获并被抗原提呈细胞吞噬，继而转运到淋巴结中。相反，带负电荷、中性电荷或表面连有聚乙二醇的纳米粒子与细胞外基质的相互作用有限，影响其被抗原提呈细胞的吞噬及向淋巴结的转运。

此外，纳米载药系统的表面修饰对其作用的发挥至关重要[20]。抗原提呈细胞和 B 细胞能够通过病原体表面的蛋白质、脂质和多糖等识别病原体，通过模仿这些病原体表面的高度重复模式，可以增强多价抗原提呈和诱导更强的免疫反应。甘露糖修饰在纳米粒子表面，可以靶向巨噬细胞、TAM 和 DC。修饰有半乳糖、葡聚糖或唾液黏附素的纳米颗粒可以靶向巨噬细胞。纳米颗粒的性质可以进一步优化，使得其大量积累在肝脏和脾脏，产生更多的免疫性抗原。对于多价配体疫苗，增加配体的化合价可以增强亲和力和表观结合力。具体来说，15～20 个半抗原分子、间隔 5～10nm（类似于病毒外壳蛋白的平均间隔）是有效激活 B 细胞受体的理想设计。采用高度重复模式将抗原/佐剂修饰在纳米制剂表面，可以诱导天然的 IgM 抗体通过高亲和力相互作用而有效结合，招募和激活补体成分 1q（C1q）及经典补体级联途径。此外，亲水性的纳米粒子表面具有如多羟基化（—OH）聚醚等物质，可以激活补体替代途径。因此，改变纳米载体表面的化学基团（聚合物或接头的化学基团）可以触发补体激活级联途径和加强调理作用，从而增加抗原提呈与转运。

2.2　靶向免疫细胞的纳米载药系统在免疫治疗中的应用

2.2.1　向 DC 提呈肿瘤抗原

目前，纳米技术在肿瘤抗原递送方面已有大量的研究（图 21-2）[21]。

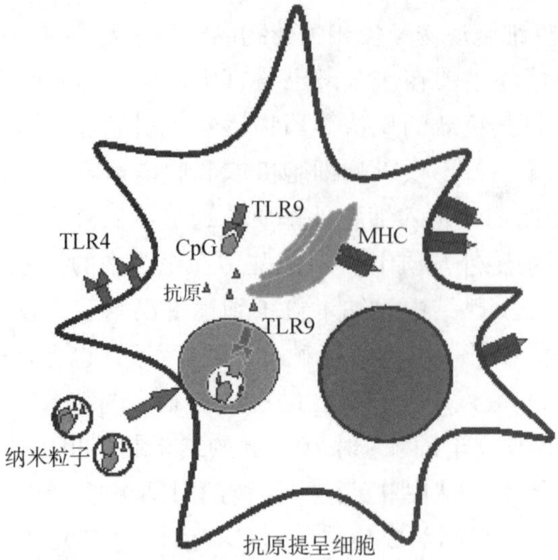

图 21-2 纳米粒子向 DC 递送肿瘤疫苗[21]

治疗性肿瘤疫苗通过上调机体对肿瘤抗原的免疫反应提高机体抗肿瘤的免疫应答。第一种治疗性肿瘤疫苗近期已被美国 FDA 批准，这是一个有前景的治疗方法，然而仍有许多问题亟待解决。其中一个重要的问题是肿瘤抗原与正常的宿主抗原非常类似，免疫原性有限，通常需要使用佐剂，然而游离的抗原和佐剂进入人体后，靶向不同的 DC，导致佐剂不能有效发挥作用，抗原微弱的免疫原性无法有效提高。纳米载药系统通过统一抗原和佐剂转运动力学可以显著提高肿瘤抗原的免疫原性。通过将抗原和佐剂分别负载在独立的但理化性质同一的纳米粒子中可以实现这一目的。在小鼠肿瘤模型中使用多聚物纳米载体或金纳米粒子体系均证实了其有效性。其他统一转运动力学的方法包括用同一纳米粒子共包裹、共轭到相同的纳米颗粒上、区室化及使用本身具有佐剂性质的纳米粒子作为载体等。此外，疫苗大多为蛋白质、肽段、碳水化合物或脂质，这些生物分子在体内半衰期短，影响其向靶细胞的投递。使用靶向抗原提呈细胞的纳米粒子作为载体可以特异性靶向抗原提呈细胞，并且延长所负载抗原的半衰期，保证更有效的抗原加工和提呈。2016 年 12 月发表于《自然材料》（*Nature Materials*）期刊上的一项研究采用合成高密度脂蛋白纳米盘负载抗原肽和佐剂，可将抗原肽和佐剂同时投递至淋巴器官，并维持 DC 对抗原的提呈，产生的抗原特异性 CTL 是可溶性肽疫苗的 47 倍、疫苗联合佐剂的 31 倍。该载体可负载个体化的肿瘤新抗原及多表位疫苗，在小鼠体内联合免疫检查点抑制剂可以达到接近完全缓解（complete regression，CR）的疗效。

mRNA 疫苗是一类前景良好的疫苗，无需佐剂即可有较强的免疫原性[22]。但因极其不稳定、体内运输困难，一直以来 mRNA 疫苗的应用十分有限。以脂质和类脂物质为材料制备的纳米载体运输的 mRNA 疫苗，在临床前动物模型及初步临床研究中取得了良好的疗效。聚合物材料负载的 mRNA 疫苗，因其负载量大可在体内产生大量的疫苗，具有数量上的优势。

DC 疫苗通过体外分离 DC、激活 DC 后重新回输体内使得 DC 向 T 细胞提呈肿瘤抗原发挥作用。然而，这些疫苗需要在体外对细胞进行复杂的修饰，而且大多数细胞在回输时已经死亡。一类可植入的生物材料提供聚合物支架作为药物输送装置，可以将免疫佐剂、细胞因子、肿瘤抗原固定在支架里。聚合物支架吸引 DC 并诱导其增殖、活化、装载抗原后释放。包裹粒细胞-巨噬细胞集落刺激因子（granulocyte-macrophage colony stimulating factor，GM-CSF）的聚乙丙交酯[poly（lactide-co-glycolide），PLGA]支架种植在小鼠体内，可以招募到与体外分离培养法数量相当的 DC[23]。当把肿瘤细胞裂解物抗原与 GM-CSF 同时包裹在支架中时，负载恶性黑色素瘤的小鼠体内可以产生强大的免疫反应，致使 47%的小鼠肿瘤缩小达到 CR。目前 DC 激活支架 WDVAX（NCT01753089）正在进行晚期恶性黑色素瘤的 I 期临床试验。

治疗性肿瘤疫苗的抗原选择是一个难题，目前大多数抗癌疫苗接种策略，倾向于使用单一、已经明确疗效的肿瘤抗原。然而这种单一的肿瘤抗原并不适用于所有肿瘤类型。纳米载药系统可以向单个细胞递送多个表位的肽疫苗。将多个肿瘤相关抗原肽用纳米粒子组合递送相比于装载单个肽表位的纳米粒子具有更好的抗肿瘤效果。患者自身的肿瘤虽然被认为是理想的抗原材料来源，但迄今为止没有得到预期的效果，原因可能是肿瘤细胞中大量管家蛋白的存在稀释了肿瘤特异性的抗原，干扰了肿瘤抗原的识别。使用肿瘤细胞膜包裹纳米粒子可能会更好地解决这个问题。这种新型载药系统以多聚物为核心，负载大量的佐剂，其外包被一层肿瘤细胞来源的膜，膜上包含许多肿瘤抗原。这种纳米载药系统去除了所有细胞内的管家蛋白，使得免疫系统可以更好地识别肿瘤抗原。也有研究采用红细胞膜包裹抗原，提高抗肿瘤疗效。

2.2.2　向 DC 提呈免疫佐剂

免疫佐剂在免疫应答中起重要作用。免疫佐剂通常用于增强疫苗制剂的免疫原性，而且单独使用就具有一定的抗肿瘤作用。因此，有大量文献报道使用纳米载药系统来递送免疫佐剂[24]。一类基于核酸的免疫佐剂为胞嘧啶-磷酸-鸟嘌呤寡脱氧核苷酸，通过 TLR9 信号转导起作用。这类免疫佐剂有多种纳米载药系统包载的研究，包括明胶、脂质体和聚合物等。这些研究的结果均证明，胞嘧啶-磷酸-鸟嘌呤寡脱氧核苷酸的纳米制剂能够显著增加促炎性细胞因子的表达，增强抗肿瘤疗效。

将这些基于核酸的佐剂直接偶联到金纳米粒子的表面是一个有前景的策略。连接佐剂的金纳米粒子合成简便，并且纳米粒子的尺寸可调节，通过皮下给药定向输送到淋巴结。一项针对金纳米粒子尺寸的研究发现，15～80nm 的金纳米粒子中，最小的纳米粒子能够诱导出最强的促炎反应。在小鼠模型中，这种递送方法显著抑制肿瘤生长。

2.2.3　作为人工抗原提呈细胞直接激活 T 细胞

T 细胞活化需要来自抗原提呈细胞的两个基本信号。第一信号来自 T 细胞受体与负载肽的主要组织相容性复合体（MHC）的特异性结合，即 T 细胞识别抗原；第二信号来自共刺激分子，即抗原提呈细胞表达的共刺激分子与 T 细胞表面的相应受体或配体相互作用介导的信号。早期研究将特异性 MHC 和共刺激分子修饰到微米级粒子上，利用微粒代替抗原提呈细胞，可以在体外有效扩增抗原特异性 T 细胞。这类人工抗原提呈细胞生产简单、储存方便，主要材料为脂质类、磁性分子或聚合物[25]。在小鼠肿瘤模型中，人工抗原提呈细胞已在体内应用并已被证明其有效性。在更基础的层面上，针对配体流动性和颗粒形状对抗原提呈效率影响的研究正在进行。

最近，人工抗原提呈的概念已经扩展到纳米尺度，与微米体系相比具有独特的优势。纳米体系一个重要的特性是其固有的小尺寸，这使得在体内向淋巴结运输更加高效。有研究利用氧化铁为核心，证实纳米级人工抗原提呈细胞可以促进 T 细胞聚集，进一步促进 T 细胞活化。在纳米级别，与球形的人工抗原提呈细胞相比，椭圆形的人工抗原提呈细胞具有更好的活化效果。基于纳米粒子的人工抗原提呈细胞前景广阔，但仍处于早期探索研究阶段，需要进一步研究以增强人工抗原提呈细胞和 T 细胞之间的相互作用，提高其有效性。

2.2.4 纳米粒子结合免疫细胞共回输治疗

在肿瘤免疫治疗领域，过继性免疫细胞回输治疗的早期临床试验疗效显著。细胞回输后，为了增强疗效需要同时回输辅佐性药物。将负载药物的纳米粒子连接到过继性回输的免疫细胞上，可以持续旁分泌式地激活免疫细胞。然而直接连接的缺陷在于只能用于一次细胞回输，在纳米粒子表面修饰靶向配体可以多次回输、持续激活免疫细胞。此外，纳米粒子负载肿瘤毒性药物修饰于 CAR-NK 细胞表面，可以显著提高肿瘤杀伤作用[26]。

3 局部治疗的纳米技术

可植入支架与可注射水凝胶是采用天然的、合成的或半合成的材料制备的一大类具有三维立体网状结构的生物材料。这类生物材料具有较好的生物相容性，可以在体内外支持免疫细胞的募集与活化，可负载细胞、药物、抗原、佐剂等，通过精心设计的免疫治疗或联合治疗发挥抗肿瘤作用。可植入支架需要通过手术放置入体内指定部位（如术后瘤床）。可注射水凝胶主要包括温敏水凝胶、原位交联水凝胶、半结晶态水凝胶等，此外，可注射介孔硅棒与可注射水凝胶类似，可以通过皮下注射、瘤周注射、腹膜腔注射等微创途径植入体内。该载药系统的主要参数包括网格尺寸、聚合物的分子量、交联链的分子量、交联方式（物理交联或化学交联）、分子构象、生物相容性、生物降解性、药物释放特点等。

3.1 T 细胞的肿瘤局部投递

尽管过继性 T 细胞疗法在血液肿瘤、恶性黑素色素瘤中取得了较好的疗效，但在实体瘤中疗效有限，部分原因在于 T 细胞向肿瘤的迁移受限、肿瘤免疫抑制环境抑制了 T 细胞增殖等。支架和水凝胶可以直接将 T 细胞递送至肿瘤附近，同时作为 T 细胞的仓库并提供免疫刺激药物和佐剂，增强 T 细胞的抗肿瘤效果。采取可植入海藻酸支架，在支架上修饰胶原蛋白肽段、刺激抗体的介孔硅微球，负载 CAR-T 细胞，用于术后瘤床、卵巢癌播散模型，与静脉CAR-T细胞回输对比抗肿瘤效果明显增强[27]。采用可植入海藻酸支架，在支架上修饰负载STING激动剂、供刺激抗体的介孔硅微球，负载CAR-T细胞，对具有CAR-T细胞靶点和不具有CAR-T细胞靶点的异质性肿瘤细胞均有杀伤作用[28]。采用负载IL-15的海藻酸多孔微球，负载CAR-T细胞后与氧携带剂混合制备的可注射凝胶，通过改善乏氧环境增强CAR-T细胞的功能[29]。

3.2 DC的原位重编程

传统的DC疫苗、肿瘤抗原疫苗在应用中存在DC激活不充分、DC体内寿命短等问题，支架或水凝胶负载并控释生物活性分子、表面修饰肿瘤抗原、免疫佐剂等，在体内提供物理结构募集DC并诱导DC分化与活化，更高效地进行肿瘤的原位免疫治疗。南京大学医学院附属鼓楼医院肿瘤中心2022年发表的研究中，采用可注射海藻酸原位水凝胶为载体，负载自体肿瘤细胞膜、草分枝杆菌细胞壁细胞膜混合纳米粒子作为抗原和佐剂，并与GM-CSF共负载，形成差异性药物释放，可以募集并激活DC，并可在肿瘤引流淋巴结中诱导记忆T细胞，将冷肿瘤转化为热肿瘤，与PD-1单抗联合应用具有协同作用。此外，采用PLGA-PEG-PLGA温敏水凝胶负载近红外激光原位激发的肿瘤抗原及仙台病毒作为佐剂，也可以激活DC形成记忆T细胞，发挥肿瘤疫苗作用，有效抑制二次成瘤[30]。

3.3 局部联合治疗调变免疫微环境

支架或水凝胶负载细胞因子、免疫检查点抑制剂、化疗药物、分子靶向药物等两种或多种同时具备肿瘤微环境响应功能等的多种联合治疗，有望提高对单纯免疫检查点抑制剂治疗反应差的肿瘤的疗效。采用聚乙烯醇（PVA）及活性氧物质（ROS）依赖的交联剂可制备ROS反应性的原位水凝胶，负载吉西他滨与PD-L1抗体，在肿瘤局部高ROS环境中，释放吉西他滨调变免疫微环境，使得对免疫检查点阻断（ICB）治疗不敏感的肿瘤获得免疫治疗的疗效[31]。

4 总结与展望

在过去的几十年里，纳米技术越来越多地用于肿瘤免疫调控。靶向肿瘤组织的纳米载药系统已趋于成熟，目前纳米载药系统已被应用于负载细胞因子和佐剂等免疫调节化合物。纳米载体具有可控地负载不同药物并将其运送到特定部位的能力，可以改变疫苗的设计方式；支架和水凝胶等生物材料通过局部免疫治疗可对全身肿瘤免疫产生影响。因免疫系统十分复杂，大多数现行策略只针对其中的一个方面。展望未来，该领域将可能走向联合治疗的模式。总体而言，针对抗肿瘤的免疫调节将越来越精细，将纳米技术与免疫治疗相结合，具有广阔的前景。

参 考 文 献

[1] Wang AZ，Langer R，Farokhzad OC. Nanoparticle delivery of cancer drugs. Annu Rev Med，2012，63：185-198.

[2] Riley RS, June CH, Langer R, et al. Delivery technologies for cancer immunotherapy. Nat Rev Drug Discov，2019，18（3）：175-196.

[3] Alexander HvdV，Alexander MME，Ann LBS，et al. Biodistribution and tumor localization of stealth liposomal tumor necrosis factor-alpha in soft tissue sarcoma bearing rats. Int J Cancer，1998，77（6）：901-906.

[4] Smith DM，Simon JK，Jr JRB. Applications of nanotechnology for immunology. Nat Rev Immunol，2013，13（8）：592-605.

[5] Matsumura Y，Maeda H. A new concept for macromolecular therapeutics in cancer chemotherapy：mechanism of tumoritropic accumulation of proteins and the antitumor agent smancs. Cancer Res，1986，46（12 Pt 1）：6387-6392.

[6] Nel AE, Mädler L, Velegol D, et al. Understanding biophysicochemical interactions at the nano-bio interface. Nat Mater，2009，8（7）：543-557.

[7] Zhang M，Cheng S，Jin Y，et al. Membrane engineering of cell membrane biomimetic nanoparticles for nanoscale therapeutics. Clin Transl Med，2021，11（2）：e292.

[8] Carboni E，Tschudi K，Nam J，et al. Particle margination and its implications on intravenous anticancer drug delivery. AAPS PharmSciTech，2014，15（3）：762-771.

[9] Valcourt D，Harris J，Riley R，et al. Advances in targeted nanotherapeutics：from bioconjugation to biomimicry. Nano Res，2018，11（10）：4999-5016.

[10] Anselmo A，Mitragotri S. Nanoparticles in the clinic. Bioeng Transl Med，2016，1（1）：10-29.

[11] Anselmo A，Mitragotri S. Nanoparticles in the clinic：an update. Bioeng Transl Med，2019，4（3）：e10143.

[12] Frick SU，Domogalla MP，Baier G，et al. Interleukin-2 functionalized nanocapsules for T cell-based immunotherapy. Acs Nano，2016，10（10）：9216-9226.

[13] McHugh MD，Park J，Uhrich R，et al. Paracrine co-delivery of TGF-β and IL-2 using CD4-targeted nanoparticles for induction and maintenance of regulatory T cells. Biomaterials，2015，59：172-181.

[14] Christian DA，Hunter CA. Particle-mediated delivery of cytokines for immunotherapy. Immunotherapy，2012，4（4）：425-441.

[15] Dehshahri A，Sadeghpour H，Keykhaee M，et al. Enhanced delivery of plasmid encoding interleukin-12 gene by diethylene triamine penta-acetic acid（DTPA）-conjugated PEI nanoparticles. Appl Biochem Biotechnol，2016，179（2）：251-269.

[16] Tuan Hiep T, Thiruganesh R, Duy Hieu T, et al. Development of vorinostat-loaded solid lipid nanoparticles to enhance pharmacokinetics and efficacy against multidrug-resistant cancer cells. Pharm Res，2014，31（8）：1978-1988.

[17] Chintan HK，Jillian LP，Shaomin T，et al. Nanoparticulate immunotherapy for cancer. J Control Release，2015，219：167-180.

[18] Torres AF，Alonso MJ. Nanomedicine and cancer immunotherapy-targeting immunosuppressive cells. J Drug Target，2015，23（7-8）：656-671.

[19] Irvine DJ，Swartz MA，Szeto GL. Engineering synthetic vaccines using cues from natural immunity. Nat

Mater，2013，12（11）：978-990.

[20] Cruz LJ，Tacken PJ，Rueda F，et al. Targeting nanoparticles to dendritic cells for immunotherapy. Methods Enzymol，2012，509：143-163.

[21] Shao K，Singha S，Clementecasares X，et al. Nanoparticle-based immunotherapy for cancer. Acs Nano，2015，9（1）：16-30.

[22] Pardi N，Hogan M，Porter F，et al. mRNA vaccines—a new era in vaccinology. Nat Rev Drug Discov，2018，17（4）：261-279.

[23] Gu L，Mooney D. Biomaterials and emerging anticancer therapeutics：engineering the microenvironment. Nat Rev Cancer，2016，16（1）：56-66.

[24] Qian C，Xu L，Chao L，et al. Photothermal therapy with immune-adjuvant nanoparticles together with checkpoint blockade for effective cancer immunotherapy. Nat Commun，2016，7：13193.

[25] Rhodes K，Green J. Nanoscale artificial antigen presenting cells for cancer immunotherapy. Mol Immunol，2018，98：13-18.

[26] Siegler EL，Kim YJ，Chen X，et al. Combination cancer therapy using chimeric antigen receptor-engineered natural killer cells as drug carriers. Mol Ther，2017，25（12）：2607-2619.

[27] Stephan S，Taber A，Jileaeva I，et al. Biopolymer implants enhance the efficacy of adoptive T-cell therapy. Nat Biotechnol，2015，33（1）：97-101.

[28] Smith TT，Moffett HF，Stephan SB，et al. Biopolymers codelivering engineered T cells and STING agonists can eliminate heterogeneous tumors. J Clin Invest，2017，127（6）：2176-2191.

[29] Luo Z，Liu Z，Liang Z，et al. Injectable porous microchips with oxygen reservoirs and an immune-niche enhance the efficacy of CAR T cell therapy in solid tumors. ACS Appl Mater Interfaces，2020，12（51）：56712-56722.

[30] Zheng B，Peng W，Gan L，et al. Sendai virus-based immunoadjuvant in hydrogel vaccine intensity-modulated dendritic cells activation for suppressing tumorigenesis. Bioact Mater，2021，6（11）：3879-3891.

[31] Wang C，Wang J，Zhang X，et al. *In situ* formed reactive oxygen species-responsive scaffold with gemcitabine and checkpoint inhibitor for combination therapy. Sci Transl Med，2018，10（429）：eaan3682.

第二十二章　恶性胸腔积液的新疗法：抗血管生成治疗和免疫治疗

恶性胸腔积液（malignant pleural effusion，MPE）是晚期肿瘤常见的临床表现，多见于肺癌、乳腺癌、胸膜间皮瘤和淋巴瘤等。MPE 占全部胸腔积液的 40%，其中胸膜转移和侵犯是产生 MPE 的主要原因。当积液量少或形成速度缓慢时，临床表现呼吸困难较轻，仅有胸闷、气短等症状；若积液量大、肺脏受压明显，临床表现呼吸困难加重，甚至出现端坐呼吸、发绀等。从本质而言，MPE 与肿瘤的侵袭，包括新生血管生成及免疫微环境改变有关。本章总结了抗血管生成和免疫治疗在 MPE 治疗中的现状和前景（图 22-1）。

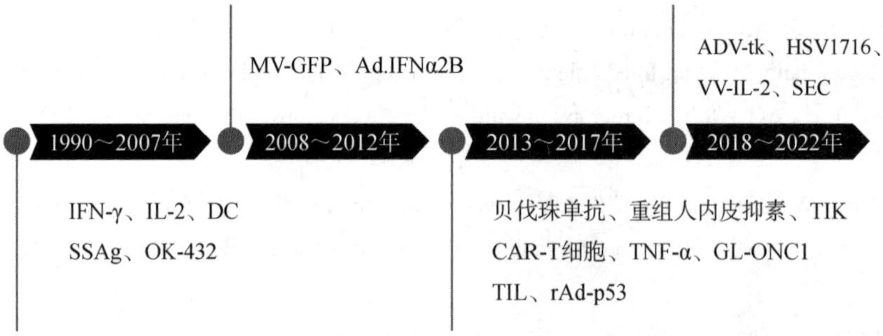

图 22-1　抗血管生成和免疫治疗在恶性胸腔积液治疗中的发展历程

ADV-tk（adenovirus thymidine kinase），腺病毒胸腺嘧啶激酶；MV-GFP（measles virus-green fluorescent protein），麻疹病毒-绿色荧光蛋白；Ad.IFNα2B（adenovirus interferon alpha-2B），腺病毒干扰素 α-2B；HSV1716（herpes simplex virus 1716），单纯疱疹病毒 1716；PD-1（programmed death 1），程序性死亡蛋白 1；VV-IL-2（vaccinia virus-interleukin-2），疫苗痘病毒-白细胞介素-2；SEC（staphylococcal enterotoxin C），葡萄球菌肠毒素 C；TIK（T-cell immunoglobulin and ITIM domain），T 细胞免疫球蛋白和 ITIM 结构域；CAR-T 细胞（chimeric antigen receptor T-cell），嵌合抗原受体 T 细胞；TNF-α（tumor necrosis factor α），肿瘤坏死因子 α；GL-ONC1（Genelux corporation oncolytic 1），Genelux 公司的溶瘤病毒 1；TIL（tumor-infiltrating lymphocyte），肿瘤浸润淋巴细胞；rAd-p53（recombinant adenovirus p53），重组腺病毒 p53；IFN-γ（interferon γ），γ 干扰素；IL-2（interleukin-2），白细胞介素-2；DC（dendritic cell），树突状细胞；SSAg（soluble specific antigen），可溶性特异性抗原；OK-432（ostreptococcus pyogenes K-432），溶血性链球菌 K-432

1　恶性胸腔积液的抗血管生成治疗

1.1　贝伐珠单抗胸腔内治疗

当肿瘤细胞浸入胸膜时，可产生大量的 VEGF，导致血管通透性增强[1]。MPE 患者的胸腔 VEGF 水平为良性疾病积液的 77 倍[2]。因此，针对 VEGF 靶点的贝伐珠单抗等抗血管生成药物在控制 MPE 方面有一定的理论基础。已有研究表明，胸腔灌注贝伐珠单抗可改善 MPE 患者的应答率和生活质量，且无显著的不良事件[3]。NSCLC 合并 MPE 患者接受胸腔内注射贝伐珠单抗（200mg）联合培美曲塞或顺铂治疗，两组的反应率分别为 86.36%和 56.52%，两组的生存时间都超过 10 个月[4]。一项 33 例患有 MPE 的 NSCLC 患者的研究中，所有患者均接受紫杉醇和贝伐珠单抗（5mg/kg，胸腔注射）治疗，每 3 周一次，连续 12 周，结果显示客观缓解率达到 77%，中位 OS 为 22.2 个月，中位 PFS 为 8.4 个月[5]。另有研究比较了贝伐珠单抗（300mg）和顺铂联合胸腔内给药与单纯顺铂治疗的差异，共纳入 70 例伴有 MPE 的 NSCLC 患者，每组 35 例[6]。结果表明，贝伐珠单抗的加入使客观缓解率从 50%提高到 83.3%。此外，贝伐珠单抗+顺铂组的患者表现出更高的生活质量及胸腔内 VEGF 水平显著下降。另一组 24 例 NSCLC 患者的临床研究，共有 14 名患者接受了紫杉醇静脉治疗和贝伐珠单抗（5mg/kg）胸腔内给药，其余 10 名患者仅接受了紫杉醇静脉治疗[7]。结果显示，联合治疗可显著降低 MPE 水平，总有效率为 78.6%（较单用紫杉醇提高 29%）；加用贝伐珠单抗后，1 年生存率从 20.8%提高到 45.8%。2017 年，一项荟萃分析（其中包括 11 项随机对照试验），共包含 769 例肺癌患者，以探索贝伐珠单抗控制 MPE 的有效性和安全性[8]。这项荟萃分析提供了进一步的证据，支持通过胸腔内注射贝伐珠单抗治疗 MPE。与铂相比，贝伐珠单抗可显著增加缓解率（P=0.003），降低胸痛发生率（P＜0.001），缓解呼吸困难（P=0.002）。

1.2　重组人内皮抑素胸腔内治疗

对于 MPE 患者，重组人内皮抑素胸腔内注射治疗也有一定疗效。一项评估重组人内皮抑素联合顺铂/培美曲塞治疗老年 MPE 患者疗效的临床研究，将 128 例肺腺癌合并 MPE 患者随机分为两组，分别接受化疗加重组人内皮抑素和单纯化疗治疗[9]。与单纯化疗相比，联合组显著提高了 MPE 的控制率（93.94% vs 79.03%，P=0.013），降低了复发率（9.68% vs 30.61%，P=0.005），且副作用患者可耐受。在一项规模较小的随机对照试验中也得到了类似的结果，该试验包括 45 名 MPE 或腹水患者[10]。此外，一项包括 1066 名 MPE 患者在内的 13 项随机对照试验的荟萃分析结果也提示，在化疗药物中加入重组人内皮抑素可以显著改善 ORR 和 DCR[11]。

1.3　抗血管生成酪氨酸激酶抑制剂 VEGFR-TKI

评估 VEGFR-TKI 对 MPE 患者疗效的临床试验数据有限，只有两个Ⅱ期试验。第一项研究招募了 20 名 NSCLC 患者，以评估凡德他尼（VEGFR-和 EGFR-TKI）对 MPE 的疗效[12]。患者接受口服凡德他尼 300mg，每天一次，最多 10 周，而胸膜固定术的时间是主要终点。结果显示凡德他尼耐受性良好，但它并没有显著缩短胸膜固定术的时间。第二项研究招募了 12 名恶性腹水或 MPE 患者，以评估西地尼布（VEGF-TKI）治疗恶性胸腔积液、腹水的价值，研究表明西地尼布治疗显著增加了无穿刺术患者的存活率，且毒性可接受[13]。

此外，尽管已有报道索拉非尼（RAF-TKI、PDGFR-TKI 和 VEGFR-TKI）可减少 1 例晚期甲状腺癌患者的 MPE，但没有进一步的证据支持这一治疗策略的疗效[14]。

2 恶性胸腔积液的免疫治疗

2.1 基于细胞因子的胸腔内免疫治疗

2.1.1 白细胞介素-2（IL-2）

IL-2 主要由活化的 $CD4^+$ 和 $CD8^+$T 细胞产生，可作为所有 T 细胞亚群的生长因子，它会将非炎性肿瘤转变为炎性肿瘤，从而增加该肿瘤对免疫治疗的敏感性[15, 16]。长期以来，IL-2 一直被用于胸腔内给药控制 MPE。早在 1993 年，一个来自法国的研究小组进行了一项Ⅰ期研究，以确定胸腔内注射重组 IL-2 对 22 例 MPE 患者的安全性和有效性[17]。结果表明，22 例患者中 10 例在治疗过程中有反应，其中完全缓解 1 例，部分缓解 9 例（50%）。一项对 18 项中国临床试验的荟萃分析表明，胸腔注射 IL-2 和顺铂可导致 MPE 患者的 ORR 和 DCR 高于单独使用顺铂[18]。研究发现 IL-2 的应用降低了 MPE 中 PD-1 的表达水平，增加了颗粒酶 B 和 γ 干扰素的表达，并促进了 $CD8^+$T 细胞的增殖[19]。目前的研究提示，基于 IL-2 的胸腔内免疫治疗 MPE 可能单独或作为辅助手段发挥作用，以增强胸腔内抗肿瘤治疗效果。

2.1.2 肿瘤坏死因子 α（TNF-α）

在一项临床研究中，102 名有 MPE 的肺癌患者在最大限度地引流胸腔后接受了重组人肿瘤坏死因子 α 治疗[20]。结果表明有效率为 81.37%，不良反应耐受性良好。此外，一篇纳入 12 项研究 694 例患者的荟萃分析表明，与单纯胸腔灌注顺铂相比，胸腔注射重组肿瘤坏死因子 α 联合顺铂可明显提高肺癌所致 MPE 患者的 ORR 及生活质量，同时发热发生率增加，消化道不良反应发生率减低[21]。

2.1.3 γ 干扰素（IFN-γ）

T 细胞释放的 IFN-γ 在肿瘤导向的巨噬细胞动员中起主要作用。1991 年，Boutin 首次报道了胸膜腔内注射 IFN-γ 治疗多发性骨髓瘤的临床试验，其中 22 例Ⅰ～Ⅱ期多发性骨髓瘤患者接受了（20～40）$\times 10^6$IU 的重组人 IFN-γ 胸膜腔内给药，结果显示部分缓解率为 11%，完全缓解率为 21%[22]。所有患者都有发热症状，报道的最严重的并发症包括 3～4 级转氨酶升高和一名患者因胸腔内注射 IFN-γ 而致癫痫发作。这项研究之后是一项更大的Ⅱ期多中心试验，IFN-γ 胸腔内注射剂量为 40×10^6IU，共计 89 名患者，结果显示疾病总有效率为 20%，完全缓解率为 9%，平均完全缓解时间为 17 个月，中位生存期为 15 个月[23]。此外，也有 IFN-α2B 和 IFN-β 胸腔灌注的临床研究，包括胸膜间皮瘤和淋巴瘤等，主要不良反应为发热，客观有效率在 10%～20%[24, 25]。

近期还有研究表明环二核苷酸可诱导人干扰素基因刺激物（STING）依赖性Ⅰ型 IFN

产生，对肺癌所致 MPE 小鼠胸腔注射 LNP-CDN（环二核苷酸脂质体纳米颗粒）联合 PD-L1 单抗可有效减少小鼠 MPE，抑制肿瘤生长，并显著延长小鼠生存[26]。LNP-CDN 还通过重新编程髓系细胞，激活 DC，促进多功能 NK 细胞和 $CD8^{+}T$ 细胞增殖，扩增干细胞样记忆 $CD8^{+}T$ 细胞等作用。

2.2 基于病毒载体的胸腔内免疫治疗

2.2.1 AdV-tk

AdV-tk（aglatimagene besadenovec）是一种源自腺病毒的基因载体，可将单纯疱疹病毒衍生的胸苷激酶基因传递给肿瘤细胞[27]，然后在目标组织和肿瘤细胞产生胸苷激酶蛋白。基因介导细胞毒性免疫疗法是一种肿瘤特异性免疫疗法，由 AdV-tk 和抗疱疹病毒药物伐昔洛韦组成。临床前研究显示局部注射 AdV-tk 随后使用抗疱疹病毒药物，将导致肿瘤细胞免疫原性死亡、抗原提呈细胞活化和 T 细胞刺激，从而导致 $CD8^{+}T$ 细胞依赖性免疫保护。Aggarwal 等[27]进行了一项Ⅰ期研究，对 19 例恶性胸膜间皮瘤、非小细胞肺癌和乳腺癌所致的 MPE 患者进行胸腔内该基因介导的细胞毒性免疫治疗，结果表明安全可行，DCR 为 71%，主要不良反应为流感样症状。

2.2.2 Ad.IFNα2B

这是一种带有人干扰素 α2B 基因的复制缺陷型腺病毒载体。对 9 例胸腔内注射两种剂量 Ad.IFNα2B 的 MPM 患者进行了Ⅰ期试验，总体耐受性良好[28]。最初的 3 名患者出现了严重的流感样症状，与胸膜和全身 IFN-α 水平升高相关。在减少剂量后，随后的 6 名患者对不良反应的耐受性更好。在第二次注射后观察到了 IFN-α 水平持续升高。其他不良事件包括 2 例胸膜导管相关感染（应用抗生素治疗后好转）。在另一项 40 例不能切除的胸膜间皮瘤患者的研究中，患者接受了胸腔内注射 Ad.IFNα2B 和口服塞来昔布，然后进行一线或二线化疗[29]。胸腔内注射 Ad.IFNα2B 总体耐受性良好。大多数患者只有轻微的不良反应，通常在治疗后 24～48 小时消失，包括细胞因子释放综合征（仅限于Ⅰ/Ⅱ级）、干扰素综合征（仅Ⅰ/Ⅱ级）、淋巴细胞减少（包括Ⅲ/Ⅳ级）、低钙血症和低蛋白血症。严重的不良事件包括 2 例胸膜导管相关感染，以及 1 例缺氧、食管炎和室上性心动过速。总体疗效为 25%，DCR 为 88%。上皮样胸膜间皮瘤中位 OS 为 21 个月，非上皮样胸膜间皮瘤中位 OS 为 7 个月。在接受二线化疗的患者中，中位 OS 为 21.5 个月，显著高于历史对照组。

2.2.3 rAd-p53

rAd-p53 是重组人腺病毒 p53，可用于 MPE 患者的胸腔灌注。一篇纳入 14 项研究的分析表明，与单用化疗药物相比，胸腔灌注 rAd-p53 联合全身化疗可显著提高 MPE 患者治疗有效率、DCR 与生活质量，其中最为常见的不良反应为发热，多呈自限性[30]。

2.2.4 HSV1716

HSV1716 属于一类Ⅰ型单纯疱疹病毒，是一种基于单纯疱疹病毒（HSV）的溶瘤免疫疗法制剂。一项Ⅰ/Ⅱa期试验共纳入13例胸膜间皮瘤患者，使其接受胸膜内溶瘤性单纯疱疹病毒HSV1716治疗，所观察到的系统免疫反应表明，胸膜内溶瘤病毒可诱导抗肿瘤免疫反应，这可能在MPE治疗中发挥作用[31]。

2.2.5 GL-ONC1

GL-ONC1是一种转基因牛痘病毒，用于MPE患者的胸腔内注射。一项纳入11例MPE的Ⅰ期临床研究证实了胸腔注射GL-ONC1的安全性，并表明该治疗适于恶性胸膜间皮瘤患者[32]。

2.2.6 其他

一项临床前研究表明，胸腔注射MV-GFP（一种麻疹病毒）治疗乳腺癌胸腔积液小鼠，可显著提高其中位生存期[33]。也有研究表明，与全身性VV-IL-2（表达IL-2的溶瘤病毒）治疗相比，胸膜腔内注射VV-IL-2可降低肺癌所致MPE小鼠肿瘤负荷并延长生存期，同时与全身性PD-1单抗治疗相比，胸腔内注射VV-IL-2联合全身性PD-1单抗，可减轻小鼠肿瘤负荷并延长其生存期[34]。

2.3 基于免疫检查点抑制剂的胸腔内免疫治疗

目前胸腔内免疫检查点给药主要为PD-1抗体的局部注射。在一项纳入9例非小细胞肺癌合并MPE的研究中，胸腔内注射PD-1抗体（100mg）治疗，5周后复查CT显示7例患者MPE量显著减少[35]。进一步胸腔给药10周后，复查CT显示控制率为66.7%。治疗期间仅有少数病例出现Ⅲ级不良反应（包括贫血、淋巴细胞减少、药疹）。另有研究报道，肿瘤组织学标本和来自非小细胞肺癌患者的胸腔积液之间PD-L1表达呈高度一致性，这表明如果原发肿瘤对抗PD-1治疗敏感，MPE也可能敏感[36]。目前报道的PD-1抗体胸腔局部注射均为小样本单中心的探索，初步结论均为安全可行。

2.4 基于免疫细胞的胸腔内免疫治疗

2.4.1 DC

先前的一项研究招募了8名晚期肺癌患者，然后注射从MPE中培养出的贴壁单个核细胞产生的自体DC，在DC疫苗接种后，观察到6名患者对肿瘤抗原的T细胞反应增加[37]。另外一项研究，5名标准化疗耐药的MPE或恶性腹水患者接受单核细胞来源的DC、活化的淋巴细胞和小剂量OK-432（一种链球菌制剂）的联合免疫治疗，所有患者的积液均减少，平均生存时间超过9个月[38]。此外，在一项纳入26例MPE的临床试验中，患者经自体外周$CD34^+$干细胞来源的DC联合IL-4、GM-CSF和TNF-α胸腔灌注治疗后，14例达到客观缓解，无严重不良反应[39]。

2.4.2 CAR-T细胞

CAR-T细胞在实体瘤中的应用受到肿瘤浸润不足和T细胞功能障碍的限制。然而局部递送是安全可行的，并且 MPE 的微环境使得 CAR-T 细胞可以和肿瘤细胞直接接触，在更高效地杀死肿瘤细胞的同时不会产生严重的副作用。在有 MPE 的胸膜间皮瘤患者中，针对成纤维细胞活化蛋白 α（FAP-α）的胸腔内 CAR-T 细胞的Ⅰ期研究已经完成，但结果尚未发表（NCT01722149）。NCT02414269 和 NCT03054298 是两项正在进行的针对胸膜间皮瘤患者的胸膜内和（或）全身 CAR-T 细胞输注试验。一项临床前研究证明（病种包括上皮样胸膜间皮瘤、胰腺癌、卵巢癌和非小细胞肺癌），与全身 CAR-T 细胞治疗相比，针对间皮素（mesothelin）的 CAR-T 细胞通过胸腔内注射后，可更显著有效地诱导胸膜恶性肿瘤的持久缓解[40]。在一项Ⅰ/Ⅱ期临床试验中证实图像引导的胸腔/胸膜 CAR-T 细胞输送是可行和安全的，疗效有待进一步确认[41]。

2.4.3　TIL

TIL 是肿瘤浸润淋巴细胞，包括 T 细胞和 NK 细胞等[42]。在一项回顾性研究中，27 例 MPE 或腹水患者接受了顺铂（60mg）或 TIL（100mg）的治疗[43]。与接受顺铂的患者相比，接受 TIL 患者的 ORR（33.33% vs 28.57%）和 DCR（83.33% vs 71.43%）更高，平均 PFS（143.17 天 vs 63.712 天）更长，且没有严重的不良反应。

2.5　基于细菌生物制剂的胸腔内免疫治疗

2.5.1　OK-432

OK-432 是 A 群化脓性链球菌和青霉素 G 的冻干混合物，是一种灭活的链球菌混悬剂，已被证明可以激活 NK 细胞，并产生由大颗粒淋巴细胞介导的特异性抗肿瘤免疫[44]。在一项针对 MPE 的非小细胞肺癌患者的Ⅱ期临床试验中，患者随机接受顺铂、OK-432 或两者同时使用，研究发现接受这两种药物的患者在 180 天后因积液复发的人数明显减少（64.7% vs 52.9% vs 13.3%，P=0.001）[45]。随后的胸腔内注射博来霉素、OK-432 和顺铂/依托泊苷联合治疗非小细胞肺癌患者 MPE 的Ⅱ期临床试验证实，在所研究的三种方案中，OK-432 组呈现最高的局部疾病控制率（68.6% vs 75.8% vs 70.6%）[46]。

2.5.2　SEC

SEC 为金黄色葡萄球菌肠毒素 C，是一种广泛用于控制 MPE 的生物制品。一项系统性回顾和荟萃分析纳入了 114 项 SEC 治疗 MPE 的随机对照研究[47]，结果表明与单用顺铂胸腔灌注相比，单用 SEC 的疗效更好，而且 SEC 和顺铂联合灌注具有协同作用，可显著改善 MEP 患者的临床疗效。

2.5.3　SSAg

SSAg 为葡萄球菌超抗原，也是一种细菌制剂，目前有研究表明 SSAg 可促进 T 细胞增殖并减少 MPE 量。一项研究共纳入 14 例非小细胞肺癌的 MPE 患者，在胸腔内灌注 SSAg（100～400pg，1～2 次/周）直至胸腔积液消退[48]。结果表明，11 例达完全缓解，3 例达部分缓解，12 例有效时间超过 90 天，中位生存期为 7.9 个月，9 例存活 6 个月以上，4 例存活 9 个月以上，3 例存活 350 天以上，治疗过程中最常见的不良反应是发热。

3 总结与展望

过去十年在抗血管生成治疗和免疫治疗方面取得的显著进展使人们找到了治疗 MPE 的新方法。然而，到目前为止，还没有相关的前瞻性Ⅲ期临床试验专门分析局部给予抗血管生成治疗和免疫治疗在 MPE 中的益处。由于 MPE 具有免疫抑制的微环境，激活适应性免疫反应和抑制肿瘤免疫逃逸机制的策略可能在 MPE 的控制中发挥重要作用。因此，ICI、CAR-T 细胞、细菌制剂或溶瘤病毒等局部灌注治疗，甚至免疫联合抗血管生成治疗可能提高 MPE 的治疗效果。未来，期待更多的临床试验结果来指导临床实践。

参考文献

[1] Nie K，Zhang Z，You Y，et al. A randomized clinical study to compare intrapleural infusion with intravenous infusion of bevacizumab in the management of malignant pleural effusion in patients with non-small-cell lung cancer. Thorac Cancer，2020，11（1）：8-14.

[2] Lieser EA，Croghan GA，Nevala WK，et al. Up-regulation of pro-angiogenic factors and establishment of tolerance in malignant pleural effusions. Lung Cancer，2013，82（1）：63-68.

[3] Jiang L，Li P，Gong Z，et al. Effective treatment for malignant pleural effusion and ascites with combined therapy of bevacizumab and cisplatin. Anticancer Res，2016，36（3）：1313-1318.

[4] Song X，Chen D，Guo J，et al. Better efficacy of intrapleural infusion of bevacizumab with pemetrexed for malignant pleural effusion mediated from nonsquamous non-small cell lung cancer. Onco Targets Ther，2018，11：8421-8426.

[5] Wang Z，Zheng Y，Fang Z. The clinical efficacy and safety of paclitaxel combined with avastin for NSCLC patients diagnosed with malignant pleural effusion. Rev Assoc Med Bras（1992），2018，64（3）：230-233.

[6] Du N，Li X，Li F，et al. Intrapleural combination therapy with bevacizumab and cisplatin for non-small cell lung cancer-mediated malignant pleural effusion. Oncol Rep，2013，29（6）：2332-2340.

[7] Qi N，Li F，Li X，et al. Combination use of paclitaxel and avastin enhances treatment effect for the NSCLC patients with malignant pleural effusion. Medicine（Baltimore），2016，95（47）：e5392.

[8] Zongwen S，Song K，Cong Z，et al. Evaluation of efficacy and safety for bevacizumab in treating malignant pleural effusions caused by lung cancer through intrapleural injection. Oncotarget，2017，8（69）：113318-113330.

[9] Jie Wang X，Miao K，Luo Y，et al. Randomized controlled trial of endostar combined with cisplatin/pemetrexed chemotherapy for elderly patients with advanced malignant pleural effusion of lung adenocarcinoma. J BUON，2018，23（1）：92-97.

[10] Zhao W，Chen D，Chen J，et al. Effects of intracavitary administration of Endostar combined with cisplatin in malignant pleural effusion and ascites. Cell Biochem Biophys，2014，70（1）：623-628.

[11] Biaoxue R，Xiguang C，Hua L，et al. Thoracic perfusion of recombinant human endostatin（Endostar）combined with chemotherapeutic agents versus chemotherapeutic agents alone for treating malignant pleural effusions：a systematic evaluation and meta-analysis. BMC Cancer，2016，16（1）：888.

[12] Massarelli E，Onn A，Marom EM，et al. Vandetanib and indwelling pleural catheter for non-small-cell lung cancer with recurrent malignant pleural effusion. Clin Lung Cancer，2014，15（5）：379-386.

[13] Mulder S，Boers-Sonderen M，van der Heijden H，et al. A phase Ⅱ study of cediranib as palliative treatment in patients with symptomatic malignant ascites or pleural effusion. Target Oncol，2014，9（4）：331-338.

[14] Liu M，Shen Y，Ruan M，et al. Notable decrease of malignant pleural effusion after treatment with sorafenib in radioiodine-refractory follicular thyroid carcinoma. Thyroid，2014，24（7）：1179-1183.

[15] Starbeck-Miller GR，Xue HH，Harty JT. IL-12 and type Ⅰ interferon prolong the division of activated CD8 T cells by maintaining high-affinity IL-2 signaling *in vivo*. J Exp Med，2014，211（1）：105-120.

[16] Minor DR，Moores SP，Chan JK. Prolonged survival after intraperitoneal interleukin-2 immunotherapy for recurrent ovarian cancer. Gynecol Oncol Rep，2017，22：43-44.

[17] Astoul P，Viallat JR，Laurent JC，et al. Intrapleural recombinant IL-2 in passive immunotherapy for malignant pleural effusion. Chest，1993，103（1）：209-213.

[18] Han L，Jiang Q，Yao W，et al. Thoracic injection of low-dose interleukin-2 as an adjuvant therapy improves the control of the malignant pleural effusions：a systematic review and meta-analysis base on Chinese patients. BMC Cancer，2018，18（1）：725.

[19] Hu C，Zhang Y，Wang T，et al. Interleukin-2 reverses CD8（+）T cell exhaustion in clinical malignant pleural effusion of lung cancer. Clin Exp Immunol，2016，186（1）：106-114.

[20] Li S，You WJ，Zhang JC，et al. Immune regulation of interleukin-27 in malignant pleural effusion. Chin Med J（Engl），2015，128（14）：1932-1941.

[21] Fu T，Lin Y，Zeng Q，et al. Thoracic perfusion of recombinant mutant human tumor necrosis factor（rmhTNF）can be considered as a good adjunct in the treatment of malignant pleural effusion caused by lung cancer. BMC Pulm Med，2020，20（1）：175.

[22] Boutin C，Viallat J，Van Zandwijk N，et al. Activity of intrapleural recombinant gamma-interferon in malignant mesoth elioma. Cancer，1991，67（8）：2033-2037.

[23] Boutin C，Nussbaum E，Monnet I，et al. Intrapleural treatment with recombinant gamma-interferon in early stage malignant pleural mesothelioma. Cancer，1994，74（9）：2460-2467.

[24] Goldman CA，Skinnider LF，Maksymiuk AW. Interferon instillation for malignant pleural effusions. Ann Oncol，1993，4（2）：141-145.

[25] Sterman D，Recio A，Carroll R，et al. A phase Ⅰ clinical trial of single-dose intrapleural IFN-beta gene transfer for malignant pleural mesothelioma and metastatic pleural effusions：high rate of antitumor immune responses. Clin Cancer Res，2007，13（15 Pt 1）：4456-4466.

[26] Liu Y，Wang L，Song Q，et al. Intrapleural nano-immunotherapy promotes innate and adaptive immune responses to enhance anti-PD-L1 therapy for malignant pleural effusion. Nat Nanotechnol，2022，17（2）：206-216.

[27] Aggarwal C，Haas A，Metzger S，et al. Phase Ⅰ study of intrapleural gene-mediated cytotoxic immunotherapy in patients with malignant pleural effusion. Mol Ther，2018，26（5）：1198-1205.

[28] Sterman D，Haas A，Moon E，et al. A trial of intrapleural adenoviral-mediated Interferon-α2b gene transfer

for malignant pleural mesothelioma. Am J Respir Crit Care Med，2011，184（12）：1395-1399.

[29] Sterman D，Alley E，Stevenson J，et al. Pilot and feasibility trial evaluating immuno-gene therapy of malignant mesothelioma using intrapleural delivery of adenovirus-IFNα combined with chemotherapy. Clin Cancer Res，2016，22（15）：3791-3800.

[30] Biaoxue R，Hui P，Wenlong G，et al. Evaluation of efficacy and safety for recombinant human adenovirus-p53 in the control of the malignant pleural effusions via thoracic perfusion. Sci Rep，2016，6：39355.

[31] Danson S，Conner J，Edwards J，et al. Oncolytic herpesvirus therapy for mesothelioma-a phase Ⅰ/Ⅱa trial of intrapleural administration of HSV1716. Lung cancer，2020，150：145-151.

[32] LM K，Zauderer MG，PS A，et al. Phase Ⅰ study of intra-pleural administration of GL-ONC1，an oncolytic vaccinia virus，in patients with malignant pleural effusion. J Clin Oncol，2015，33：15 Suppl：7559.

[33] Iankov I，Msaouel P，Allen C，et al. Demonstration of anti-tumor activity of oncolytic measles virus strains in a malignant pleural effusion breast cancer model. Breast Cancer Res Treat，2010，122（3）：745-754.

[34] Ekeke CN，Russell KL，Murthy P，et al. Intrapleural interleukin-2-expressing oncolytic virotherapy enhances acute antitumor effects and T-cell receptor diversity in malignant pleural disease. J Thorac Cardiovasc Surg，2022，163（4）：e313-e328.

[35] Li X，Wu G，Chen C，et al. Intrapleural injection of anti-PD1 antibody：a novel management of malignant pleural effusion. Front Immunol，2021，12：760683.

[36] Grosu HB，Arriola A，Stewart J，et al. PD-L1 detection in histology specimens and matched pleural fluid cell blocks of patients with NSCLC. Respirology，2019，24（12）：1198-1203.

[37] Chang GC，Lan HC，Juang SH，et al. A pilot clinical trial of vaccination with dendritic cells pulsed with autologous tumor cells derived from malignant pleural effusion in patients with late-stage lung carcinoma. Cancer，2005，103（4）：763-771.

[38] Morisaki T，Matsumoto K，Kuroki H，et al. Combined immunotherapy with intracavital injection of activated lymphocytes，monocyte-derived dendritic cells and low-dose OK-432 in patients with malignant effusion. Anticancer Res，2003，23：4459-4465.

[39] Di L，Ren J，Song GH，et al. Treatment of malignant effusions with the injection of dendritic cells derived from autologous peripheral $CD34^+$ stem cells. Beijing Da Xue Xue Bao Yi Xue Ban，2008，40（5）：486-488.

[40] Adusumilli PS，Cherkassky L，Villena-Vargas J，et al. Regional delivery of mesothelin-targeted CAR T cell therapy generates potent and long-lasting CD4-dependent tumor immunity. Sci Transl Med，2014，6（261）：261ra151.

[41] Ghosn M，Cheema W，Zhu A，et al. Image-guided interventional radiological delivery of chimeric antigen receptor（CAR）T cells for pleural malignancies in a phase Ⅰ/Ⅱ clinical trial. Lung Cancer，2022，165：1-9.

[42] Maibach F，Sadozai H，Seyed Jafari S，et al. Tumor-infiltrating lymphocytes and their prognostic value in cutaneous melanoma. Front Immunol，2020，11：2105.

[43] Chu H，Du F，Gong Z，et al. Better clinical efficiency of TILs for malignant pleural effusion and ascites than cisplatin through intrapleural and intraperitoneal infusion. Anticancer Res，2017，37（8）：4587-4591.

[44] Uchida A，Micksche M，Hoshino T. Intrapleural administration of OK432 in cancer patients：augmentation

of autologous tumor killing activity of tumor-associated large granular lymphocytes. Cancer Immunol Immunother，1984，18（1）：5-12.

[45] Ishida A，Miyazawa T，Miyazu Y，et al. Intrapleural cisplatin and OK432 therapy for malignant pleural effusion caused by non-small cell lung cancer. Respirology，2006，11（1）：90-97.

[46] Yoshida K，Sugiura T，Takifuji N，et al. Randomized phase Ⅱ trial of three intrapleural therapy regimens for the management of malignant pleural effusion in previously untreated non-small cell lung cancer：JCOG 9515. Lung Cancer，2007，58（3）：362-368.

[47] Jiang H，Yang XM，Wang CQ，et al. Perfusion with staphylococcal enterotoxin C for malignant pleural effusion：a clustered systematic review and meta-analysis. Front Med（Lausanne），2022，9：816973.

[48] Ren S，Terman DS，Bohach G，et al. Intrapleural staphylococcal superantigen induces resolution of malignant pleural effusions and a survival benefit in non-small cell lung cancer. Chest，2004，126（5）：1529-1539.

第二十三章　光动力免疫治疗

1　肿瘤光动力治疗研究现状

1.1　肿瘤光动力治疗的原理

光动力治疗（photodynamic therapy，PDT）的三要素是光敏剂、特定波长的激光和组织中的氧气，其原理是光敏剂静脉注射后在肿瘤组织中潴留，在特定波长的激光照射下，光敏剂吸收能量变为激发态，与周围的氧和光敏剂等分子发生能量传递或电子转移，产生活性氧物质（reactive oxygen species，ROS），通过氧化应激反应杀伤肿瘤细胞，闭塞肿瘤血管[1]。根据产生的 ROS 的种类，可将光动力反应分为两型：Ⅰ型反应中光敏剂吸收光能后变为三重激发态，从底物中获得电子，形成阴离子自由基光敏剂和阳离子自由基底物，这些自由基可与氧分子和水分子反应，产生羟自由基和超氧阴离子；Ⅱ型反应则是三重激发态的光敏剂将能量直接传递给周围的氧分子，产生单线态氧[2]。单线态氧是 PDT 中最有效的 ROS，使脂质过氧化、DNA 断裂，破坏细胞膜结构，损伤蛋白质结构和功能，引发肿瘤细胞坏死和凋亡。

PDT 导致肿瘤细胞死亡释放大量肿瘤抗原、促炎性细胞因子和损伤相关分子模式（damage-associated molecular pattern，DAMP），能起到原位疫苗的作用，募集活化抗原提呈细胞（antigen-presenting cell，APC），引起免疫原性细胞死亡（immunogenic cell death，ICD），兼具局部和全身抗肿瘤作用。虽然单独 PDT 诱导全身抗肿瘤免疫的能力较弱，但是 ICD 赋予了 PDT 一定免疫治疗的属性，也为 PDT 联合免疫治疗的其他手段提供了理论依据。目前已有将 PDT 和传统免疫治疗如免疫检查点抑制剂（immune checkpoint inhibitor，ICI）、免疫佐剂结合的尝试，可以提高 PDT 疗效，且证实可激发全身免疫，对转移性肿瘤的治疗有优势。

1.2　光敏剂的分代及其特点

血卟啉衍生物（HpD）及其纯化得到的光敏素（photofrin）是最早用于 PDT 的光敏剂，并已被批准用于食管癌和非小细胞肺癌等实体瘤的治疗。表 23-1 列举了光敏剂的分代和特点，具体来说，第一代光敏剂吸收光的波长短，组织穿透力不足；半衰期长，在正常组织中残留多，易引起光敏毒性。第二代光敏剂在组织穿透力和肿瘤选择性方面较第一代提升，目前我国批准上市的光敏剂包括 5-氨基酮戊酸（5-ALA）、维替泊芬和海姆泊芬。第三代光敏则是将第二代光敏剂封装或连接在纳米载体上，或者偶联肿瘤特异性靶点的抗体，以实现更好的肿瘤靶向。

表 23-1　光敏剂的分代及其特点[3]

分代	代表物质	特点
第一代	血卟啉衍生物 光敏素	组织穿透深度浅；排泄慢，皮肤不良反应大，避光时间长
第二代	5-氨基酮戊酸 二氢卟吩 酞菁类	吸收波长在 650~800nm，增加了组织穿透深度；光敏期短；产单线态氧效率更高
第三代	第二代光敏剂偶联纳米粒子、单克隆抗体或肿瘤细胞表面受体的配体等	提高了递送效率和对肿瘤组织的选择性

1.3　光动力学疗法在实体瘤中的应用

PDT 具有毒副反应小、适用瘤种广和可反复治疗等优势，但又受到组织穿透深度的限制，在临床上多用于皮肤癌前病变（如光线性角化病），原位癌，空腔上皮癌（如食管癌、中央型肺癌、膀胱癌）和体腔内肿瘤（如恶性胸膜间皮瘤、腹膜播散肿瘤）等的根治、辅助或姑息治疗（表 23-2）。内镜下 PDT 在晚期食管癌患者中，对于缓解吞咽困难，特别是放疗后或因剧烈疼痛无法耐受支架置入术的患者有优势。多项临床试验显示 PDT 对放化疗后局部残留或复发的食管鳞癌患者显示出较好的疗效和安全性。在一项回顾性研究中，25 例行根治性放化疗或放疗后局部失败（T1～2 期）的食管癌患者接受替莫泊芬 PDT 治疗，23 例达局部完全缓解（88.5%；95%CI，69.8%~97.6%），且未观察到皮肤光毒性和 3 级以上不良反应，提示 PDT 在食管癌挽救治疗中具有良好的前景[4]。脑胶质母细胞瘤因肿瘤与正常脑组织分界不清，手术完全切除难度大，术中照射瘤床，增加局控的可能；相较于手术和放疗，PDT 更精准，可减少牺牲健康脑组织，减轻脑功能的损伤[5]。

表 23-2　PDT 治疗实体瘤和癌前病变的临床试验（截至 2022 年 10 月）

NCT 编号	瘤种	光敏剂	研究阶段	状态
NCT01682746	复发性脑肿瘤	光敏素	Ⅰ期	完成
NCT02070432	头颈部癌	LUZ11	Ⅰ/Ⅱ期	未知
NCT00978081	头颈部癌及癌前病变	5-氨基酮戊酸	Ⅰ期	完成
NCT00017485	皮肤基底细胞癌	HPPH	Ⅰ期	完成
NCT01043016	皮肤癌、食管癌	光菁注射液	Ⅰ期	未知
NCT00984243	肺鳞癌	光敏素	不适用	完成
NCT00025571	非小细胞肺癌	HPPH	Ⅰ期	完成
NCT01673074	胸膜恶性肿瘤	HPPH	Ⅰ期	完成
NCT02872064	乳腺癌	维替泊芬	不适用	完成
NCT00122876	肝细胞癌	他拉泊芬	Ⅰ/Ⅱ期	完成
NCT00513539	胆管癌	卟吩姆钠	Ⅲ期	完成
NCT03033225	胰腺癌	维替泊芬	Ⅱ期	招募中
NCT03945162	膀胱癌	TLD-1433	Ⅱ期	招募中

续表

NCT 编号	瘤种	光敏剂	研究阶段	状态
NCT02840331	腹膜恶性肿瘤	金丝桃素	Ⅲ期	未知
NCT01256424	宫颈上皮内瘤变	六氨基乙酰丙酸	Ⅱ期	完成
NCT00217087	Barrett 食管	卟吩姆钠	Ⅱ期	完成
NCT03281811	蕈样肉芽肿	5-氨基酮戊酸	Ⅰ期	完成
NCT02124733	光线性角化病	5-氨基酮戊酸	Ⅲ期	完成

2 光动力治疗引发抗肿瘤免疫的机制

2005 年 Kepp 等[6]首次发现经多柔比星治疗的肿瘤细胞在凋亡过程中能作为疫苗将非免疫原性细胞转变为免疫原性细胞，激活宿主免疫，将这种引起免疫激活导致的细胞死亡称为免疫原性细胞死亡（ICD）。研究表明，多柔比星、奥沙利铂和紫杉烷等一些化疗药可引发肿瘤细胞的 ICD，放疗也是如此，这些传统疗法诱导的 ICD 是将免疫冷肿瘤转化为热肿瘤的有效策略[7]。ICD 有效地刺激固有免疫和适应性免疫，其特征是即将死亡的细胞释放肿瘤相关抗原、细胞因子和 DAMP，包括钙网蛋白（calreticulin，CRT）、热休克蛋白（heat shock protein，HSP）、高速泳动族蛋白 1（high mobility group protein 1，HMGB1）和三磷酸腺苷（adenosine triphosphate，ATP），使肿瘤的弱免疫原性增强。

ICD 在光动力免疫治疗（photodynamic immunotherapy，PDIT）中起核心作用，PDT 产生的 ROS 引发肿瘤细胞内质网应激，是 ICD 的促成因素，内质网伴侣蛋白 CRT 迁移到细胞表面，与 APC 表面的 CD91 结合，向 APC 发出吞噬的信号，CRT 的暴露被认为是 ICD 的标志。即将死亡的细胞表面 HSP70 和 HSP90 表达增加，与肿瘤抗原肽结合形成复合物，参与 MHC Ⅰ类分子交叉提呈，转录因子 NF-κB 表达上调，促进 TNF-α、IL-1β、IL-12、IL-6 和 GM-CSF 分泌；通过抑制性受体复合物 CD94/NKG2A 阻止 HLA-E 肽复合物的识别，激活 NK 细胞，对固有免疫起刺激作用[8]。ATP 释放，募集 APC 到肿瘤部位，HMGB1 与 Toll 样受体 4（Toll-like receptor 4，TLR4）结合，促进树突状细胞（dendritic cell，DC）成熟，携带肿瘤抗原的 DC 迁移至引流淋巴结，活化细胞毒性 $CD8^{+}T$ 细胞，CCL2、CXCL1 和 CXCL10 等趋化因子进一步促进 CTL 归巢到肿瘤部位[9]。

3 提高光动力免疫治疗的策略

3.1 改善肿瘤免疫微环境

PDT 高度依赖肿瘤组织中氧气的含量，肿瘤细胞过度增殖，血管不健全，形成了缺氧的肿瘤微环境，影响 ROS 的产生，从而减弱 ROS 引发的 ICD 效应；而光动力反应中氧气的消耗会进一步加重肿瘤缺氧状态，导致 CTL 活性下降，对靶细胞的杀伤效率降低，免疫抑制性细胞如 M2 型巨噬细胞和 Treg 细胞增殖，与预后不良相关的蛋白如缺氧诱导因子-1（hypoxia-inducible factor 1，HIF-1）表达上调，促进肿瘤增殖和转移。此外，肿瘤细胞外基质致密，挤压肿瘤血管减少氧气供应，形成物理屏障阻碍氧气扩散和光敏剂渗透[10]。本部分将从改善缺氧、调节免疫抑制性细胞和松解肿瘤细胞外基质等方面介绍改善肿瘤免疫微环境的策略。

3.1.1 改善肿瘤部位缺氧

肿瘤组织中缺氧引起肿瘤细胞代谢异常，微环境中 H_2O_2 和酸堆积，H_2O_2 可作为原位产氧的原料。MnO_2 在酸性条件下对 H_2O_2 分解产氧有很高的催化效率，可显著提高肿瘤局部氧量，同时释放锰离子通过类芬顿（Fenton）反应降低还原型谷胱甘肽水平，降低肿瘤细胞对氧化应激的抵抗能力[11]。Ding 等[12]对大肠杆菌进行了基因工程改造，使其表达过氧化氢酶（catalase，CAT）。将光敏剂黑磷量子点（BPQD）通过静电吸附与工程菌结合，构建了工程化大肠杆菌/BPQD，后者静脉注射到小鼠体内后在肿瘤部位积聚，在 660nm 激光照射下，BPQD 产生 ROS 并破坏细菌膜，细菌内过氧化氢酶暴露，分解组织中的 H_2O_2 产氧，明显改善了肿瘤内缺氧，升高的氧气水平进一步提高了 BPQD 介导的 PDIT 的效果。

除肿瘤原位产氧外，将外源性氧气通过载体输送至肿瘤部位也是行之有效的策略。血红蛋白是输送氧气的天然载体，但游离血红蛋白循环时间短，在循环过程中自身易被氧化，且可能导致肾毒性和心血管并发症。Chen 等[13]构建了血红蛋白和血清白蛋白杂化蛋白纳米载体，负载光敏剂 Ce6，具有良好的稳定性和生物兼容性，缓解了肿瘤缺氧，从而诱导强大的 ICD，$CD8^+$T 细胞在肿瘤部位的浸润增加，抑制原发灶并抑制肺转移。此外，全氟化碳和金属有机框架具有很高的携氧效率，也被广泛用作输送氧气的载体。

3.1.2 调节免疫抑制性细胞

在肿瘤免疫微环境中，存在多种免疫抑制性细胞，包括调节性 T 细胞（Treg 细胞）、M2 型巨噬细胞和髓系抑制性细胞（myeloid-derived suppressor cell，MDSC），抑制固有和适应性抗肿瘤免疫。通过调节这群细胞的活性，可部分解除肿瘤抑制性微环境，恢复 CTL 活性。酪氨酸激酶抑制剂伊马替尼能抑制 Treg 细胞转录因子 STAT3 和 STAT5 的激活及 Foxp3 表达，降低 Treg 细胞的免疫抑制功能[14]，但对正常细胞毒性较大。Ou 等[15]设计了负载 IR-780 和伊马替尼的杂化纳米颗粒，用 GITR 抗体修饰该载体，提高对 Treg 细胞的靶向性，证实该模式在小鼠 B16/BL6 模型中有效激活了 $CD8^+$T 细胞，消灭了肿瘤。韩国学者在光敏剂 Ce6 表面连接抗 CD25 单抗，发现针对 Treg 表面标志物 CD25 的单抗可导致 Treg 细胞耗竭，并通过增加 CTL 的浸润和上调炎症因子 IFN-γ 的表达，有效地抑制肿瘤生长[16]。

3.1.3 松解肿瘤细胞外基质

致密的肿瘤细胞外基质由糖胺聚糖和蛋白质组成，其中交联的透明质酸（HA）在形成物理屏障方面起着重要作用。透明质酸酶（HAase）是水解 HA 的特异性酶，有助于松解细胞外基质，增加氧分子渗透和 T 细胞浸润。Wang 等[17]以葡聚糖（dextran，DEX）为载体，构建了一种 pH 响应 HAase 释放的纳米颗粒系统（DEX-HAase），能在酸性肿瘤环境中释放 HAase，分解 HA，PDT 后肿瘤组织中 CTL 的浸润增加。重塑的肿瘤微环境增强了 Ce6 脂质体介导的 PDT 的疗效，且增强了 PDT 诱导的免疫反应，后序贯抗 PD-L1 治疗，抑瘤效果进一步提升。

3.2 靶向内质网

内质网是蛋白质加工转运的场所，ROS 诱导的内质网应激是 DAMP 释放的关键因素，因此，实现光敏剂对内质网的靶向有助于引发更强的 ICD。Liu 等[18]用内质网靶向肽 pardaxin 修饰吲哚菁绿脂质体（PAR-ICG-Lipo），PAR-ICG-Lipo 诱导的靶向内质网 PDT 可促进 DAMP 和肿瘤抗原的释放，将原位肿瘤细胞转化为治疗性疫苗，显著增强肿瘤免疫原性，并通过过继性 DC 改善肿瘤区域 DC 的浸润，激发全身抗肿瘤免疫反应，对原位和远位肿瘤均有明显疗效。

3.3 PDT 免疫协同治疗

3.3.1 协同免疫检查点阻断

ICI 已成为晚期食管癌、胃癌和肺鳞癌等癌种的标准治疗方法，但 PD-1/PD-L1 单抗疗法依赖肿瘤组织中活化 T 细胞的充分浸润，因而对冷肿瘤疗效较差。传统免疫疗法并不能将冷肿瘤转化为热肿瘤。目前已有大量 PDT 介导 ICD 联合 ICI 应用的研究，一方面，PDT 后原位疫苗募集 DC 和 CTL，提高了 ICI 响应率；另一方面，PD-1/PD-L1 单抗恢复了肿瘤免疫抑制性微环境中被抑制的 CTL 的活性，两者可发挥协同增效作用。因此，将 PDT 与免疫检查点阻断相结合，在治疗免疫冷肿瘤方面具有巨大潜力。4T1 是典型的免疫冷肿瘤，Gao 等[19]在小鼠 4T1 乳腺癌皮下瘤模型中，对第一个肿瘤进行 PDT，随后第 3、5、7 天静脉注射 PD-1 单抗。在 PDT 后观察到引流淋巴结内 DC 募集和成熟，与对照组、单独 PDT 组和单独 PD-1 单抗组相比，PDT 联合 PD-1 单抗组显著减缓了第二个肿瘤和肺转移灶的生长，使小鼠存活时间显著延长。进一步研究抗肿瘤作用增强的机制发现，联合治疗组第二个肿瘤中 $CD8^{+}T$ 细胞比例显著增加。Yuan 等[20]在小鼠 CT26 结肠癌模型中发现，单独 PDT 组和单独 PD-L1 单抗组原发肿瘤表现出一定程度的生长抑制，而联合治疗组不仅显著抑制了原发肿瘤，而且有效延缓了远处肿瘤的生长，流式细胞检测远处肿瘤中 $CD8^{+}T$ 细胞浸润增加，脾脏中记忆 T 细胞比例增加，提示长期免疫记忆的建立，对防止肿瘤复发有一定意义。

ICI 和 PDT 联合治疗的时机也是重要因素，特别是 PDT 治疗后 ICI 的干预时机将影响抗肿瘤效果。在光敏剂-ICI 共负载这一模式中，因光敏剂和 ICI 同时给药，可能并不能达到最佳疗效，且 PDT 产生的 ROS 和高温会影响 ICI 的稳定性。PDT 后 T 细胞活化成熟需要 3～7 天，ICI 给药过早，T 细胞不成熟；ICI 给药过晚，T 细胞耗竭，均会影响协同治疗的效果。Wu 等[21]在小鼠 4T1 原位乳腺癌模型中发现，在 PDT 后 5 天给予 PD-L1 单抗，显著抑制了肿瘤生长。PDT 治疗后的最初 5 天，肿瘤内 $CD4^+T$ 细胞和 $CD8^+T$ 细胞同步增加，在第 5 天达到顶峰，后逐渐下降，在第 8 天观察到 $CD4^+T$ 细胞大量耗竭。ICI 和 PDT 联合治疗的时机仍需进一步探索。

3.3.2　协同免疫佐剂

佐剂为非特异性免疫增强剂，可增强肿瘤组织的免疫原性，与 PDT 协同治疗可诱导更强的 ICD。常见的免疫佐剂包括细胞因子、TLR 激动剂、细菌成分和纳米粒子等。CpG 寡脱氧核苷酸（CpG ODN）是 TLR9 激动剂，与 TLR9 结合，促进 B 细胞和 DC 共刺激分子表达和细胞因子分泌。瘤周注射 CpG ODN 结合 PDT 能更有效地诱导 DC 成熟，消除原发肿瘤，抑制转移瘤生长[22]。TLR7 激动剂 R837 能激活溶酶体膜上的 TLR7，触发 DC 活性，已被 FDA 批准并广泛用于肿瘤免疫治疗。将 IR820、紫杉醇和 R837 共同封装在脂质体中，在近红外光照射后显示出显著抗肿瘤作用，用流式细胞术分析 DC 成熟水平，发现相较于未加 R837 组，负载 R837 组成熟 DC 的水平要高得多，血清中 Th1 型细胞因子 IL-12 和 IFN-γ 水平明显升高[23]。

3.3.3　协同化疗

化疗药物可以增加肿瘤细胞对 PDT 过程中产生的 ROS 的敏感性，ROS 可以抑制药物流出相关蛋白，降低肿瘤细胞的耐药性[24]。PDT 与化疗协同，一方面可减少化疗药的用量，减轻化疗相关不良反应；另一方面，一些化疗药（如多柔比星、奥沙利铂、紫杉烷）本身就能诱导肿瘤细胞 ICD，引发宿主免疫反应。Bai 等[25]将 ICD 诱导药物多柔比星与光敏剂 5-氨基酮戊酸共组装，构建谷胱甘肽/pH 双响应前药纳米平台，在肿瘤微环境中顺序释放 5-氨基酮戊酸和多柔比星，细胞内酶催化 5-氨基酮戊酸转化为原卟啉Ⅸ。在近红外光照射下，产生的 ROS 和释放的多柔比星同步诱导 ICD，抑制小鼠 4T1 肿瘤生长。将奥沙利铂和酞菁共组装，对小鼠 4T1 肿瘤进行光化学联合治疗，检测 ICD 标志物发现，联合治疗组 CRT 水平是单独奥沙利铂组和单独 PDT 组的 4.3 倍和 2.9 倍，HMGB1 和 ATP 均增加 1 倍以上，证实 PDT 联合化疗可以诱导更强的 ICD[26]，为光化学协同治疗提供了理论依据。

3.4　提高光敏剂的肿瘤靶向性

光敏剂全身给药存在对肿瘤组织选择性不足的问题，影响 PDT 疗效，在正常组织中留存可引起光毒性不良反应。将光敏剂与肿瘤靶向抗体共负载或光敏剂连接肿瘤靶向抗体可提高肿瘤靶向性，增强 PDIT 疗效。2020 年日本政府批准 Akalux 用于治疗不可切除的局部晚期或复发性头颈部癌，成为全球首个获批的光免疫治疗药物。Akalux 是西妥昔单抗和光敏剂 IR700 构成的抗体偶联药物（antibody drug conjugate，ADC），靶向 EGFR 过表达的肿瘤细胞，且保护周围健康组织[27]。目前，Akalux 光免疫疗法联合帕博利珠单抗治疗复发或转移的头颈部鳞癌或晚期皮肤鳞状细胞癌的Ⅰ/Ⅱ期临床试验（NCT04305795）正在进行中。此外，肿瘤细胞和肿瘤血管内皮细胞过表达整合素 αvβ3 受体，血管靶向穿膜肽 iRGD 可与 αvβ3 受体结合，在蛋白酶的作用下裂解暴露 RGDK 基序，与肿瘤细胞表面高表达的 NRP-1 结合，穿透细胞膜。将光敏剂偶联 iRGD，可增加肿瘤细胞对光敏剂的摄取[28]。

3.5 纳米和水凝胶递药系统

第一代光敏剂结构不稳定，在正常组织中残留量大，第二代光敏剂水溶性不佳，第三代光敏剂通过与纳米制剂结合，提高了递送效率和肿瘤选择性。将纳米制剂作为递送光敏剂的载体，纳米载体的两亲性结构促进了疏水光敏剂的溶解，提高了光敏剂的安全性，延长了循环，并通过装载肿瘤细胞表面分子的配体进行主动靶向或通过高通透性和滞留（enhanced permeability and retention，EPR）效应被动靶向，实现在肿瘤部位的积累。此外，刺激响应纳米载体能够在肿瘤微环境特定的刺激下控制药物释放，从而增加肿瘤区域的药物浓度。如前文所述，目前纳米载体已被广泛用于 PDT 的基础研究，包括有机纳米载体（如脂质体、胶束），无机纳米载体（如黑磷纳米粒子、石墨烯量子点），金属纳米粒子（如金纳米粒子、MnO_2 纳米粒子）和有机-无机复合纳米载体（如金属有机框架）等，但是很多纳米载体材料本身存在安全性的问题，实现临床转化存在障碍。

水凝胶是一种亲水三维网状结构的生物材料，其类型主要包括聚乙二醇、壳聚糖、透明质酸等。水凝胶具有生物兼容性好、易降解和组织亲和力好等优势，用于药物递送时能实现药物缓释和肿瘤靶向，提高药物利用率，减少对正常组织细胞的损伤。将光敏剂包埋在水凝胶中，克服了传统 PDT 的不足，并可设计成 pH、温度或光响应的载药系统，控制光敏剂的释放。Zhang 等[29]用仿生材料壳聚糖水凝胶作为药物载体封包 ROS 敏感的替加氟-原卟啉Ⅸ异源二聚体，进行瘤内注射。在 630nm 激光照射下，肿瘤内 ROS 浓度升高，破坏替加氟-原卟啉Ⅸ之间的硫醚键，使得药物释放。壳聚糖水凝胶在瘤内形成药物库，逐渐释放的替加氟与 ROS 产生光化学协同治疗，提高抗肿瘤效率。

4 总结与展望

PDT 在多种实体瘤中显示出了良好的前景，传统 PDT 的治疗机制是基于肿瘤部位的光敏剂在光照射后产生 ROS，因此其治疗效果受到肿瘤部位氧气不足和光敏剂积累不足的限制，各种改造的新型光动力纳米药物可不同程度克服上述缺点。免疫治疗是肿瘤治疗领域最重要的新方向，PDT 兼具一定免疫治疗的属性，诱导肿瘤细胞的 ICD，可引发机体的抗肿瘤免疫反应。与免疫检查点抑制剂、佐剂等结合，起到协同增效作用，有望在复发和转移性肿瘤中发挥优势，但目前的研究多在动物实验水平，PDIT 协同治疗模式仍需进一步探索。

参 考 文 献

[1] Castano AP，Mroz P，Hamblin MR. Photodynamic therapy and anti-tumour immunity. Nat Rev Cancer，2006，6（7）：535-545.

[2] Luksiene Z. Photodynamic therapy：mechanism of action and ways to improve the efficiency of treatment. Medicina（Kaunas），2003，39（12）：1137-1150.

[3] Kwiatkowski S，Knap B，Przystupski D，et al. Photodynamic therapy-mechanisms，photosensitizers and combinations. Biomed Pharmacother，2018，106：1098-1107.

[4] Yano T，Kasai H，Horimatsu T，et al. A multicenter phase Ⅱ study of salvage photodynamic therapy using talaporfin sodium（ME2906）and a diode laser（PNL6405EPG）for local failure after chemoradiotherapy or radiotherapy for esophageal cancer. Oncotarget，2017，8（13）：22135-22144.

[5] Quirk BJ，Brandal G，Donlon S，et al. Photodynamic therapy（PDT）for malignant brain tumors—where do we stand? Photodiagnosis Photodyn Ther，2015，12（3）：530-544.

[6] Kepp O，Senovilla L，Vitale I，et al. Consensus guidelines for the detection of immunogenic cell death. Oncoimmunology，2014，3（9）：e955691.

[7] Galluzzi L，Vitale I，Warren S，et al. Consensus guidelines for the definition，detection and interpretation of immunogenic cell death. J Immunother Cancer，2020，8（1）：e000337.

[8] Garg AD，Krysko DV，Vandenabeele P，et al. Hypericin-based photodynamic therapy induces surface exposure of damage-associated molecular patterns like HSP70 and calreticulin. Cancer Immunol Immunother，2012，61（2）：215-221.

[9] Min Y，Roche KC，Tian S，et al. Antigen-capturing nanoparticles improve the abscopal effect and cancer immunotherapy. Nat Nanotechnol，2017，12（9）：877-882.

[10] Chen Q，Liu G，Liu S，et al. Remodeling the tumor microenvironment with emerging nanotherapeutics. Trends Pharmacol Sci，2018，39（1）：59-74.

[11] Wilson WR，Hay MP. Targeting hypoxia in cancer therapy. Nat Rev Cancer，2011，11（6）：393-410.

[12] Ding S，Liu Z，Huang C，et al. Novel engineered bacterium/black phosphorus quantum dot hybrid system for hypoxic tumor targeting and efficient photodynamic therapy. ACS Appl Mater Interfaces，2021，13（8）：10564-10573.

[13] Chen Z，Liu L，Liang R，et al. Bioinspired hybrid protein oxygen nanocarrier amplified photodynamic therapy for eliciting anti-tumor immunity and abscopal effect. ACS Nano，2018，12（8）：8633-8645.

[14] Balachandran VP，Cavnar MJ，Zeng S，et al. Imatinib potentiates antitumor T cell responses in gastrointestinal stromal tumor through the inhibition of Ido. Nat Med，2011，17（9）：1094-1100.

[15] Ou W，Jiang L，Thapa RK，et al. Combination of NIR therapy and regulatory T cell modulation using layer-by-layer hybrid nanoparticles for effective cancer photoimmunotherapy. Theranostics，2018，8（17）：4574-4590.

[16] Oh DS，Kim H，Oh JE，et al. Intratumoral depletion of regulatory T cells using CD25-targeted photodynamic therapy in a mouse melanoma model induces antitumoral immune responses. Oncotarget，2017，8（29）：47440-47453.

[17] Wang HR，Han X，Dong ZL，et al. Hyaluronidase with pH-responsive dextran modification as an adjuvant nanomedicine for enhanced photodynamic-immunotherapy of cancer. Adv Funct Mater，2019，29（29）.

[18] Liu X，Liu Y，Li X，et al. ER-targeting PDT converts tumors into *in situ* therapeutic tumor vaccines. ACS Nano，2022，16（6）：9240-9253.

[19] Gao L，Zhang C，Gao D，et al. Enhanced anti-tumor efficacy through a combination of integrin αvβ6-targeted photodynamic therapy and immune checkpoint inhibition. Theranostics，2016，6（5）：627-637.

[20] Yuan Z，Fan G，Wu H，et al. Photodynamic therapy synergizes with PD-L1 checkpoint blockade for

immunotherapy of CRC by multifunctional nanoparticles. Mol Ther，2021，29（10）：2931-2948.
[21] Wu Q，Chen Y，Li Q，et al. Time rules the efficacy of immune checkpoint inhibitors in photodynamic therapy. Adv Sci（Weinh），2022，9（21）：e2200999.
[22] Xia Y，Gupta GK，Castano AP，et al. CpG oligodeoxynucleotide as immune adjuvant enhances photodynamic therapy response in murine metastatic breast cancer. J Biophotonics，2014，7（11-12）：897-905.
[23] Meng XB，Wang K，Lv L，et al. Photothermal/photodynamic therapy with immune-adjuvant liposomal complexes for effective gastric cancer therapy. Part Part Syst Char，2019，36（6）. DOI：10.1002/ppsc.201900015.
[24] Yu G，Zhu B，Shao L，et al. Host-guest complexation-mediated codelivery of anticancer drug and photosensitizer for cancer photochemotherapy. Proc Natl Acad Sci U S A，2019，116（14）：6618-6623.
[25] Bai S，Yang LL，Wang Y，et al. Prodrug-based versatile nanomedicine for enhancing cancer immunotherapy by increasing immunogenic cell death. Small，2020，16（19）：e2000214.
[26] Huang Z，Chen Y，Zhang J，et al. Laser/GSH-activatable oxaliplatin/phthalocyanine-based coordination polymer nanoparticles combining chemophotodynamic therapy to improve cancer immunotherapy. ACS Appl Mater Interfaces，2021，13（33）：39934-39948.
[27] Gomes-da-Silva LC，Kepp O，Kroemer G. Regulatory approval of photoimmunotherapy：photodynamic therapy that induces immunogenic cell death. Oncoimmunology，2020，9（1）：1841393.
[28] Jiang Y，Pang X，Liu R，et al. Design of an amphiphilic iRGD peptide and self-assembling nanovesicles for improving tumor accumulation and penetration and the photodynamic efficacy of the photosensitizer. ACS Appl Mater Interfaces，2018，10（37）：31674-31685.
[29] Zhang Z，Li A，Min X，et al. An ROS-sensitive tegafur-PpⅨ-heterodimer-loaded *in situ* injectable thermosensitive hydrogel for photodynamic therapy combined with chemotherapy to enhance the tegafur-based treatment of breast cancer. Biomater Sci，2021，9（1）：221-237.

第二十四章　肿瘤靶向核素诊疗技术

肿瘤靶向核素药物是一类标记放射性核素的生物分子药物，又称“放射性核素偶联药物”（radionuclide drug conjugate，RDC），其利用肿瘤靶向性功能分子（包括抗体、蛋白/多肽、小分子化合物等）进行放射性核素标记，这与抗体偶联药物（antibody drug conjugate，ADC）结构有相似之处，但是荷载物却截然不同，RDC 负载的不再是毒素分子，而是放射性核素，核素多样性赋予了 RDC 丰富的临床应用功能，包括显像诊断或放疗，部分核素兼备双功能[1]。

不同核素的放射性衰变方式存在差异，核素衰变产生的 γ、β^+粒子可被正电子发射断层显像（positron emission tomography，PET）检测，这类物理衰变的核素可应用于 PET 影像诊断；另外还有一类核素衰变产生的 α、β^-、e 粒子可对肿瘤细胞造成杀伤效应，可应用于肿瘤放疗。部分核素可同时存在多种放射性衰变，既可发射出用于 PET 成像的射线，又可发射出杀伤肿瘤的射线，即可作为双功能核素应用。

根据临床应用目的的不同，RDC 可分为诊断性探针（如标记 ^{99m}Tc、^{18}F、^{68}Ga、^{89}Zr 等）和治疗性探针（如标记 ^{177}Lu、^{223}Ra、^{111}In 等）。在功能方面，相比传统 ^{18}F-FDG 的被动靶向肿瘤，诊断性 RDC 具有与肿瘤的主动特异性结合，实现在肿瘤组织的靶向富集，提升肿瘤精准显像效果；而治疗性 RDC 可具备同时成像及治疗的功能。将发射 α、β^-或 e 粒子等射线的核素，通过偶联工艺标记于肿瘤靶向性抗体、蛋白/多肽、小分子后，可实现精准影像与靶向放疗的有机融合，这一独特功能可实现可视化评估核素药物体内代谢分布、靶标丰度及药物结合水平，定量分析及评价药物疗效。

肿瘤靶向核素凭借独特的放射性作用机制及肿瘤特异性靶向功能，在肿瘤精准显像及治疗中显示出良好的疗效与安全性，毒副作用小，具备不俗的临床应用潜力，目前相关药物研发及临床应用探索在不断推进中。

1　肿瘤靶向核素的结构与作用机制

1.1　肿瘤靶向核素的组成

肿瘤靶向核素药物由三部分组成（图 24-1）。①肿瘤靶向配体：常为单克隆抗体、肿瘤靶向蛋白/多肽、小分子化合物，而相应受体靶标为肿瘤分子标志物，配体即可特异性高亲和力结合于肿瘤细胞；②连接臂及螯合剂：具有两端桥接功能，一端以氨基酸序列连接子偶联配体（如 GGGGS、HHHHHH 等），另一端以螯合基团偶联核素（如 DOTA、NOTA

等）；③放射性核素：利用加速器或反应堆获取的放射性核素，可在一定的反应条件下，借助固有理化性质发生螯合反应等，偶联于螯合剂。

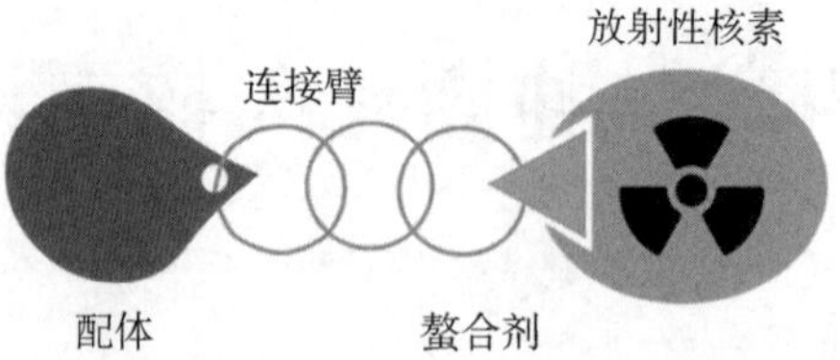

图 24-1　肿瘤靶向核素结构示意图

在构建 RDC 技术路线中，一般首先通过生物化学方法合成肿瘤靶向配体（如真核/原核表达系统制备单克隆抗体及靶向蛋白，或化学合成法制备靶向多肽及小分子化合物），随后将预先制备的连接臂及螯合剂偶联于配体，再加入放射性核素后发生螯合反应，完成配体的核素标记。RDC 经基础理化性质、放射化学产率、放射化学纯度、放射性活度、标记稳定性等指标测定，质量控制合格后方可投入使用，核素药物在临床使用中的药代动力学及药效学表现与 RDC 各结构组分性质与功能息息相关。

1.1.1　肿瘤靶向配体

肿瘤靶向配体作为靶向功能核心，需具备对靶标的特异性高亲和力，通常要求亲和力 K_D 为 nmol 级水平，以实现特异性结合肿瘤细胞，减少非靶组织成像干扰，获取最佳信噪比的高质量核素成像。对于不同靶标的核素成像，配体亲和力可呈现个性化选择，取决于靶标蛋白表达水平 B_{max} 与配体亲和力 K_D 的比值，通常 B_{max}/K_D 至少需达到 10[2]，影像诊断才能达到合适的成像效果。此外，为对实体瘤进行全面深入的 PET 成像，配体还需具备一定的肿瘤穿透性，如纳米抗体（nanobody）、scFv、DARPin 及肿瘤穿膜肽等，可渗透进入肿瘤深部组织，获取更加精准的核素成像，全面评估肿瘤病灶及靶标表达水平。

1.1.2　放射性核素

核素的选择取决于应用目的及核素性质（图 24-2），目前用于影像诊断目的的以 ^{18}F、

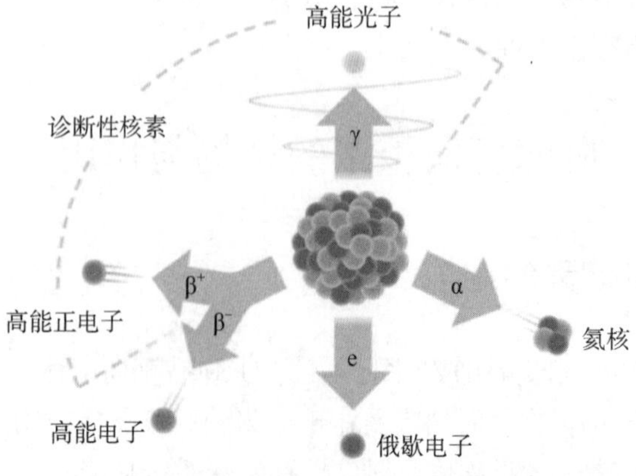

图 24-2　核素放射性衰变产生的不同粒子

^{68}Ga、^{89}Zr 等为主，衰变产生的 β^+粒子及 γ 粒子在 PET 中呈现高清晰高灵敏度图像。用于治疗目的的以 ^{177}Lu、^{223}Ra、^{111}In 等为主，衰变产生的 β^-粒子、e 粒子（俄歇电子）和 α 粒子可杀伤肿瘤细胞，基本机制为放射线穿过肿瘤细胞产生电离效应，破坏细胞 DNA，累积损伤致无法修复，阻断 DNA 合成，使肿瘤细胞周期受干扰，细胞停止分裂或死亡[3]。

在多种放射粒子中，α 粒子的优点是具备高能量，相对生物学效应强，但缺点在于体内自由行程短，只能穿过几个细胞的距离；β 粒子优点在于行程长，约可穿过几百个细胞直径的距离，但是相对生物学效应弱，如 1 个 α 粒子横穿单个细胞即可杀死该细胞，同样效果需约 400 个 β 粒子横穿该细胞[4, 5]。因此，为达到最佳疗效同时降低毒副作用，需利用肿瘤靶向配体将核素富集于肿瘤组织，根据生物分布选择合适放射线，肿瘤靶向聚集充分者可选择高能量 α 粒子，在有限范围内强力杀伤肿瘤细胞，同时，α 粒子短射程可保护周围正常组织；而当肿瘤靶标表达丰度有限或不均匀时，可选择长自由行程 β 粒子，对邻近的靶标阴性肿瘤细胞产生“旁观者效应”杀伤，形成交叉覆盖辐射，克服肿瘤异质性的限制。基于以上特点，不同核素放射线可优势互作，即使面临肿瘤靶标表达水平极低的情况，也能在所需靶标饱和水平以下累积致死性电离辐射，有效杀伤肿瘤细胞，这也是放射性核素治疗的一大优势，是突破肿瘤靶标异质性表达限制的重要策略[6]。

1.1.3　配体与核素的组合

在肿瘤靶向配体与偶联核素的组合选择中，通常要求配体生物半衰期与核素物理半衰期匹配（表 24-1）。因单克隆抗体及肿瘤靶向功能蛋白的生物半衰期较长，通常以 ^{89}Zr 等长物理半衰期作为偶联核素，达到生物半衰期与物理半衰期的匹配，满足核素显像或治疗的时间需求。而肿瘤靶向多肽及小分子化合物因分子量较小，体内代谢快，生物半衰期短，常与之匹配偶联的为 ^{18}F、^{68}Ga 等短物理半衰期核素。此外，为延长生物半衰期，更加广泛选择偶联核素，短半衰期配体可通过偶联聚乙二醇等化学基团增加分子量，或偶联血清蛋白结合域来延缓体内清除代谢，达到延长半衰期的目的。

表 24-1　常见核素放射物理性质及获取方式

核素	半衰期	核素	半衰期
^{44}Sc	3.9h	^{82}Rb	1.3min
^{52g}Mn	5.5d	^{86}Y	14.7h
^{64}Cu	12.7h	^{89}Zr	3.3d
^{68}Ga	67.6min		

1.1.4　连接臂及螯合剂

螯合剂是将放射性核素螯合偶联至肿瘤靶向配体的必需结构。^{131}I 等非金属元素核素可由共价键直接结合到肿瘤靶向配体的酪氨酸残基上，$Al^{18}F$（氟化铝）及 ^{68}Ga 等金属元素核素则需通过以 DOTA、NOTA 为代表的金属螯合剂进行偶联（图 24-3），具体螯合剂根据合成工艺路线选择。

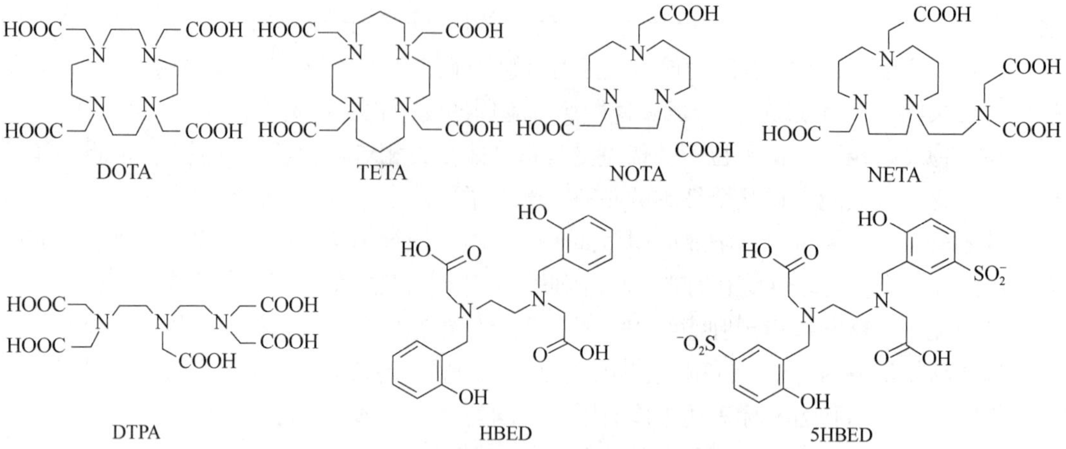

图 24-3　常见的大环及酸性分子螯合剂

连接臂是配体与螯合剂/核素之间的桥接结构，连接臂与配体的偶联需保持稳定，避免核素脱落造成脱靶效应。偶联方案常见的有反应性官能团共价结合、点击化学合成、转肽酶生物连接等桥接技术，可实现稳定标记核素[7]。例如，*N*-羟基琥珀酰亚胺酯（NHS）、硫氰根（SCN^-）和酸酐是最常用的反应性亲电子基团，可与赖氨酸的 ε-氨基反应，利用该反应原理，含 NHS 或 SCN 的螯合剂可与配体偶联形成强共价键，随后通过络合反应进行放射性核素标记，技术路线简单。但是这一随机偶联过程可能会导致核素标记位点为非特异性，缺乏剂量控制，而点击化学合成及转肽酶生物连接具有定点标记功能[8, 9]，更利于核素放射剂量控制，但是需要复杂技术路线来实现。

因此，偶联方案选择需具体分析标记位点及剂量需求，优化设计技术路线，开发更理想的化学选择方法进行配体与核素的偶联。

1.2　肿瘤靶向核素的作用机制

在完成肿瘤靶向配体、连接臂螯合剂、放射性核素三者的偶联构建后，肿瘤靶向核素在体内作用机制：RDC 经静脉注射进入体内，经一定时间的血液循环，由肿瘤靶向配体引导至肿瘤病灶区域，配体与肿瘤靶标特异性高亲和力结合，富集于靶标阳性肿瘤组织，并且向深部渗透。在此过程中，核素不断衰变产生放射粒子，经 PET 对粒子成像观察其生物分布，评估肿瘤影像表现，同时，放射粒子穿过肿瘤细胞发生电离辐射，损伤 DNA，达到肿瘤杀伤效果。

从肿瘤靶向核素的结构及作用机制不难看出，RDC 依赖配体与受体的特异性识别，使得负载核素向肿瘤聚集，仍然是围绕肿瘤靶标达成诊疗目标，是肿瘤靶向诊疗理念在核医学领域的延伸，符合当今肿瘤个体化与靶向免疫治疗的发展趋势，将保持持续发展的活力。

2　肿瘤靶向核素的特点

肿瘤靶向核素相比于非靶向核素探针，显著特点在于靶向配体的偶联，使核素对于肿瘤组织具有主动靶向性，在靶标阳性病灶潴留时间延长，PET 捕获图像时间窗更加宽泛，并且通过无创、实时、可视化观测肿瘤靶标表达情况，避免了侵袭性检查的创伤及局部取材的局限性。此外，肿瘤靶向核素的诊疗一体化，可在放疗的同时观察病灶成像，这是常规放疗无法实现的。

因此，对比目前临床传统的 ^{18}F-FDG 核素成像及 ^{131}I 核素治疗等核医学技术，肿瘤靶向核素具有诸多改进潜力，有独特优势。

2.1　肿瘤靶向性强，背景清除快

RDC 中肿瘤靶向配体对肿瘤靶标具有特异性高亲和力，亲和力 K_D 一般为 10^{-12}～10^{-9}mol/L，这是 ^{18}F-FDG 所不具备的。并且，选取的靶标为肿瘤特异性分子标志物，正常组织不表达或表达水平极低，而肿瘤组织为显著高表达，因此 RDC 将被特异性摄取，靶向富集于靶标阳性组织，而其他组织仅呈一过性代谢分布，背景摄取快速清除，成像等待时间短。此外，由于 RDC 的肿瘤靶向性特点，放射剂量分布得以优化，注射剂量需求低于常规显像剂，患者整体依从性高，利于临床推广。

2.2　分子量小，肿瘤穿透性佳

以纳米抗体（nanobody）、DARPin、肿瘤穿膜肽及小分子化合物等为代表的配体，由于分子量小、水脂溶性好，在偶联放射性核素后，RDC 凭借这些优势，具有较好的肿瘤穿透性，对比传统核素探针的被动扩散及摄取，肿瘤靶向核素可更多地向肿瘤深部组织渗透，显像更全面，放疗更深入。

2.3　非靶组织摄取少，信噪比高

^{18}F-FDG 生物分布为被动代谢摄取，非靶组织降噪等待时间长，肿瘤组织摄取同步缓慢下降，容易错过高信噪比时间窗。而在 RDC 显像应用中，正常组织因不表达靶标分子，RDC 不易滞留摄取，很快随血液循环离开非靶组织，正常组织表现为低信号背景图像，同时靶标阳性肿瘤组织富集摄取核素，最终呈现高信噪比，突出显示肿瘤病灶。

2.4　靶向配体功能多样，无创检测描绘肿瘤-免疫交互图谱

RDC 中配体的靶标不仅可选择肿瘤细胞标志物，还可选择免疫细胞标志物，以及肿瘤免疫微环境中的分子，这极大地丰富了临床肿瘤 PET 可提供的影像学信息，不再局限于肿

瘤组织成像的诊断，而是可借助免疫细胞及微环境 PET 影像评估免疫功能状态，无须依靠传统的侵袭性病理活检，由 PET 功能影像即可筛选肿瘤免疫治疗潜在获益人群，实时监测免疫应答水平，提供丰富的肿瘤-免疫交互信息。

2.5 分子影像与靶向治疗有机融合，实现诊疗一体化

部分治疗性 RDC 释放的射线在靶向杀伤肿瘤细胞同时，还可进行 PET 成像，将影像诊断与靶向治疗融合为“诊疗一体化平台”，成为放疗的一种新形式，相比于光动力疗法等，RDC 提供的治疗实时影像更精准，放疗的生物效应更强。

3 肿瘤靶向核素的应用

RDC 药物历经多年发展，配体及核素呈现多元化特点，RDC 功能得到丰富拓展。目前 RDC 主要应用于以下领域。

3.1 精准影像诊断

RDC 作为肿瘤影像示踪探针，可由 PET 成像清晰显示肿瘤病灶，借助 PET 图像分析系统，可定量分析肿瘤病灶、淋巴结及其他组织器官的摄取值，观察患者肿瘤靶标表达分布，评估治疗方案，为临床医生的鉴别诊断、治疗决策、观察随访提供重要的肿瘤精准影像学依据。

常见应用于肿瘤精准影像的 RDC 如下。①前列腺特异膜抗原（PSMA）核素探针：将 PSMA 小分子配体标记 ^{68}Ga 或 ^{18}F，应用于前列腺癌精准影像诊断，提高早诊率[10]。②成纤维细胞活化蛋白（FAP）核素探针：将 FAP 小分子抑制剂等标记 ^{68}Ga，应用于多种实体瘤影像学诊断[11, 12]。③生长抑素受体核素探针：将奥曲肽标记 ^{68}Ga，应用于神经内分泌肿瘤影像学诊断，评估肿瘤恶性程度[13]。除了上述 RDC，靶向 PD-L1、HER2、EGFR、CD20、CD38 等靶标的 RDC 应用于肿瘤精准影像并获得了良好成像效果。

RDC 靶标除了肿瘤标志物，还可以是免疫相关分子，相关靶标如 ICOS、PD-1、CD8[14-18] 及 γ 干扰素、颗粒酶 B、肿瘤坏死因子[19-21]等，通过 PET 影像观察特定免疫细胞在微环境中浸润水平及功能状态，可实时、无创、全面观察全身肿瘤免疫应答状态。

免疫细胞浸润及功能状态变化通常早于肿瘤病灶体积变化，因此，利用 RDC 进行 PET 成像评估免疫应答状态，可在早期预测疗效。此外，免疫治疗过程中出现的“假性进展”，利用免疫靶标 RDC 进行 PET 影像评估，可辅助鉴别诊断。如今肿瘤免疫疗法在临床实践中广泛开展，PET 影像学将为免疫疗法方案制订及调整提供重要依据。

3.2 核素诊疗一体化

随着核素药物的发展，放射性核素不仅可应用于临床影像诊断，发射 α^-、β^-或 e 粒子

等射线的 RDC 还可同时进行放疗，形成放射性核素诊疗方案，实现核素诊疗一体化。

肿瘤靶向核素诊疗一体化方案可由以下路径实现。①影像诊断评估：利用诊断性 RDC 进行影像学诊断，PET 或 SPECT 成像可明确肿瘤靶标表达水平，量化分析表达丰度，评估靶标表达是否符合治疗要求。②核素靶向治疗：对于靶标评估合格患者，即可应用针对同靶标的治疗性 RDC，如标记 $^{177}Lu[\beta^-, \gamma]$或 $^{64}Cu[\beta^-, \beta^+]$的 RDC[22]，可同时发射诊断用及治疗用粒子，同时实现成像与治疗。③疗效监测与评价：在疗效定期评价监测中，仍使用同样的诊断性 RDC 进行影像学评价。

此外，也有研究者提出其他的诊疗一体化方案[23]，在同一 RDC 分子上连接一对分别具有诊断及治疗作用的放射性核素，常见配对核素有 $^{99m}Tc/^{186/188}Re$ 及 $^{68}Ga/^{177}Lu$，或者利用同一元素的异种同位素，共同标记 RDC，如标记 $^{86}Y[\beta^+]$和 $^{90}Y[\beta^-]$。以上方案均可同时实现肿瘤精准影像与靶向治疗，临床医生可根据 RDC 可及性及放疗需求进行选择。

核素诊疗一体化充分利用肿瘤靶向性优势，将放射性核素精准引导至靶标阳性的肿瘤组织，是一种彰显精准医学特色的技术，放射诊疗学在未来放射性药物研发及肿瘤核医学研究中蕴含巨大潜力，极具发展前景。

4　肿瘤靶向核素的临床进展

目前已有多款 RDC 显像剂获批应用于临床肿瘤 PET 显像，其中有 4 款是 PSMA 显像剂，并且，根据 ClinicalTrials 数据库收录的临床试验最新信息，靶向 PSMA 的 PET 显像有 348 项临床试验，靶向 HER2 的有 101 项，靶向 FAP 的有 64 项，其余靶标也有若干临床试验进行。此外，RDC 引导的核素放疗目前有 48 项临床试验在 ClinicalTrials 注册，其中一款针对 PSMA 的治疗性 RDC（^{177}Lu-PSMA-617）已被 FDA 批准用于临床。RDC 药物的临床探索呈现蓬勃发展的态势。

4.1　肿瘤精准影像

RDC 引导的肿瘤 PET 精准影像目前已开展众多临床试验，多数进入Ⅲ期临床试验。其中，^{68}Ga-PSMA-11 因在前列腺癌相关临床试验中展现出优越的诊断性能和安全性，已于 2020 年被 FDA 批准用于临床。

PSAM-11 为靶标 PSMA 的小分子配体，可特异性结合于前列腺癌细胞表面的 PSMA 分子，将放射性核素 ^{68}Ga 标记于 PSAM-11 构建 RDC，应用于前列腺癌 PET 成像，临床试验数据已证实，^{68}Ga-PSMA-11 在诊断前列腺癌疑似转移及复发时，能够正确定位并且检出率较高，特异性及阳性预测值优于常规成像，因此获批临床使用。此外，2021 年 FDA 批准的 piflufolastat F18（商品名：Pylarify）也是靶向 PSMA 的 RDC，获批应用于前列腺癌精准成像。随着 RDC 引导的肿瘤精准成像不断发展，PSMA-PET 有望成为未来前列腺癌影像学诊断的一线手段[24]。此外，靶向生长抑素受体的 ^{68}Ga-DOTA-TATE/TOC 已在欧美获批临床使用，应用于神经内分泌肿瘤 PET 显像。

靶向 HER2 的 RDC 应用于肿瘤 PET 成像近年来也是发展迅猛，^{89}Zr 标记曲妥珠单抗作为 PET 显像剂，已在多项Ⅱ期及Ⅲ期临床试验中显示出无创诊断乳腺癌原发灶及转移灶的独特优势，并且可评估患者 HER2 表达丰度，指导 HER2 相关靶向药物（HER2 单抗药物及 ADC）的临床应用[25, 26]。

靶向 FAP 的 ^{68}Ga-FAPI PET、靶向 EGFR 的 ^{89}Zr-panitumumab PET、靶向 CD20 的 ^{89}Zr-rituximab PET 等肿瘤靶向核素精准显像目前已全面开展临床试验[27-29]。随着未来新的肿瘤靶向配体研发及核素标记工艺的成熟，预计将有更多新型 RDC 投入肿瘤精准影像的临床使用。

4.2 免疫微环境功能影像

anti-PD1 mAb（如帕博利珠单抗、纳武单抗等）是目前临床已广泛使用的免疫治疗药物，Niemeijer 等[30]将纳武单抗标记 ^{89}Zr 构建靶向 T 细胞的 RDC（^{89}Zr-Df-nivolumab）用于 PET 显像，临床试验结果显示，PET 诊断与 PD-1 病理组化结果一致，表明 PD-1-PET 可评估患者免疫细胞状态。

肿瘤组织中浸润的 $CD8^+$T 细胞是抗肿瘤免疫应答的重要组成部分，为评估 $CD8^+$T 细胞浸润水平，Pandit-Taskar 等[31]开展了一项Ⅰ期临床试验，将 anti-CD8 minibody 标记 ^{89}Zr 构建 RDC（^{89}Zr-IAB22M2C）作为显像剂，患者在接受免疫治疗后进行 CD8-PET 影像学评估，结果显示，PET 影像可清晰显示肿瘤病灶中 $CD8^+$T 细胞浸润情况，与病理组化结果一致，CD8-PET 可作为免疫治疗疗效预测依据。

此外，直接对免疫细胞释放的效应因子进行成像观察，也是检测细胞毒性 T 细胞效应功能的重要手段，Zhou 等[32]针对靶标颗粒酶 B，筛选出高特异性结合的小分子配体，并标记 ^{68}Ga 构建 RDC（^{68}Ga-grazytracer），继而在接受免疫治疗的患者中开展 PET 显像临床试验，经 PET 影像分析及病理组化验证，基于 ^{68}Ga-grazytracer 的 PET 影像可实时、无创、定量评估 T 细胞的颗粒酶 B 分泌水平，预测免疫治疗疗效。

随着如今肿瘤免疫治疗的发展，涌现出免疫单抗药物治疗（如抗 PD-1、PD-L1 等）、免疫细胞疗法（如 TCR-T、CAR-T、CAR-NK 细胞等）、肿瘤治疗性疫苗、肿瘤免疫性工程细菌等诸多免疫疗法，免疫应答状态评估 PET 影像将在患者筛选、疗效预测、疗效评价等多方面发挥重要作用。

4.3 肿瘤靶向放疗

目前经美国 FDA 或欧洲 EMA 批准临床应用的肿瘤治疗性 RDC 有 8 种（表 24-2），近期获批临床使用的是 ^{177}Lu-PSMA-617（商品名：Pluvicto），主要用于治疗 PSMA 阳性的转移性去势抵抗性前列腺癌（mCRPC）。该 RDC 由 PSMA 小分子配体 PSMA-617 标记治疗性核素 ^{177}Lu 构建而成，可特异性结合表达 PSMA 的前列腺癌细胞，并释放射线杀伤肿瘤细胞，该疗法已在多项临床试验中被证实比标准方案效果更佳，且毒副作用小，安全可控，并且配备 PSMA 诊断性 RDC 的 PET 显像辅助筛选，实现 PSMA 靶向诊疗一体化。因此，

^{177}Lu-PSMA-617 的临床获批，为耐受激素疗法及他汀类化疗的前列腺癌患者带来了新的治疗选择。

另一款已获批临床使用的经典 RDC 是 ^{177}Lu-DOTA-TATE，属于肽受体放射性核素疗法（peptide receptor radionuclide therapy，PRRT），其结构中，奥曲肽（TATE）是生长抑素类似物，可特异性结合肿瘤细胞表面生长抑素受体，TATE 经 DOTA 基团的螯合反应标记 ^{177}Lu 构建成 RDC。^{177}Lu-DOTA-TATE 应用于神经内分泌肿瘤治疗，可显著提高 PFS，改善患者生活质量，并且可与 ^{68}Ga-DOTA-TATE/TOC PET 显像配合使用，在临床上实现核素诊疗一体化。

此外，获批临床应用的治疗性 RDC 还有用于非霍奇金淋巴瘤治疗的 ^{90}Y-ibritumomab tiuxetan、^{131}I-tositumomab，用于前列腺癌骨转移治疗的 ^{223}Ra-dichloride 等药物。

由 RDC 引导的肿瘤放射靶向治疗目前已在前列腺癌患者及胃肠胰神经内分泌肿瘤患者中卓见成效，此外，将 RDC 治疗联合其他疗法（如放疗增敏、化疗、免疫治疗等）整合为肿瘤综合治疗方案，以应对肿瘤耐辐射及靶标水平下调，相关临床试验目前仍在积极开展。在未来肿瘤个体化与靶向免疫治疗方案中，RDC 肿瘤靶向放疗将起到重要作用。

表 24-2　欧美批准临床应用的治疗性核素药物

药品	获批年份	配套显像剂
[^{131}I]sodium iodode	1971	[^{131}I]sodium iodode
^{153}Sm-EDTMP	1997、1998	^{99m}Tc-bisphosphonates，包括 ^{99m}Tc-medronate、^{99m}Tc-oxidronate、^{99m}Tc-pyrophosphate
^{90}Y-ibritumomab tiuxetan	2002、2004	^{111}In-ibritumomab
^{131}I-tositumomab	2003、2003	^{131}I-tositumomab
^{131}I-iobenguane（或 MIBG）	2018	^{123}I-iobenguane
^{223}Ra-dichloride	2013、2013	
^{177}Lu-DOTA-TATE	2018、2017	^{68}Ga-DOTA-TATE（美国）、^{64}Cu-DOTA-TATE（美国）、^{68}Ga-DOTA-TOC（欧洲）
^{177}Lu-PSMA-617	2022	^{68}Ga-PSMA-11

5　总结与展望

围绕放射性核素的肿瘤精准显像与靶向治疗在临床应用中逐渐受到重视，这与肿瘤靶向抗体、蛋白质/多肽、小分子配体的快速发展，以及 PET 多模态显像技术研发等众多因素密切相关，并且随着肿瘤早期诊断对无创性精准影像需求日益增加，以及放疗靶向精准性要求逐渐提高，肿瘤靶向核素药物正处于全速发展阶段，探索 RDC 应用及剂量优化的临床试验数量仍在持续大幅增加。大量临床试验数据表明，基于 RDC 的 PET/CT/MRI 可提高肿瘤诊断效能，RDC 引导的放疗在多个实体瘤中获得了优于常规治疗的效果，可显著改善患者生存质量，延长生存期，这些结果正推动更多 RDC 获批应用于临床。

尽管肿瘤靶向核素药物已经历多年临床探索，但仍面临诸多挑战，需进一步优化完善。一方面，由于核素的特殊性，RDC 生产制备、运输配送及临床储存需满足一定条件，这要求具备相应能力的生产基地与临床核医学科及肿瘤中心协同运作，提高患者及临床医生对 RDC 的可获取性，为适用患者提供高质量 RDC 诊疗技术平台。另一方面，RDC 放射剂量需平衡显像/治疗效果与毒副作用，尤其需要保护脊髓等关键剂量限制器官，为应对这一挑战，除了优化放射剂量处方，肿瘤靶向配体的生物性能还需进一步提升，以改善 RDC 生物分布并聚焦肿瘤区域。此外，面对肿瘤耐辐射及靶标下调现象，综合治疗方案的制订尤为重要，RDC 需联合多种抗肿瘤手段协同发挥最佳作用。

随着对肿瘤靶向配体、放射性核素及偶联工艺的逐步深入研究，以及肿瘤个体化与靶向免疫治疗对精准影像及药物需求日益增加，肿瘤靶向核素诊疗技术将迎来重大发展契机，未来相信会成为肿瘤精准影像及放疗的中坚力量。

参 考 文 献

[1] Herrmann K，Kraus BJ，Hadaschik B，et al. Nuclear medicine theranostics comes of age. Lancet Oncol，2021，22（11）：1497-1498.

[2] Gee AD，Bongarzone S，Wilson AA. Small molecules as radiopharmaceutical vectors. Radiopharmaceutical Chemistry，2019，1（7）：119-136.

[3] Caers J，Duray E，Vrancken L，et al. Radiotheranostic agents in hematological malignancies. Front Immunol，2022，13：911080.

[4] Dolgin E. Drugmakers go nuclear，continuing push into radiopharmaceuticals. Nat Biotechnol，2021，39（6）：647-649.

[5] Gallivanone F，Valente M，Savi A，et al. Targeted radionuclide therapy：frontiers in theranostics. Front Biosci（Landmark Ed），2017，22（10）：1750-1759.

[6] Bodei L，Herrmann K，Schoder H，et al. Radiotheranostics in oncology：current challenges and emerging opportunities. Nat Rev Clin Oncol，2022，19（8）：534-550.

[7] Wei W，Rosenkrans ZT，Liu J，et al. ImmunoPET：concept，design，and applications. Chem Rev，2020，120（8）：3787-3851.

[8] Yang E，Liu Q，Huang G，et al. Engineering nanobodies for next-generation molecular imaging. Drug Discov Today，2022，27（6）：1622-1638.

[9] Islam A，Pishesha N，Harmand TJ，et al. Converting an anti-mouse CD4 monoclonal antibody into an scFv positron emission tomography imaging agent for longitudinal monitoring of CD4（+）T cells. J Immunol，2021，207（5）：1468-1477.

[10] Farolfi A，Calderoni L，Mattana F，et al. Current and emerging clinical applications of PSMA PET diagnostic imaging for prostate cancer. J Nucl Med，2021，62（5）：596-604.

[11] Meyer C，Dahlbom M，Lindner T，et al. Radiation dosimetry and biodistribution of ^{68}Ga-FAPI-46 PET imaging in cancer patients. J Nucl Med，2020，61（8）：1171-1177.

[12] Sharma P，Singh SS，Gayana S. Fibroblast activation protein inhibitor PET/CT：a promising molecular imaging tool. Clin Nucl Med，2021，46（3）：e141-e150.

[13] Jiang Y，Liu Q，Wang G，et al. A prospective head-to-head comparison of ^{68}Ga-NOTA-3P-TATE-RGD and（68）Ga-DOTATATE in patients with gastroenteropancreatic neuroendocrine tumours. Eur J Nucl Med Mol Imaging，2022，49（12）：4218-4227.

[14] Simonetta F, Alam IS, Lohmeyer JK, et al. Molecular imaging of chimeric antigen receptor T cells by ICOS-ImmunoPET. Clin Cancer Res, 2021, 27(4): 1058-1068.

[15] Xiao Z, Mayer AT, Nobashi TW, et al. ICOS is an indicator of T-cell-mediated response to cancer immunotherapy. Cancer Res, 2020, 80(14): 3023-3032.

[16] Kok IC, Hooiveld JS, van de Donk PP, et al.(89)Zr-pembrolizumab imaging as a non-invasive approach to assess clinical response to PD-1 blockade in cancer. Ann Oncol, 2022, 33(1): 80-88.

[17] Ehlerding EB, Lee HJ, Jiang D, et al. Antibody and fragment-based PET imaging of CTLA-4^+ T-cells in humanized mouse models. Am J Cancer Res, 2019, 9(1): 53-63.

[18] Nagle VL, Henry KE, Hertz CAJ, et al. Imaging tumor-infiltrating lymphocytes in brain tumors with [^{64}Cu] Cu-NOTA-anti-CD8 PET. Clin Cancer Res, 2021, 27(7): 1958-1966.

[19] Yan G, Wang X, Fan Y, et al. Immuno-PET imaging of TNF-alpha in colitis using ^{89}Zr-DFO-infliximab. Mol Pharm, 2022, 19(10): 3632-3639.

[20] Larimer BM, Wehrenberg-Klee E, Dubois F, et al. Granzyme B PET imaging as a predictive biomarker of immunotherapy response. Cancer Res, 2017, 77(9): 2318-2327.

[21] Goggi JL, Ramasamy B, Tan YX, et al. Granzyme B PET imaging stratifies immune checkpoint inhibitor response in hepatocellular carcinoma. Mol Imaging, 2021, 2021: 9305277.

[22] Jalilian AR, Osso J. The current status and future of theranostic copper-64 radiopharmaceuticals. Iran J Nucl Med, 2017, 25(1): 1-10.

[23] Brandt M, Cardinale J, Aulsebrook ML, et al. An overview of PET radiochemistry, Part 2: radiometals. J Nucl Med, 2018, 59(10): 1500-1506.

[24] Jiao J, Zhang J, Li Z, et al. Prostate specific membrane antigen positron emission tomography in primary prostate cancer diagnosis: first-line imaging is afoot. Cancer Lett, 2022, 548: 215883.

[25] Massicano AVF, Marquez-Nostra BV, Lapi SE. Targeting HER2 in nuclear medicine for imaging and therapy. Mol Imaging, 2018, 17: 1536012117745386.

[26] Tolmachev V, Orlova A, Sorensen J. The emerging role of radionuclide molecular imaging of HER2 expression in breast cancer. Semin Cancer Biol, 2021, 72: 185-197.

[27] Lindenberg L, Adler S, Turkbey IB, et al. Dosimetry and first human experience with ^{89}Zr-panitumumab. Am J Nucl Med Mol Imaging, 2017, 7(4): 195-203.

[28] Natarajan A, Gambhir SS. Radiation dosimetry study of [^{89}Zr] rituximab tracer for clinical translation of B cell NHL imaging using positron emission tomography. Mol Imaging Biol, 2015, 17(4): 539-547.

[29] Qin C, Song Y, Gai Y, et al. Gallium-68-labeled fibroblast activation protein inhibitor PET in gastrointestinal cancer: insights into diagnosis and management. Eur J Nucl Med Mol Imaging, 2022, 49(12): 4228-4240.

[30] Niemeijer AN, Leung D, Huisman MC, et al. Whole body PD-1 and PD-L1 positron emission tomography in patients with non-small-cell lung cancer. Nat Commun, 2018, 9(1): 4664.

[31] Pandit-Taskar N, Postow MA, Hellmann MD, et al. First-in-humans imaging with ^{89}Zr-Df-IAB22M2C Anti-CD8 minibody in patients with solid malignancies: preliminary pharmacokinetics, biodistribution, and lesion targeting. J Nucl Med, 2020, 61(4): 512-519.

[32] Zhou H, Wang Y, Xu H, et al. Noninvasive interrogation of CD8^+ T cell effector function for monitoring early tumor responses to immunotherapy. J Clin Invest, 2022, 132(16): e161065.

第二十五章　抗体偶联药物

抗体偶联药物（antibody-drug conjugate，ADC）是将特异性靶向肿瘤抗原的单克隆抗体通过连接子与高效抗肿瘤毒素相连，从而实现抗体的高度选择性与药物的抗肿瘤活性合二为一的新型肿瘤精准靶向治疗策略。20 世纪初，德国科学家 Paul Ehrlich 首次描述了 ADC 的概念，即抗肿瘤药物可以特异性进入肿瘤细胞进行杀伤，而保护正常组织不受伤害，并将其形象地比喻为“魔法子弹”[1]。1958 年，Mathe 等率先使用鼠源性抗体偶联甲氨蝶呤用于白血病细胞的靶向治疗[2]。1983 年，Ford 等[3]开展首个 ADC 临床试验。然而，早期研究均基于鼠源性抗体进行药物偶联，其在人体内引发的强烈免疫反应极大地限制了疗效发挥，ADC 从理论向临床的转化一度陷入困境。抗体制备技术及基因工程技术的不断突破推动了人源化抗体的研发。使用人源序列部分取代鼠源抗体序列，或从头筛选完全人源化的抗体，显著降低了抗体药物的免疫原性，为 ADC 的发展打开了新局面。2000 年，首个 ADC 吉妥单抗（Mylotarg）被 FDA 批准上市，标志着 ADC 时代的正式来临[4]。此后，点击化学、生物正交化学等新型化学连接技术在蛋白质工程领域的应用进一步助力 ADC 研发，ADC 在稳定性、均一性及药代动力学上不断完善。截至目前，全球共有 14 种 ADC 获批上市，超过 100 种候选 ADC 进入临床试验，其应用也已从肿瘤治疗领域扩展至抗感染及自身免疫性疾病等多个领域。

1　抗体偶联药物的结构与作用原理

ADC 包括 3 个核心组分：抗体、连接子和有效载荷（图 25-1）。一般认为，ADC 的肿

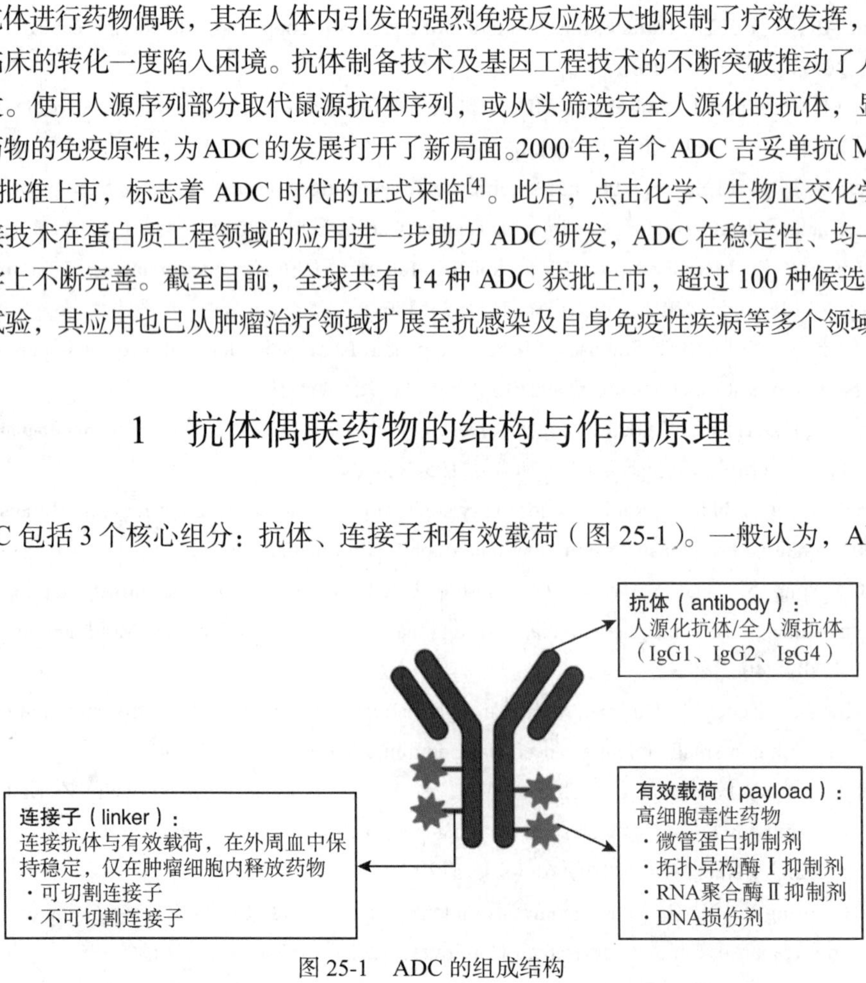

图 25-1　ADC 的组成结构

瘤特异性杀伤主要通过以下机制实现：ADC 通过抗体与肿瘤细胞表面的特异性抗原结合后被肿瘤细胞内吞，在内体/溶酶体中连接子断裂、释放毒素，毒素从内体/溶酶体逃逸，发挥细胞毒作用，使细胞凋亡、坏死；部分药物还可以透过细胞膜，发挥“旁观者效应”，杀死周围的肿瘤细胞（图 25-2）。ADC 是目前各大药企争相布局的热门“赛道”。FDA 批准上市的 ADC 中超过一半是在近 3 年获批的，其研发热度可见一斑。

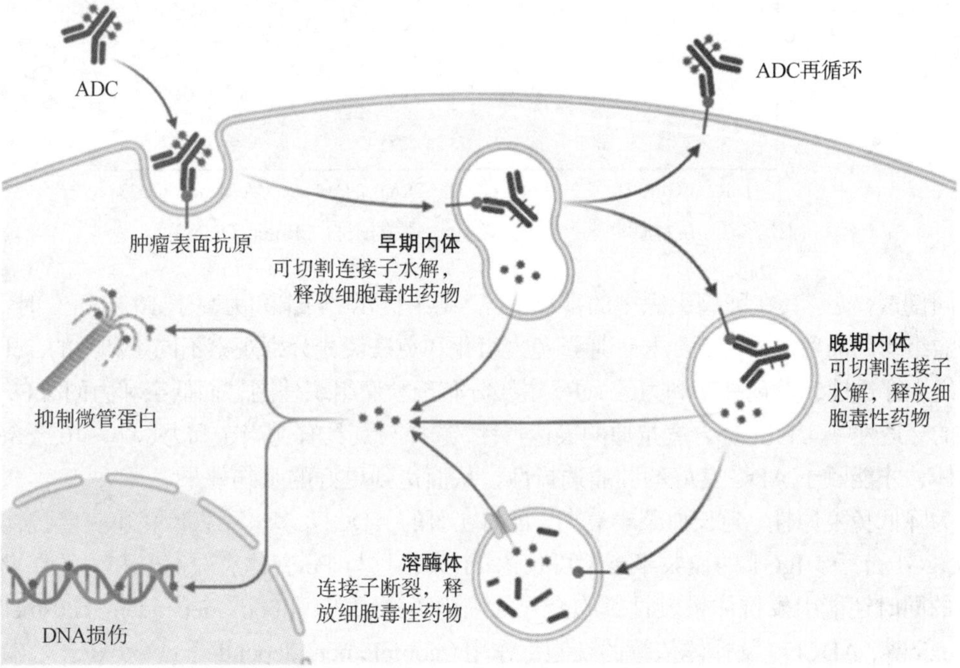

图 25-2 ADC 的作用机制

1.1 抗体

抗体（antibody）通过与肿瘤抗原特异性结合赋予整体肿瘤靶向性。理想的抗体应当具有良好的肿瘤选择性、适当的靶点亲和力、较低的免疫原性及较长的血浆半衰期。

抗体的肿瘤选择性与其靶点选择密切相关。ADC 的靶点一般需要满足以下几个条件：①在肿瘤组织高表达，在正常组织低表达或不表达；②为细胞表面抗原；③可介导 ADC 内吞。根据 ClinicalTrials 网站数据，截至 2022 年 9 月，临床试验数量排名前十的靶点分别为 HER2、EGFR、TROP-2、ROR1、CD22、FRα、CD19、BCMA、c-Met 和 CD33（图 25-3）。此外，随着生物技术的不断发展、ADC 形式的不断创新，血管内皮细胞、肿瘤细胞外基质及胞内蛋白均可成为 ADC 的开发靶点。

抗体与靶点的亲和力是决定其肿瘤选择性及内化效率的另一重要因素。亲和力过低，则肿瘤选择差、内化效率低；亲和力过高，则与肿瘤组织外围的靶抗原结合后难以解离，从而滞留于肿瘤组织外围，影响其组织穿透性、降低疗效，对于肿瘤组织表达水平较高的靶点影响更为明显。此现象被称为结合位点屏障（binding site barrier，BSB）效应。HER2 是经典的肿瘤组织高表达抗原，将亲和力在 10^{-11}～10^{-7}mol/L 的 anti-HER2 scFv 分别标记放

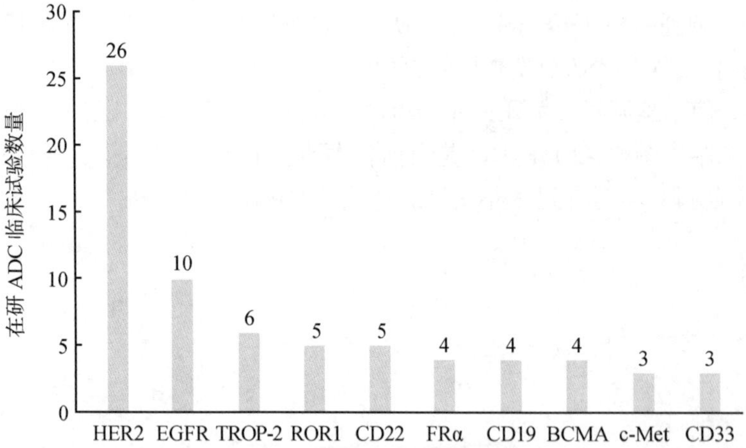

图 25-3　抗体偶联药物的靶点统计（数据来自 ClinicalTrials）

射性同位素，观察其在肿瘤组织中的富集情况。结果提示，当亲和力高于 10^{-9}mol/L 时，scFv 在肿瘤组织的滞留时间并无延长。通过免疫组化和免疫荧光分别观察不同亲和力的 scFv 的肿瘤组织穿透性，发现高亲和力的 scFv 主要分布于肿瘤组织外围，而低亲和力的 scFv 具有更好的穿透性[5]。因此，综合靶抗原的表达特性，选择与其具有适当亲和力（$K_D \leqslant 10^{-8}$nmol/L）的抗体，才能赋予 ADC 良好的肿瘤选择性，从而达到更好的杀伤效果。

为降低免疫原性、延长血浆半衰期，目前在研的 ADC 大多采用人源化单克隆抗体亚型中的 IgG1 分子。IgG1 的血浆半衰期可长达 21 天，且与 Fc 受体有较高亲和力，在发挥靶向性的同时还能引发抗体依赖性细胞介导的细胞毒作用（antibody-dependent cell-mediated cytotoxicity，ADCC）及补体依赖的细胞毒作用（complement dependent cytotoxicity，CDC），从而与其他药物/免疫细胞有潜在的协同杀伤作用。IgG3 虽能同样引发 ADCC、CDC 效应，但其血浆半衰期仅为 7 天，因此不作为 ADC 研发的首选。IgG2、IgG4 半衰期与 IgG1 相当，但 IgG2、IgG4 无法有效介导 ADCC 和 CDC 效应，因此仅见于少数 ADC，如首个上市的 Mylotarg 及目前正在进行临床试验的 AGS67E（NCT02175433）、AGS-16C3F（NCT02639182）。

1.2　连接子

连接子（linker）负责串联单克隆抗体和有效载荷，是 ADC 设计的另一个重要部分。理想的连接子不影响抗体和细胞毒性药物的活性，并且能在外周血中保持稳定，仅在肿瘤局部释放药物，从而保护正常组织、实现肿瘤特异性杀伤。ADC 的连接子包括可切割连接子（cleavable linker）和不可切割连接子（non-cleavable linker）。

可切割连接子主要分为以下三种：

（1）酶敏感型连接子：指可以被酶切断裂的连接子，是目前 ADC 设计中使用最多的连接子类型。酶敏感型连接子包括酯类（ester）、酰胺类（amide）、氨基甲酸酯类（carbamate）和某些能被特定水解酶识别的二肽或三肽序列等。ADC 与受体结合后被肿瘤细胞内吞，进入内体和溶酶体。内体和溶酶体中富含酯酶、酰胺酶、羧酸酯酶等，可使连接子快速断裂，从而释放药物、发挥细胞毒作用。一般认为稳定性上酰胺类＞氨基甲酸酯类＞酯类。除此以外，某些特定的蛋白酶在肿瘤组织高表达而在正常组织低表达，使用能被这些蛋白酶识别的序列作为连接子，可进一步增加 ADC 的稳定性和肿瘤特异性。目前上市的 14 款 ADC 中，共 9 款 ADC 使用了酶敏感型连接子，其中有 6 款均使用了可被组织蛋白酶 B 特异性识别的二肽连接子缬氨酸-瓜氨酸（valine-citrulline，val-cit）连接毒素[6]。此外，天冬酰胺内肽酶识别的三肽连接子丙氨酸-丙氨酸-天冬酰胺（alanine-alanine-aspartate，Ala-Ala-Asn）也有很好的发展潜力[7]。

（2）pH 敏感型连接子：在酸性环境中断裂，如肿瘤微环境（pH 6.5～6.9）、内体（pH 5.5～6.2）及溶酶体（pH 4.5～5.0），而在外周血和正常组织中保持稳定（pH 7.4）。使用最广泛的 pH 敏感型连接子是酰腙类连接子，而对缩醛、碳酸酯类研究较少。FDA 首个批准的 ADC Mylotarg 使用了酰腙类连接子。在溶酶体的酸性环境中，酰腙类连接子被水解，释放酰肼和药物前体，药物前体再经还原反应产生活性药物。尽管酰腙类在体外缓冲液中表现出了较好的稳定性（pH 7.4），但在血浆中并不稳定，导致药物提前释放，产生较大的毒副作用。2010 年 Mylotarg 撤市；直到 2017 年，Mylotarg 才在调整剂量和给药方式后重新上市[8]。

（3）可还原型连接子：谷胱甘肽（glutathione，GSH）是由谷氨酸、半胱氨酸和甘氨酸结合而成的三肽，是生物体内一种重要的还原剂，其活性基团为半胱氨酸上的巯基。细胞内的 GSH 浓度约为细胞外的 1000 倍。由于氧化应激压力增加、代谢改变等原因，肿瘤细胞中的 GSH 水平往往异常升高。利用这一特点，可在 ADC 设计中使用二硫键、二硒键等可还原型连接子，ADC 进入肿瘤细胞后被 GSH 还原后断裂而释放药物。值得注意的是，不同类型的肿瘤 GSH 水平也不尽相同，如结直肠癌组织的 GSH 含量约为乳腺癌组织的 4 倍[9]。因此，在 ADC 设计中应当根据目标癌种综合考虑肿瘤靶点与连接子类型。

不可切割连接子中常常使用琥珀酰亚胺硫醚、肟、三唑等化学键来连接药物与靶向肽，这些化学键不容易因蛋白酶、酸性环境和还原剂等因素而断裂[10]。使用此类连接子的 ADC 通常能在外周血中保持良好的稳定性；进入肿瘤细胞后，药物的释放依赖于内体/溶酶体中的蛋白酶将抗体/连接子整体降解。然而，这样的降解往往不完全，抗体/连接子依旧留有部分氨基酸与药物相连。残留的氨基酸可能影响药物的电荷，阻碍药物从溶酶体/内体释放、降低透膜性，从而削弱其抗肿瘤作用。FDA 批准的 ADC 中，有两种（Blenrep、Kadcyla）使用了不可切割连接子，分别用于多发性骨髓瘤和乳腺癌的治疗（表 25-1）。目前已进入Ⅲ期临床试验的 7 种实体瘤靶向性 ADC 中，仅有一种（ARX788）采用了不可切割连接子的形式（表 25-2）[11]。

总体而言，目前的 ADC 研究中可切割连接子，尤其是酶敏感型连接子更受欢迎，但具体的连接子类型还需在综合考虑药物的设计需求及作用机制后决定。

表 25-1　已上市抗体偶联药物

商品名	靶点	连接子	有效载荷	适应证
Mylotarg	CD33	可切割	卡奇霉素	急性髓系白血病
Adcetris	CD30	可切割	MMAE	淋巴瘤
Kadcyla	HER2	不可切割	DM1	乳腺癌

续表

商品名	靶点	连接子	有效载荷	适应证
Besponsa	CD22	可切割	卡奇霉素	急性淋巴细胞白血病
Lumoxiti	CD22	可切割	PE38	毛细胞白血病
Polivy	CD79β	可切割	MMAE	弥漫大 B 细胞淋巴瘤
Padcev	Nectin 4	可切割	MMAE	尿路上皮癌
Enhertu	HER2	可切割	Dxd	乳腺癌、胃癌、食管胃结合部癌
Trodelvy	TROP-2	可切割	SN38	三阴性乳腺癌、尿路上皮癌
Blenrep	BCMA	不可切割	MMAF	多发性骨髓瘤
Akalux	EGFR	可切割	IRDye700DX	头颈部鳞癌
Zynlonta	CD19	可切割	PBD	弥漫大 B 细胞淋巴瘤
爱地希	HER2	可切割	MMAE	胃癌、食管胃结合部癌、尿路上皮癌
Tivdak	TF	可切割	MMAE	宫颈癌

表 25-2 进入Ⅲ期临床试验的抗体偶联药物（针对实体瘤，数据来自 ClinicalTrials）

名称	靶点	连接子	有效载荷	药物抗体比	适应证	临床试验阶段
XMT-1536	NaPi2b	可切割	AF-HPA	10～15	卵巢癌 输卵管癌	Ⅲ
SYD985	HER2	可切割	多卡米星	2.8	乳腺癌	Ⅲ
IMGN853	FRα	可切割	DM4	3～4	卵巢癌 输卵管癌	Ⅲ
DS-1062a	Trop-2	可切割	Dxd	4	乳腺癌	Ⅲ
ARX788	HER2	不可切割	amberstatin-269	2	乳腺癌	Ⅱ/Ⅲ
SAR-408701	CEACAM5	可切割	DM4	3.9	非小细胞肺癌	Ⅲ

1.3 有效载荷（payload）

ADC 的有效载荷主要包括细胞毒性化疗药物和蛋白类免疫毒素，目前进入临床试验的 ADC 以偶联细胞毒性化疗药为主，下文将对其进行重点阐述。

传统的细胞毒性化疗药水溶性差、全身毒副作用强。与抗体偶联后，细胞毒性药物的溶解性改善，并能选择性杀伤肿瘤细胞。早期的 ADC 设计中选择临床常用的化疗药物进行偶联，如长春碱类等，但实际疗效却不尽如人意。研究发现，尽管抗体赋予了药物一定的肿瘤靶向性，但 ADC 在体内依然会经历复杂的生物过程，在体内分布、抗原结合、内吞、药物释放、药物作用等每个步骤都存在损耗。实际情况中，真正到达肿瘤局部并起效的药物可能不足给药剂量的 1.56%[12]。因此，在选择偶联的化疗药物时，研究者更倾向于使用高细胞毒性药物，其半抑制浓度（IC_{50}）一般在皮摩尔至纳摩尔级别，低剂量下即可对肿瘤产生有效杀伤。除此以外，考虑到部分正常细胞也能通过非特异性的胞吞、胞饮作用摄取 ADC，应尽量选择对肿瘤细胞杀伤性较强而对正常细胞杀伤较弱的药物。

目前常用的毒素如下：

（1）微管蛋白抑制剂。常见的有以下几种：①紫杉烷类，包括紫杉醇、多西他赛等；②澳瑞他汀类，包括单甲基澳瑞他汀 E（monomethyl auristatin E，MMAE）和单甲基澳瑞他汀 F（monomethyl auristatin F，MMAF）；③美登素生物碱类，包括美登素 DM1 和美登素 DM4。微管蛋白抑制剂是目前使用最多的毒素类型，已上市的 ADC 中有一半分别使用了 MMAE（35.7%）、MMAF（7.1%）、DM1（7.1%），对快速增殖分裂的细胞（如肿瘤细胞）显示出了良好的杀伤作用。

（2）拓扑异构酶Ⅰ抑制剂。常见的为喜树碱衍生物 SN-38 和 DX-8951f。喜树碱是从喜树中分离获得的抗癌生物碱，其半合成衍生物伊立替康对结直肠癌、肺癌等多种肿瘤均有较好的疗效。SN-38 是伊立替康的活性代谢物，毒性约为伊立替康的 100 倍，而 DX-8951f 则又比 SN-38 强 6～28 倍。第一三共对 DX-8951f 进一步改造，保留其拓扑异构酶抑制剂活性的同时进一步降低骨髓毒性，即新型毒素 Dxd。偶联 Dxd 的 HER2 靶向性 ADC 于 2019 年获批上市。Ⅲ期临床试验 Destiny-Breast04 结果提示，在性激素受体阳性人群中，相比对照组，Enhertu 组的 mPFS 增加近一倍（10.1 个月 vs 5.4 个月），死亡或进展风险降低了 49%（HR=0.51，95%CI，0.4～0.64；$P<0.001$；mOS 增加 6.4 个月（23.9 个月 vs 17.5 个月），死亡风险降低 36%（$P=0.003$））。在全部人群中，Enhertu 组显著增加 mPFS（9.9 个月 vs 5.1 个月），降低 50%的疾病进展或死亡风险（$P<0.001$；相比对照组，mOS 增加 6.6 个月（23.4 个月 vs 16.8 个月），死亡风险降低 36%（$P=0.001$））[13]。

（3）RNA 聚合酶Ⅱ抑制剂。常见的是 α-鹅膏蕈碱。α-鹅膏蕈碱来自鹅膏菌属，是由 8 个氨基酸构成的毒性环肽。α-鹅膏蕈碱水溶性好，耐酶耐酸，热稳定性好。其高度亲水性有利于偶联反应的进行、减少偶联后的药物聚集，并且使其难以自由透过细胞膜，有一定安全性[14]。Heidelberg Pharma 公司开发的 ADC HDP-101 使用 α-鹅膏蕈碱作为毒素，目前正在进行Ⅰ期临床试验（NCT04879043）。

（4）DNA 损伤剂。常见的是卡奇霉素及吡咯并苯二氮䓬（pyrrolobenzodiazepine，PBD）等。卡奇霉素是一种抗肿瘤抗生素，与 DNA 小沟结合后通过伯格曼环化反应使 DNA 断裂，其毒性强度与澳瑞他汀及美登素相近。辉瑞的 ADC Mylotarg 和 Besponsa 中均采用了卡奇霉素作为毒素（表 25-1）。PBD 通过阻止 DNA 与转录因子结合而促进肿瘤细胞的坏死和凋亡。Zynlonta 采用 PBD 作为毒素进行偶联，并已获批上市（表 25-1）。PBD 目前也正作为多款 ADC 的偶联毒素进行临床试验（NCT02432235、NCT02588092、NCT02669017、NCT02669264、NCT02991911）。

与抗体偶联的蛋白类免疫毒素大多来源于植物或细菌，常见的包括皂草毒蛋白（saporin）、相思豆毒蛋白（abrin）和蓖麻毒蛋白（ricin）（植物来源），以及炭疽毒素、白喉毒素和铜绿假单胞菌外毒素 A（细菌来源）等，主要通过干扰核糖体 RNA、影响蛋白合成，从而起到杀伤作用。Allahyari 等对此类毒素进行了很好的总结[15]。此外，首例偶联光敏剂的 ADC（Akalux）也已获批上市（表 25-1）。相信随着技术的发展，抗体偶联 siRNA、抗体偶联 TLR 激动剂等新型偶联药物也会逐步走向临床。偶联技术实现了靶向治疗与放化疗、免疫治疗等的优势互补，期待有朝一日能遍地开花，为肿瘤治疗带来更优解决方案。

2 抗体偶联药物的研究进展

从第一个 ADC 获批上市至今 ADC 已经经历二十余年的发展。以 Mylotarg 为代表的一代 ADC，相对于化疗药物而言增强了肿瘤特异性，一定程度上提高了治疗窗。但一代 ADC 大多使用鼠源性抗体或人鼠嵌合抗体，免疫原性较强；连接子较不稳定，常导致毒素在血浆中提前释放从而产生严重的毒副作用；有效载荷的毒性相对较弱，使 ADC 在经过体内复杂的代谢过程后难以有效发挥杀伤作用。此外，一代 ADC 主要依靠抗体序列中的赖氨酸与毒素进行随机偶联，最终获得的药物均一性较差、药物抗体比（drug-antibody ratio，DAR）不可控[4]。

以 Kadcyla 为代表的二代 ADC，采用人源化单克隆抗体，仅有负责抗原识别的互补决定区（complementarity determining region，CDR）为鼠源性，显著降低了药物的免疫原性；连接子的稳定性得以提升，发展出了多种可切割和不可切割连接子；使用强效毒素，如 DM1、MMAE 等，进一步提高了整体的细胞毒作用。但二代 ADC 的抗体与连接子、毒素依然以随机偶联为主，DAR 值不稳定，有效产物、无效产物及副作用产物混杂，产品均一性依旧是需要攻克的难题[16]。

以 Enhertu 为代表的三代 ADC，在抗体人源化程度上进一步提升，出现了完全人源化抗体；连接子更稳定、水溶性更好；同时，毒素的 IC_{50} 值进一步降低。最值得关注的是，三代 ADC 基于定点偶联技术组装抗体、连接子与毒素，突破性地获得了 DAR 值稳定、均一的 ADC 产品，具有更好的生物活性、稳定性和药代动力学特性，批间重现性高，更有利于 ADC 的大规模生产[13]。

总体而言，ADC 在抗体、连接子、毒素及偶联方式上不断更新迭代，ADC 研发已进入发展的快车道。三代 ADC 的实际临床表现仍需进一步探索，而在抗体工程、基因工程及生物正交化学等多个领域的交叉融汇下，四代 ADC 将会以差异化的靶点选择、创新的抗体形式和精准可控的毒素释放技术继续引领肿瘤精准靶向治疗领域的新浪潮。

3 抗体偶联药物的若干挑战

技术的突破推动 ADC 产品持续进步，但依旧有许多共性问题需要解决。

首先，目前 ADC 的靶点选择同质化明显。国内进行的 57 项 ADC 临床试验中，有 27 项均针对 HER2，其余分布在 Trop-2、EGFR 等靶点（数据来源于 ClinicalTrials）。ADC 的作用机制及其复杂的体内代谢过程显著限制了靶点的选择。在寻找到一个特异性较好的肿瘤细胞膜表面抗原后，还需综合考量其表达拷贝数、内吞效率、亚细胞运输过程等，方可尝试将其作为 ADC 靶点。因此，ADC 产业急需创新的 ADC 形式以改变内吞后降解、释放毒素的传统杀伤模式，从而扩大靶点选择、覆盖更大人群。

其次，ADC 的副作用依然不可忽视。大多数 ADC 的靶抗原在正常组织中也有不同程度的表达，因此，ADC 靶向杀伤肿瘤细胞的同时也可能与正常组织的靶点结合，从而造成正常组织损伤，即为 ADC 的“在靶毒性”（on-target toxicity）。例如，基于曲妥珠单抗设计的 ADC Enhertu 和 Kadcyla 均有心脏毒性报告，但较曲妥珠单抗单药使用的发生率低[13]。但现有 ADC 的不良反应主要表现为“脱靶毒性”（off-target toxicity），即不表达靶抗原的器官中出现的药物毒性。实体瘤治疗中，常见的不良反应包括血液毒性（中性粒细胞减少、血小板减少、白细胞减少、贫血等），消化道毒性（恶心、呕吐）及肝毒性等。系统性分析显示，不同靶点、相同载药的 ADC 中观察到了相似的毒性，如 MMAE 与贫血、中性粒细胞减少、周围神经病变相关；DM1 与血小板减少、肝毒性相关等，提示偶联物不稳定、毒素在外周提前释放可能是 ADC 脱靶毒性的主要原因[17]。

最后，ADC 在有效杀伤肿瘤细胞的同时也激活其应激通路，并给肿瘤组织增加了筛选压力，最终不可避免地产生耐药细胞。目前 ADC 的耐药问题多为体外实验的观察结果，尚未见临床数据报告。ADC 的耐药主要通过以下几种机制实现：①靶抗原表达下调或缺失；②内吞和亚细胞运输障碍；③溶酶体功能障碍，pH 升高、蛋白酶失活；④药物外排泵表达和活性增加；⑤细胞周期相关蛋白表达下调，细胞周期改变；⑥细胞促凋亡蛋白失能、抗凋亡蛋白过表达；⑦配体表达增加，与 ADC 竞争结合表位等。通过同时靶向多个肿瘤靶点可有效避免由靶抗原表达下调带来的耐药性[18]；在同一抗体上偶联两种或多种不同的毒素分子，可通过不同机制进行肿瘤杀伤，有效克服耐药[19]；此外，药物外排泵的作用底物主要为疏水性药物，使用 PEG 修饰等方式增强连接子的水溶性，可有效减少药物外排泵对 ADC 药物的转运[20]。

4　下一代抗体偶联药物

4.1　非内化抗体偶联药物

经典的 ADC 依赖靶点内化和细胞内溶酶体中的连接子切割/蛋白降解，从而释放药物。然而，并不是所有的肿瘤抗原都能确保上述过程的有效进行，且目前已知的获得性耐药机制可能会严重影响经典 ADC 的抗肿瘤疗效。以 Pyxis 公司为代表推出的新型非内化 ADC（PYX-201），聚焦肿瘤细胞外基质开发药物靶点，利用肿瘤微环境（tumor microenvironment，TME）中的还原剂和（或）丰富的蛋白水解酶切割连接子，使毒素在肿瘤细胞外释放并在肿瘤组织中扩散，通过“旁观者效应”穿透、杀死抗原阴性的肿瘤细胞，可有效规避经典 ADC 的部分耐药机制。同时，非内化 ADC 也可有效杀伤血管内皮细胞、成纤维细胞等 TME 中的重要组分，从而调变肿瘤免疫微环境。在异质性较强的实体肿瘤中，细胞外切割可能提供更均匀的药物分布，从而增强疗效。在非内化 ADC 的概念下，ADC 的靶点选择可以拓展到细胞膜表面弱/非内化性抗原、肿瘤基质细胞抗原及肿瘤细胞外基质成分等。

非内化 ADC 的常见靶点包括 EBD-FN、胶原酶Ⅳ、纤维蛋白等。传统 ADC 常用的连接子中，Val-Cit 二肽连接子和二硫键连接子已被证实可用于非内化 ADC 的胞外裂解。在毒素的选择上，非内化 ADC 要求毒素能自由穿透细胞膜，目前已被证实可以用于非内化 ADC 的毒素包括微管蛋白抑制剂 DM1、DM3、DM4、MMAE 及新型蒽环类毒素 PNU159682 等[21]。然而，与胞内切割相比，TME 中的生物切割效率较低。Rossin 等基于生物正交化学反应设计了一种针对非内化 ADC 的“化学开关”，其思路如下：非内化 ADC 给药后，与肿瘤组织结合，待正常组织的 ADC 清除后，外源性给予化学激活剂，激活剂与连接子结合并裂解、释放毒素[22]。生物正交化学反应发生迅速、特异性强，有利于摆脱非内化 ADC 作用过程中对肿瘤生物学特性的依赖，精准控制给药，并在一定程度上规避耐药性的发生。

4.2 条件依赖性抗体偶联药物

条件依赖性 ADC 的核心原理是抗体分子在正常组织或循环系统中不能结合抗原，而特异性地在 TME 中结合抗原并发挥功能，典型代表为 CytomX 公司的蛋白酶依赖性 ADC Probody，以及 BioAtla 公司的 pH 依赖性 ADC 等[23, 24]。这类技术的主要目的是利用 TME 的生物学特性提高 ADC 的靶向性，从而使正常组织与肿瘤组织中均高表达的抗原也可成为 ADC 的药物靶点，进一步扩大 ADC 的靶点选择范围，并重启以前由于毒性而无法实现的药物组合。其中，靶向 CD71 的 Probody-ADC（CX-2029）和靶向 CD166 的 Probody-ADC（CX-2009）已进入Ⅱ期临床（NCT03543813、NCT04596150），这两个靶点均在正常组织中有较高水平表达。

Probody 主要由三部分构成：①ADC；②与抗体轻链 N 端相连的掩蔽肽（masking peptide），通过与抗体活性区域的竞争性结合或增加空间位阻等阻断其与抗原接触；③可被蛋白酶水解的连接子连接掩蔽肽与 ADC。连接子主要响应 TME 中的基质金属蛋白酶、丝氨酸蛋白水解酶等。在正常组织中，Probody 结构保持完整，无法与靶点结合，从而避免了 ADC 对健康组织的损伤；在肿瘤组织中，连接子被酶切后断裂，释放掩蔽肽，ADC 识别靶抗原并与之结合、发挥杀伤作用。Probody 基于“前药”思想，旨在降低 ADC 的在靶毒性。然而，根据 CX-2029 公布的临床试验结果，偶联 MMAE 的 CX-2029 在 3mg/kg 的给药剂量下，药物的有效性并未达到预期，安全性也并未明显提高，3 级以上贫血症的发生率依然高达 70%[24]。综合分析目前已上市的 14 款 ADC 可知，ADC 的副作用主要表现为脱靶毒性，往往由连接子不稳定和细胞非特异性内吞导致的毒素提前释放所引起[25]。因此，旨在解决 ADC 在靶毒性的 Probody 虽然可以提供更多的靶点选择，但仍需改进 ADC 的其他结构，从而真正达到降低毒性、提高治疗指数的目的。

4.3 双特异性抗体偶联药物

基于双特异性抗体结构构建的 ADC，可同时靶向两个不同抗原或同一抗原的不同表位，从而增强药物的肿瘤特异性和亲和力、强化内吞效应，并有效克服现有的靶点相关耐药机制。此外，靶向 CD47 等功能性肿瘤抗原的双特异性 ADC 还可发挥细胞毒和免疫调节的双重作用。双特异性 ADC 的代表性药物包括 ZW-49（Ⅰ期临床，NCT03821233）、REGN5093-M114（Ⅰ/Ⅱ期临床，NCT04982224）等。其中，ZW-49 同时特异性结合 HER2 受体的两个非重叠表位，使用酶敏感型连接子偶联 MMAE。在小鼠模型中，ZW-49 表现出比 T-DM1 和 DS-8201 更强的抗肿瘤活性；在灵长类动物模型中，其最高耐受剂量可达

18mg/kg；Ⅰ期临床试验数据显示，ZW-49 在所有治疗方案和剂量水平上均显示出抗肿瘤活性。在每 2 周一次（Q2W）和每 3 周一次（Q3W）两种给药方案中均观察到部分缓解（partial response，PR）和疾病稳定（stable disease，SD）。在所有 35 名患者中，没有出现治疗相关的血液毒性、肺毒性及肝毒性，90%以上不良反应为轻度或中度[26]。

然而，目前可用于双抗构建的抗体分子较少，靶点相对集中，缺乏足够的骨架来搭建双抗 ADC。此外，双抗药物研发门槛较高，合成时存在一定的错配率，在此基础上偶联毒素进一步放大了工艺难度。

4.4　抗体片段/类抗体偶联药物

非内化 ADC 通过靶向肿瘤细胞外基质，利用不同于经典 ADC 的作用原理，胞外裂解、释放毒素，可以增强药物在肿瘤组织的穿透性、提升疗效。通过改变抗体形式，使用抗体片段或小分子类抗体代替完整抗体进行靶向药物递送，也能达到相似的效果。抗体片段是整个抗体中的小型功能元件，或是选择抗体部分活性区域改造后的产物，包括 diabody（60kDa）、Fab（50kDa）、scFv（28kDa）等。类抗体是一类基于骨架蛋白的理念设计的人工结合蛋白。类抗体不具备抗体结构，但有类似抗体的靶向结合能力。其分子量小，无糖基化位点，原核表达即可大量生产，稳定性好，可以构建噬菌体展示文库进行快速体外筛选。常见的类抗体包括 DARPin（18kDa）、Adnectin（11kDa）、Affibody（5kDa）等[27]。

目前抗体片段/类 ADC 的研究仍处于临床前期。总体而言，ADC 的偶联方法、连接子及药物选择可以平移应用至此类 ADC 的设计中。然而，较小的分子量虽然能赋予整体较好的组织穿透性，但分子量过小则会被快速清除，且在肾脏中的大量聚集可能引起潜在的肾毒性。在目前的报道中，抗体片段/类 ADC 大多通过与人血清白蛋白结合增加分子量，改善药代动力学特征。Brandl 等[28]对不同分子量的 anti-EpCAM DARPin 偶联药物的血浆半衰期、肿瘤穿透性、抗肿瘤疗效等进行了详细探讨，结果提示，此 anti-EpCAM DARPin 偶联药物分子质量在 45～60kDa 时能获得合理的半衰期和组织穿透性，从而在小鼠模型中表现出最佳疗效。Deonarain 等[29]对目前在研的此类偶联药物进行了很好的总结。

5　总结与展望

ADC 疗法的出现使数以万计的肿瘤患者受益。生物技术的进步推动 ADC 从理论概念发展到如今的三代 ADC，并衍生出非内化 ADC、条件依赖性 ADC 等多种形式。尽管许多创新技术尚未在临床方案中得到验证，但是前期的研究成果依然令人鼓舞，相信不久的将来，ADC 会迎来更加辉煌的发展前景。

参 考 文 献

[1] Strebhardt K，Ullrich A. Paul Ehrlich’s magic bullet concept：100 years of progress. Nat Rev Cancer，2008，8（6）：473-480.

[2] Mathe G，Tran Ba LO，Bernard J. Effect on mouse leukemia 1210 of a combination by diazo-reaction of amethopterin and gamma-globulins from hamsters inoculated with such leukemia by heterografts. C R Hebd Seances Acad Sci，1958, 246（10）：1626-1628.

[3] Ford CH，Newman CE，Johnson JR，et al. Localisation and toxicity study of a vindesine-anti-CEA conjugate in patients with advanced cancer. Br J Cancer，1983，47（1）：35-42.

[4] Norsworthy KJ，Ko CW，Lee JE，et al. FDA approval summary：mylotarg for treatment of patients with relapsed or refractory CD33-positive acute myeloid leukemia. Oncologist，2018，23（9）：1103-1108.

[5] Adams GP，Schier R，McCall AM，et al. High affinity restricts the localization and tumor penetration of single-chain fv antibody molecules. Cancer Res，2001，61（12）：4750-4755.

[6] Fu Z，Li S，Han S，et al. Antibody drug conjugate：the "biological missile" for targeted cancer therapy. Signal Transduct Target Ther，2022，7（1）：93.

[7] Bajjuri KM，Liu Y，Liu C，et al. The legumain protease-activated auristatin prodrugs suppress tumor growth and metastasis without toxicity. ChemMedChem，2011，6（1）：54-59.

[8] Joubert N，Beck A，Dumontet C，et al. Antibody-drug conjugates：the last decade. Pharmaceuticals（Basel），2020，13（9）：245.

[9] Perry RR，Mazetta JA，Levin M，et al. Glutathione levels and variability in breast tumors and normal tissue. Cancer，1993，72（3）：783-787.

[10] Lonial S，Lee HC，Badros A，et al. Belantamab mafodotin for relapsed or refractory multiple myeloma（DREAMM-2）：a two-arm，randomised，open-label，phase 2 study. Lancet Oncol，2020，21（2）：207-221.

[11] Nagaraja Shastri P，Zhu J，Skidmore L，et al. Nonclinical development of next-generation site-specific HER2-targeting antibody-drug conjugate（ARX788）for breast cancer treatment. Mol Cancer Ther，2020，19（9）：1822-1832.

[12] Tsuchikama K，An Z. Antibody-drug conjugates：recent advances in conjugation and linker chemistries. Protein Cell，2018，9（1）：33-46.

[13] Modi S，Jacot W，Yamashita T，et al. Trastuzumab deruxtecan in previously treated HER2-low advanced breast cancer. N Engl J Med，2022，387（1）：9-20.

[14] Figueroa-Vazquez V，Ko J，Breunig C，et al. HDP-101，an anti-BCMA antibody-drug conjugate，safely delivers amanitin to induce cell death in proliferating and resting multiple myeloma cells. Mol Cancer Ther，2021，20（2）：367-378.

[15] Allahyari H，Heidari S，Ghamgosha M，et al. Immunotoxin：a new tool for cancer therapy. Tumour Biol，2017，39（2）：1010428317692226.

[16] Montemurro F，Delaloge S，Barrios CH，et al. Trastuzumab emtansine（T-DM1）in patients with HER2-positive metastatic breast cancer and brain metastases：exploratory final analysis of cohort 1 from KAMILLA，a single-arm phase Ⅲb clinical trial. Ann Oncol，2020，31（10）：1350-1358.

[17] Masters JC，Nickens DJ，Xuan D，et al. Clinical toxicity of antibody drug conjugates：a meta-analysis of payloads. Invest New Drugs，2018，36（1）：121-135.

[18] Shim H. Bispecific antibodies and antibody-drug conjugates for cancer therapy：technological considerations. Biomolecules，2020，10（3）：360.

[19] Yamazaki CM，Yamaguchi A，Anami Y，et al. Antibody-drug conjugates with dual payloads for combating breast tumor heterogeneity and drug resistance. Nat Commun，2021，12（1）：3528.

[20] Kovtun YV，Audette CA，Mayo MF，et al. Antibody-maytansinoid conjugates designed to bypass multidrug

resistance. Cancer Res，2010，70（6）：2528-2537.

[21] Giansanti F, Capone E, Ponziani S, et al. Secreted Gal-3BP is a novel promising target for non-internalizing antibody-drug conjugates. J Control Release，2019，294：176-184.

[22] Rossin R，Versteegen RM，Wu J，et al. Chemically triggered drug release from an antibody-drug conjugate leads to potent antitumour activity in mice. Nat Commun，2018，9（1）：1484.

[23] Sharp LL，Chang C，Frey G，et al. Anti-tumor efficacy of BA3011，a novel conditionally active biologic（CAB）anti-AXL-ADC. Cancer Res，2018，78（13_Supplement）：827.

[24] Johnson M，El-Khoueiry A，Hafez N，et al. Phase Ⅰ，first-in-human study of the probody therapeutic CX-2029 in adults with advanced solid tumor malignancies. Clin Cancer Res，2021，27（16）：4521-4530.

[25] Khongorzul P，Ling CJ，Khan FU，et al. Antibody-drug conjugates：a comprehensive review. Mol Cancer Res，2020，18（1）：3-19.

[26] Hamblett K，Barnscher S，Davies R，et al. Abstract 3914：ZW49，a HER2 targeted biparatopic antibody drug conjugate for the treatment of HER2 expressing cancers. Cancer Research，2018，78（13_Supplement）：3914.

[27] Richards DA. Exploring alternative antibody scaffolds：antibody fragments and antibody mimics for targeted drug delivery. Drug Discov Today Technol，2018，30：35-46.

[28] Brandl F，Busslinger S，Zangemeister-Wittke U，et al. Optimizing the anti-tumor efficacy of protein-drug conjugates by engineering the molecular size and half-life. J Control Release，2020，327：186-197.

[29] Deonarain MP，Yahioglu G，Stamati I，et al. Small-format drug conjugates：a viable alternative to ADCs for solid tumours? Antibodies（Basel），2018，7（2）：16.